Gelenkfunktionsstörungen und ihre Therapie 1

Grundlagen und Besonderheiten der Manuellen Therapie der Wirbelsäule 2

Untersuchungsprinzipien für die funktionsgestörte Wirbelsäule 3

Technische Regeln bei der Untersuchung und Behandlung von Funktionsstörungen 4

Übersichtsuntersuchung des Körperstammes 5

Untersuchung und Behandlung des Beckens und der Lendenwirbelsäule 6

Untersuchung und Behandlung des Thorax und der Brustwirbelsäule 7

Untersuchung und Behandlung der Halswirbelsäule und der Kopfgelenke 8

Untersuchung und Behandlung des Kiefergelenkes und seiner Muskeln 9

Reflektorische Krankheitszeichen (RAK) in Beziehung zu Funktionsstörungen der Wirbelsäule 10

Indikationen für die mobilisierende Behandlung an der Wirbelsäule 11

Sachwortverzeichnis 12

Sachse/Schildt-Rudloff

Wirbelsäule

Jochen Sachse
Karla Schildt-Rudloff

Wirbelsäule

Manuelle Untersuchung und Mobilisationsbehandlung

Dritte, überarbeitete Auflage

ULLSTEIN
MOSBY

Dr. med. Jochen Sachse
Facharzt für Neurologie und Psychiatrie
Facharzt für Physiotherapie
Berlin

Dr. med. Karla Schildt-Rudloff
Fachärztin für Physiotherapie, Chirotherapie und Naturheilverfahren
Berlin

Die Deutsche Bibliothek – CIP-Einheitsaufnahme
Sachse, Jochen:
Wirbelsäule: Manuelle Untersuchung und Mobilisationsbehandlung
Jochen Sachse; Karla Schildt-Rudloff. – 3., überarb. Aufl. – Berlin : Ullstein Mosby, 1997
ISBN 3-86126-113-8

1. Auflage 1989 („Manuelle Untersuchung und Mobilisationsbehandlung der Wirbelsäule", Verlag Volk und Gesundheit, Berlin)
2., überarbeitete Auflage 1992 („Manuelle Untersuchung und Mobilisationsbehandlung der Wirbelsäule", Ullstein Mosby GmbH & Co. KG, Berlin)

3., überarbeitete Auflage

Die Verfasser haben größte Mühe darauf verwandt, daß die Angaben von Medikamenten, ihren Dosierungen und Applikationen dem jeweiligen Wissensstand bei Fertigstellung des Werkes entsprechen. Da jedoch die Medizin als Wissenschaft ständig im Fluß ist, da menschliche Irrtümer und Druckfehler nie auszuschließen sind, übernimmt der Verlag für derartige Angaben keine Gewähr. Jeder Anwender ist daher dringend aufgefordert, alle Angaben in eigener Verantwortung auf ihre Richtigkeit zu überprüfen.
Die Wiedergabe von Gebrauchsnamen, Handelsnamen oder Warenbezeichnungen in diesem Werk berechtigt auch ohne besondere Kennzeichnung nicht zu der Annahme, daß solche Namen im Sinne der Warenzeichen-Markenschutz-Gesetzgebung als frei zu betrachten wären und daher von jedermann benutzt werden dürfen.

Lektorat: Karin Helleport
Herstellung: Detlef Mädje
Satz und Reproduktionen: Satz Repro Grafik GmbH, Leipzig
Druck und buchbinderische Verarbeitung: Koelblin Druck Baden-Baden

Printed in Germany

ISBN 3-86126-113-8

Vorwort zur 3. Auflage

Der Technische Leitfaden erfreut sich unverändert freundlicher Nachfrage. Der telegrammartige Text – wegen des Papiermangels bei Ersterscheinen des Buches – und die nach sieben Jahren erforderliche fachliche Überarbeitung, ließen jetzt eine Bearbeitung des ganzen Textes und einzelner Bildvorlagen als unausweichlich erscheinen.

Die Betonung des Buches liegt auf den genauen Beschreibungen der Techniken zur Untersuchung und Behandlung von artikulären Funktionsstörungen der Wirbelsäule. Sie werden nicht alle durch Bilder unterstützt, weil der Text im Gegensatz zum Bild den zeitlichen Ablauf und die Palpationswahrnehmungen wiedergeben kann, die für die Manualmedizin so entscheidend sind. Deshalb richteten wir unser Hauptaugenmerk auf die Überarbeitung der Technikbeschreibungen. Sie sollen es dem Lernenden und Wiederholenden ermöglichen, die motorischen Abläufe einer Untersuchungs- oder Behandlungstechnik wie im „mentalen Training" zu wiederholen. Die Kriterien für die Wirksamkeit und Wertung der Technik wurden einbezogen.

Bei dieser Gelegenheit wurden auch die theoretischen Kapitel, vor allem die funktionelle Anatomie, auf ihre Praxisnähe und Verständlichkeit überprüft. Wir haben bewußt den Lehrbuchcharakter vermieden und mehr Wert auf die Literaturhinweise zu den besprochenen Problemen gelegt. Wichtigste Bezugsquelle ist das internationale Standardlehrbuch von K. Lewit. Es ist unabdingbare Grundlage und Ergänzung unseres Leitfadens in Bezug auf die ärztliche Differentialdiagnose und die Krankengymnastik des Bewegungssystems.

Die enge Verflechtung der als *Blockierung* bezeichneten artikulären Funktionsstörung mit Störungen der Muskulatur und deren Steuerung schlägt sich bei unserem vorwiegend neurologischen Zugang zum Bewegungssystem in der Auswahl und Beschreibung der Untersuchungs- und Behandlungstechniken nieder. Sie drängt sich mit zunehmender klinischer Erfahrung in diesem Berührungsbereich zwischen Orthopädie und Neurologie jedem auf und fordert früher oder später die nähere Beschäftigung mit der zentralen Koordination und der Muskelfunktion. In der Begrenzung unserer Zielsetzung konnten wir auf diese Zusammenhänge immer nur hinweisen. Die entsprechende Fortbildung wird empfohlen.

Zur Vereinfachung der Darstellung haben wir uns im Text auf eine weibliche Patientin und (im Widerspruch zum Bild) auf einen männlichen Behandler festgelegt. Die unhandlichen Wörter thorakolumbal und zervikothorakal haben wir ersetzt durch dorsolumbal und zervikodorsal. Die Segmente des thorakalen Wirbelsäulenabschnittes haben wir unverändert als thorakal gekennzeichnet, um der Verwechslung mit der Richtungsbezeichnung dorsal zu entgehen.

Unser besonderer Dank gilt unserem Lehrer und Freund, Herrn Prof. MUDr. Karel Lewit, Dr. Sc., Prag und den Kollegen der „Prager Schule" an der Karlsuniversität für die über alle Widrigkeiten bis heute erhaltene enge Zusammenarbeit und Freundschaft.

Den Kolleginnen und Kollegen, die als freie Mitarbeiter des Ärzteseminars Berlin (ÄMM) den Weiterbildungsunterricht für die Zusatzbezeichnung „Chirotherapie" für Ärzte und für das Zertifikat „Manuelle Therapie" für Physiotherapeuten gestalten, danken wir für die kontinuierliche, konstruktive Zusammenarbeit. Diese Kooperation trug in den vergangenen 30 Jahren viel zur Erarbeitung und ständigen Wandlung und Verbesserung dieses vorliegenden technischen Standards für den 1. Wirbelsäulenkurs unseres Seminars bei.

Dem Verlag danken wir für die benutzerfreundliche Ausstattung des Buches und für sein Verständnis für unsere Wünsche zur beträchtlichen Umfangserweiterung.

Berlin im Frühjahr 1997

Karla Schildt-Rudloff
Jochen Sachse

Inhaltsverzeichnis

1	**Gelenkfunktionsstörungen und ihre Therapie**	1
1.1	Strukturpathologie und Funktionspathologie	1
1.2	Funktionsstörungen der Wirbelsäule	2
1.3	Funktionsbewegung und Gelenkspiel	3
1.4	Das funktionsgestörte Bewegungssegment	3
1.5	Funktionsstörung der Muskulatur in Beziehung zur Wirbelsäule	4
1.6	Literatur	4
2	**Grundlagen und Besonderheiten der Manuellen Medizin der Wirbelsäule**	7
2.1	Stellung der Wirbelsäule im Bewegungssystem	7
2.2	Bewegungsuntersuchung der Wirbelsäule und Gelenkspiel	9
2.3	Funktionsgestörte Wirbelsäule, Blockierung	10
2.3.1	Artikuläre Funktionsstörung des spinalen Bewegungssegmentes	10
2.3.2	Regeln der Untersuchung und Dokumentation	10
2.3.3	Andere Auffassungen der Funktionsstörung im Bewegungssystem	11
2.3.4	Das muskulär gehemmte Bewegungssegment	12
2.3.5	Blockierungskriterien	13
2.4	Ursachen der Blockierung an der Wirbelsäule	14
2.5	Auswirkungen der Blockierung an der Wirbelsäule	15
2.5.1	Mechanische Wirkungen	15
2.5.2	Klinische Symptomatik	15
2.5.3	Fernwirkungen im Bewegungssystem	17
2.6	Literatur	17
3	**Untersuchungsprinzipien für die funktionsgestörte Wirbelsäule**	20
3.1	Inspektion des stehenden Patienten	20
3.2	Palpation	20
3.3	Orientierende Untersuchung der Wirbelsäulenabschnitte	22
3.3.1	Orientierende aktive Bewegungsuntersuchung der Wirbelsäulenabschnitte	23
3.3.2	Isometrische Anspannung gegen Widerstand	23
3.3.3	Orientierende passive Bewegungsuntersuchung der Wirbelsäulenabschnitte	24
3.4	Gezielte passive Bewegungsuntersuchung der Bewegungssegmente	25
3.5	Literatur	25
4	**Technische Regeln bei der Untersuchung und Behandlung von Funktionsstörungen**	27
4.1	Ausgangssituation von Patientin und Behandler	27
4.1.1	Ausgangsstellung der Patientin	27
4.1.2	Ausgangsstellung des Behandlers	27
4.1.3	Kontakt am Bewegungssegment	28
4.1.4	Einstellung des Bewegungssegmentes	28
4.2	Bewegungsführung bei der Untersuchung	29
4.2.1	Technische Besonderheiten der Untersuchungsbewegung	29
4.2.2	Bewegungsführung an und in das Einzelsegment	29
4.2.3	Die Endespannung des Segmentes als diagnostisches Kriterium	30
4.3	Bewegungsführung bei der mobilisierenden Gelenkbehandlung	31
4.3.1	Bedeutung der Endespannung bei der Behandlung	31

4.3.2 Mobilisation im engeren Sinne 31
4.3.3 Manipulation im engeren Sinne 32
4.4 Mobilisationsvorbereitung und Mobilisationserleichterung, Beeinflussung der Muskelspannung 33
4.4.1 Mobilisationsvorbereitung durch postisometrische Muskelrelaxation 33
4.4.2 Mobilisationsvorbereitung und Mobilisationsfazilitation durch Blickbewegungen 34
4.4.3 Mobilisationsvorbereitung und Mobilisationsfazilitation durch die Ventilationsphasen 35
4.4.4 Die mobilisierenden Kräfte 36
4.4.5 Isolierte Muskelrelaxation 36
4.5 Schulung der palpatorischen Bewegungssteuerung 38
4.5.1 Palpationsübung des interspinalen Spannungsverlaufes bei segmentaler Rotationseinstellung von kranial her 38
4.5.2 Palpationsübung des interspinalen Spannungsverlaufes bei segmentaler Rotationseinstellung von kaudal her 39
4.6 Literatur 40

5. bis 9. Vorbemerkungen zum technischen Teil 42
Literatur zu den Kapiteln 5.–9.: Untersuchungs- und Behandlungstechniken . 43

5 Übersichtsuntersuchung des Körperstammes 44
5.1 Vorbemerkungen zur funktionellen Anatomie 44
5.1.1 Funktionelle Anatomie der Wirbelsäule 44
5.1.2 Funktionelle Anatomie des Beckens 47
5.1.3 Funktionelle Anatomie der Lendenwirbelsäule 50
5.2 Inspektion im Stehen 51
5.2.1 Statik in Rückenansicht 51
5.2.2 Statik in Seitenansicht 52
5.2.3 Symmetrieverhältnisse 53
5.3 Orientierende Untersuchung von Spannungszeichen und reflektorischen Phänomenen 54
5.4 Palpation der Beckenpunktpaare 54
5.4.1 Untersuchungsstellung 55
5.4.2 Palpation der Spina iliaca anterior superior (SIAS) 55
5.4.3 Palpation des Beckenkammes 56
5.4.4 Palpation der Spina iliaca posterior superior (SIPS) 57
5.4.5 Verhalten der hinteren Darmbeinstachel am Ende der vollen Vorbeugung . . 57
5.4.6 Verhalten der hinteren Darmbeinstachel am Anfang der Vorbeugung 58
5.4.7 Verhalten der hinteren Darmbeinstachel bei Standbeinwechsel und Spine-Test 58
5.5 Bewertung der Beckenringpalpation 59
5.6 Orientierende Untersuchung der aktiven Rückbeuge im Stehen 59
5.6.1 Inspektion der Gesamtbewegung 59
5.6.2 Inspektion der Bewegungssymmetrie 60
5.6.3 Inspektion der einzelnen Regionen 61
5.6.4 Palpation der Rückenstrecker 61
5.7 Orientierende Untersuchung der aktiven Seitneige des Rumpfes 61
5.7.1 Inspektion des Bewegungsablaufes 62
5.7.2 Inspektion der Endstellung 62
5.7.3 Messung des Bewegungsausschlages im Seitenvergleich 63
5.8 Orientierende Untersuchung der aktiven Vorbeuge 63
5.8.1 Inspektion des Bewegungsablaufes 64

5.8.2 Inspektion der Anteflexionsendstellung 64
5.8.3 Messen der Vorbeuge 65
5.9 Literatur 65

6 Untersuchung und Behandlung des Beckens und der Lendenwirbelsäule 67
6.1 Orientierende Untersuchung im Liegen – Spannungszeichen 67
6.1.1 Patrick-Zeichen 67
6.1.2 Untersuchung der Hüftrotation 67
6.1.3 Gebeugte Adduktion 68
6.1.4. Lasègue-Manöver 69
6.2 Palpatorische Prüfung reflektorischer Muskelzeichen 70
6.2.1 M. iliacus 70
6.2.2 M. psoas 71
6.2.3 M. tensor fasciae latae 71
6.2.4 M. piriformis 72
6.2.5 Rückenstrecker 73
6.2.6 Schmerzhaft verspannte Muskelansätze am Steißbein 74
6.3 Gezielte Untersuchung des Sakroiliakalgelenkes und der Lendenwirbelsäule . 74
6.3.1 Federungsuntersuchung des Sakroiliakalgelenkes in Rückenlage (Innenrotation des Os cocae) 74
6.3.2 Federungsuntersuchung des Sakroiliakalgelenkes in Bauchlage – Kreuzgriff (Gegennutation) 75
6.3.3 Federungsuntersuchung des Sakroiliakalgelenkes in Seitlage (Innenrotation des Os coxae) 76
6.3.4 Federungsprüfung der Lendenwirbelsäule in Bauchlage 78
6.3.5 Anteflexionsuntersuchung der Lendenwirbelsäule (auch untere Brustwirbelsäule) in Seitlage 78
6.3.6 Retroflexionsuntersuchung der Lendenwirbelsäule in Seitlage 80
6.3.7 Retroflexionsuntersuchung der unteren Lendenwirbelsäule über den Dorsalschub am Becken 80
6.3.8 Seitneigeuntersuchung der Lendenwirbelsäule in Seitlage 81
6.3.9 Seitneigeuntersuchung der Lendenwirbelsäule in Rückenlage 82
6.4 Provokationsuntersuchung schmerzhafter Beckenbänder 83
6.5 Behandlung des Sakroiliakalgelenkes und der Beckenstörungen 84
6.5.1 Federungsmobilisation des Sakroiliakalgelenkes in Bauchlage – Kreuzgriff (Gegennutation des Os sacrum) 84
6.5.2 Federungsmobilisation des Sakroiliakalgelenkes in Seitlage (Innenrotation des Os coxae) 86
6.5.3 Sakroiliakalgelenkfederung zur Untersuchung und Behandlung in Nutationsrichtung des Os sacrum (Palpation am oberen Gelenkspaltrand) 86
6.5.4 Sakroiliakalgelenkfederung zur Untersuchung und Behandlung in Außenrotationsrichtung des Os coxae (Palpation am unteren Gelenkspaltrand) . . . 86
6.5.5 Selbstübung der Sakroiliakalgelenkfederung im Knie-Ellbogen-Stand 87
6.5.6 Selbstübung für die Sakroiliakalfederung in Seitlage 88
6.5.7 Relaxation schmerzhafter Spannungen in gebeugter Adduktion 88
6.5.8 Selbstrelaxation in gebeugter Adduktion der Hüfte 89
6.5.9 Behandlung des Steißbeinschmerzes durch postisometrische Relaxation . . . 89
6.5.10 Selbstübung bei Steißbeinschmerz 90
6.6 Traktionen und Weichteilbehandlung der Lendenwirbelsäule 91
6.6.1 Traktion bei gebeugten Knien in Rückenlage 91
6.6.2 Traktion bei rechtwinklig gebeugten Hüften und Knien 92
6.6.3 Traktion in Bauchlage durch Zug an den Beinen 93

6.6.4 Traktion in Bauchlage durch Schub am Beckenkamm 94
6.6.5 Selbstübung der Traktionslagerung in Bauchlage 94
6.6.6 Weichteiltechnik für den lumbalen M. erector trunci mit Seitneigemobilisation der Lendenwirbelsäule 95
6.6.7 Weichteiltechniken und Massage 96
6.7 Gezielte Mobilisation der Lendenwirbelsäule – segmental 96
6.7.1 Mobilisation in Neutralstellung nach Relaxationsvorbereitung 97
6.7.1.1 Übung der Segmenteinstellung für den Lernenden am Beispiel des Segmentes L4/5, rechtes Gelenk 97
6.7.1.2 Neutralstellungsmobilisation von oben her 98
6.7.1.3 Neutralstellungsmobilisation von unten her 99
6.7.2 Selbstübung der Rotation in Seitlage nach postisometrischer Relaxation . . . 101
6.7.3 Mobilisation der Lendenwirbelsäule in Anteflexion nach postisometrischer Relaxation 102
6.7.4 Selbstübung der Anteflexion in Seitlage nach postisometrischer Relaxation . 103
6.7.5 Mobilisation der Retroflexion in der unteren Lendenwirbelsäule über den Dorsalschub nach postisometrischer Relaxation 104
6.7.6 Selbstübung des Rotationsgelenkspiels im Fersensitz 106
6.7.7 Selbstübung der Retroflexion im Stand – Fixation von oben 106
6.7.8 Selbstübung der Retroflexion im Stand – Fixation von unten 107

7 Untersuchung und Behandlung des Thorax und der Brustwirbelsäule . . 108
7.1 Vorbemerkungen zur funktionellen Anatomie 108
7.1.1 Anatomische Besonderheiten und Bewegungen der Brustwirbelsäule 108
7.1.2 Anatomische Funktionsmerkmale und Bewegungen des Brustkorbes 109
7.1.3 Funktionsbeziehungen zu den Nachbarabschnitten 110
7.1.6 Literatur 111
7.2 Orientierende Untersuchung 111
7.2.1 Retroflexion im Reitsitz oder im Stand 111
7.2.2 Anteflexion im Reitsitz 111
7.2.3 Atembewegung in Bauchlage 112
7.2.4 Seitenvergleich der Rotation im Reitsitz 114
7.2.5 Isometrische Anspannung in allen Bewegungsrichtungen 115
7.2.6 Federungsprüfung 116
7.3 Segmentale Untersuchung 117
7.3.1 Rotationsuntersuchung im Reitsitz – aktive Anfangsrotation 117
7.3.2 Rotationsuntersuchung der mittleren und unteren Brustwirbelsäule im Reitsitz mit Endfederung 118
7.3.3 Rotationsuntersuchung der oberen Brustwirbelsäule im Reitsitz mit Endfederung 120
7.3.4 Retroflexionsuntersuchung im Reitsitz und in Seitlage 120
7.3.5 Anteflexionsuntersuchung im Reitsitz und in Seitlage 122
7.3.6 Prüfung der Interspinalräume auf Druckempfindlichkeit 124
7.3.7 Seitneigeuntersuchung im Reitsitz und Spannungspalpation während der Atmung 124
7.3.8 Palpation der Schmerzmaximalpunkte am Angulus costae 125
7.3.9 Federungsuntersuchung der 2. bis 5. Rippe im Reitsitz 126
7.3.10 Federungsuntersuchung der 2. bis 5. Rippe in Seitlage 127
7.4 Traktionen und Weichteiltechniken an der Brustwirbelsäule 127
7.4.1 Traktion im angelehnten Sitz 127
7.4.2 Traktion in Retroflexion nach postisometrischer Relaxation 128
7.5 Gezielte Mobilisation der Brustwirbelsäule segmental 129

7.5.1 Retroflexionsmobilisation in Seitlage nach postisometrischer Relaxation . . . 129
7.5.2 Selbstübung der Retroflexion in Rückenlage oder im Sitzen 130
7.5.3 Anteflexionsmobilisation der oberen Brustwirbelsäule in Seitlage nach postisometrischer Relaxation 131
7.5.4 Anteflexionsmobilisation der unteren Brustwirbelsäule in Seitlage 132
7.5.5 Anteflexionsmobilisation mit einem Polster als Traktion nach postisometrischer Relaxation 132
7.5.6 Selbstübung in Anteflexion in „Päckchenstellung" 133
7.5.7 Rotationsmobilisation der mittleren und unteren Brustwirbelsäule nach postisometrischer Relaxation 133
7.5.8 Rotationsmobilisation der mittleren und unteren Brustwirbelsäule mit Blickwendung 134
7.5.9 Rotationsmobilisation der oberen Brustwirbelsäule nach postisometrischer Relaxation 135
7.5.10 Seitneigungsmobilisation im Sitz mit Atmungstechnik für ein Ein-Aus-Segment 136
7.5.11 Seitneigungsmobilisation im Sitz mit Atmungstechnik für ein Aus-Ein-Segment 137
7.5.12 Selbstübung der Seitneige und Rotation im Sitz 138
7.6 Mobilisation des dorsolumbalen Überganges 138
7.6.1 Rotationsmobilisation der untersten BWS in Seitlage mit Psoasfixation . . . 138
7.6.2 Selbstübung der Rotation der untersten BWS in Seitlage 139
7.7 Mobilisation der Rippen 140
7.7.1 Mobilisation der 2.–5. Rippe in Seitlage nach postisometrischer Relaxation . 140
7.7.2 Selbstübung bei Funktionsstörungen der 2.–5. Rippe im Sitzen 141
7.7.3 Drucktechnik an den unteren Rippen in Bauchlage 142
7.8 Untersuchung und Behandlung der ersten Rippe 142
7.8.1 Orientierende Untersuchung der 1. Rippe im Sitzen 142
7.8.2 Gezielte Federungsprüfung der 1. Rippe im Sitzen 143
7.8.3 Passiv repetitive Federungsmobilisation der 1. Rippe 144
7.8.4 Rhythmische Muskelzugbehandlung der 1. Rippe im Sitzen 144
7.8.5 Selbstübung mit Muskelzugmobilisation der 1. Rippe 145

8 Untersuchung und Behandlung der Halswirbelsäule und der Kopfgelenke 146
8.1 Vorbemerkungen zur funktionellen Anatomie 146
8.1.1 Anatomische Besonderheiten der Halswirbelsäule 146
8.1.2 Funktionelle Anatomie der zervikokranialen Bewegungssegmente 148
8.1.3 Funktionelle Anatomie der zervikodorsalen Übergangssegmente 151
8.1.4 Beweglichkeitsprüfung 152
8.1.4.1 Anteflexion 152
8.1.4.2 Retroflexion 152
8.1.4.3 Rotation 153
8.1.4.4 Lateroflexion 154
8.1.5 Literatur 154
8.2 Isometrische und passive Spannungstests zur Schmerzprüfung 155
8.2.1 Isometrische Rotationsspannung 156
8.2.2 Isometrische Seitneigungsspannung 156
8.2.3 Isometrische Retroflexionsspannung 157
8.2.4 Isometrische Anteflexionsspannung 157
8.2.5 Anteflexionstest in Rückenlage als Schmerzprovokationstest 158
8.2.6 Palpation der tiefen subokzipitalen Nackenstreckmuskeln 159
8.3 Orientierende Untersuchung im Sitzen 159

8.3.1 Anteflexion aktiv und passiv 159
8.3.2 Retroflexion aktiv und in 3 Etagen passiv 160
8.3.3 Rotation mit aufrechter Kopfhaltung 161
8.3.4 Rotation mit abgestützter Kopfanteflexion 162
8.3.5 Rotation bei angezogenem Kinn 162
8.3.6 Rotation in Retroflexion des Kopfes 164
8.3.7 Seitneige aktiv und in 3 Etagen passiv 164
8.3.8 Gedrehte Seitneige C0/1 165
8.3.9 Verweis zur orientierenden Untersuchung der 1. Rippe 166
8.4 Segmentale Rotationsuntersuchung – Kopfgelenke, Halswirbelsäule, zervikodorsaler Übergang 167
8.4.1 Rotationsuntersuchung im Segment C1/2 im Seitenvergleich 167
8.4.2 Rotationsuntersuchung der Segmente C2-6 als Sequenzvergleich 168
8.4.3 Rotationsuntersuchung der zervikodorsalen Region 168
8.4.4 Rotationsfederung C0/1 aus der Endrotationsstellung der Halswirbelsäule . . 169
8.5 Segmentale Untersuchung von Ante- und Retroflexion – Kopfgelenke, Halswirbelsäule, zervikodorsaler Übergang 170
8.5.1 Untersuchung der Anteflexion C0/1 in Rückenlage 170
8.5.2 Untersuchung der Retroflexion C0/1 in Rückenlage 171
8.5.3 Untersuchung der Dorsalverschiebung C5-Th2 im Sitzen 171
8.5.4 Untersuchung der Dorsalverschiebung C5-Th2 in Seitlage 172
8.6 Segmentale Seitneigeuntersuchung – Kopfgelenke, Halswirbelsäule, zervikodorsaler Übergang 173
8.6.1 Seitneige C0/1 in Rückenlage 173
8.6.2 Seitneige C1/2 in Rückenlage („Seitnicken“) 174
8.6.3 Segmentale Spannungspalpation bei Seitneige im Sitzen und in Rückenlage . 175
8.6.4 Lateralverschiebung C2/3-C6/7 im Sitzen 176
8.6.5 Lateralverschiebung zervikodorsal im Sitzen 177
8.6.6 Lateralverschiebung C2/3-Th2 in Seitlage 178
8.7 Traktionen und Weichteilbehandlungen an der Halswirbelsäule 178
8.7.1 Traktion in Rückenlage 179
8.7.2 Traktion im Sitzen 179
8.7.3 Relaxation der tiefen Nackenstrecker im Sitzen 180
8.7.4 Selbstübung zur Relaxation der tiefen Nackenstrecker 181
8.8 Behandlung des Segmentes Okziput/Atlas 182
8.8.1 Anteflexionsmobilisation in Rückenlage 182
8.8.2 Selbstübung der Anteflexion in Rückenlage 183
8.8.3 Seitneigungsmobilisation C0/1 in Rückenlage 184
8.8.4 Selbstübung der Seitneige in Rückenlage 185
8.8.5 Retroflexionsmobilisation in Rückenlage 186
8.8.6 Selbstübung der Retroflexion in Rückenlage 187
8.9 Rotationsmobilisation im Sitzen – Kopfgelenke, Halswirbelsäule, zervikodorsal 187
8.9.1 Mobilisation der Rotation C1/2 und C2/3 187
8.9.2 Mobilisation von Rotationsstörungen der Halswirbelsäule 189
8.9.3 Mobilisation zervikodorsaler Rotationsstörungen 190
8.10 Behandlung der Halswirbelsäule und der zervikodorsalen Übergangsregion bei Bewegungsstörungen der Seitneige 191
8.10.1 Seitneigemobilisation zervikaler Ein-Aus-Segmente (Einatmungsspannung) . 191
8.10.2 Seitneigemobilisation zervikaler Aus-Ein-Segmente (Ausatmungsspannung) . 193
8.10.3 Selbstübung der Seitneige im Sitzen 193
8.10.4 Lateralverschiebung an der Halswirbelsäule, repetitiv im Sitzen 194

8.10.5 Lateralverschiebung zervikodorsal, repetitiv im Sitzen 196
8.10.6 Lateralverschiebung zervikodorsal in Seitlage 196
8.11 Behandlung der Sagittalbewegungsstörungen zervikodorsal 197
8.11.1 Zervikodorsale Dorsalverschiebung im Sitzen 197
8.11.2 Zervikodorsale Dorsalverschiebung in Seitlage 198
8.11.3 Zervikodorsale Dorsalverschiebung mit Seitneige in Seitlage 199
8.11.4 Selbstübung der zervikodorsalen Dorsalverschiebung in Rückenlage 200
8.11.5 Selbstübung der zervikodorsalen Dorsalverschiebung im Sitzen 201

9 Untersuchung und Behandlung des Kiefergelenkes und seiner Muskeln . 202
9.1 Vorbemerkungen zur funktionellen Anatomie 202
9.1.1 Das Kiefergelenk 202
9.1.2 Die Muskulatur des orofazialen Systems 204
9.1.3 Literatur 205
9.2 Untersuchung des Gelenkes und der Beweglichkeit 206
9.2.1 Aktive Mundöffnung 206
9.2.2 Aktives Vorschieben des Unterkiefers 206
9.2.3 Messung der aktiven Mundöffnung 206
9.2.4 Beobachtung der Ruhehaltung 206
9.2.5 Palpation 207
9.2.6 Beweglichkeitsprüfung 208
9.3. Behandlung des Kiefergelenkes 208
9.3.1 Passive Mobilisation in Untersuchungsstellung 208
9.3.2 Mobilisation nach postisometrischer Relaxation 208
9.4 Muskelverspannung und Maximalpunkte – Untersuchung und Behandlung . 209
9.4.1 Allgemeine Verspannung 209
9.4.2 Umschriebene Verspannungen und Triggerpunkte 210

10 Reflektorische Krankheitszeichen in Beziehung zu Funktionsstörungen der Wirbelsäule 212
10.1 Reflektorische Krankheitszeichen als klinische Befunde in der medizinischen Praxis 212
10.1.1 Spannungsvermehrung einzelner Muskeln als reflektorische Krankheitszeichen 212
10.1.2 Tastbare reflektorische Krankheitszeichen 212
10.1.3 Durch andere diagnostische Verfahren in der Arztsprechstunde erfaßbare Krankheitszeichen 214
10.2 Diagnostische Bedeutung und Wertung der reflektorisch-algetischen Krankheitszeichen 215
10.3 Reflektorisch-algetische Krankheitszeichen als Bindeglied zwischen Wirbelsäule und inneren Organen 215
10.4 Bedeutung der reflektorisch-algetischen Krankheitszeichen für die Behandlung und Prognose 217
10.5 Reflektorisch-algetische Krankheitszeichen in Beziehung zu Schmerz und Schmerzausbreitung 218
10.6 Literatur 220

11 Indikationen für die mobilisierende Behandlung an der Wirbelsäule . . . 222
11.1 Vom Schmerz zur Behandlungsindikation 222
11.2 Der Gelenkbefund als Basis für die Indikationsstellung aktiver und passiver Behandlungstechniken 223
11.3 Indikation für Selbstübungen 224

11.4 Indikation zur Behandlung der Gelenkdysfunktion in der Aufgabenverteilung zwischen Ärzten und Physiotherapeuten 224
11.5 Kontraindikationen für mobilisierende Gelenkbehandlungen 224
11.5.1 Hinweise auf eine noch nicht diagnostizierte Strukturkrankheit 225
11.5.2 Manuelle Therapie bei bekannter Strukturkrankheit 225
11.5.3 Schmerz und Abwehrspannung 226
11.5.4 Muskuläre Fixierungen und Zwangshaltungen 226
11.5.5 Manuelle Therapie als symptomatische Behandlung 227
11.5.6 Hypermobilität und Manuelle Therapie 228
11.6 Literatur 228

12 Sachwortverzeichnis 230

1 Gelenkfunktionsstörungen und ihre Therapie

- Strukturpathologie und Funktionspathologie des Bewegungssystems
- Funktionsbewegung und Gelenkspiel an der Wirbelsäule
- Bewegungsende und Endespannung am Bewegungssegment
- Blockierung als reversibel hypomobile artikuläre Dysfunktion
- Blockierung und lokale Muskelverspannung
- Unökonomisch ausgearbeitete motorische Steuerung als Risikofaktor bei der Entwicklung chronischer vertebragener Schmerzsyndrome

Gelenkfunktionsstörungen sind ein Aspekt der vielfältigen Störmöglichkeiten des Bewegungssystems und der Beweglichkeit. Die *Funktionsstörungen der Muskulatur* sind zweifellos verbreiteter und manchmal schwerwiegender. Der therapeutische Zugang zur Muskulatur ist aber meistens schwieriger und langwieriger als der zu den Gelenkfunktionsstörungen. Diese erlauben in der ärztlichen Sprechstunde oft die sofortige Lösung eines aktuellen, schmerzbetonten klinischen Beschwerdebildes. Voraussetzung dafür ist lediglich, daß die Untersuchungstechnik, die diagnostischen Schlußfolgerungen, die Indikationsstellung und die therapeutische Technik beherrscht werden. Die längere Beschäftigung mit diesen Funktionsstörungen des Bewegungssystems zeigt sehr schnell die enge Verkettung artikulärer und muskulärer Funktionsstörungen und den Bedarf zu enger Zusammenarbeit mit der Krankengymnastik. Daraus ergibt sich dann eine für die Patienten sehr vorteilhafte Arbeitsteilung, in der diese sogar selbst einen Teil der Sekundärprophylaxe übernehmen können, wenn sie dazu bereit sind.

1.1 Strukturpathologie und Funktionspathologie

Mit der *Pathologie des Bewegungssystems* beschäftigen sich mehrere medizinische Disziplinen. Neurologie und Orthopädie befassen sich mit Krankheiten der Steuerung und der konstruktiven Seite des Systems, Rheumatologie, Traumatologie und Physiotherapie (Rehabilitation) widmen sich speziellen Problemen des pathologischen Potentials. Zwangsläufig werden diese Fachgebiete neben der Allgemeinmedizin von Patienten aufgesucht, deren Beschwerden Folge artikulärer und muskulärer Funktionsstörungen sind, d. h. aus der *funktionellen Pathologie des Bewegungssystems* herrühren. Falls der damit konfrontierte Arzt die Funktionsdiagnostik nicht anwendet, wird er die Beschwerden inadäquat als Strukturpathologie (z. B. „Prolaps") oder als psychosomatisch erklären und im günstigsten Falle eine symptomatische Schmerzbehandlung durchführen können. Die gezielt kausale Behandlung der gestörten Funktion bleibt ihm und damit dem Patienten verschlossen.

Die erfolgreiche Rehabilitation poliomyelitischer Paresen durch Schwester Kenny hatte das Interesse der Medizin an den reflektorisch wirkenden Beeinflussungsmöglichkeiten bei Muskelfunktionsstörungen geweckt und die Krankengymnastik um die propriozeptiven Fazilitationsmethoden erweitert. Sie waren Grundlage für die intensive Beschäftigung mit der Diagnostik und Therapie der Muskelfunktionsstörungen [10, 18, 22, 42, 43, 50]. Die Entdeckung des Bandscheibenprolapses [46, 47] und seine operative Entfernung [34] lenkte die Aufmerksamkeit auf die Strukturpathologie der Wirbelsäule und auf den mechanischen Faktor in der Pathogenese des Schmerzes [4, 38].

Die Behandlung der schmerzhaften Gelenkfunktionsstörungen blieb bis nach dem 2. Weltkrieg überwiegend in Händen von Laienbehandlern verschiedener Schulen. Der Kontakt zwischen deutschen Ärzten und Laienbehandlern (Chiropraktoren) weckte das ärztliche Interesse an diesen mechanischen Behandlungsverfahren, an deren Wirkungsweise und Indikationsbereich [2, 5, 41, 54]. Auch im übrigen Europa hatten Ärzte diese Methoden kennengelernt, vor allem bei Osteopathen. So begann, zunächst auf die Wirbelsäule beschränkt, eine systematische Beschäftigung mit den Gelenkfunktionsstörungen innerhalb der Medizin [16, 28, 35, 39, 49, 54]. Die Verbindungen zu anderen, vor allem osteopathischen Behandlergruppen erwiesen sich in bezug auf Untersuchungs- und Behandlungstechnik, vereinzelt aber auch für die theoretischen Vorstellungen als fruchtbringend [3, 9, 13–17, 25, 26, 36–37, 48].

1.2 Funktionsstörungen der Wirbelsäule

Bei der Beschäftigung mit den Funktionsstörungen des Bewegungssystems waren für die Ärzte zwei Fragenkomplexe besonders wesentlich:
– Die *theoretischen Fragen* widmeten sich dem Substrat der mechanischen Behandlungsverfahren am Gelenk, dem Wesen und den Folgen der Funktionsstörungen und ihren Beziehungen zum Schmerz.
– Die *klinischen Fragen* richteten sich in der praktizierenden Medizin auf die Untersuchungsverfahren zur Erfassung der mechanischen Gelenkfunktionsstörung und auf die Relevanz der Befunde, auf ihre diagnostische und differentialdiagnostische Zuverlässigkeit. Sie galten der Indikationsstellung für die mechanischen Behandlungsmethoden bei artikulären Funktionsstörungen, der Pathogenese und dem ätiologischen Hintergrund der Wirbelsäulenstörungen. Zahlreiche Untersucher lieferten die Bausteine unserer heutigen Vorstellungen, die in geschichtlichen Darstellungen nachlesbar sind. Unser Wissen zeigt in vielen Richtungen immer wieder neue offene Fragen [23, 31].

Im Laufe der Entwicklung und auf der Grundlage vieler Untersuchungsergebnisse mußten übernommene Vorstellungen verlassen werden. Als unhaltbar erwies sich die Meinung, die mechanische Einwirkung auf die Wirbelsäule durch den Behandlungsgriff bringe einen Diskusprolaps in seine Ausgangslage zurück, „reponiere" ihn. Die pathogenetische Bedeutung des Prolapses konnte den lumbalen Radikulärsyndromen, schweren Krankheitsbildern mit neurologischen Ausfällen der unteren lumbalen und der sakralen Wurzeln, und den ihnen unmittelbar vorausgehenden Symptomen zugeordnet werden. Die artikulären und muskulären Funktionsstörungen des Körperstammes ohne Strukturschädigungen führen nicht zu radikulären Ausfällen und lassen sich davon abtrennen [31]. Sie bestehen aber oft gleichzeitig mit einem Prolaps, beteiligen sich an der Symptomentwicklung und sind nach genauer Indikationsprüfung dann auch therapeutisch bedeutsam.

Die Vorstellung, daß eine *Wirbelfehlstellung* (Subluxation, Dislokation) durch die Manuelle Medizin behandelt werde, konnte nicht bestätigt werden. Die röntgenologisch in der reproduzierbaren Neutralhaltung nachweisbaren Stellungsauffälligkeiten behielten nur Hinweischarakter. Sie fordern zur Untersuchung von Gelenk- und Muskelfunktion in diesem Bereich auf. Das Repositionsphänomen, d. h. die Korrektur einer Fehlstellung durch die Behandlung, erwies sich sogar als prognostisch ungünstiges Zeichen, als Hinweis auf eine *hypermobile Funktionsstörung* [30].

Nur der Kuriosität halber sei die Vorstellung erwähnt, daß die mobilisierenden Verfahren die Verschieblichkeit und Beweglichkeit der nervösen Leitungsstrukturen wiederherstelle und dadurch den Schmerz günstig beeinflusse [8]. Das entspricht den Vorstellungen, daß der Prolaps am Spinalnerven einen „radikulären Schmerz" erzeuge oder die osteochondrotischen Wirbelkanten die Grenzstrangganglien „reizen" könnten. Da die mechanische Beeinträchtigung von Nervenleitbahnen nur neurologische Ausfälle erzeugen kann, Plussymptome wie Schmerz aber auf die Reizung adäquater Rezeptoren angewiesen sind, bedürfen diese Vorstellungen heute keiner ernsthaften Diskussion mehr.

Tragfähig war die Vorstellung, daß die *eingeschränkte Beweglichkeit* (restricted movement, hypomobile artikuläre Dysfunktion) Grundlage der unkomplizierten vertebragenen Schmerzsyndrome ist [1, 15, 31, 48].

1.3 Funktionsbewegung und Gelenkspiel

Die äußerlich erkennbare, anguläre Gelenkbewegung, die *Funktionsbewegung,* geht mit einer Winkeländerung in mindestens einer Raumebene einher. Dabei kommt es im Gelenk in geringem Maße zu rollenden, vorwiegend zu gleitenden (translatorischen) Bewegungen der Kontaktflächen. Die Art der Gleitvorgänge hängt vom Gelenkbau und der Bewegungsrichtung ab. Das Aufgleiten des konkaven Partners auf neue Kontaktstellen des konvexen Partners in der Bewegungsrichtung ist mit dem Lösen des Kontaktes an der Rückseite der Bewegung verbunden. Die Gleitbewegungen lassen sich passiv isoliert nachahmen als millimeterkleine Verschiebungen der Gelenkpartner gegeneinander. Das Lösen des Gelenkflächenkontaktes wird passiv durch Traktion mit Separation der Gelenkflächen erreicht. Beide Bewegungen, Translation wie Separation, sind diagnostisch und therapeutisch nutzbar. Sie werden als *Gelenkspiel* (joint play) bezeichnet [36].

Zur exakten Durchführung des Gelenkspiels müssen die Gelenkpartner gelenkspaltnah gefaßt und ohne Winkeländerung parallel verschoben werden. Auf die translatorischen Verschiebungen haben Muskelspannungen weniger Einfluß als auf die angulären Bewegungen. Gelenkspielbewegungen lassen sich deshalb mit geringem Kraftaufwand durchführen. Eingeschränkte und erschwerte Verschieblichkeit im Gelenkspiel weist die pathologische Gelenkfunktion aus. Wiederholungen der Verschiebebewegung sind therapeutisch wirksam (passiv repetitive Gelenkspielmobilisation). Dabei verbessert sich langsam zunehmend das Gleiten als Voraussetzung für die Funktionsbewegungen. Das Gelenkspiel ist oft noch schmerzlos möglich, wenn die angulären Bewegungen schmerzhaft sind. Daher kann es selbst dann therapeutisch genutzt werden, wenn passive Funktionsbewegungen kontraindiziert sind.

Die einzelnen Wirbel*gelenke* erlauben keine Gelenkspielverschiebungen. An der Halswirbelsäule sind *gelenkspielähnliche Bewegungen* der Bewegungs*segmente* möglich, weil die beiden Gelenke nahezu in einer Ebene (gekippte Frontalebene) stehen und weil die Wirbel von 3 Seiten für die Hände zugänglich sind. Thorakal und lumbal können die Wirbel nur von dorsal an bestimmten Kontaktpunkten gehalten werden. Der Bewegungsimpuls für eine Verschiebebewegung kann hier nicht direkt auf die beiden Partner übertragen werden. Die Untersuchungs- und Behandlungsbewegung muß vielmehr *indirekt über eine Funktionsbewegung an das Segment* geführt werden. Dadurch entsteht immer eine Winkelbewegung zwischen den Partnerwirbeln und keine translatorische Verschiebung.

Durch Terminologiekonsens wurde das passiv geführte Bewegungsende des spinalen Bewegungssegmentes dem Gelenkspiel als gleichwertig gesetzt [1]. Das entspricht der allgemein akzeptierten diagnostischen Bedeutung der *Endespannung,* die der Untersucher bei segmentaler Bewegungsuntersuchung als *Endegefühl* wahrnimmt.

1.4 Das funktionsgestörte Bewegungssegment

Die Störung der Gleitvorgänge zwischen den Gelenkflächen wird als Grundlage der Gelenkfunktionsstörung mit Bewegungseinschränkung angesehen, die nach Zukschwerdt und Mitarbeitern als *Blockierung* bezeichnet wird [54]. Fachlich zutreffend, aber etwas umständlich wird sie als *reversibel hypomobile, artikuläre Dysfunktion* umschrieben [1]. Das Substrat dieser Störung muß im Gelenk liegen, da die Bewegungseinschränkung auch unter völliger Muskelrelaxation durch Curarisierung nachweisbar bleibt [29]. Für die Störung der Gleitvorgänge im Gelenk könnten Einklemmungen der verbreitet in allen Gelenken nachgewiesenen Gelenkkapselanhänge, Meniskoide genannt, verantwortlich sein [11, 27, 40, 54]. Die plastische Verformbarkeit der Gelenkknorpeloberfläche auch beim Aufdrücken weicher Gewebe [51] hat diese Vorstellung erleichtert. Der derbe Rand des Meniskoids drückt sich in die Gelenkflächen ein, wenn er zwischen ihnen unter Druck gerät. Sein Zurückschlüpfen in die Ausgangslage wird durch die Verspannung der Muskulatur, die die Facetten aufeinanderpreßt, behindert und therapeutisch durch Öffnen des Gelenkspaltes, z. B. durch Traktion mit Separation der Facetten, oder durch langsam repetitives oder lagerndes Bewegen in die gestörte Richtung wieder ermöglicht [27]. Die Reversibilität der hypomobilen Funktionsstörungen ist das entscheidende Merkmal gegenüber der Bewegungseinschränkung durch strukturelle Veränderungen der Wirbelsäule (z. B. Osteochondrosis intervertebralis). Beide können sich kombinieren.

1.5 Funktionsstörung der Muskulatur in Beziehung zur Wirbelsäule

Bei der Untersuchung einer Gelenkfunktionsstörung finden sich immer *Muskelverspannungen* in der dem Wirbelsegment zugeordneten Muskulatur. Sie sind reflektorisch-algetische Krankheitszeichen und stehen manchmal im Vordergrund der Symptomverursachung. Sie sind regelmäßig Begleiterscheinung der Gelenkblockierung. Ihre Intensität geht mit der Schmerzhaftigkeit der Funktionsstörungen parallel [3]. Nach Behandlung der Gelenkfunktionsstörung normalisiert sich die reflektorisch veränderte Muskelspannung. Damit hat die mobilisierende Gelenkbehandlung neben der mechanischen Wirkung auch eine reflektorische Komponente [52, 53].

Manche Autoren stellen die Muskelverspannung ursächlich in den Vordergrund der Bewegungsstörungen, die mit Schmerzsymptomen einhergehen. Vor allem unter dem Eindruck der zuverlässigen Wirksamkeit muskelrelaxierender Behandlungsverfahren [12, 31] ist das verständlich. Allerdings bleibt dann offen, wie diese Muskelverspannung entsteht. Nach dem Verständnis reflektorischer Vorgänge muß die Muskelspannungsveränderung eine Ursache haben, die wir im nozizeptiven Reiz, beispielsweise dem der Gelenkdysfunktion sehen [19, 31, 52]. Diese Muskelverspannung bei Gelenkfunktionsstörungen beeinflußt auch die tastbare Spannung, d. h. den Widerstand am Bewegungsende bei passiver Bewegung. Eine ganz andere diagnostische Wertigkeit hat ein *schmerzhaft bewegungsgehemmtes Bewegungssegment* (s. Kap. 2.3.4.) mit muskulärer Abwehrspannung (défense musculaire, s. Kap. 10.).

Die Wahrscheinlichkeit, daß sich vertebragene Schmerzsyndrome im Laufe des Lebens entwickeln und chronisch werden, hängt nicht nur von äußeren Umständen, Traumen und Belastungen ab. Sie hat anscheinend enge Beziehungen zur Qualität, d. h. zu Mängeln der *motorischen Steuerung,* einem stark konstitutionell bedingten diagnostischen Merkmal [18, 33, 44, 45]. Die Steuerung wird diagnostisch durch bestimmte, leicht reproduzierbare Haltungs- oder Bewegungsleistungen getestet: Stand, Gang, Hüftextension, Armabduktion seien als Beispiele genannt. Die Bewertung der motorischen Steuerung, die Annäherung an das Ideal (ökonomischer Muskeleinsatz) oder die Entfernung von diesem Verhalten (unökonomischer Einsatz von ungeeigneten Muskeln mit störenden Begleitbewegungen) wird damit zu einem wesentlichen Bestandteil der Diagnostik, Ursachensuche und Prävention von Funktionsstörungen des Bewegungssystems [6, 7, 20, 22, 24, 32]. Dieser Umstand begründet den Bedarf zur engen Zusammenarbeit zwischen den diagnostizierenden und die Therapie indizierenden chirotherapeutisch ausgerichteten Arztpraxen und den physiotherapeutischen Behandlungseinrichtungen, die die Behandlung der motorischen Störungen übernehmen.

1.6 Literatur

[1] Baumgartner H, et al (Hrsg 1993) Grundbegriffe der Manuellen Medizin. Terminologie, Diagnostik, Therapie. Springer, Berlin Heidelberg New York London Paris Tokyo Hong Kong Barcelona Budapest
[2] Biedermann F (1953) Grundsätzliches zur Chiropraktik vom ärztlichen Standpunkt aus. 3. Beiheft zur Zeitschrift Erfahrungsheilkunde. Haug, Ulm
[3] Bourdillon JF, Day EA, Bookhout MR (1992) Spinal Manipulation, 5th Edn. Butterworth-Heinemann, Oxford
[4] Brocher JEW (1938) Der Kreuzschmerz in seiner Beziehung zur Wirbelsäule. Thieme, Leipzig

[5] Buch H-J (1967) Über die Entwicklung und heutige Bedeutung der Chiropraktik. Z. ärztl. Fortbild *61*: 1001–1005
[6] Buchmann J (1980) Motorische Entwicklung und Wirbelsäulenfunktionsstörungen. Manuel Med *18*: 37–39
[7] Buchmann J, Bülow B (1983) Funktionelle Kopfgelenkstörungen bei Neugeborenen im Zusammenhang mit Lagereaktionsverhalten und Tonusasymmetrie. Manuel Med *21*: 59–62
[8] Butler DS (1995) Die Mobilisation des Nervensystems. Springer, Berlin Heidelberg New York London Paris Tokyo Hong Kong Barcelona Budapest
[9] Cyriax J (1975) Textbook of Orthopaedic Medicine, Vol I: Diagnosis of Soft Tissue Lesions, 6th edn. Bailliere Tindall, London
[10] Daniels L, Worthingham C (1982) Muskelfunktionsprüfung, 4 Aufl. G Fischer, Stuttgart New York
[11] Emminger E (1967) Die Anatomie und Pathologie des blockierten Wirbelgelenkes. In Gross D (Hrsg) Therapie über das Nervensystem Bd VII (Chirotherapie – Manuelle Therapie). Hippokrates, Stuttgart, S 117–140
[12] Gaymans F (1973) Neue Mobilisations-Prinzipien und -Techniken an der WS. Manuel Med *11*: 35–39
[13] Greenman PhE (1979) Manuelle Therapie am Brustkorb. Manuel Med 17: 17–24
[14] Greenman PhE (1984) Wirbelbewegung. Manuel Med *22*: 13–15
[15] Greenman PhE (1984) Eingeschränkte Wirbelbewegung. Manuel Med *22:* 15–18
[16] Gutmann G (1960) Die Wirbelblockierung und ihr röntgenologischer Nachweis. In Junghanns H (Hrsg) Die Wirbelsäule in Forschung und Praxis, Bd XV. Hippokrates, Stuttgart, S 15–23
[17] Gutmann G (1975) Die pathogenetische Aktualitäts-Diagnostik. Ein Versuch zur Analyse der diagnostischen Leitlinien in der Manuellen Medizin. In: Lewit K, Gutmann G (Hrsg) Funktionelle Pathologie des Bewegungssystems. Rehabilitacia VIII Suppl 10/11, Obzor, Bratislava, S 15–24
[18] Janda V (1967) Die Motorik als reflektorisches Geschehen und ihre Bedeutung in der Pathogenese vertebragener Störungen. Manuel Med *5*: 2–6
[19] Janda V (1975) Muscle and joint correlations. In: Lewit K, Gutmann G (Hrsg) Funktionelle Pathologie des Bewegungssystems. Rehabilitacia VIII Suppl 10/11, Obzor, Bratislava, S 154–158
[20] Janda V (1978) Muscles, Central Nervous Motor Regulation and Back Problems. In Korr IM (1978) (ed) The Neurobiologic Mechanisms in Manipulative Therapy. Plenum Press, New York London, p 27–41
[21] Janda V (1985) Rational Therapeutic Approach of Chronic Back Pain Syndromes. Proceedings of the Symposium „Chronic back pain, rehabilitation and self help" 12.–13. 12. 1985, Turku, Finland, Kuinka kuntoutua kroonisesta selkäsivusta, p 69–74
[22] Janda V (1994) Manuelle Muskelfunktionsdiagnostik, 3. Aufl. Ullstein Mosby, Berlin
[23] Janda V, Lewit K (1980) Trends und Perspektiven der Manuellen Medizin. Manuel Med *18*: 1-6
[24] Janda V, Lewit K, Lewitova H, Sachse J, Steinova K (1992) Krankengymnastik und muskuläre Fehlsteuerung. In: Lewit K (Hrsg) Manuelle Medizin. 6. Aufl. J A Barth, Leipzig Heidelberg, S 312–385
[25] Kaltenborn FM (1965/66) Frigjøring av Ryggraden. Fysiotherapeuten, Heft 1–4
[26] Kimberly PE (1980) Bewegung, Bewegungseinschränkung und Anschlag. Manuel Med *18*: 53–56
[27] Kos J, Wolf J (1972) Die „Menisci" der Zwischenwirbelgelenke und ihre mögliche Rolle bei Wirbelblockierung. Manuel Med *10*: 105–114
[28] Lewit K (1955) Trakční test. Čas Lék Česk *94*: 60–66
[29] Lewit K (1968) Beitrag zur reversiblen Gelenksblockierung. Z Orthop Grenzgeb *105* (2): 150–158
[30] Lewit K (1971) Der „Repositionseffekt" - ein prognostisch ungünstiges Zeichen. Manuel Med *9*: 2–8
[31] Lewit K (1992) Manuelle Medizin. 6. Aufl. JA Barth, Leipzig, Heidelberg (Lehrbuch mit umfangreicher Literatur!)
[32] Lewit K (1994) Changes in locomotor function, complementary medicine and the general practitioner. J Royal Soc Med *87*: 36–39
[33] Lewit K, Janda V (1964) Die Entwicklung von Gefügestörungen der Wirbelsäule im Kindesalter und die Grundlagen einer Prävention vertebragener Beschwerden. In: Müller D (Hrsg) Neurologie der Wirbelsäule und des Rückenmarkes im Kindesalter: Gustav Fischer, Jena, S 371–389
[34] Love JG (1939) Removal of protruded intervertebral discs without laminectomy. Proc Staff Meet, Mayo Clinic *14*: 800
[35] Maigne R (1970) Wirbelsäulenbedingte Schmerzen und ihre Behandlungen durch Manipulation. Hippokrates, Stuttgart
[36] Mennell JMcM (1964) Joint pain. Little Brown Co, Boston
[37] Mitchell F jr, Moran PS, Pruzzo NA (1979) An evaluation of osteopathic muscle energy procedures. Pruzzo, Valley Park
[38] Morsier G de (1957) Les discopathies intervertebrales. Histoire, semiologie, pathogénie, medicine social. Psychiatr Neurol (Basel) *153* I: 178-195; II: 244–279

[39] Müller D (1964 Hrsg) Neurologie der Wirbelsäule und des Rückenmarkes im Kindesalter. Gustav Fischer, Jena,

[40] Penning L, Töndury G (1963) Entstehung, Bau und Funktion der meniskoiden Strukturen in den Halswirbelgelenken. Z Orthop *98*: 1–14

[41] Peper W (1953) Technik der Chiropraktik. 1. Aufl. Haug, Ulm

[42] Peterson Kendall F, Kendall McCreary E (1988) Muskeln, Funktionen und Test, 2. Aufl. G Fischer, Stuttgart New York

[43] Pohl FF, Kenny E (1949) The Kenny concept of infantile paralysis. Bruce Publ, Minneapolis

[44] Schildt K (1975) Untersuchungen zum Entwicklungsstand der Motorik bei Kindergartenkindern. In: Lewit K, Gutmann G (Hrsg) Funktionelle Pathologie des Bewegungssystems. Rehabilitacia VIII, Suppl 10/11, Obzor, Bratislava, S 166–170

[45] Schildt K (1987) Funktionsstörungen der Muskulatur und der Wirbelsäule in Verlaufsuntersuchungen von Kindern im 1. und 2. Gestaltwandel. Manuel Med *25*: 20–22

[46] Schmorl G (1929) Über Knorpelknötchen an der Hinterfläche der Wirbelbandscheiben. Fortschr. Röntgenstr. *40,* 4: 629–634

[47] Schmorl G, Junghanns H (1953) Die gesunde und die kranke Wirbelsäule in Röntgenbild und Klinik, 3 Aufl. Thieme, Stuttgart

[48] Stoddard A (1961) Lehrbuch der osteopathischen Technik an Wirbelsäule und Becken. Bd IXX der Reihe: Die Wirbelsäule in Forschung und Praxis. Hippokrates, Stuttgart

[49] Terrier JC (1958) Manipulativmassage im Rahmen der physikalischen Therapie. Hippokrates, Stuttgart

[50] Voss DE, Ionta MK, Myers BI (1988) Propriozeptive Neuromuskuläre Fazilitation, 4. Aufl. G Fischer, Stuttgart New York

[51] Wolf J (1975) The reversible deformation of the joint cartilage surface and its possible role in joint blockage. In: Lewit K, Gutmann G (Hrsg) Funktionelle Pathologie des Bewegungssystems. Rehabilitacia VIII, Suppl 10/11, Obzor, Bratislava, S 30–35

[52] Zeller H-J, Klawunde G (1974) Zur Objektivierung der Manualtherapie als Reflextherapie und ihre Beziehungen zu vegetativen und zentralnervösen Regulationsvorgängen. Z Physiother (Leipzig) *26*: 333–339

[53] Zeller HJ, Klawunde G (1979) Beitrag zum Einfluß der Manuellen Therapie auf die neuromuskuläre Balance. (Eine neuroelektrophysiologische Studie). Z Physiother (Leipzig) *31*: 263–267

[54] Zukschwerdt L, Biedermann F, Emminger E, Zettel H (1955) Wirbelgelenk und Bandscheibe, 1. Aufl. Hippokrates, Stuttgart (2. Aufl. 1960)

2 Grundlagen und Besonderheiten der Manuellen Medizin der Wirbelsäule

- Stellung der Wirbelsäule im Bewegungssystem
- Bewegungsuntersuchung der Wirbelsäule und Gelenkspiel
- Funktionsgestörte Wirbelsäule, Blockierung
- Ursachen der Blockierungen an der Wirbelsäule
- Auswirkungen der Blockierungen an der Wirbelsäule

Die Wirbelsäule ist Teil des Bewegungssystems. Durch ihre zentrale Lage im Körper als Bewegungsachse des Rumpfes („Achsenorgan") hat sie eine Reihe anatomischer, physiologischer und pathophysiologischer Besonderheiten, die im folgenden beschrieben werden sollen, soweit sie im Zusammenhang mit den Bewegungsfunktionsstörungen von Interesse sind.

2.1 Stellung der Wirbelsäule im Bewegungssystem

Im Bewegungssystem besteht eine *Funktionseinheit*

- des steuernden *Nervensystems* mit der
- *Muskulatur* und den
- *Gelenken.*

In diesem Verbund reagiert das Nervensystem als Einheit auf die Informationen aus dem Bewegungssystem. Es aktiviert die Muskeln, deren Anspannung gibt den Gelenken statischen Halt, bewegt sie und schützt sie gegen äußere Einwirkungen [15, 18].

Die Funktionseinheit eines Gelenkes mit seinen Muskeln und seiner nervösen Steuerung wird als *Arthron* bezeichnet [33, 55]. Der Begriff stellt das Gelenk in den Mittelpunkt. Für das Bewegungssegment [22] der Wirbelsäule heißt der analoge Begriff *Vertebron* [11]. Er wird selten benutzt. Die physiologische Funktion der ganzen Wirbelsäule sieht Panjabi als spinales stabilisierendes System und unterteilt sie in drei Funktionsbereiche: *passives, aktives und neurales Subsystem* und diskutiert die Bedeutung der drei Bereiche und ihr Zusammenwirken im ganzen System in bezug auf die intervertebrale Stabilität oder Instabilität [42–44].

Die gegliederte Beweglichkeit der Wirbelsäule ermöglicht sowohl die Stabilität des Rumpfes im Schwerefeld als auch die frei erhaltene Beweglichkeit während verschiedener Haltungen im Bewegungsraum. Dieser zentralen Bedeutung für den Körperstamm entspricht der Begriff „Achsenorgan". Dabei ist die propriozeptive Afferenz aus den Bewegungssegmenten und der Muskulatur die Basis für die motorische Steuerung [26, 27, 59] und Gleichgewichtserhaltung. Das gilt besonders für die Kopfgelenkregion [37, 57, 58]. Pathologische Afferenzmuster, z. B. bei segmentalen Blockierungen, führen zwangsläufig zu verminderter Qualität der motorischen Steuerung.

Das *Bewegungssegment* vertritt an der Wirbelsäule die Stelle des Gelenkes. Es besteht aus allen inerten (passiven) Weichteilen, welche zwei Nachbarwirbel miteinander verbinden: Diskus – Gelenke – Bänder (s. Bild 5.2).

Der *Diskus,* die *Bandscheibe,* liegt als distanzierendes Polster zwischen den Wirbelkörpern. Er trägt den darüberliegenden Wirbelsäulenabschnitt, weil die *Tragefunktion* der Wirbelsäule von der Wirbelkörperreihe wahrgenommen wird. Die beiden ersten Bewegungssegmente der Wirbelsäule haben keine Bandscheiben. Die tragenden Strukturen sind hier die seitlich liegenden *Wirbelgelenke.* Bei Hyperlordosen können die Wirbelgelenkflächen der unteren Halswirbelsäule und der unteren Lendenwirbelsäule durch die Kippung des Bewegungssegmentes nach vorn ebenfalls zur Tragefunktion gezwungen sein. Die Folge ist eine adaptative

Verdichtung der Gelenkfacetten, die im Röntgenbild als Sklerosierung erscheint [33].

Durch die Bandscheiben erhält der Gliederstab der Wirbelkörper eine allgemeine, nicht gerichtete *Beweglichkeit.* Im einzelnen Segment ist diese Beweglichkeit um so größer, je höher sich das Bandscheibenpolster (der Intervertebralraum) darstellt [24]. Die symmetrischen *Gelenkpaare der Wirbelsäule,* auch Wirbelbogengelenke oder kleine Wirbelgelenke genannt, schienen und führen die Bewegungen des Bewegungssegmentes, wodurch Vorzugsrichtungen der Beweglichkeit und Beschränkungen entstehen. Daraus ergibt sich das für die einzelnen Abschnitte typische Verhalten der Beweglichkeit.

Trage- und *Bewegungsfunktion* des Bewegungssegmentes sind in mancher Beziehung Gegensätze: Eine konstitutionell wenig bewegliche Wirbelsäule ermöglicht leichter die im heutigen Alltag überwiegend geforderten Halteleistungen und ist damit ein Faktor, der die Belastbarkeit verbessert. Dagegen braucht ein stark beweglicher Wirbelsäulenabschnitt für statische Trageleistungen eine besonders gute Koordination der schienenden Muskulatur, um den Abschnitt aufrecht in einer kraftsparenden Neutralhaltung zu führen.

Als dritter Bestandteil des Bewegungssegmentes spannen sich zwischen den Wirbelbögen und Dornfortsätzen *Bänder* aus. Bänder überspannen auch vorn und hinten am Wirbelkörper die Diszi. Sie sind wie an den Gelenken Sicherungsstrukturen, die im Notfall (bei fehlender aktiver Führung) Extrembewegungen bremsen. Die dorsalen Bänder hemmen die Anteflexion. Interspinal sind sie eng mit den interspinalen Muskelfasern verbunden. Außerdem haben die dorsalen Bänder zusammen mit den Bögen und Dornen eine schützende Abdeckfunktion für den Inhalt des Wirbelkanals. Zwischen den Bogenwurzeln zweier Nachbarwirbel liegen die Foramina intervertebralia für den Durchtritt des Spinalnerven und der versorgenden Blutgefäße, sie sind sonst nur mit lockerem Bindegewebe und Fett gefüllt.

Das Bewegungssegment mit allen Anteilen ist allgemein und aktuell für die Beweglichkeit verantwortlich, die bei passiver segmentaler Bewegungsuntersuchung erfaßt wird. Welche Struktur im Einzelfall eine Restriktion verursacht, muß durch gezielte Untersuchungen ermittelt werden.

Die Beendigung der aktiven und passiven Bewegungen ist eine Muskelfunktion und ein sinnvoller Schutz der passiven Strukturen. Die physiologische Spannungszunahme der *Muskulatur* am Ende einer passiv geführten Bewegung vermittelt den langsam, „weich" zunehmenden tastbaren Widerstand, die Spannung, die als normales Bewegungsende bei der Untersuchung wahrgenommen wird.

Die das Segment überspannende Muskulatur kann das Bewegungsausmaß aktuell deutlich einschränken und eine Gelenkfunktionsstörung verdeutlichen oder auch vortäuschen. Das Bewegungsende wird plötzlich erreicht und als „harter Anschlag" gefühlt. Die Situation des muskulär bewegungsgehemmten Segmentes muß differentialdiagnostisch gegenüber dem artikulär funktionsgestörten Bewegungssegment (s. 2.3) erkannt werden, wenn keine therapeutischen Fehler entstehen sollen.

Bei aktiven Bewegungen sind die Bewegungssegmente der Wirbelsäule nicht isoliert beweglich. An den intendierten wie den automatisierten Bewegungen beteiligen sich alle Segmente des betreffenden Wirbelsäulenabschnittes je nach ihrer Beweglichkeit. Die meisten motorischen Leistungen beziehen sogar mehr oder weniger Bewegungssegmente der benachbarten Wirbelsäulenabschnitte in ihre Bewegung ein. Oft geht eine Funktionsänderung an einem Wirbelsäulenende mit Funktionsanpassungen am anderen Ende einher und bezieht die ganze Rumpfmuskulatur ein [17, 58].

Die anatomisch unterscheidbaren Wirbelsäulenabschnitte sind jeweils auch durch Besonderheiten ihrer Funktion ausgezeichnet. Sie werden in den technischen Kapiteln jeweils am Anfang besprochen. Das Funktionsverhalten benachbarter Abschnitte kann an den *Übergängen* ganz abrupt wechseln wie im thorakolumbalen Übergang. Es kann aber auch weit überlappend in den anatomischen Nachbarabschnitt hineinreichen, wie im zervikodorsalen Übergang: beispielsweise setzt sich die Kopfdrehung bei aufgerichteter Wirbelsäule mehrere Segmente weit in die Brustwirbelsäule hinein fort.

Die Wirbelsäulenregionen haben nicht nur ihre Eigenheiten in der normalen Funktion, sondern auch in der funktionellen Pathologie. Sie fordern jeweils spezifische Untersuchungsverfahren. Deshalb wurde der methodische Teil nach der Funktionszusammengehörigkeit gegliedert.

Die Sakroiliakalgelenke und die Kiefergelenke (Temporomandibulargelenke) sind in ihrer Symptomatologie und ihren reflektorischen Verkettungen so eng mit der Wirbelsäule verbunden, daß sie ebenfalls besprochen werden. Die einzelnen Störungsmuster und deren Verkettungen mit anderen Funktionsstörungen und anderen Regionen verdienen bei jedem Patienten Beachtung. Ihre Kenntnis erleichtert die klinische Arbeit [32, 33].

2.2 Bewegungsuntersuchung der Wirbelsäule und Gelenkspiel

Die Begriffe *Funktionsbewegung* und *Gelenkspiel* wurden bereits erklärt (Kap. 1). Sie lassen sich bei der Untersuchung der Extremitätengelenke besonders gut differenziert bewerten [33, 38 46]. So klare funktionsdiagnostische Verhältnisse wie an den Extremitätengelenken sind an den Bewegungssegmenten der Wirbelsäule durch die beschriebenen anatomischen und physiologischen Verhältnisse nicht zu erwarten. Das gilt sowohl für aktive als auch für passive Bewegungen.

An jeder aktiven Bewegung eines Wirbelsäulenabschnittes sind immer alle Bewegungssegmente in einem bestimmten Verhältnis beteiligt. Der zentrale Bewegungsentwurf, die motorische Programmierung [13, 15, 16, 28, 35, 48] strebt immer das allgemeine Bewegungsziel an. Segmentale Bewegungsdefekte werden in der Nachbarschaft durch Hypermobilität kompensiert [20, 41]. Die Untersuchung von Bewegungsstörungen ist dadurch an der Wirbelsäule von vornherein umfangreicher und von individuellen Gegebenheiten stärker abhängig als an den Extremitätengelenken.

Die Untersuchung beginnt immer mit der *orientierenden Untersuchung* des Bewegungssystems und der Wirbelsäulenabschnitte über aktive und passive Bewegungen. Erst deren Ergebnis führt zum gestörten Abschnitt hin. Dessen *gezielte, segmentale Untersuchung* klärt dann die Funktionsstörung des Bewegungssegmentes.

Die *Gelenkpartner* eines Bewegungssegmentes, zwei einzelne Wirbel, lassen sich nicht isoliert festhalten. Sie können deshalb nicht isoliert passiv bewegt werden. Es bedarf gewisser Tricks der Bewegungsführung, damit eine Funktionsbewegung vorwiegend in einem bestimmten Segment abläuft und dann dessen Funktionszustand ertasten läßt.

Gelenkspielähnliche Verschiebebewegungen sind nur an Segmenten der Halswirbelsäule durchführbar und zu tasten. Da die *Partnerwirbel* nirgends völlig umgriffen werden können, müssen die beteiligten Wirbel an bestimmten Punkten schmerzlos weich, aber in unverschieblichem Kontakt von den Behandlerhänden tastend gehalten werden. Nach Wegdrücken der Weichteile ist eine zarte Vorspannung erreicht, und dann werden die beiden Wirbel einmal gegeneinander verschoben. Sie gleiten nach Loslassen in die Ausgangsstellung. Wird eine Wiederholung gewünscht, muß der Kontakt neu aufgesucht, die Vorspannung eingestellt und die Bewegung noch einmal ausgeführt werden. Die Bewegung läßt sich nur als weiches oder gegenteilig als geringes Nachgeben fühlen. Der Reihenfolgevergleich ermöglicht die Wertung. Jede Verschieberichtung bedarf einer anderen Handanlage und Bewegungsausführung.

Abgesehen von diesen Möglichkeiten der zervikalen Parallelverschiebung, benutzt die segmentale Funktionsuntersuchung der Wirbelsäule *Funktionsbewegungen mit den Hauptrichtungen Retroflexion, Anteflexion, Rotation und Lateroflexion.* Dabei wird die Bewegungsgröße abgeschätzt und mit den Nachbarsegmenten verglichen. Am Ende der Bewegung entsteht am Bewegungssegment tastbare Gewebsspannung, weich zunehmend, oder im pathologischen Fall abrupt, wie ein „Anschlag". Die Unterschiede müssen palpatorisch erkannt werden und lassen sich dann diagnostisch bewerten.

Die Bewegungsuntersuchung bedarf jeweils einer spezifischen *Ausgangsstellung* des Patienten. Überwiegend werden Sitz und Seitlage benutzt. Ein prinzipieller Nachteil des Sitzens liegt in der höheren posturalen Muskelspannung. Diese ist im Stehen noch größer, weshalb passive und segmentale Bewegungsuntersuchungen im Stehen nicht verwertbar sind. Im Liegen ist die Ruhespannung der Muskulatur immer geringer. Dadurch wird der Bewegungsausschlag im Liegen weicher und oft meßbar größer als im Sitzen. Das darf nicht als Angst, Abwehr oder gar Aggravation des Patienten interpretiert werden. Leider ist die Ausführung einiger Funktionsbewegungen im Liegen erschwert. Deshalb gibt es für manche Untersuchungs- und Behandlungsrichtungen Empfehlungen sowohl im Liegen als auch im Sitzen.

2.3 Funktionsgestörte Wirbelsäule, Blockierung

- Artikuläre Funktionsstörung des Bewegungssegmentes
- Regeln der Untersuchung und Dokumentation
- Andere Auffassungen der Funktionsstörung im Bewegungssystem
- Das muskulär gehemmte Bewegungssegment
- Blockierungskriterien

2.3.1 Artikuläre Funktionsstörung des spinalen Bewegungssegmentes

Die *reversibel hypomobile, artikuläre Funktionsstörung,* in den passiven Strukturen des Bewegungssegmentes gelegen, wird im deutschen Sprachraum meistens als *Blockierung* bezeichnet. Vergleichbar ist der Begriff „restricted movement“, soweit er auf einer Gelenkfunktionsuntersuchung beruht. Die Blokkierung ist das Substrat für die mobilisierenden Gelenkbehandlungen. Ihre zuverlässige Diagnose ist damit Voraussetzung für die Indikationsstellung der Behandlung und für den voraussagbaren Behandlungserfolg am Gelenk. *Um Täuschungen durch andersartige Bewegungseinschränkungen zu vermeiden, muß der Blockierungsbefund durch passive Bewegungsuntersuchung schmerzfrei und abwehrspannungsfrei erhoben worden sein.*

Für die Extremitätengelenke wird die Störung des Gelenkspiels (joint play) als gut faßbares Kriterium der Gelenkfunktionsstörung von den meisten Autoren in den Mittelpunkt der Definition und der klinischen Untersuchung gestellt. Weil Muskelstörungen die translatorischen Gleitbewegungen nur relativ wenig beeinflussen können, ist das für die Untersuchung gut begründet und als pathophysiologische Gleitstörung immer wieder zu reproduzieren. An den Wirbelgelenken müssen wir prinzipiell die gleichen Verhältnisse annehmen. Leider läßt sich aus den vorher in Kapitel 2.2 genannten Gründen der Untersuchungstechnik die hypomobile Funktionsstörung der Wirbelsäule, d. h. des Bewegungssegmentes, klinisch nur als Sonderfall in der unteren Halswirbelsäule mit Hilfe gelenkspielähnlicher Bewegungen erkennen.

2.3.2 Regeln der Untersuchung und Dokumentation

An der Wirbelsäule führen verschiedene Merkmale den Untersucher zur Diagnose der hypomobilen artikulären Funktionsstörung, wenn bestimmte Regeln der Untersuchung eingehalten werden:

- Am häufigsten wird die am Ende der *angulären Segmentbewegung* (Funktionsbewegung) an den Strukturen des Bewegungssegmentes tastbar auftretende *Spannung* gewertet. Sie entsteht im blockierten Segment auf einer kürzeren Bewegungsstrecke als in den Nachbarsegmenten und oft abrupt. Die tastende Wahrnehmung des Bewegungsendes durch den Untersucher, das Endgefühl [6], ist deutlich anders als im Nachbarsegment. Sie setzt speziell geschulte Palpationstechnik voraus, die die Spannungsänderung im Zeitablauf der Bewegung erfaßt.
- Als zweite Möglichkeit wird in manchen Segmenten oder Richtungen als normale Bewegung nur ein federndes Nachgeben getastet. Das gilt beispielsweise für das Sakroiliakalgelenk, das lumbale Rotationsgelenkspiel, die Lateralverschiebung der unteren Halswirbelsäule, die Seitneigung C0/1 bei rotiertem Kopf. Bei gestörtem Segment wird die Federung härter, oder sie kommt gar nicht mehr zustande.
- Eine dritte Möglichkeit zur Erfassung einer

Blockierung ist der *Bewegungsumfang* des Segmentes, der Ausschlag seiner Funktionsbewegungen und deren Einschränkung im Vergleich mit der Gegenseite und mit den Nachbarsegmenten, beispielsweise bei der Rotationsuntersuchung der oberen und mittleren Halswirbelsäule. Allein genommen ist es das am wenigsten zuverlässige Kriterium, da hier die Muskulatur noch stärkeren Einfluß hat. Aus der Kenntnis der normalen Beweglichkeitsverteilung der Wirbelsäule und aus der Wertung des patienteneigenen Bewegungstyps während der orientierenden Untersuchung hat der Untersuchende vorher bereits eine Normerwartung, mit der der erhobene Befund verglichen und so zuverlässiger bewertet wird.

Die Einschränkung der aktiven und passiven *Gesamtbeweglichkeit eines Wirbelsäulenabschnittes* hat Hinweischarakter auf eine Funktionsstörung, ist aber für die Blockierungsdiagnose selbst nicht beweiskräftig. Sie spricht primär für eine Spannungserhöhung in der Muskulatur. Diese reicht von der Verspannung eines Muskelfaserbündels bis hin zur völligen muskulären Fixation in einer Zwangshaltung, die dann nicht einmal mehr die Neutralhaltung des Wirbelsäulenabschnittes erlaubt. Die Bewegungseinschränkung kann auch auf einer strukturell reversiblen Verkürzung von Muskeln beruhen [19].

Im Gegensatz dazu muß ein symmetrisch und normal beweglicher Wirbelsäulenabschnitt nicht in jedem Fall bedeuten, daß alle seine Bewegungssegmente ungestört beweglich sind. Schmerzlose Blockierungen haben wenig reaktive Muskelverspannung und lassen sich manchmal nicht durch die orientierenden Prüfungen fassen. Deshalb gilt es als Regel, daß Wirbelsäulenabschnitte, die in der Vorgeschichte schmerzhaft waren, auch dann segmental untersucht werden sollen, wenn die orientierende Untersuchung unauffällig ist.

Bei der *segmentalen Untersuchung* wird das Bewegungssegment als Ganzes geprüft und als normal oder gestört beweglich erkannt, ohne dabei das rechte oder linke Gelenk differenzieren zu können. Nur in der Lendenwirbelsäule haben wir die Möglichkeit, allerdings auch die Notwendigkeit, durch Vergleich der gestörten sagittalen Bewegungsrichtung mit der Seite der gleichzeitigen (frontalen) Seitneigungseinschränkung indirekt das rechte oder linke Gelenk als das gestörte zu erfassen. In den Segmenten der HWS und BWS ist das nicht zuverlässig möglich. Seitenangaben können sich lediglich auf die *gestörte Richtung* beziehen. Bei der Dokumentation eines Blockierungsbefundes werden deshalb die gestörte Richtung und das gestörte Segment genannt, z. B. „Linksrotationsblockierung C2/3“ oder „Retroflexionsstörung Th6/7“. Dagegen kann in der LWS eine „Retroflexionsstörung L5/S1 links“ beschrieben werden.

Die *Numerierung der Bewegungssegmente* der Brust und Lendenwirbelsäule entspricht dem hier austretenden Spinalnerven. Dieser richtet sich nach dem darüberliegenden Wirbel. Der Spinalnerv und das Bewegungssegment L5 liegen also zwischen den Wirbeln L5 und S1. In der Halswirbelsäule ist die Beziehung zwischen Spinalnerv und gleichnamigem Wirbel verwirrend anders: Es gibt 7 Halswirbel, aber 8 zervikale Spinalnerven und Bewegungssegmente. Die Nerven treten hier oberhalb des gleichnamigen Wirbels aus. Der erste also zwischen Okziput und Atlas als C1 und zwischen den Wirbeln C7 und Th1 liegt der Spinalnerv C8. Deshalb ist es dringend zu empfehlen, *in der Halswirbelsäule grundsätzlich das Segment durch beide Nachbarwirbel zu kennzeichnen* als C7/Th1, C2/3 und das erste Segment als Occ/C1 oder einfacher als C0/1.

Die mobilisierenden Behandlungsmethoden der Manuellen Medizin zeigen als einzige regelmäßig nachweisbare Wirkung die Wiederherstellung vorher eingeschränkter Beweglichkeit [21, 29–31, 33]. Deshalb sehen wir in der *Bewegungsfunktionsstörung (Blockierung) des Gelenkes und des Wirbelsäulensegmentes das Substrat für die mobilisierende Behandlung.*

2.3.3 Andere Auffassungen der Funktionsstörung im Bewegungssystem

Bei gleichen oder ähnlichen Behandlungsverfahren stellen die verschiedenen ärztlichen und nichtärztlichen „Schulen“ andere Aspekte der Dysfunktion in den Mittelpunkt ihrer Interpretation des Behandlungssubstrates. Während sich die deutschsprachigen ärztlichen Schulen auf den Konsens einer „reversibel hypomobilen artikulären (segmentalen) Dysfunktion" [1] geeinigt haben und lediglich in der Diagnostik unterschiedliche Phänome dieser Funktionsstörung stärker betonen, gehen die Auffassungen über das Wesen der manualmedizinisch behandelbaren Störung außerhalb dieser Schulen weit auseinander und dementsprechend auch die Bezeichungen.

Die Osteopathieschulen untersuchen überwiegend die aktive neben der passiven Beweglichkeit [3, 7, 8, 23, 25, 40, 49] und bezeichnen die Störung heute als „somatic dysfunction", die sie sehr weitgefaßt als Dysfunktion aller Teile des Bewegungssystems definieren. Damit sind artikuläre und myofasziale Funktionsstörungen im Begriff zusammengefaßt. Die Verständigung ist möglich. D*ie somatic dysfunction darf aber nicht als Synonym für Blockierung benutzt werden.*

Dagegen drücken Bezeichnungen wie Fehlstellung, Dislokation, Subluxation die Vorstellung einer veränderten, manchmal als fixiert aufgefaßten Neutralstellung aus. Der Untersucher benutzt dann die Stellungspalpation und röntgenologische Relationsdiagnostik in der Neutralhaltung. Die auf diesen Vorstellungen aufbauende Behandlung wird als „Reposition", Redressieren", „Einrenken" oder „Adjustieren" beschrieben. Soweit darunter Funktionsstörungen verstanden werden und nicht traumatologische Zustände einer Gelenkschädigung, soweit also die Indikation zur mobilisierenden (manipulativen) Behandlung im Sinne der Funktionswiederherstellung allein gemeint ist und nicht die zur Herstellung der morphologischen Paßform des traumatisierten Gelenkes, können wir diesen Vorstellungen nicht folgen. Das Gleiche gilt für die Methode von Maigne [36], der das gestörte Segment im wesentlichen durch paraspinale Palpation und Schmerzprovokation zu ermitteln sucht und dann von „dérangement intervertébral mineur" spricht. Bei diesem Vorgehen werden (fakultative) Teilaspekte der segmentalen Dysfunktion diagnostisch und namengebend in den Mittelpunkt gestellt.

Die Diskussion der Einzelheiten der diagnostischen Befundwertung und Befundinterpretation ist Aufgabe der Lehrbücher. Wir verweisen vor allem auf das Lehrbuch von K. Lewit [33].

2.3.4 Das muskulär gehemmte Bewegungssegment

Schmerz als sehr variables, subjektives Phänomen sollte von der Blockierungsdiagnostik ausgeschlossen werden, weil er in erster Linie mit den reflektorisch algetischen Krankheitszeichen (Muskelverspannung) korreliert, aber kaum mit der artikulären Funktionsstörung [3]. Im Bewegungssystem auftretende, durch aktive oder passive Bewegung oder durch palpatorische Untersuchung provozierbare Schmerzen sind keine diagnostische Hilfe für das Erkennen einer artikulären Bewegungseinschränkung. Das gilt auch, wenn der palpatorisch provozierte Schmerz in Gelenknähe ausgelöst oder empfunden wurde. Reflektorisch algetische Krankheitszeichen, insbesondere schmerzhaft verspannte Muskelfaserbündel und ihre Ansätze liegen in den oberflächlichen und tiefen Rückenstreckern besonders häufig. Sie können natürlich als Folge einer Blockierung entstanden sein, aber sie können ihre Quelle auch in anderen Anteilen des Segmentes haben (Dermatom, Viszerotom) und können selbst mechanisch, z. B. durch Haltungsüberlastung in ihre schmerzhafte Verspannung gekommen sein.

Stark reflexwirksame Gelenkmanöver können zwar verspannte Muskeln indirekt (reflektorisch) entspannen und damit ihren Schmerz reduzieren; das entspricht aber nicht der ärztlichen Idealvorstellung einer Kausaltherapie. Von der Wirbelsäule her sind Reflexwirkungen sehr leicht auszulösen. Deshalb muß hier die Forderung nach diagnostischer Sicherheit besonders nachdrücklich erhoben werden. Vor der Indikationsstellung einer mobilisierenden Gelenkbehandlung soll die artikuläre Hypomobilität nachgewiesen sein. Andernfalls degeneriert die Mobilisations- und vor allem Manipulationsbehandlung zu einer anderen Art der symptomatischen Schmerztherapie oder Reflextherapie.

Wenn eine eingeschränkte Beweglichkeit in einer oder mehreren Richtungen eines Bewegungssegmentes oder gar eines Wirbelsäulenabschnittes mit Schmerz verbunden ist und erkennbar durch diesen Schmerz als *Abwehrspannung* entstanden ist, dann ist von vornherein zuerst die diagnostische Klärung erforderlich. Beispielweise kann ein steifer Halswirbelsäulenabschnitt durch eine *antalgische Muskelverspannung* als Schutz bei mechanischer Bedrängung einer Zervikalwurzel bedingt sein. Die Muskelspannung stellt dann eine relativ schmerzarme Neutralhaltung ein und hindert Bewegungen und Haltungen in schädigender Position. Als relativ harmlose Form der antalgischen Muskelverspannung kann eine schmerzhafte Retroflexionseinschränkung der unteren Lendenwirbelsäule lediglich auf einem schmerzhaften Interspinalraum beruhen. Hier ist die Behandlung der Ursache der entscheidende Therapieschritt.

Die größte Herausforderung für die artikuläre Funktionsdiagnostik ist die sichere Differenzierung der Blockierung gegen muskuläre Fixierungen des Bewegungssegmentes. Dieses Problem liegt nicht in den Fixierungen eines ganzen Abschnittes, wie beim steifen Hals oder bei antalgischen Zwangshaltungen. Diese sind schon äußerlich durch Inspektion und durch orientiernde Abschnittsuntersuchung zu erkennen. *Segmentale Bewegungsbehinderungen durch Muskelverspannung,* mit oder ohne Schmerzabwehr, sind schwierig von der Blockierung zu unterscheiden. Die Abwehr muß ertastet werden, um den Patienten nach der Schmerzhaftigkeit zu fragen. Nicht jeder Patient äußert sich spontan, wenn er sich durch die Untersuchung belästigt fühlt.

Muskelspannungen beeinflussen aktive Bewegungen besonders stark. Langsame Bewegungen werden weniger deutlich eingeschränkt als schnelle. Die palpatorische Kontrolle des Bewegungsablaufs am Segment deckt die muskuläre Fixation auf, wenn vor dem Ende der Bewegung Muskelspannung um das Bewegungssegment herum entsteht. Je ausgeprägter diese *Abwehrspannung* ist, umso eher kann man mit der Schmerzhaftigkeit des Bewegungssegmentes bei aktiven und passiven Bewegungen in dieser Richtung rechnen.

Das schmerzhaft gehemmte Bewegungssegment ist eine Kontraindikation gegen die mobilisierende Behandlung (Mobilisation und Manipulation).

Vereinzelt zeigen Bewegungssegmente wie bei der Blockierung am Bewegungsende einen abrupten Spannungsanstieg und der Befund erweist sich dann doch als muskulär entstanden. In einigen Segmenten und Richtungen ist dieser Befund einer nicht schmerzhaften muskulären Bewegungshemmung häufiger aufzudecken als in anderen. Beispiele dafür sind die Anteflexion von C0/1, gehemmt durch Verspannung in den tiefen subokzipitalen Muskeln oder im orofazialen System, die Segmente der mittleren Brustwirbelsäule, die bei konstitutionell hypermobilen Patienten mit gestreckter Neutralhaltung ein hartes Bewegungsende in Retroflexionsrichtung zeigen. Bei letzteren müssen die Kriterien der Blockierung besonders sorgfältig durch langsame Bewegungsführung oder sogar kurzes Einhalten an der beginnenden Spannung vor dem Weiterführen zum Ende geprüft werden, ehe manualmedizinische Eingriffe erfolgen.

2.3.5 Blockierungskriterien

Um Fehlleitungen bei der Untersuchung zu entgehen, muß immer wieder auf einige Kriterien für die Befunderhebung der hypomobilen artikulären Dysfunktion hingewiesen werden. Sie sollen verhindern, daß artikulär nicht gestörte Gelenke mobilisierend behandelt werden:

(1) Langsame, passive Führung der Bewegung an das Bewegungsende.
(2) Der entspannte Patient empfindet dabei keinerlei Schmerz.
(3) Am blockierten Bewegungsende entsteht die tastbare, segmentale Spannung (Endespannung) schnell, sie wird als „hart" empfunden (Endgefühl). Dabei tritt keine Muskelspannung in der Segmentumgebung auf.
(4) Die Bewegung bis zum Auftreten der Endespannung kann im Vergleich zur Gegenseite oder zum kranialen und kaudalen Nachbarsegment eingeschränkt sein.
(5) Die Einstellung am harten Bewegungsende wird vom Patienten nicht als lästig oder gar schmerzhaft empfunden. Das Abwarten unmittelbar an der beginnenden Spannung führt nicht zur Minderung der Härte, nicht zur Vergrößerung des Bewegungsraumes.

2.4 Ursachen der Blockierung an der Wirbelsäule

Als Blockierungsursachen werden allgemein das Gelenktrauma, Fehlbelastungen, reflektorische Vorgänge und strukturelle Veränderungen der Gelenke genannt [33].

Das *Wirbelsäulentrauma* mit Gewebsläsionen am Knochen und an Weichteilen hat in der Regel auch Funktionsstörungen zur Folge. Sie können erst in der Rehabilitationsphase erkannt und behandelt werden. Das gilt besonders für die Halswirbelsäule nach Beschleunigungstrauma und Schädeltrauma. Noch nicht alle Weichteilschädigungen lassen sich zuverlässig mit bildgebenden Verfahren nachweisen. Deshalb müssen klinische Untersuchungen indirekt nach Hinweisen auf solche Läsionen fahnden. Bestehen Hinweise, sind Funktionsstörungen von untergeordneter Bedeutung und die Klärung und Behandlung der Strukturpathologie steht im Vordergrund des medizinischen Interesses.

Die Erfahrung, daß nach Einwirkung geringfügiger Traumakräfte, z. B. bei sportlicher Betätigung, nachfolgend Funktionsstörungen ohne röntgenologisch oder klinisch faßbare Gewebsläsionen bestehen können, stützt die Vermutung, daß es direkt traumatisch entstandene reine Gelenkfunktionsstörungen gibt. Von derartigen Störungen muß man erwarten, daß sie nach einmaliger Behandlung rezidivfrei bleiben.

Die Anamnese mit einem aktuellen Trauma der Wirbelsäule fordert besonders sorgfältige Untersuchung und auch bei fehlenden Zeichen einer Gewebsläsion schonendste Behandlungstechniken. Halswirbelsäulenverletzungen in der Vorgeschichte können vor allem für manipulative Behandlungen ein Faktor höheren Risikos sein [9].

Rezidivierende Blockierungen (ohne Trauma) zeigen immer einen fortwirkenden Ursachenfaktor an. Sie bedürfen einer Klärung der pathogenetischen Kette. An erster Stelle in der Kette stehen *Muskelfunktionsstörungen:* Die Belastung des Bewegungssegmentes ist von der Balance und Koordination der Rumpfmuskulatur abhängig. Die Bewegungen des Rumpfes werden als überwiegend automatisierte Bewegungen und Haltungen zentral programmiert und gesteuert. Das Zentralnervensystem koordiniert anhand der aus dem Bewegungssystem einlaufenden Afferenzen das Programm für Haltung und Bewegung. Diese Programme werden nach wiederholter Ausführung ökonomischer und zunehmend automatisiert. Sie bleiben immer von der Afferenz abhängig. Sie sind ausgeprägt individuell und werden in Anlehnung an die Handlungsverkettungen der Pawlowschen Physiologie als dynamisch-motorische Stereotype aufgefaßt [14]. Eine phänomenologische Bezeichnung nennt sie „Bewegungsmuster“ (motor patterns). Ideal ausgearbeitete Stereotype ermöglichen eine ökonomische Belastung des Bewegungssystems, sind aber bei Patienten selten zu beobachten. Abweichungen vom Ideal führen zu unökonomisch-inkoordiniertem Kraftaufwand mit ungünstiger Neutralhaltung und unnötigen Gelenkbelastungen. Sie sind auch unter Gesunden verbreitet und bedeuten zunächst nur verminderte Belastbarkeit. Erst bei höheren Belastungen und vor allem langdauernden statischen Leistungsforderungen können sie in Funktionsstörungen der Segmente dekompensieren. Hyperlordosen der Hals- und Lendenwirbelsäule und verstärkte Kyphosen der Brustwirbelsäule weisen schon bei der Inspektionsuntersuchung auf ungünstige Muskelkräfte hin.

Skoliotische Krümmungen der Wirbelsäule, gleichgültig welcher Pathogenese, sind als Fehlbelastung der Bewegungssegmente ebenfalls eine mögliche Ursache von Blokkierungsrezidiven. Die Funktionsstörungen liegen bevorzugt in den Übergangsregionen: Kopfgelenke, dorsolumbaler Übergang, unterste LWS [50–52]. Die statisch entstandenen Skoliosen fordern sorgfältige Analyse der motorischen Verhältnisse, um Ursachen und Folgen trennen zu können.

Besondere Aufmerksamkeit wurde den Bewegungseinschränkungen der Brustwirbelsäule bei *Kindern mit beginnenden Skoliosen* gewidmet. Mehrsegmentale Bereiche mit eingeschränkter Anteflexion wurden als Skoliosekeime bezeichnet und therapeutisch besonders sorgfältig behandelt [45, 50–52]. Auch im Erwachsenenalter ist bei Blockierungsrezidiven an skoliotischen Wirbelsäulen die Anteflexionstörung thorakal häufig beteiligt.

Die *reflektorische Beeinflussung* der Wirbelsäule durch innere Organkrankheiten ist lange bekannt (s. Kap. 10.3). Hansen und Schliack [12] haben die reflektorischen Befunde und Segmentbeziehungen ausführlich beschrieben. Die vom kranken inneren Organ ausgehenden nozizeptiven Signale bringen in den zugeordneten Segmenten über die motorische Efferenz die Muskulatur der Wirbelsäule in Verspannung, hemmen so die Beweglichkeit, verändern die Ruhehaltung und hinterlassen nach einiger Dauer (chronischer Verlauf) als Regel Blockierungen dieser Segmente. Die Brust- und Bauchorgane haben überwiegend Beziehungen zu thorakalen Segmenten, die deshalb von dieser Entstehungsursache betroffen werden [33, 39, 47].

Die mechanisch verursachten strukturellen Veränderungen der Wirbelsäule finden sich im Bandscheibenbereich (Chondrosis bzw Osteochondrosis intervertebralis) und an den Gelenkfacetten (Spondylarthrosis). Beide Veränderungen beeinträchtigen bei starker Ausprägung die Segmentbeweglichkeit erheblich und strukturell, d. h. irreversibel. Sie können zusätzlich mit reversiblen Bewegungsstörungen kombiniert sein. Deren Behandlung ist dann mit langsam und weich einwirkenden Mobilisationskräften möglich. Die strukturelle Begrenzung des Bewegungsumfanges läßt sich nicht beeinflussen, es sei denn, die Strukturveränderung als solche wäre reversibel.

2.5 Auswirkungen der Blockierung an der Wirbelsäule

- Mechanische Folgeerscheinungen der eingeschränkten Beweglichkeit
- Klinische Symptomatik und Krankheitszeichen
- Fernwirkungen gestörter Bewegungssegmente auf das Bewegungssystem

2.5.1 Mechanische Wirkungen

Die Blockierung eines Bewegungssegmentes wird bei segmentaler Untersuchung als Bewegungsbehinderung erkannt. Aktive und passiv orientierende Gesamtbewegungen des Abschnittes können normale Bewegungsausschläge haben. Das beruht auf einem Ausgleich des Bewegungsdefizites durch eine „kompensatorische Hypermobilität" in der nächsten Nachbarschaft des Bewegungsdefizits [20, 41]. Meistens wird der Ausgleich vom kranial benachbarten Bewegungssegment geschaffen. In der Halswirbelsäule scheinen Rotationsstörungen C1/2 vor allem vom beweglichsten Segment der übrigen HWS, C5/6, mit Hypermobilität beantwortet zu werden. Der Bandscheibenraum des aktuell hypermobilen Segmentes wird höher und unterliegt durch die Bewegungen verstärkter mechanischer Gewebsbelastung. Das ist die Voraussetzung für die Gewebszermürbung im Intervertebralraum und damit „ein ganz geläufiges Glied in der Pathogenese der deformierenden Spondylose" [20]. An der Entstehung der kompensatorischen Hypermobilität ist neben dem mechanischen Faktor auch ein reflektorischer Faktor wirksam: In bestimmten Fällen kann die kompensatorische Hypermobilität unmittelbar nach Normalisierung der ursächlichen Blockierung verschwinden [2].

2.5.2 Klinische Symptomatik

Das Leitsymptom für die Funktionsstörungen des Bewegungssystems ist der *Schmerz.* Er entsteht durch Gewebsspannung mit Rezeptorenreiz. Bei genügender Intensität führt der nozizeptive Reiz über die reflektorische Verarbeitung im Rückenmark zu Spannungsveränderungen in der segmental zugeordneten Muskulatur und zu Erregungsänderungen in der autonomen Efferenz und damit zu tastbaren Gewebsveränderungen (s. Kap. 10.1). An bestimmten Punkten der Körperdecke, der Muskulatur und der Knochenoberfläche entstehen empfindliche Zonen. Druck löst hier lokalen oder ausstrahlenden Schmerz aus, der bis in entfernte Regionen übertragen werden kann. Der Schmerz kann auch spontan in den Übertragungsarealen oder über den „Maximalpunkten" oder „Triggerpunkten" empfunden werden. Manche Autoren versuchen zwischen Ausstrahlungsschmerz (Irradiation) und Übertragungsschmerz (referred pain) zu unterscheiden. Das ist aber eher didaktisch als sachlich zu begründen.

Der Ort des ursächlichen Schädigungsreizes bei segmentalem Schmerz ist klinisch nur dann ohne aufwendige Untersuchungen mit genügender Zuverlässigkeit zu erkennen, wenn gleichzeitig *segmentale neurologische Ausfälle* (Eigenreflexabschwächungen, Paresen, Hypalgesie) dieses Segmentes nachweisbar sind. Dann ist eine Schädigung der Spinalwurzel, meistens durch Kompression, wahrscheinlich. Die Bezeichnung *Wurzelsyndrom* (Radikulärsyndrom) ist dann und nur dann berechtigt. Der dabei meistens bestehende und oft sehr intensive Schmerz läßt sich durch die mechanische Beeinträchtigung der stark mit Rezeptoren versorgten Hirnhäute erklären, die um die Wurzeln herum Taschen bilden, die mechanisch gereizt werden. Fehlen die neurologischen Ausfälle, kann selbst ein exakt segmentaler Schmerz nicht auf die Wurzel bezogen werden. Bezeichnungen wie „Wurzelreizsyndrom" sind irreführend und sachlich falsch, weil die Nervenwurzel selbst keine Rezeptoren hat und deshalb bei mechanischer Schädigung nicht Schmerz, sondern nur Ausfälle hervorruft. Radikulärsyndrome ohne Schmerz kommen öfter vor als erkannt wird. Deshalb sollten solche Bezeichnungen vermieden werden, sie lenken von der notwendigen Ursachensuche ab. Wegen des ähnlichen Schmerzcharakters scheint uns der von Brügger [4] geprägte Begriff „Pseudoradikulärsyndrom" trotz seiner sprachlichen Nachteile zum Sachverhalt zu passen. Er bezeichnet eine *segmentale Nozireaktion* [56].

Die Ausprägung der reflektorisch algetischen Krankheitszeichen, also der Nozireaktion, erlaubt Rückschlüsse auf die Intensität der Schmerzempfindung. Hier liegt ein weiterer Vorteil der reflektorisch algetischen Krankheitszeichen. Durch Vergleich der Nozireaktion mit der Ausprägung der Funktionsstörung an der Wirbelsäule läßt sich auf die Reagibilität des Nervensystems schließen.

Starke Reagibilität des Nervensystems wurde in der Neurologie früher „Neurasthenie" genannt. Heute werden Bezeichnungen wie „vegetative (autonome) Labilität" oder Stabilität bevorzugt, obwohl sie keinen Vorteil haben. Im Gegenteil lenken diese Begriffe davon ab, daß am klinischen Erscheinungsbild die motorische Efferenz (Verspannung) genauso stark beteiligt ist wie die autonome. Bei starker Reagibilität ist die artikuläre Dysfunktion oft leichter ausgeprägt, als nach den Beschwerden und der Stärke der reflektorischen Krankheitszeichen erwartet. Bei geringer nervöser Reagibilität dagegen kann man harte Blockierungsbefunde zusammen mit nur geringen reflektorischen Gewebsbefunden finden (s. Tab. 1, Kap. 10.4). Dementsprechend klagen die Patienten eher über Bewegungseinschränkungen (z. B. des Kopfes) als über Schmerz.

Kommt die Nozizeption nicht aus dem Bewegungssystem, sondern beispielsweise aus einem schmerzhaft erkrankten inneren Organ, dann kann die Wirbelsäulenfunktionsstörung zusammen mit den reflektorisch-algetischen Krankheitszeichen und gewissermaßen als ihr Bestandteil sekundär entstehen. Diese diagnostisch wichtige Kombination der inneren Organerkrankung mit den reflektorisch-algetischen Krankheitszeichen und Funktionsstörungen der Wirbelsäulensegmente wird als *Verkettungssyndrom* bezeichnet [47]. Die Schmerzsymptome der inneren Krankheit und die der Funktionsstörung in den zugeordneten thorakalen Segmenten ähneln sich wegen der gemeinsamen Segmente. Nach chronischem Verlauf einer inneren Erkrankung bleiben die Funktionsstörungen der Wirbelsäule als Regel bestehen. Sie unterhalten die Nozireaktion – meistens in geringerer Ausprägung, aber gleicher Verteilung – und damit öfter auch die Beschwerden. Im Bewegungssystem setzen sie die diesem System eigenen Folgeerscheinungen in Gang, auf die im folgenden Abschnitt eingegangen wird.

Bei der Untersuchung myofaszialer Triggerpunkte lassen sich Schmerzübertragungen beobachten, die offenbar nicht der segmentalen Vermittlung folgen [3, 53]. Sie werden von Travell und Simons beschrieben und in ihrem Handbuch im einzelnen ausführlich dargestellt [54].

2.5.3 Fernwirkungen im Bewegungssystem

Störungen im Bewegungssystem mit Veränderungen der Funktion und Nozireaktion bleiben nicht lokalisiert. Vor allem zwischen den Segmenten der Wirbelsäule bestehen gegenseitige Beeinflussungen in der normalen und funktionsgestörten dynamischen und statischen Regulation. Vermittler der Beeinflussung ist wahrscheinlich die veränderte Muskelspannung (Statik!) und ihre zentrale Steuerung.

Wenn eine Blockierung der Wirbelsäule klinische Erscheinungen hervorruft und den Patienten zum Arzt führt, kann man mit großer Wahrscheinlichkeit auch klinisch latente Funktionsstörungen aus früheren Beschwerdeperioden in anderen Regionen erwarten. Die gegenseitige Beeinflussung ist nicht willkürlich. Bestimmte Regionen sind bevorzugt betroffen. Es handelt sich in erster Linie um den *zervikokranialen* und den *lumbopelvinen Übergang* und an zweiter Stelle um den *zervikodorsalen* und *dorsolumbalen Übergang*.

- Diese Regionen reagieren auf Funktionsstörungen in anderen Regionen des Bewegungssystems mit eigenen Störungen der Funktion, die schnell klinisch manifest werden können.
- Funktionsstörungen in diesen Regionen beeinflussen ihrerseits die übrige Wirbelsäule besonders intensiv.
- Manifeste Krankheitserscheinungen sind hier besonders häufig und intensiv. Störungen dieser Regionen fordern deshalb in der ärztlichen Sprechstunde besonders häufig als Verursacher aktueller Beschwerden manualmedizinische Behandlung.

Diese Verhältnisse wurden in klinischen Untersuchungen [32, 33] und durch elektromyographische Studien [26, 27, 58, 59] überprüft.

Sowohl für die Klärung des einzelnen Krankheitsfalles als auch für das Verständnis der normalen und pathophysiologischen Funktionsbeziehungen im Bewegungssystem spielen die genannten Regionen eine Schlüsselrolle. Sie werden deshalb als *Schlüsselregionen* bezeichnet.

Eine Sonderstellung nimmt die zervikokraniale Übergangsregion ein. Sie ist ein propriozeptives Rezeptorenfeld [33, 37, 57], das zusammen mit dem Labyrinth und dem optischen System die entscheidenden Zuflüsse für die Gleichgewichtsregulation und damit für die Statik liefert. Deshalb können Veränderungen der Propriozeption aus dieser Region bei Funktionsstörungen der Bewegungssegmente und der Muskeln zu Störungen der Gleichgewichtsregulation und zu subjektivem Schwindel führen [34].

2

2.6 Literatur

[1] Baumgartner H, et al (Hrsg 1993) Grundbegriffe der Manuellen Medizin. Terminologie, Diagnostik, Therapie. Springer, Berlin Heidelberg New York London Paris Tokyo Hong Kong Barcelona Budapest

[2] Berger M (1984) Neuroorthopädische Diagnostik und Therapieeffekte bei cervicalen Rotationsstörungen. In Berger M, Gerstenbrand F, Lewit K (Hrsg) Schmerz und Bewegungssystem. Fischer, Stuttgart New York, S. 163–172

[3] Bourdillon JF, Day EA, Bookhout MR (1992) Spinal Manipulation, 5th Edn. Butterworth-Heinemann, Oxford

[4] Brügger A (1962) Über vertebrale, radikuläre und pseudoradikuläre Syndrome, Teil II: Pseudoradikuläre Syndrome. Acta Rheumatol. 19, Geigy, Basel

[5] Brügger A (1977) Die Erkrankungen des Bewegungsapparates und seines Nervensystems. Fischer, Stuttgart New York

[6] Eder M, Tilscher H (1987) Chirotherapie: Vom Befund zur Behandlung. Hippokrates, Stuttgart

[7] Greenman PhE (1984) Wirbelbewegung. Manuel Med *22*: 13–15

[8] Greenman PhE (1984) Eingeschränkte Wirbelbewegung. Manuel Med *22*: 15–18

[9] Gutmann G (1983) Verletzungen der Arteria vertebralis durch Manuelle Therapie. Manuel Med *21*: 2–14

[10] Gutmann G, Véle F (1978) Das aufrechte Stehen. Westdeutscher Verlag, Opladen

[11] Gutzeit K (1956) Der vertebrale Faktor im Krankheitsgeschehen. In: Junghanns H (Hrsg) Die Wirbelsäule in Forschung und Praxis, Bd 1. Hippokrates, Stuttgart, S 11–21 (Nachdruck in Manuel Med [1981] *19*: 66–73)

[12] Hansen K, Schliack H (1962) Segmentale Innervation – Ihre Bedeutung für Klinik und Praxis. Thieme, Stuttgart

[13] Haschke W (1986) Grundzüge der Neurophysiologie, 3 Aufl. Fischer, Jena

[14] Janda V (1967) Die Motorik als reflektorisches Geschehen und ihre Bedeutung in der Pathogenese vertebragener Störungen. Manuel Med *5*: 2–6

[15] Janda V (1978) Muscles, Central Nervous Motor Regulation and Back Problems. In Korr IM (ed) The Neurobiologic Mechanisms in Manipulative Therapy. Plenum Press, New York London, p 27–41

[16] Janda V (1979) Der Prozeß des motorischen Lernens als Basis einer Behandlung unvollkommen ausgebildeter oder gestörter Bewegungsfertigkeiten. Z Physiother *32*: 317–323

[17] Janda V (1984) Gestörte Bewegungsabläufe und Rückenschmerzen. Manuel Med *22*: 74–78

[18] Janda V (1985) Pain in the locomotor system – A broad approach. In: Glasgow EF et al (eds) Aspects in Manual Therapy. Churchill Livingstone, Edinburgh, pp 148–151

[19] Janda V (1994) Manuelle Muskelfunktionsdiagnostik, 3 Aufl. Ullstein Mosby, Berlin

[20] Jirout J (1966) Neuroradiologie. Volk und Gesundheit, Berlin, S 703, 711

[21] Jirout J (1972) The Effect of Mobilisation of the Segmental Blocade on the Sagittal Component of the Reaction on Lateroflexion of the Cervical Spine. Neuroradiology *3*: 210–215

[22] Junghanns H (1974) Die Bedeutung der Insufficientia intervertebralis für die Wirbelsäulentherapie. Manuel Med *12*: 93–102

[23] Kaltenborn F (1965/66) Frigjøring av Ryggraden (Sonderdruck aus „Fysiotherapeuten", Heft 1–4)

[24] Kapandji IA (1985) Funktionelle Anatomie der Gelenke. Bd 3 Rumpf und Wirbelsäule. Enke, Stuttgart

[25] Kimberly PE (1980) Bewegung, Bewegungseinschränkung und Anschlag. Manuel Med *18*: 53–56

[26] Klawunde G, Zeller H-J (1975) Elektromyographische Untersuchungen zum Hartspann des M. iliacus (sagittale Blockierungen im lumboiliosakralen Bereich). Beitr Orthop Traumatol *22*: 420–424

[27] Klawunde G, Zeller H-J (1979) Klinische, elektromyographische und reflexographische Untersuchungen über den Einfluß von iliolumbosakralen Blockierungen auf die Steuerung zugeordneter Muskelaktivitäten. Manuel Med *17*: 74–79

[28] Küchler G (1983) Motorik: Steuerung der Muskeltätigkeit und begleitende Anpassungsprozesse. Georg Thieme, Leipzig

[29] Lewit K (1968) Beitrag zur reversiblen Gelenksblockierung. Zschr Orthop Grenzgeb *105*: 150–158

[30] Lewit K (1970) Blockierung von Atlas-Axis und Atlas-Okziput in Röntgenbild und Klinik. Z Orthop *108*: 43–50

[31] Lewit K (1984) The muscular and articular factor in movement restriction. J Manual Med *1*: 83–85

[32] Lewit K (1987) Chain reactions in disturbed function of the motor system. J Manual Med *3*: 27–29

[33] Lewit K (1992) Manuelle Medizin. 6. Aufl. JA Barth, Leipzig, Heidelberg (umfangreiche Literatur!)

[34] Lewit K, Berger M (1983) Zervikales Störungsmuster bei Schwindelpatienten. Manuel Med *21*: 15–19

[35] Lullies H, Trincker D (1974) Taschenbuch der Physiologie, Bd III/1: Sensomotorik. Fischer, Jena

[36] Maigne R (1974/75) Die klinischen Zeichen der geringfügigen intervertebralen Störung. Manuel Med *12*: 115–118, *13*: 13–18

[37] McCouch GP, Deering ID, Ling TH (1951) Location of receptors for tonic neck reflexes. J Neurophysiol *14*: 191–195

[38] Mennell JMcM (1964) Joint pain. Little Brown Co, Boston

[39] Metz E-G (1986) Rückenschmerzen und Kreuzschmerzen. Bewegungssystem oder Nieren? Springer, Berlin Heidelberg New York London Paris Tokyo

[40] Mitchell F jr, Moran PS, Pruzzo NA (1979) An evaluation of osteopathic muscle energy procedures. Pruzzo, Valley Park

[41] Müller D (1964) Das Problem der Funktion und der Form des Achsenorgans. In: Müller D (Hrsg) Neurologie der Wirbelsäule und des Rückenmarkes im Kindesalter. Fischer, Jena, S 57–113

[42] Panjabi MM (1992) The stabilising system of the spine. Part I. Function, dysfunction, adaption, and enhancement. J Spinal Disord. *5* (4): 383–389

[43] Panjabi MM (1992) The stabilising system of the spine. Part II. Neutral zone and instability. J Spinal Disord. *5* (4): 390-396

[44] Panjabi M, Abumi K, Duranceau J, Oxland T (1989) Spinal Stability and Intersegmental Muscle Forces. A Biomechanical Model. Spine *14*: 194–200

[45] Riede D, Tomaschewski R (1983) Beitrag zur Ätiologie der idiopathischen Skoliose nach manualtherapeutischen Gesichtspunkten. Manuel Med *21*: 67–70

[46] Sachse J (1991) Manuelle Untersuchung und Mobilisationsbehandlung der Extremitätengelenke, 5 Aufl. Gesundheit, Berlin

[47] Schildt-Rudloff K (1994) Thoraxschmerz. Innere Erkrankung oder Funktionsstörung des Bewegungssystems. Ullstein Mosby, Berlin

[48] Schmidt RF, Wiesendanger M (1993) Mo-

torische Systeme. In: Schmidt RF, Thews G (Hrsg) Physiologie des Menschen. 25 Aufl. Springer, Berlin Heidelberg New York Tokyo, S 87–131

[49] Stoddard A (1961) Lehrbuch der osteopathischen Technik an Wirbelsäule und Becken. Hippokrates, Stuttgart

[50] Tomaschewski R (1983) Blockierungen und asymmetrische muskuläre Befunde bei idiopathischen Skoliosen im Kindesalter. Manuel Med *21*: 31–37

[51] Tomaschewski R (1986) Manuelle Therapie im Rahmen konservativer Skoliosebehandlung. Manuel Med *22*: 74–78

[52] Tomaschewski R (1993) Die Bedeutung der Wirbelsäulenfunktion in der Sagittalebene. Manuel Med *31*: 39–42

[53] Travell JG, Bigelow NH (1946) Referred somatic pain does not follow a simple „segmental“ pattern. Fed Proceed *5*: 106

[54] Travell JG, Simons DG (1983) Myofascial Pain and Dysfuction. The Trigger Point Manual. Williams & Wilkins, Baltimore London

[55] Wolff H-D (1981) Bemerkungen zum Begriff: Das Arthron. Manuel Med *19*: 74-77

[56] Wolff H-D (1996) Neurophysiologische Aspekte des Bewegungssystems, 3. Aufl. Springer, Berlin Heidelberg New York Tokyo

[57] Wolff H-D (1988) Die Sonderstellung des Kopfgelenkbereichs: Grundlagen, Klinik, Begutachtung. Springer, Berlin Heidelberg New York London Paris Tokyo

[58] Zeller H-J, Klawunde G (1974) Zur Objektivierung der Manualtherapie als Reflextherapie und ihre Beziehungen zu vegetativen und zentralnervösen Regulationsvorgängen. Z Physiother (Leipzig) *26*: 333–339

[59] Zeller H-J, Klawunde G (1979) Beitrag zum Einfluß der Manuellen Therapie auf die neuromuskuläre Balance. (Eine neuroelektrophysiologische Studie). Z Physiother (Leipzig) *31*: 263-267

3 Untersuchungsprinzipien für die funktionsgestörte Wirbelsäule

- Inspektion im Stehen
- Palpationsuntersuchung des Bewegungssystems
- Orientierende Bewegungsuntersuchung der Wirbelsäulenabschnitte
- Gezielte passive Untersuchung der Bewegungssegmente

3

Das Vorgehen bei der Untersuchung der Wirbelsäule muß stärker an den Einzelfall angepaßt werden als bei den Störungen der Extremitätengelenke [3]. Die diagnostische Beurteilung erfordert von der Untersuchung meistens eine größere Zahl zu erhebender Befunde, öfter aus verschiedenen Fachgebieten. Die funktionelle Pathologie der Wirbelsäule ist viel stärker mit anderen Fachgebieten, Neurologie, Innere Medizin, Orthopädie, Traumatologie, Gynäkologie, Hals-Nasen-Ohren-Heilkunde und anderen, verflochten, deren spezifische Untersuchungsmöglichkeiten häufig zur Beurteilung eines Beschwerdebildes herangezogen werden müssen.

In diesem Kapitel wird unser Konzept für die manualmedizinische Befunderhebung an der Wirbelsäule dargestellt, auf der die Funktionsdiagnose beruht. Es deckt sich weitgehend mit dem der Prager Schule [1].

3.1 Inspektion des stehenden Patienten

Die Inspektion des stehenden Patienten gibt eine Fülle von Informationen, die die nachfolgende Bewegungsuntersuchung schon in bestimmte Richtungen lenken können. Je mehr Erfahrungen (Erinnerungen) der Untersuchende gesammelt hat, umso zuverlässiger kann er sich von der Inspektion zur gezielten Untersuchung leiten lassen.

Wir betrachten vor allem:
- die Symmetrie im Körperbau;
- die statischen Symmetrieverhältnisse der einzelnen Abschnitte;
- das Oberflächenrelief: Symmetrie oder Auffälligkeiten z. B. des Muskelpolsters in Form und Funktionszustand;
- die Wirbelsäulenkrümmungen;
- das Lotverhalten der Körperabschnitte in der frontalen und sagittalen Ebene;
- die Gleichgewichtseinstellung und die Gewichtsverteilung auf der Doppelwaage.

Es ist vorteilhaft, nach der Inspektion im Stehen den Gang des Patienten von vorn und hinten zu beobachten, um vor allem Auffälligkeiten der unteren Extremitäten und des lumbopelvinen Bereiches und die Gesamtbewegungen des Rumpfes zu erfassen. Steif gehaltene Abschnitte oder besonders stark bewegungsbelastete interessieren vor der Wirbelsäulenuntersuchung am meisten.

3.2 Palpation

- Besonderheiten der Palpation im Bewegungssystem
- Palpation mit ruhiger oder mit bewegter Hand,
- Palpation des Spannungszustandes der Körperdecke und der Muskulatur im Vergleich mit der Nachbarschaft;
- Palpation von Spannungsänderungen einer Struktur im Zeitverlauf

Die Palpation begleitet alle Untersuchungen und Behandlungen von Funktionsstörungen des Bewegungssystems. Tastgefühl, räumliche Abschätzung von Körperstrukturen, vor allem aber die palpatorische Beurteilung von Gewebswiderstand (Gewebsspannung) sind die wichtigsten Sinneseindrücke, die zur palpatorischen Untersuchung im Bewegungssystem herangezogen werden. Sie prüft räumlich vergleichend oder in der zeitlichen Ver-

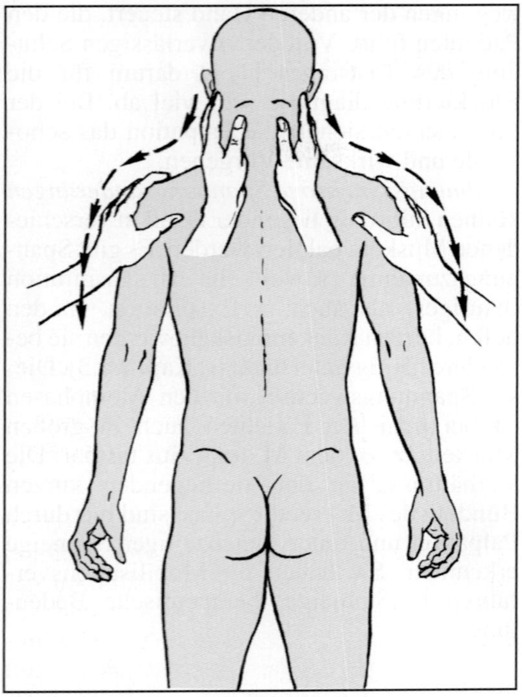

Bild 3.1 Orientierende Palpation der oberflächlichen Gewebsschichten vom Gesicht über die Halsseite zu Schultern und Oberarmen am stehenden Patienten zum Erfassen von Spannungsauffälligkeiten in Haut, Unterhaut und oberflächlichen Muskeln

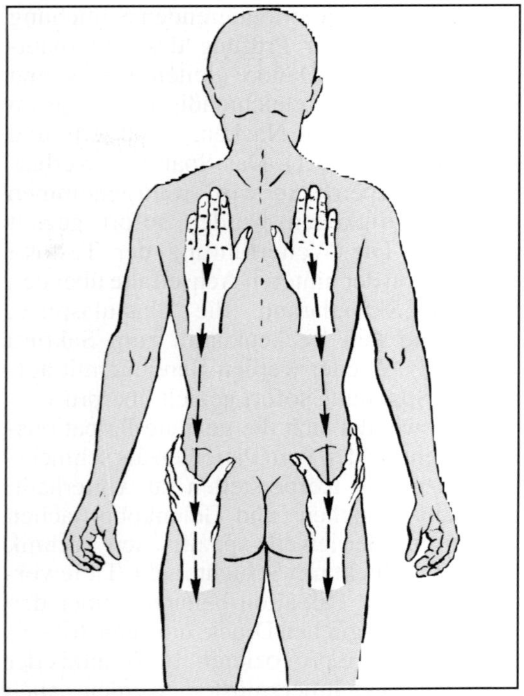

Bild 3.2 Die orientierende Palpation der oberflächlichen Gewebsschichten am stehenden Patienten zum Erfassen von Spannungsauffälligkeiten in Haut, Unterhaut und oberflächlichen Muskeln wird fortgesetzt von den Schulterblättern über die Rumpfseiten zum Becken

änderung drei Phänome der Gewebsspannung bzw. des Gewebswiderstandes: reflektorisch-algetische Krankheitszeichen, Gewebsspannungsänderung am Gelenk bzw. am Bewegungssegment während der passiven Bewegung und die Gewebsspannungsänderung segmentnaher Muskeln während der Atemphasen, wenn das Segment in Seitneige eingestellt ist.

Demgegenüber spielt die palpatorische Abschätzung der Form und der Größe von Strukturen im Körper für die Funktionsdiagnostik fast keine Rolle. Bei unterschiedlich dicken und unterschiedlich dichten Gewebslagen über der untersuchten Struktur kommt es zwangsläufig zu palpatorischen Irrtümern. Die Stellungsdiagnose, die in diese Palpationskategorie gehört, begegnet noch als orientierende Untersuchung z. B. am Becken und wird dort kritisch besprochen. Sie hat keine spezifische diagnostische Bedeutung mehr, wo die Bewegungsfunktion untersucht werden kann.

Die pathophysiologisch bedingten Auffälligkeiten der Spannung und „Konsistenz", die als *reflektorisch-algetische Krankheitszeichen* (RAK) in den Schichten der Körperdecke und der Muskulatur auftreten, können im Vergleich mit benachbarten Gewebeanteilen untersucht und erkannt werden. Umschriebene Areale veränderter – meistens erhöhter – Spannung werden *mit bewegter Hand* palpiert. Sie zeigen ein buntes Bild von kleinräumig umschriebenen bis über ganze Körperabschnitte ausgedehnten Auffälligkeiten und stellen manchmal hohe Anforderungen an die palpatorischen Fertigkeiten des Untersuchers [2, 4].

Die Palpation beginnt sofort nach der Inspektion am stehenden Patienten mit der seitenvergleichenden orientierenden Streichung über die Haut zur Prüfung des Unterhautgewebes. Beide Hände gleiten rechts und links gleichzeitig, gleichmäßig und langsam nacheinander über Nacken, Schultern und Oberarme (Bild 3.1). Das Spannungsverhalten der Körperdecke wird wahrgenommen und Auffälligkeiten werden sofort gezielt überprüft. Die Weiterführung der Tastung verläuft von der hinteren Achselfalte über den lateralen Skapularand, die Skapulaspitze, Taille und den Beckenkamm zum Sakrum (Bild 3.2). Wieder werden Bereiche mit auffälliger Spannung sofort gezielt überprüft.

Dann wendet sich die gezielte Palpationsuntersuchung den vom Patienten als schmerzhaft gezeigten Körperstellen zu. Unterhaut, Muskeln, Knochen- und Gelenkoberflächen werden mit der jeweils spezifischen Technik getastet, Schicht um Schicht in die Tiefe vordringend. Die Palpation benutzt immer den geringsten möglichen Druck, um zunächst keinen Schmerz zu provozieren. In Kenntnis der Übertragungsschmerzmuster werden auch die für die geklagten Schmerzen möglicherweise verantwortlichen Muskeln auf aktive Triggerpunkte, d. h. auf verspannte Muskelbündel überprüft [5]. Travell und Simons empfehlen dann kräftigen Druck auf den Triggerpunkt zur Auslösung des Übertragungsschmerzmusters, um den Zusammenhang mit dem Spontanschmerz zu sichern. Sie betonen aber, daß das zu einer mehrtägigen Schmerzverstärkung führen könne und deshalb nur direkt vor der Behandlung erfolgen solle. Die Gewebsveränderungen und Schmerzmaximalpunkte sind Bestandteil des zu dokumentierenden Funktionsbefundes.

Während der *Bewegungsuntersuchung* und *mobilisierenden Behandlung* hat immer eine Hand palpierende Funktion. Sie nimmt *im zeitlichen Ablauf* der passiven Bewegung die *Spannungsänderung der Gewebe* um das Bewegungssegment wahr. Diese Tastbefunde sind die Grundlage für die Bewegungsführung bei der Untersuchung genauso wie bei der mobilisierenden Behandlung. Beides erfordert eine *ruhig liegende Palpationshand* (s. Kap. 4.2). Für das diagnostische Urteil bei der Bewegungsuntersuchung ist die palpierende Hand die entscheidende, weil sie nicht nur den Befund erhebt, sondern auch die Bewegungen der anderen Hand steuert, die den Patienten führt. Von der zuverlässigen Schulung des Tastsinnes hängt darum für die Blockierungsdiagnose sehr viel ab. Bei der Mobilisation sichert die Palpation das schonende und wirksame Vorgehen.

Atmungssynchrone Spannungsänderungen können mit ruhig liegender Hand in verschiedenen Muskeln palpiert werden. Es gibt Spannungszunahme sowohl in der Inspiration (häufiger) als auch in Exspiration. In den tiefen, kurzen Rückenmuskeln werden sie besondere häufig untersucht (s. Kap. 4.4.3). Dieser Spannungswechsel mit den Atemphasen ist bei manchen Patienten auch in großen Muskeln, z. B. dem M. trapezius tastbar. Die Verhältnisse an den tiefliegenden kurzen Bündeln des M. erector spinae sind nur durch Palpation und unter gleichzeitiger Seitneige erkennbar. Sie haben für Mobilisationsverfahren in Seitneige therapeutische Bedeutung.

3.3 Orientierende Untersuchung der Wirbelsäulenabschnitte

- orientierende aktive Bewegungsuntersuchung der Wirbelsäulenabschnitte;
- isometrische Anspannungen gegen Widerstand als Schmerzprovokation der Muskulatur;
- orientierende passive Bewegungsuntersuchung der Wirbelsäulenabschnitte.

Die eigentliche Untersuchung der Bewegungsfunktion besteht aus zwei prinzipiell verschiedenen Verfahren mit unterschiedlichem Ziel. Ein orientierender Untersuchungsgang prüft mit mehrdeutigen und schnell durchführbaren Tests Funktionen von Gelenken und Muskeln, wobei sie Defizite der Beweglichkeit, Funktionsänderungen oder Schmerzen aufdecken und je nach Ausfall der Tests das Vorgehen der weiteren gezielten Untersuchung bestimmen. Sie lassen sich zu mehr oder weniger umfangreichen Screeningverfahren zusammenstellen. In der

Praxis sollen sie vor allem helfen, daß keine pathologischen Befunde in Struktur oder Funktion übersehen werden. Vom Ergebnis der Übersicht abhängig folgt dann die gezielte Untersuchung der Segmentfunktion (Kap. 3.4).

3.3.1 Orientierende aktive Bewegungsuntersuchung der Wirbelsäulenabschnitte

- Ausweichbewegungen
- Bewegungseinschränkung

Die Patientin steht oder sitzt bei der Untersuchung. Die Beobachtung der aktiven Kopf- und Rumpfbewegungen in den möglichen Raumebenen gibt viele Aufschlüsse über Funktionsstörungen der Muskulatur und der Wirbelsäule. Der Ablauf der Bewegungen und die Symmetrie der Bewegungsausschläge und die am Bewegungsende entstehenden Wirbelsäulenkrümmungen werden bewertet. Typische Ausweichbewegungen und grobe Einschränkungen der aktiven Bewegungen leiten zu weiteren Untersuchungen, dem Verdacht entsprechend.

Will man das Konstitutionsmerkmal Beweglichkeit, d. h. Steifheit oder Hypermobilität als Extreme, und damit die Muskelruhespannung der Patientin abschätzen, kann auch das Messen von Bewegungswinkeln bei aktiver Bewegung sinnvoll sein. Vor allem das prognostisch ungünstige Merkmal der konstitutionellen Hypermobilität ist von Interesse.

Für das Sakroiliakalgelenk gibt es keine in Winkelgraden meßbare, isolierte, aktive Beweglichkeitsuntersuchung. Im Gegensatz dazu ist für die Prüfung von Kiefergelenkfunktionsstörungen die aktive Bewegung wertvoller als die passive, weil hier immer eine Dysfunktion der Muskulatur im Vordergrund steht, die den Bewegungsablauf ändert und die Gelenkstrukturen belastet.

Die beiden Gelenke sind extreme Beispiele für die Vielfalt in der Untersuchung des Körperstammes.

3.3.2 Isometrische Anspannung gegen Widerstand

Sie provoziert im pathologischen Falle Schmerz
- aus dem Muskel,
- aus dem Muskelansatz und der Sehne,
- aus Frakturstellen, die der Muskelzug bewegt,
- aus der Druckerhöhung im Diskus,
- Eine Schmerzursache im Gelenk ist bei unbewegt isometrischer Prüfung unwahrscheinlich.

Bei dieser Untersuchung legt der Behandler die Hände mit mäßigem Widerstandsdruck gegen die zu prüfende Richtung an und fordert den Patienten auf, dagegenzuhalten, ohne den Widerstand zu überwinden, ohne die Hand wegzudrücken. Es wird mäßige Kraft entfaltet, die dem Untersuchenden zuverlässig das unbewegte Halten des Wirbelsäulenabschnittes gestattet.

Der Krafteinsatz steigt langsam an und läßt wieder nach. Der Behandler darf mit seiner – ebenfalls isometrischen – Anspannung der Hand erst aufhören, wenn der Patient entspannt hat, damit es nicht zum Schluß noch zu einer Wackelbewegung kommt.

Wenn es gelingt, Muskeln zu aktivieren, ohne Gelenke zu bewegen, kann eine Schmerzprovokation auf eine Ursache in Muskel, Sehne oder Muskelansatzstelle, einschließlich einer Fraktur an dieser Stelle, bezogen werden und die weitere Untersuchung in dieser Richtung lenken. Hier liegt der größte Wert dieser Untersuchung. Sie sollte nach Unfällen nicht vergessen werden. Eine andere Indikation für die isometrische Anspannung gegen Widerstand ergibt sich aus groben Auffälligkeiten der Neutralhaltung und der aktiven Bewegungen. Sie lassen sich beim Entkleiden, Hinlegen und Drehen im Liegen, beim Kopfheben aus Rückenlage und anderen Spontanbewegungen beobachten. Die Ursachensuche gilt dann Strukturkrankheiten des Bewegungssystems, wobei traumatische, entzündliche und destruktive Wirbel- und Weichteilerkrankungen im Vordergrund stehen.

3

Die Richtung, in der die aktive Anspannung der Patientin Schmerz hervorruft, der die Patientin zwingt, die Anspannung aufzugeben oder nur sehr vorsichtige Kräfte einzusetzen, gibt dem Untersucher den Hinweis auf die beteiligten Muskeln. Manchmal sind mehrere oder sogar alle Richtungen bei der isometrischen Anspannungsprüfung schmerzhaft. Dann kann der Schmerz auch aus dem Diskus stammen. Die Muskelanspannung aller Richtungen setzt das Bewegungssegment mit der Bandscheibe unter Druck und das kann bei Läsionen Schmerz provozieren.

An der Halswirbelsäule wird diese Untersuchung besonders häufig erforderlich. Zur sorgfältigen Diagnostik nach jedem Trauma, unabhängig von Ablauf und scheinbarer Schwere oder Harmlosigkeit (Beschleunigungstrauma!) und auch wenn es schon länger zurückliegt, sollte man sich die Befundaufnahme der isometrischen Anspannung zur Pflicht machen.

In allen Fällen eines isometrischen Anspannungsschmerzes muß bis zum Nachweis einer anderen Ursache eine strukturelle Weichteil- oder Knochenläsion diagnostisch angenommen werden, auch wenn die Läsion selbst noch nicht bildgebend nachgewiesen wurde. Das bedeutet den Verzicht auf belastende passive Bewegungsuntersuchung und mobilisierende Behandlung. Statt dessen sind je nach dem Ergebnis der weiteren Diagnostik Ruhigstellung und lokale Relaxations- und Schmerzbehandlung möglich.

> Deshalb wird die isometrische Anspannung besonders bei Traumapatienten und heftigen Schmerzzuständen vor allen passiven Untersuchungen geprüft.

3.3.3 Orientierende passive Bewegungsuntersuchung der Wirbelsäulenabschnitte

- Symmetrische Bewegungsausschläge in allen möglichen Richtungen?
- Symmetrisch, langsam und damit weich entstehende Endespannung (Widerstandsgefühl am Bewegungsende)?
- Abwehrspannung der benachbarten Muskulatur?
- Schmerzprovokation durch die Bewegung?

Passiv geführte Bewegungen bis zum Bewegungsende werden benutzt, um
- die *Wirbelsäulenbeweglichkeit* oder
- die *Verlängerungsfähigkeit (Dehnbarkeit) der entgegengesetzt wirkenden Muskulatur*

zu prüfen.

Die Bewegung ist beendet, wenn Widerstand auftritt oder wenn der Patient Unbehagen äußert. Selbst bei geringen Beschwerden würde die weiterführende Bewegung durch Abwehrspannung der Muskulatur verfälscht und damit diagnostisch irrelevant. Außerdem kann die Abwehr Zeichen einer destruktiven Erkrankung sein.

> Schmerz warnt den Untersucher wie den Behandler.
> Er ist daher immer zu respektieren.

Für die Diagnosefindung interessieren uns bei der Befunderhebung:
- *ob die Bewegung schmerzfrei oder durch Schmerz gestört beendet wird,*
- *ob bei schmerzlosem Bewegungsende der Endwiderstand (unser „Endgefühl") langsam (weich) oder aber abrupt (und damit als hart empfunden) auftritt,*
- *ob der Bewegungsausschlag bis zu einem gleichgroßen Endwiderstand symmetrisch ist.*

In manchen Fällen, beispielsweise für eine Verlaufsdokumentation, interessiert der Bewegungsausschlag in Winkelgraden von der Neutralstellung bis zum Bewegungsende am gleich großen Endwiderstand, gemessen oder geschätzt.

Die bei der orientierenden Untersuchung erkannten Abweichungen von der Normerwartung sind vieldeutig. Sie geben nur die Richtung der weiteren Untersuchung an. Anschließend müssen die in Betracht kommenden Gelenke, Bewegungssegmente und Muskeln durch gezielte Untersuchungen geprüft werden.

In den technischen Kapiteln haben wir jeweils am Ende der orientierenden Untersuchungsverfahren die wichtigsten Befunde genannt, die dabei auftreten können, und Hinweise auf die weiterführenden diagnostischen Möglichkeiten angefügt.

3.4 Gezielte passive Bewegungsuntersuchung der Bewegungssegmente

- Spezifische Richtungen für jeden Wirbelsäulenabschnitt.
- Seitenvergleich dient an der Wirbelsäule seltener dem Vergleich mit der individuellen Norm.
- Reihenfolgevergleich ist an der Wirbelsäule häufigste Möglichkeit der Normabschätzung.

Jeder Abschnitt und jede Bewegungsrichtung erfordern spezifische Untersuchungstechniken, die mit größter Präzision und möglichst automatisiert ausgeführt werden sollen. Selbst wenn schwere Körperteile zu diesem Zweck bewegt werden, muß die Bewegung am Segment selbst zart und ohne Krafteinwirkung ankommen.

Das *Erlernen* geht immer in zwei Steuerungsebenen vor sich: Einerseits müssen die genaue Bewegungsführung und der exakte palpierende Halt am nicht mitbewegten Partnerwirbel erlernt werden. Andererseits muß gelernt werden, unter dem zart palpierenden Finger der am Bewegungssegment liegenden Hand die Spannungsänderungen der segmentalen Weichteile (Bänder und Muskeln) während der Bewegung zu beurteilen, um die Bewegung dadurch zu steuern. In jedem Falle muß ein Partnerwirbel in langsamer Bewegung geführt werden. Vom anderen Partnerwirbel her wird die Spannungsentstehung zwischen beiden Wirbeln und der Beginn der Mitbewegung palpatorisch wahrgenommen und das Ende der Untersuchungsbewegung erkannt.

Der zu bewegende Körperabschnitt wird dazu so weit in die gewünschte Richtung bewegt, bis die Bewegung im untersuchten Bewegungssegment ankommt und das Segment schließlich in Spannung versetzt. *Dieser Augenblick ist das Ende der Untersuchungsbewegung. Die unmittelbar davor entstehende Endespannung (das Endgefühl) wird als Befund beurteilt. Der gehaltene Partnerwirbel würde von der weiteren Bewegung mitgenommen, die Bewegung also in das nächste Segment übergehen.*

Die haltende Hand muß während der Untersuchungsbewegung in der Regel gleichzeitig palpieren und die Bewegung steuern. Ihr gilt die größte Aufmerksamkeit. Selten wird der jenseitige Partnerwirbel durch leichten Fixationshalt an der Mitbewegung gehindert. Dieser begrenzte Fixationshalt ist an der HWS möglich, wenn die tastend gegenhaltende Hand den Partnerwirbel um den ganzen Wirbelbogen von einem Gelenkfortsatz zum anderen, über den Dorn hinweg, faßt oder wenn sie tastend am Gelenkfortsatz (HWS) oder Dornfortsatz (ganze WS) hält.

Die bewegende Hand führt die Bewegung nicht allein. Sie überträgt sie lediglich aus dem Körper oder dem Arm des Untersuchers. Manche Bewegungen werden auch direkt aus dem Körper des Untersuchers auf den Patienten übertragen. Dann sind die Bewegungen besonders gut steuerbar und weich. Bei der Bewegungsübertragung ist es wesentlich, daß dabei keine Mitbewegungen oder Wackelbewegungen der tastenden Hand entstehen.

Im Ablauf der gezielt segmentalen Untersuchung folgt meistens die Untersuchung einer Richtung von einem Segment zum nächsten aufeinander (Sequenzuntersuchung). Jeweils das Palpationsergebnis des darüber und darunter liegenden Segmentes dient dann als Normvergleich für das Erkennen einer Funktionsabweichung. In anderen Fällen wird die untersuchte Bewegungsrichtung mit der Gegenseite im selben Segment verglichen (z. B. Rotation C1/2) oder die Gelenke der anderen Körperseite (z. B. SIG) als individuelle Norm [1] untersucht.

3.5 Literatur

[1] Lewit K (1992) Manuelle Medizin. 6. Aufl. JA Barth, Leipzig, Heidelberg

[2] Greenman P E (1984) Schichtweise Palpation. Manuelle Medizin *22*: 46–48
[3] Sachse J (1973) Manuelle Untersuchung und Mobilisationsbehandlung der Extremitätengelenke. Volk und Gesundheit, Berlin (5. Auflage, Gesundheit, Berlin, 1991)
[4] Sachse J (Hrsg,1992) Massage. Grundlagen und Indikationen, befundgerechte Massagedurchführung nach Anneliese Hamann. Ullstein Mosby, Berlin
[5] Travell JG, Simons DG (1983/1992) Myofascial Pain and Dysfunction. The Trigger Point Manual, Vol I/II. Williams & Wilkins, Baltimore London

4 Technische Regeln bei der Untersuchung und Behandlung von Funktionsstörungen

- Ausgangssituation von Patientin und Behandler
- Bewegungsführung bei der Untersuchung
- Bewegungssführung bei der mobilisierenden Behandlung
- Mobilisationsvorbereitung und Mobilisationsfazilitation, Beeinflussung der Muskelspannung
- Schulung der palpatorischen Bewegungssteuerung

4

Hier sollen Regeln zusammengefaßt werden, die in der Ausführung der Bewegungsuntersuchung, der mobilisierenden Behandlung und der vorbereitenden Muskelrelaxation immer wieder zur Anwendung kommen und sich deshalb zusammenfassend darstellen lassen. Besonderheiten der einzelnen Wirbelsäulenabschnitte und der Manualmedizinischen Schulen [2, 5, 7, 8, 21, 26, 29] sowie Abweichungen von der Regel lassen sich dann leichter erkennen.

4.1 Ausgangssituation von Patientin und Behandler

- Ausgangsstellung der Patientin
- Ausgangsstellung des Behandlers
- Kontakt des Behandlers an der Wirbelsäule
- Einstellung des Bewegungssegmentes

4.1.1 Ausgangsstellung der Patientin

Bei der passiven Untersuchung und Behandlung der Wirbelsäule ist im allgemeinen eine viel größere Körpermasse zu bewegen und oft zu tragen, als bei der Untersuchung und Behandlung der Extremitätengelenke. Zudem ist die palpatorische Erfassung feiner Spannungsänderungen von noch größerer Bedeutung. Um beides gleichzeitig zu ermöglichen, muß die Ausgangsstellung dem Behandler kräftesparende Führung der Bewegung und der Patientin völlige Entspannung ermöglichen.

Die Patientin sollte deshalb, wo es möglich ist, liegen und nur für einzelne Untersuchungen und Behandlungen sitzen. Die Patientin muß für den Behandler gut erreichbar sein, beispielsweise am Bankrand liegen, am Bankende sitzen. Die Bank soll nach Möglichkeit in der Höhe leicht verstellbar sein, angepaßt an die Körpergröße des Behandlers. So kann die Patientin immer auf die Höhe gebracht werden, die den interessierenden Körperabschnitt bequem zugänglich macht. Die sitzende Patientin muß sich am Behandler gut anlehnen und abstützen können. Der Behandler muß der Patientin ermöglichen, sich auf den führenden Arm entspannend zu stützen.

4.1.2 Ausgangsstellung des Behandlers

Für die kräftesparende Leichtigkeit der Bewegungsführung braucht der Behandler eine für sein eigenes Bewegungssystem schonende und bequeme Ausgangsstellung, die den Bewegungsablauf schon vorausberechnet. Bei liegenden Patienten haben viele Behandler Probleme mit der vorgebeugten Oberkörperhaltung. Wenn die Bankhöhe nicht verstellbar ist, kann das durch Aufstützen eines Beines auf der Bank erleichtert werden.

Wie an den Extremitätengelenken sollte die fixierende Hand oder der Arm irgendwie abgestützt werden: an der Bank, am eigenen Körper, notfalls auch am Patienten.

4.1.3 Kontakt am Bewegungssegment

Handkontakt am Bewegungssegment, an den beiden Partnerwirbeln des Segmentes, ist am Dornfortsatz, am Gelenkfortsatz und bei C1 an der Dorsalfläche des Querfortsatzes möglich. An der Halswirbelsäule kann man den Wirbel sogar um den ganzen Bogen, von einem Gelenkfortsatz zum anderen umfassen. Im Thorakalbereich kann der Kontakt am Angulus costae, unmittelbar neben dem Lateralrand der langen Rückenstrecker, brauchbar sein.

4

Der Kontakt an einem oder an beiden Partnerwirbeln des Bewegungssegmentes hat das *Ziel:*

- *die Spannungsänderungen und Bewegungen am Bewegungssegment zu palpieren,*
- *dadurch die Bewegungsführung zu steuern;*
- *die gestörte Beweglichkeit zu erkennen und*
- *manchmal auch die Bewegung eines Partnerwirbels zu erschweren oder zu verhindern,* d. h. ihn zu „fixieren“ (Gegenhalt). Das betrifft einen gewissen Gegendruck gegen die Tendenz, von der Bewegung des Partnerwirbels mitgezogen zu werden. Der Halt soll die jenseitige Wirbelsäulenregion vor dieser Mitbewegung bewahren. Er kann nur sehr kleine Kräfte kompensieren und er darf nicht zum Krafteinsatz am bewegten Partner verführen.

Die Untersuchungs- und Behandlungsbewegungen an der Wirbelsäule sind überwiegend anguläre Bewegungen. An der Halswirbelsäule erlauben die Kontaktmöglichkeiten jedoch auch gegenseitige Verschiebungen in lateraler Richtung. Hier ist die gelenknahe Bewegungsführung fast wie an den Extremitätengelenken möglich. Das Ausweichen in anguläre Mitbewegungen läßt sich zwar nicht verhindern, aber gering halten (Seitneige, Rotation). Das liegt an der Kontaktnahme der Behandlerhände:

Die haltende Hand liegt am unteren Partnerwirbel und umfaßt ihn mit der Schwimmhaut um den Bogen herum von einem Gelenkfortsatz zum anderen. So liegt der Daumen als haltender Kontakt auf der Verschiebungsseite. Die Ulnarkante der bewegenden Hand liegt am oberen Partnerwirbel seitlich hinten auf der Verschiebungsgegenseite. So wird am kurzen Hebel eine isoliert segmentale Bewegung möglich.

4.1.4 Einstellung des Bewegungssegmentes

Die gute Zugänglichkeit der Halswirbelsäule erlaubt den Direktkontakt an den beiden Partnerwirbeln und dadurch in lateraler Richtung Verschiebebewegungen gegeneinander. Mehr indirekt über die Muskulatur ist in der unteren Halswirbelsäule außerdem die Verschiebung des kranialen Partners nach dorsal möglich. Die Verschiebespannung für die Untersuchungsbewegung (oder Behandlung) im Bewegungssegment wird durch Verschieben der umgebenden Weichteile nach dorsomedial erreicht.

In allen übrigen Wirbelsäulenabschnitten und Richtungen wird die Untersuchungs- und Mobilisationsbewegung indirekt von den langen Hebeln des Schulter- und Beckengürtels durch die angrenzenden Wirbelsäulenabschnitte hindurch an das Segment herangeführt und von hier aus palpatorisch gesteuert.

Um die als Vermittler wirkenden Abschnitte nicht zu überlasten, können sie durch *Verriegelung* stabilisiert werden. Damit wird die Bewegung ohne Verlust übertragen. Jeder Wirbelsäulenabschnitt hat typische Kombinationen von Rotation und Seitneige, fest gekoppelt in der Halswirbelsäule oder wechselnd in Abhängigkeit von der Haltung in der sagittalen Ebene in der Lendenwirbelsäule. Die Verriegelung wirkt diesen Synkinesen entgegen. So wird z. B. in der Halswirbelsäule durch Linksdrehung bei Rechtsneigung verriegelt, denn unterhalb von C2 sind Rotation und Seitneige in derselben Richtung miteinander verbunden – bei Rechtsneigung weichen die Wirbel in Rechtsrotation aus.

Selbstverständlich kann eine Verriegelung nicht vor kraftvollen Bewegungsimpulsen schützen. Schon aus diesem Grund fordert die Untersuchung und Behandlung der Wirbelsäule zarte und von der Afferenz der tastenden Finger gesteuerte Bewegungskräfte. Je zarter und je langsamer die Bewegung geführt wird, um so weniger ist Verriegelung nötig. Obwohl über lange Hebel gearbeitet werden muß, gibt es für die Anteflexions- und Retroflexionseinstellungen kein Ausweichen und keine Verriegelungen. Die Bewegungen werden durch Band- und Muskelspannungen an das Segment übertragen. Bewegungsführung aus dem Direktkontakt an den Partnerwirbeln macht Verriegelung überflüssig. Es sind die Rotationseinstellungen, bei denen Verriegelungseinstellungen Vorteile bieten.

4.2 Bewegungsführung bei der Untersuchung

- Technische Besonderheiten der Bewegungsführung
- Bewegungsführung an und in das Einzelsegment
- die Endespannung des Segmentes als diagnostisches Kriterium

4.2.1 Technische Besonderheiten der Untersuchungsbewegung

Durch die langen Hebel und die Masse der zu bewegenden Rumpfabschnitte bedingt, werden passive Bewegungen nicht aus der Hand, sondern aus den Schultern oder sogar aus dem Körper des Behandlers geführt. Das ist am ausgeprägtesten bei der Rotation der Brustwirbelsäule, bei der die sitzende Patientin vom Körper des Behandlers gestützt und gleichzeitig in die Bewegung geführt werden muß, und zwar um die Drehachse des eingestellten Bewegungssegmentes. Das praktische Üben in Kursen ist erforderlich, um die mit Minimalkräften ablaufende Bewegung zu erlernen. Dafür müssen alle Möglichkeiten zur Erleichterung der Bewegung erkannt und genutzt werden:

- **Gutes Abstützen** mit voller Entspannung der Patientin, vor allem bei sitzender Patientin.
- **Sichere Führung** des bewegten Körperabschnittes mit einem Arm, manchmal mit dem Bein.
- Die **unbewegt gehaltene, palpierende Hand** am Segment nimmt am untersuchten und behandelten Segment die resultierende Bewegung wahr und steuert dadurch den weiteren Bewegungsablauf. Das Palpationsvermögen der Hände wird für diese Aufgabe speziell geschult (s. 4.2.4).
- **Vermeiden jeder Schmerzprovokation,** sowohl am Körperkontakt als auch durch die Bewegungsführung. Das schließt das Erkennen und Vermeiden von Abwehrspannungen ein.
- Abrupte und hastige Bewegungen werden grundsätzlich vermieden.

4.2.2 Bewegungsführung an und in das Einzelsegment

Die gezielte Funktionsuntersuchung der Wirbelsäule beruht auf der *qualitativen Bewegungsbeurteilung* von Einzelsegmenten. Nachdem die orientierende Untersuchung der Wirbelsäulenabschnitte durch Normabweichungen die Indikation zur gezielten Untersuchung ergeben hat, muß die Bewegung des Rumpfes so geführt werden, daß sie in der Sequenzuntersuchung (Reihenfolgevergleich) ein Segment nach dem anderen in die Bewegung einbezieht. Dabei nimmt die palpierende Hand gleichzeitig den Bewegungs- und Spannungsablauf am Segment wahr und beurteilt ihn in bezug auf Abweichungen von der Normerwartung.

Der Ablauf der Bewegung am Segment läßt sich *didaktisch in 3 Phasen* gliedern:

1. Vorbereitung. Die haltend-tastende Hand nimmt Kontakt, indem sie die Weichteile auf die Kontaktstellen zuschiebt, bis sie „Knochengefühl" erreicht hat. Die bewegende Hand führt die Bewegung des Wirbelsäulenabschnittes in die gewünschte Richtung. Die Bewegung wird verlangsamt, wenn sie das zu untersuchende Bewegungssegment erreicht, d. h. wenn der bewegungsseitige Partnerwirbel sich zu bewegen beginnt. In diese Phase fällt Stoddards [28] „taking up the slack", wie beim Anziehen eines durchhängenden Taus.

2. Bewegung eines Partnerwirbels im Segment. Die langsame Bewegung wird fortgeführt, so daß sich nun der *eine Partnerwirbel gegen den anderen bewegt.* Die Bewegung im Segment endet, wenn im Segment selbst Spannung entsteht. Bei translatorischen Bewegungen ist diese Phase kaum mehr als ein weiches Nachgeben auf kleiner Strecke, in einigen Segmenten mit großen Winkelausschlägen (Rotation C1/2) ist sie meßbar.

3. Palpation des Bewegungsendes und der Endespannung. Das Bewegungsende im Segment ist die diagnostisch und therapeutisch *entscheidende Phase mit dem Charakteristikum der Endespannung.* Es wird an der Verlangsamung der Bewegung, an der Wahrnehmung von zunehmender Spannung zwischen den Strukturen der beiden Partnerwirbel und schließlich am Mitbewegen des anderen Partners erkennbar. Je nach Beweglichkeit des untersuchten Wirbelsäulenabschnittes und der eingestellten Richtung nimmt die Spannung mehr oder weniger schnell zu, bevor sie den nächsten Wirbel mitzieht. Diese Vorgänge werden genau palpatorisch verfolgt.

Als Grundlage für die *Wertung* als „normal" oder „hypomobil funktionsgestört" dient der Reihenfolgevergleich mit den Nachbarsegmenten (individuelle Norm). Weiche Spannungszunahme oder abrupte „harte" Spannungsentstehung sind die palpatorischen Wahrnehmungen bei normaler oder hypomobil gestörter Funktion.

4

Vor allem im englischsprachigen Schrifttum wird das Bewegungsende auch als „Barriere" beschrieben. So hat Kimberly [12] das Ende der aktiven Bewegung „physiologische Barriere" genannt. Als „anatomische Barriere" bezeichnet er die Zerreißgrenze des Bandapparates. Die „physiologische Barriere" entsteht durch die Anspannung der Muskulatur. Solange die Muskulatur normal funktionsfähig ist, wird die Zerreißgrenze des Gelenkes oder Bewegungssegmentes nicht erreicht, es sei denn durch grobe, traumatisierende Krafteinwirkungen. Wenn wir die oben beschriebenen Bewegungsphasen in diese Nomenklatur einordnen wollen, dann liegt die „physiologische Barriere" am Beginn der Endespannung des Segmentes.

Es gibt zwei Gründe, den *Barrierebegriff* zu meiden oder nur genau beschreibend zu benutzen:

- Er wird nicht einheitlich gebraucht, weil er nicht durch objektive Zeichen definierbar ist. Damit fehlt die Grundlage für eine Verständigung ohne Mißverständnisse. Wir bevorzugen, unverbindlich von Endespannung zu sprechen und den Palpationseindruck dabei zu beschreiben.
- „Barriere" ist im Deutschen mit der Assoziation von hartem, unnachgiebigem Widerstand und fester Konstruktion verknüpft. Genau diese Assoziationen wären aber ungeeignet, das zarte Heranführen an die Barriere und die palpatorische Spannungsbeurteilung in dieser Bewegungsphase zu erleichtern.

4.2.3 Die Endespannung des Segmentes als diagnostisches Kriterium

Die 3. Phase bei der Bewegungsuntersuchung, die Endphase oder der Bewegungsraum der Endespannung läßt sich mit gewisser Berechtigung als Gelenkspiel des Bewegungssegmentes bezeichnen [1]. Zumindest von der diagnostischen Bedeutung her ist diese Begriffsübertragung berechtigt. Daß die Tastbefunde zwar weitgehend, aber doch nicht eindeutig auf artikuläre Störungen zu beziehen sind, wurde bereits erwähnt (s. Kap. 2.3.4).

Wenn normale Verhältnisse vorliegen, steigt die Spannung über einen gewissen Bewegungsraum tastbar zunehmend bis zum Bewegungsende an, behält aber weichen Spannungscharakter auch am Ende. Dieser Spannungsverlauf paßt zum Spannungsverhalten der Nachbarsegmente oberhalb und unterhalb. In funktionsgestörten Segmenten entsteht die Spannung dagegen abrupt, läßt das Nachgeben vermissen und wird als hart empfunden. Die Härte wird durch kurzes zartes Drücken gegen die Endespannung nach Beenden der Bewegung besonders deutlich. Im Reihenfolgevergleich paßt sich das Spannungsverhalten nicht in das der Nachbarsegmente ein.

Die diagnostische Phase des Bewegungsendes ist abgeschlossen, wenn durch die Spannung der andere Partnerwirbel mitbewegt wird. Die Bewegung ist dann in das Nachbarsegment gewandert.

Ist die Bewertung des Befundes nach Durchlaufen der Bewegungsphasen noch unklar, wird die Bewegung in die Ausgangsstellung des Segmentes zurückgenommen und wiederholt. Ungeeignet für die Untersuchung ist ein wiederholtes Drücken, Wackeln, „Federn" um die Endstellung.

Bei der Untersuchung wird die durch die tastbare Spannung gegebene Bewegungsgrenze respektiert. Der Untersucher respektiert sie auch dann, wenn sie durch eine Funktionsstörung eingeengt ist. Deshalb ist es nicht nötig, durch fixierenden Gegendruck am Partnerwirbel dessen Mitlaufen zu verhindern und dadurch größere Kraft in das Segment zu leiten (s. 4.3.1).

4.3 Bewegungsführung bei der mobilisierenden Gelenkbehandlung

- Bedeutung der Endespannung bei der Behandlung
- Mobilisation im engeren Sinne
- Manipulation im engeren Sinne

Zur mobilisierenden Funktionswiederherstellung eines reversibel hypomobilen (blockierten) Bewegungssegmentes stehen zwei qualitativ unterschiedene Möglichkeiten zur Verfügung: *Die Mobilisation im engeren Sinne* (s. 4.3.2) und *die Manipulation im engeren Sinne* (s. 4.3.3).

Der Oberbegriff der *mobilisierenden Gelenkbehandlung* umfaßt alle Verfahren, die die eingeschränkte Beweglichkeit eines Gelenkes oder spinalen Bewegungssegmentes wiederherstellen oder erhalten können. Im Englischen wird im gleichen Sinne als Oberbegriff *manipulative therapy* oder einfach *manipulation* verwendet. In deutschen Veröffentlichungen trifft man den Begriff Manipulation auch vereinzelt im englischen Bedeutungsgehalt, womit Mißverständnisse programmiert sind. Im Allgemeinen wird unter *Manipulation* im deutschen Sprachgebrauch eine spezielle Behandlungstechnik verstanden, die den Widerstand am Bewegungsende der funktionsgestörten Richtung mit einem schnellen, kraftlosen und sehr kleinen Stoß („Impuls“) überwindet und dabei die Gelenkbeweglichkeit befreit. Die schützende Muskelspannung wird durch die hohe Geschwindigkeit gewissermaßen überrumpelt. Diese Techniken werden im Englischen als „high velocity low amplitude manipulation“ oder „manipulation by thrust“ bezeichnet. Deutsche Begriffe wie „Mobilisation mit (schnellem) Impuls“ oder „Stoßmanipulation“ versuchen dem zu entsprechen und den Unterschied zu *Mobilisationen* eindeutig zu kennzeichnen.

Für beide Fälle der mobilisierenden Behandlung gilt eine etwas *andere Spannungsführung am Segment als bei der Untersuchung.* Sie wird zuerst besprochen.

4.3.1 Bedeutung der Endespannung bei der Behandlung

Zum Zwecke der mobilisierenden Behandlung kann bei bestimmten Techniken das Mitlaufen des anderen Partnerwirbels durch *manuelle Fixation mit der palpierenden Hand* verzögert werden. Die Bewegung wird dann an die im Segment entstehende Spannung herangeführt, dosiert verstärkt und wieder nachgelassen. Immer palpatorisch kontrolliert geschieht das repetitiv in der Endphase der Bewegung – Technik der *passiv repetitiven Mobilisation.*

Andere Mobilisationstechniken führen die Bewegung *nach muskelrelaxierender Vorbereitung* an die Spannung des Bewegungsendes heran und warten ab, bis in dieser Stellung die Spannung nachläßt. Dann wird ein kleines Stück weiterbewegt, gelagert, bis an die erneut beginnende Spannung. Wieder wird das Nachlassen der Spannung abgewartet, bis schließlich die Beweglichkeit des Segmentes frei ist: *Mobilisationsverfahren unter Ausnutzung von Fazilitationstechniken und Muskelinhibitionen.*

Eine weitere mobilisierende Methode führt tastend die Gelenkpartner an die beginnende Spannung heran und nimmt sie etwas schneller von dieser Spannung zurück, um erneut heranzuführen und repetitiv davon wegzugehen. Bei manchen Gelenken (Sakroiliakalgelenke) scheint dieses Vorgehen besser zu wirken als die repetitive Spannungsverstärkung.

4.3.2 Mobilisation im engeren Sinne

Mobilisationen benutzen Bewegungen und Lagerungen, die langsam bis zur Spannung des Bewegungsendes heranführen. Sie überschreiten diese Spannungsgrenze nicht, sondern weiten sie langsam mit fortschreitender Mobilisationswirkung aus. Dazu werden entweder rein passive Bewegungen benutzt, oder die Wirksamkeit wird durch vorbereitende Maßnahmen (Muskelrelaxation) oder durch begleitende Fazilitation der Mobilisation selbst verbessert. Allen Mobilisationen ist das Vorwiegen der mechanischen Wirkung am Gelenk (Bewegungssegment) gemeinsam. Reflektorische Fernwirkungen vom mechanischen Reiz auf das Gelenk her stehen dagegen im Hintergrund. Nach Mobilisationsbehandlung werden „Katerreaktionen", d. h. Schmerz am folgenden Tag, selten beobachtet.

Als einfachste Form der Mobilisation kann die wiederholte Durchführung der Untersuchungsbewegung gelten. Im Falle von Gelenkspielbewegungen (translatorische und gelenkflächenseparierende Bewegungen) ist das sogar sehr wirksam. Am Bewegungssegment der Wirbelsäule durchläuft die Mobilisationseinstellung die beschriebenen drei Phasen der Spannungseinstellung (4.2.2) mehrmals hin und rückläufig. Dabei kann es vorteilhaft sein, wenn die tastende Hand einen gewissen fixierenden Halt auf den jenseitigen Partnerwirbel ausübt. Die Funktionsbewegungen werden bis an die Endespannung herangeführt. Bei nicht mitbewegtem Partnerwirbel wird dann *die Spannung repetitiv langsam gesteigert und wieder nachgelassen,* ohne Abwehrspannung in der umgebenden Muskulatur zu erzeugen. Die Aufmerksamkeit des Behandlers richtet sich wie bei der Untersuchung auf die palpierende Hand, die gleichzeitig für die exakte Fixation des nicht mitbewegten Wirbels verantwortlich ist. Nach und nach wird der Spannungswiderstand weicher und der Bewegungsraum größer. Bei repetitiv passiver Mobilisation mit Gelenkspielverschiebungen wird der kleine Bewegungsraum jedesmal bis zum Ende durchlaufen.

Wenn diese *repetitiv passiven Mobilisationen anguläre Bewegungen* ohne vorbereitende oder erleichternde Maßnahmen benutzen, gelingt es in der Regel nicht, die Funktionsstörung völlig zu beseitigen. Dagegen normalisieren die *gelenkspielähnlichen Verschiebebewegungen* nach lateral oder dorsal an der HWS bei repetitiver Ausführung die Beweglichkeit auch ohne zusätzliche Fazilitation, denn die Muskelspannung hat auf die Gleitbewegungen weniger Einfluß und die Gelenkspielbewegung provoziert weniger Abwehrspannung als die Funktionsbewegung.

In Einzelfällen kann die Mobilisationsspannung durch repetitive Eigenkräfte des Patienten gegen Widerstand erzeugt werden. Der direkte Muskelzug mobilisiert das Gelenk (z. B. 1. Rippe).

Am Sakroiliakalgelenk zeigte sich, daß die repetitive Spannungserhöhung weniger mobilisierenden Effekt haben kann als das *repetitive Aufgeben der Spannung.* Hierin – im Weggehen von der Endespannung („von der Barriere weg") – liegt möglicherweise ein anderes auch sonst gültiges Mobilisationsprinzip. Es hat sich bei den Lateralverschiebungen an der Halswirbelsäule ebenfalls bewährt.

Die Mobilisationsverfahren haben ihre große Bedeutung als alleinige Behandlung zur Wiederherstellung der Funktion erst erlangt, als die vorbereitenden Muskelrelaxationen und die Fazilitationsmethoden bekannt wurden und zarte körpereigene (also physiologische) Kräfte des Patienten (Blickwendung, Minimalkraftrelaxation, Atmung) einzusetzen erlaubten. Seitdem war es möglich, mit diesen gewebsschonenden Verfahren Blockierungsbefunde zuverlässig ohne Manipulation aufzulösen.

4.3.3 Manipulation im engeren Sinne

Die Manipulation läuft in ihrer Einstellungsphase genauso ab wie die Mobilisation: In der gestörten und zu behandelnden Richtung wird die beginnende Endespannung des Segmentes aufgesucht und als „Vorspannung" gehalten. In der 2. Phase wird die Entspannung des Patienten abgewartet und *probeweise mobilisierend gegen die Vorspannung des Segmentes in der geplanten Behandlungsrichtung gedrückt* oder gezogen (diagnostische Probemobilisation) [4]. Dabei zeigt sich die Bereitschaft des Segmentes zum Nachgeben oder im Gegenteil eine Abwehr gegen die Spannungserhöhung (letzteres Verhalten bei der „diagnostischen Probemobilisation" würde die Durchführung der Manipulation als technische Kontraindikation verbieten) [2, 4]. Gibt das Segment aus der Vorspannung nach und kommt der Patient zur Entspannung, wird in der 3. Phase während einer Ausatmung ein sehr schneller und auf eine sehr kurze Strecke bemessener und kraftloser Zug oder Stoß („Impuls") ausgeführt. Die Bewegung entspricht genau der Richtung der Mobilisationsvorbereitung und der „Probemobilisation" und die der Vorspannung entsprechende Muskelspannung wird durch

Überraschung (deshalb sehr schnell!) überwunden. Die Gelenkfacetten werden dabei zum Klaffen gebracht oder in der entsprechenden Richtung verschoben. Die einwirkenden Kräfte sollen so klein wie möglich sein. Messungen ergaben sehr unterschiedliche Kräfte. An der HWS wurden 1700 g gemessen [6]. Eine andere Untersuchung fand an der HWS 100 N (10,2 kp) und thorakal und sakroiliakal 200–450 N (≈20–45 kp) [11].

Wir müssen davon ausgehen, daß die mechanische Einwirkung der Manipulation immer einen intensiven Reiz auf die Gelenkrezeptoren ausübt. In aller Regel lassen sich danach deutliche reflektorische Wirkungen beobachten, die nicht auf das Bewegungssystem beschränkt sind. Das auffälligste Ergebnis der Manipulation ist sofort nach dem gelungenen Handgriff tastbar: eine ausgeprägte Hypotonie (Eigenreflexhemmung) der segmentalen Muskulatur, die einige Minuten anhält. Damit fehlt der Schutz durch die Muskelführung am Segment und für diese Zeit ist Nachruhe zu empfehlen. Die Gelenkbeweglichkeit ist nach gelungener Manipulation in der behandelten Richtung frei. Das entspricht dem Ziel der Behandlung.

Durch die genannten Reflexwirkungen kann eine Manipulation muskuläre Spannungen und Schmerzmaximalpunkte auch dann beeinflussen, wenn deren Ursache nicht im Bewegungssystem lag oder liegt. Die Manipulation wäre dann reine Reflextherapie oder symptomatische Schmerzbehandlung. Intensive Reflextherapie kann bei – noch nicht erkannten – aktuellen, z. B. inneren Krankheiten Verschlechterungen auslösen. Wegen dieser nur angedeuteten Probleme, die der starke mechanische und reflektorische Reiz der Manipulation bedingt, ist sie an eine Reihe von *Voraussetzungen* gebunden. Sie müssen vor jeder Behandlung erneut abgeklärt sein:

- Die Blockierung ist nur leichten Grades.
- Der Blockierungsbefund muß zur Diagnose und damit zum Gegenstand der Kausalbehandlung geworden sein, d. h.:
  - Es besteht keine aktuelle Krankheit an einem inneren Organ.
  - Es bestehen keine Hinweise auf eine pathomorphologische Krankheit am Bewegungssystem.
  - Es bestehen daher auch keine Hinweise auf eine Stabilitätsminderung des betroffenen Wirbelsäulenabschnittes (z. B. bei Destruktionen, Spondylitiden, lokaler Hypermobilität, manchen Fehlbildungen).
- Für die Halswirbelsäule gilt: es ist in den vergangenen 2 Wochen an dieser Wirbelsäulenregion keine Manipulation vorausgegangen [10].
- Die Vorspannung am Segment ist völlig schmerzfrei erreichbar, es besteht keinerlei Abwehr, auch nicht bei verstärktem mobilisierenden Druck gegen die Vorspannung.

Aus diesen Gründen ist nach deutscher Rechtslage die Manipulation ein Heileingriff und damit der (spezialisierten) Arztsprechstunde vorbehalten [22]. Sie kann nicht delegiert werden [4, 9].

In den methodischen Kapiteln dieses Leitfadens, der sich gleichermaßen an Ärzte und Physiotherapeuten wendet, werden Manipulationen nicht dargestellt.

4

4.4 Mobilisationsvorbereitung und Mobilisationserleichterung, Beeinflussung der Muskelspannung

- Mobilisationsvorbereitung durch postisometrische Muskelrelaxation.
- Mobilisationsvorbereitung und Mobilisationsfazilitation durch Blickbewegungen.
- Mobilisationsvorbereitung und Mobilisationsfazilitation durch die Ventilationsphasen.
- Die mobilisierenden Kräfte.
- Isolierte Muskelrelaxation.

4.4.1 Mobilisationsvorbereitung durch postisometrische Muskelrelaxation

Der Begriff *postisometrische Muskelrelaxation* (PIR) weist auf die Muskelrelaxation hin, die einer aktiven Anspannung eben dieses Muskels folgt. Die Anspannung kann mit minimalen bis zu maximalen Kräften erfolgen. Mit der Bezeichnung *postisometrische Relaxation* werden meistens nur die längerdauernden aktiven Anspannungen *mit Minimalkraft* verbunden. Diese dienen neben der isolierten Relaxation verspannter Muskelbündel vor allem der Vorbereitung zur Mobilisation. Sie wurden unter dem Sammelbegriff „muscle energy techniques“ [20] zur Wiederherstellung eingeschränkter Beweglichkeit entwickelt und zur Mobilisation artikulärer Funktionsstörungen angepaßt [18]. Sie wurden dann für die Löschung des reinen myofaszialen (Triggerpunkt-) Schmerzes als geeignet erkannt [13, 19].

Technik: Die Patientin spannt mit möglichst geringer Kraft gegen den Führungsdruck des Behandlers, ohne ihn wegzudrücken (isometrisch). Am Muskel, der relaxiert werden soll, entsteht eine tastbare, minimale Anspannung, die immer zuerst die verspannten Muskelbündel betrifft. Ist das Ziel die *Maximalpunktlöschung im Muskel,* werden Spannung und Entspannung wechselnd, jede Phase von etwa gleicher Zeitdauer (10–30 Sek.), wiederholt.

Soll die Relaxation der *Moblisationsvorbereitung* dienen, drückt die Patientin mit geringer Kraft entgegengesetzt zur Richtung der artikulären Funktionsstörung: Bei gestörter Rechtsrotation spannt die Patientin in die Linksrotationsrichtung. Nach 10 bis 30 Sek Anspannung folgt die wiederholte Aufforderung, die Spannung zu lösen, bewußt zu entspannen. Erst wenn der Behandler die Entspannung fühlt, führt er das gestörte Bewegungssegment – meistens passiv – in der gestörten Richtung weiter bis an die neue Endespannung. Unterstützt durch Aufforderungen an die Patientin, noch mehr zu entspannen, wird weiteres Nachgeben der Spannung abgewartet. Die erreichte Stellung und geringe Spannung wird für die nächste Minimalkraftanspannung der Patientin beibehalten.

Bei dieser Methode ist es nachteilig, daß die Patientin erst über Richtung und Minimalkraft unterwiesen werden muß. Das erfordert für manche Patienten etwas Zeit.

Eine besondere Form der postisometrischen Relaxation ist die *Antigravitationsrelaxation* (AGR) [30]. Sie ist einfacher dosierbar, weil die Schwerkraft als Gegenhalt bei der Anspannung immer den gleichen Widerstand leistet. Das macht die Patientin vom Therapeuten unabhängig und ist deshalb besonders für Selbstübungen der Muskelrelaxation geeignet.

Vor der passiven Dehnung strukturell verkürzter Muskeln werden ebenfalls isometrische Anspannungen des Muskels eingesetzt, dann aber mit erschöpfender Maximalkraft. Ziel ist hierbei, die Dehnungsreflexe (Muskeleigenreflexe) für die sofort anschließende Dehnungsphase zu hemmen.

4.4.2 Mobilisationsvorbereitung und Mobilisationsfazilitation durch Blickbewegungen

Für manche Behandlungsrichtungen wie Anteflexion, Retroflexion, Rotation können Blickbewegungen ausgenutzt werden, um die isometrische Anspannung gegen den Behandlerwiderstand in Richtung und Kraft zu automatisieren: *Jeder Blickbewegung folgen Kopf und Rumpf automatisch* nach [27], falls der Patient diesen Reflex nicht bewußt unterdrückt (in diesem Falle erkennt der Behandler das aktive Stillhalten des Kopfes an der zervikalen Muskelanspannung).

Wenn die Folgebewegung von Kopf und Rumpf vom Behandler durch Gegenhalten verhindert wird, entsteht automatisch eine gleichmäßige, durch Führung des Blickes gut dosierbare, isometrische Anspannung. Über 10–30 Sek. gehalten, entspricht das der Anspannungsphase bei postisometrischer Muskelrelaxation. Die Muskulatur bleibt dabei gleichmäßig gespannt. Das ist ein Vorzug der automatisch entstandenen Spannung. Willküranspannung des Patienten kann diesen Vorteil zunichte machen, was der Behandler verhindern muß. Dazu bietet sich die Blickführung durch den Behandler an. Die Entspannung entsteht durch Zurückführen des Blickes in die Gegenrichtung [17, 18, 23, 24].

Beispielsweise lehnt sich die Patientin mit einer Rechtsrotationsblockierung eines HWS-Segmentes zur Vorbereitung entspannt mit dem Kopf gegen die Hand des Behandlers und schaut zur linken Seite. Bei einer Anteflexionsblockierung ruft der Blick zur Stirn eine vorbereitende Anspannung in Extensionsrichtung hervor.

Zum Zwecke der Mobilisation wird der Blick nach dieser Vorbereitung in die Gegenrichtung (d. h. die blockierte Richtung) geführt. Für die vorher relaxierten Muskeln bedeutet diese Bewegung eine antagonistische Muskelrelaxation und damit eine Verstärkung der Hemmung. Gleichzeitig stellt die Blickwendung aktiv die Vorspannung in Mobilisationsrichtung ein. Sie erleichtert („fazilitiert") und automatisiert die Mobilisation zusätzlich. Der Behandler führt den Blick der Patientin soweit, daß am gestörten Segment gerade die beginnende Endespannung tastbar wird. Nach einigen Sekunden läßt diese Spannung nach. Dann kann der Blick ein wenig weitergeführt werden, bis die Endespannung gerade wieder erreicht ist und so fort.

Das bedeutet im vorgenannten Beispiel, daß der Behandler am Ende der Anspannungsphase die Patientin auffordert, zu seinem Finger zu schauen und er den Blick mit der Hand soweit in die gestörte Richtung nach rechts führt, bis die am Segment tastende Hand den Spannungsbeginn wahrnimmt.

Die beiden Möglichkeiten der Blickbewegung zur Relaxationsvorbereitung und zur Mobilisationserleichterung können nicht nur in Kombination sondern auch einzeln und in Kombination mit anderen Methoden eingesetzt werden. Beispielsweise lassen sich geeignete Muskeln damit isoliert relaxieren oder eine postisometrische Relaxation kann mit einer Blickwendungsmobilisation kombiniert werden.

4.4.3 Mobilisationsvorbereitung und Mobilisationsfazilitation durch die Ventilationsphasen

Selbst bei unbewegt ruhenden Patienten lassen sich Schwankungen der Muskelspannung mit den Ventilationsphasen Einatmung und Ausatmung erkennen. Stärke und Ablauf des Spannungswechsels sind sehr individuell. Am Oberrand des M. trapezius läßt sich diese Spannungsänderung bei vielen Menschen als Spannungszunahme während der Einatmung tasten, manchmal als Hochziehen der Schultern sogar sehen.

Wenn man eine *segmentale Seitneigung in der Hals- oder Brustwirbelsäule* einstellt und den Lateralrand des M. erector spinae in der Höhe des Segmentes auf der Konkavseite palpiert, zeigen sich zwei Typen im Verhalten der Muskelspannung in den beiden Ventilationsphasen: Meistens wird die Muskelspannung während der Einatmung deutlicher und läßt während der Ausatmung nach. Der Untersucher hat den Eindruck, das Segment versteife sich während der Einatmung und gebe während der Ausatmung nach. Die darüberstehende Wirbelsäule richtet sich in der Anspannungsphase etwas auf und sinkt in der Entspannungsphase wieder ab. Das kann man als „Ein-Aus"-Verhalten und die Segmente als „Ein-Aus-Segmente" bezeichnen [16].

Andere Segmente, die meistens alternierend zwischen den vorhergenannten liegen, lassen ein gegensätzliches Verhalten erkennen. Die Spannung steigt am Ende der Ausatmung und läßt während lockerer Einatmung wieder nach. Der Spannungswechsel dieser „Aus-Ein-Segmente" ist häufig viel weniger deutlich, manchmal kaum oder nur unter verlängerter Ausatmung erkennbar. Wenn der palpationserfahrene Untersucher bei ruhiger Atmung gar keinen Wechsel tasten kann, darf er das Segment für die Therapie mit genügender Zuverlässigkeit den Aus-Ein-Segmenten zuordnen. Die Bestätigung oder Korrektur erhält er beim ersten Behandlungsversuch durch die Palpationskontrolle.

CO/1 spannt in der Regel während der Einatmung, C1/2 in der Ausatmung, C2/3 wieder in der Einatmung usw. Am zervikodorsalen Übergang liegen mehrere Ein-Aus-Segmente untereinander, ehe das Alternieren wieder beginnt.

Dieser Spannungswechsel läßt sich durch Verlängerung derjenigen Atemphase, in der die Spannung erhöht ist, therapeutisch zur Automatisierung der Anspannungsphase nutzen, allerdings nach bisherigem Wissen nur unter Einstellung der Seitneigerichtung in diesem Segment. Die Spannung steigt für den Patienten meistens unmerklich und sinkt in der Gegenphase ebenso automatisch ab (Relaxation). Bei den Praxisübungen in Weiterbildungskursen fühlt die Modellpatientin, wenn sie ihre Aufmerksamkeit der Propriozeption aus dem eingestellten Segment zuwendet, diesen Spannungswechsel oft besser und schneller als der übende Behandler.

Vorteil dieses atmungsabhängigen Verhaltens ist die gleichmäßige Muskelspannung und die Kombination mit der Schwerkraftwirkung in der Relaxationsphase. Es muß nur bei langsamer, ruhiger Atemführung bleiben ohne Pressen und Atemanhalten. Blickwendung und Atemphasen lassen sich in manchen Regionen bei Ein-Aus-Segmenten kombinieren, aber nicht bei Aus-Ein-Segmenten.

4.4.4 Die mobilisierenden Kräfte

Der auffallendste Unterschied zwischen den rein passiven repetitiven Mobilisationen und denen nach Vorbereitung durch Muskelrelaxation sind die für die Mobilisationswirkung erforderlichen Kräfte.

4

Mobilisationen, die von der beginnenden Vorspannung der (angulären) Funktionsbewegung ausgehen und repetitiv ohne Vorbereitung dagegen drücken, um den Bewegungsraum zu erweitern, brauchen am meisten mobilisierende Kraft. Diese Techniken werden dem Patienten nach einiger Zeit lästig und die völlige Bewegungsfreiheit wird selten erreicht. Sie wurden zur Manipulationsvorbereitung verwendet und werden heute von uns kaum noch empfohlen und eingesetzt.

Wesentlich kleinere Kräfte werden bei *Gelenkspielmobilisationen* durch translatorische Bewegungen oder Traktionen an den Extremitätengelenken erforderlich. An der Wirbelsäule sind ihnen nur die Mobilisationen im Lateralschub und Dorsalschub der HWS und die Federungsmobilisationen des Sakroiliakalgelenkes vergleichbar. Sie ermöglichen auch ohne Vorbereitung die Lösung der artikulären Funktionsstörung mit geringem Krafteinsatz an der Vorspannung.

Noch geringer wird die Spannungsbelastung des Gelenkes (Bewegungssegmentes), wenn die *passive Führung nur bis an die Vorspannung („Barriere") herangeführt und mobilisierend sehr schnell aufgegeben wird,* um dann wieder langsam aufgesucht und erneut aufgegeben zu werden. Beispiel dafür sind die Behandlungen des Sakroiliakalgelenkes in Seitlage (s. Kap. 6.5.3). Hierbei werden das Gelenk und seine Muskulatur schon nicht mehr in volle Endespannung gebracht.

Viel geringer sind die am Bewegungssegment wirkenden Kräfte, wenn die Verschiebung der Endespannungsgrenze durch Relaxation der zugeordneten Muskulatur erfolgt. Unter ständiger palpatorischer Kontrolle wird das Segment immer wieder an die beginnende Endespannung herangeführt (gelagert), sobald die Muskelspannung nachgelassen hat. Das ist sogar *durch aktive, körpereigene, also physiologische Kräfte* möglich. Fazilitationsmethoden der Mobilisationsphase ermöglichen dieses *Heranlagern an die beginnende Spannung,* automatisiert unter Palpationskontrolle, beispielsweise *durch Blick*folgebewegungen oder durch die *Schwerkraft* bei der Seitneigemobilisation unter *Atmungs*steuerung. Bei diesen Verfahren – immer exakte palpatorische Steuerung vorausgesetzt – sind die Spannungsbelastungen am Segment während der chirotherapeutischen Behandlung geringer als in der alltäglichen Bewegungsbelastung des Patienten.

4.4.5 Isolierte Muskelrelaxation

Die muskelrelaxierenden Techniken, vor allem die *postisometrische Relaxation mit Minimalkraft,* lassen sich auch zur Behandlung isoliert verspannter Muskeln oder Muskelbündel einsetzen [13, 14, 19]. Dabei lassen sich zwei Ziele der Relaxation unterscheiden. Das erste ist die Spannungsminderung des gestörten Muskelbündels, das zweite ist das danach erkennbare Nachgeben des vorher vermindert verlängerbaren Muskels, der Weggewinn („Release") vor Erreichen der Endespannung. Die Einzelheiten der Technik sind in entsprechenden Veröffentlichungen nachzulesen [3, 14, 15, 18, 19, 25].

Vor allem wenn der ganze Muskel schmerzhaft verspannt ist, wird die Anspannungsphase nicht (wie bei der Mobilisation) aus der Vorspannungseinstellung begonnen, sondern aus einer entspannten Mittelstellung. Bei weniger empfindlichem Muskel kann die Behandlung mit einer Einstellung an der Endespannung begonnen werden. Nach Lösen der Anspannungsphase erlaubt der relaxierte Muskel die Verlängerung ohne Zunahme seiner Spannung. Der Behandler erkennt einen Weggewinn bis zum Erreichen der gleichen Endespannung. Auch dabei wird der lokale Schmerz im Muskel gelindert. Deshalb kann die Relaxation von Einzelmuskeln sogar der Gelenkbehandlung vorgeschaltet werden und den Zugang zur mobilisierenden

Tabelle 4.1 Einzelne Muskel- und Gelenkbefunde und ihre Beeinflussung durch Muskelrelaxationsbehandlungen (verändert nach [25]):

Befund	angewendete PIR-Form
– Muskelverspannung mit aktiven Triggerpunkten und *starker Irritierbarkeit* (Tastempfindlichkeit)	– lange Minimalkraft-Anspannungsphase, verlängerte Entspannungsphase in Mittel- oder Annäherungsstellung des Muskels, *keine Verlängerung anstreben.*
– Muskelverspannung mit *latentem Triggerpunkt*	– Minimalkraft-Anspannungsphase bei Wiederholungen verkürzen; *Muskelverlängerung zulassen.*
– Muskelverspannung als Teil der *Nozireaktion auf eine Gelenkfunktionsstörung*	– *Muskelverlängerung planen;* – Einstellung so wählen, daß die Anspannung (mittlere Kraft) am Gelenk gerade tastbar wird; – Entspannungsgewinn in Längenzuwachs am Muskel und damit in *Winkelzuwachs der Gelenkendstellung* umsetzen.
– Nach kurzer Zeit und wiederholt eintretende Rezidive der Muskel- und Gelenkbefunde	– Eine Ausgangsstellung wählen, die die Anspannung gegen die Schwerkraft ermöglicht und die während der Muskelrelaxation den Winkelgewinn durch die Schwerkraft bewirkt (AGR):

– **Antigravitationsrelaxation (AGR) ist zur Selbstbehandlung und Rezidivprophylaxe geeignet.**

Tabelle 4.2 Differenzierungsmöglichkeiten durch das Behandlungsergebnis von postisometrischer Relaxation mit Minimalkraft (PIR) bei reversibel struktureller Verkürzung des Muskels bzw. Muskelverspannung mit funktioneller (reflektorischer) Verkürzung (verändert nach [25]).

Therapieergebnis:	Wertung
1. Die **Relaxation** bewirkt – *Längenzuwachs* bis zur möglichen *Gelenkendstellung;* – Änderung der *Endespannung* von fest-elastisch zu weich-elastisch	– **Verspannung**
2. Die **Relaxation** bewirkt – zwar Längenzuwachs, – die *Gelenkendstellung wird aber nicht erreicht* – die *Endespannung bleibt hart* (fest elastisch)	– Kombination von **Verspannung** und **Verkürzung**
3. Die **Relaxation** bewirkt – *keinen Längenzuwachs;* – Endespannung *bleibt hart* (fest-elastisch)	– **strukturelle Verkürzung** (kann reversibel sein)

Gelenkbehandlung erleichtern, beispielweise um Schmerz an den Kontaktstellen der Wirbelsäule zu lindern (Tabelle 4/1). Diese Muskelbehandlung ist auch dann *keine Mobilisation,* wenn sie eine Vergrößerung der Beweglichkeit bewirkt.

Auch strukturell reversible Muskelverkürzungen reagieren auf die Minimalkraftrelaxation zuerst mit einem Weggewinn. Nach *Relaxation der kontraktilen Fasern* bleibt aber in diesen Muskeln ein Verkürzungsrest mit harter Endespannung. Dieser Befund entspricht der *Verkürzung inerter Faseranteile und bedarf dann der passiven Behandlung, d. h. der Dehnung.* Dehnung und Relaxation sind wesensverschiedene Behandlungsmethoden.

Folgerung: In jedem strukturell verkürzten Muskel ist ein gewisser Anteil Verspannung enthalten, der durch postisometrische Relaxation mit Minimalkraft relaxiert werden kann (Tabelle 4/2).

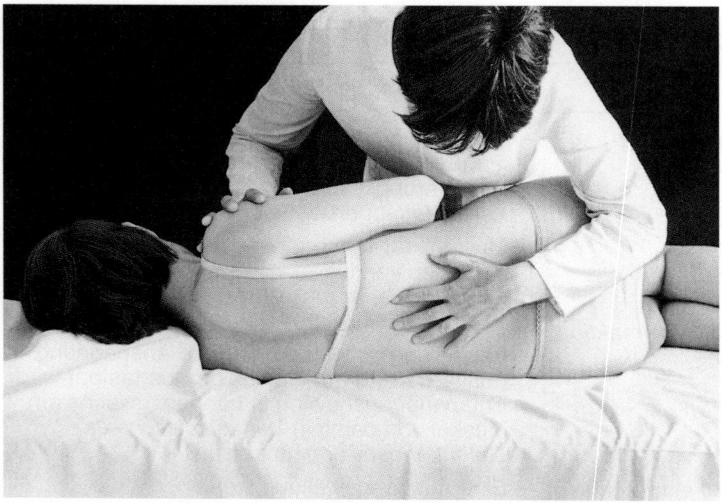

Bild 4.1 Bewegungsführung der thorakalen und lumbalen Bewegungssegmente in Rotation des Rumpfes von der Schulter her mit Palpationsübung der dabei am Segment ablaufenden Spannungsänderungen

4.5 Schulung der palpatorischen Bewegungssteuerung

Zum Erwerben und Üben der Palpationssicherheit für die Bewegungsphasen am einzelnen Bewegungssegment der Wirbelsäule empfehlen wir die Rumpfrotation in Seitlage mit Palpation an den Segmenten der unteren Brustwirbelsäule und der Lendenwirbelsäule. Dieser Bewegungsablauf wird in der Praxis zur Spannungseinstellung der LWS bei der Mobilisation und der Manipulation benötigt.

4.5.1 Palpationsübung des interspinalen Spannungsverlaufes bei segmentaler Rotationseinstellung von kranial her

(Bild 4.1): Die Modellpatientin legt sich auf die linke Seite, ein Polster unter dem Kopf, beide Beine aufeinanderliegend gebeugt, der obere Arm auf dem Körper abgelegt. Der Übende steht vor ihr. Seine rechte Hand greift von vorn an die rechte Schulter und Thoraxwand, um die Bewegung zu führen. Die andere Hand soll tasten. Dazu liegt sie unbewegt auf der unteren BWS und palpiert mit der Beere des Zeigefingers oder Mittelfingers die Grube zwischen zwei Dornfortsätzen unterhalb von Th8 und beachtet die dort erkennbare Gewebespannung und ihre Veränderung sowie die gegenseitige Stellung und Bewegung der benachbarten Dorne.

Während die führende Hand gleichmäßig langsam die Schulter zurückführt und dadurch Schultergürtel und BWS zur oben liegenden Seite rotiert, konzentriert der Übende seine Aufmerksamkeit auf den Interspinalraum unter dem tastenden Finger. Zunächst ändert sich nichts, dann wird der Beginn einer Bewegung am kranialen Partnerdorn fühlbar. Er weicht zur unten liegenden Seite hin aus. Dann wird im umliegenden Gewebe und vor allem interspinal eine zunehmende Spannung tastbar. Nur die Veränderung der Spannung ist erkennbar. Die Dornbewegung wird schließlich langsamer. Die Spannung erreicht ein Maximum. Gleichzeitig hört die Bewegung im untersuchten Segment auf und beginnt im nächsttieferen. Der kaudale Dorn beginnt sich unter dem Finger zu bewegen. Diese Phase am Bewegungsende ist die für die Übung entscheidende. Deshalb soll sie mehrfach wiederholt werden.

Das Auftreten der Endespannung kann dem weniger Geübten und vor allem bei geringer Beweglichkeit entgehen. Dann wird nur eine kurze Bewegungsphase und sofort das Mitlaufen des 2. Partnerwirbels gefühlt. In dieser Situation wird die Bewegung wieder zurückgenommen und erneut ganz langsam durch das Segment geführt, um den Übergang von

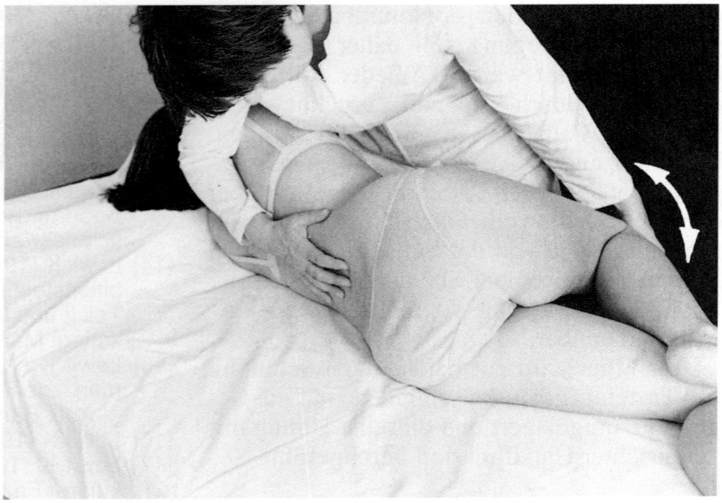

Bild 4.2 Bewegungsführung in Rotation des Rumpfes vom Becken her mit Palpationsübung für die dabei an den lumbalen Segmenten ablaufenden Spannungsänderungen

der Bewegung in die aufkommende Spannung und dann beim Mitlaufen des nächsten Wirbels die vollständige Spannung zu erfassen. Oft wird dabei die Erfahrung gemacht, daß beim Zurückführen der Schulter das Weggehen von der Spannung besser getastet wird als die anfängliche Spannungszunahme bei der Segmenteinstellung.

Danach rückt der tastende Finger einen Interspinalraum weiter nach kaudal und nimmt hier den gleichen Bewegungs- und Spannungsablauf wahr. Die Ausschläge werden von Segment zu Segment bis Th12 allmählich größer, erkennbar am Tastgefühl und an der Wegstrecke, die die führende Hand mit der Schulter je Segment zurücklegt. Beim Übergang in die LWS (meistens Th12/L1) ist dann abrupt nur noch ein sehr kleiner Bewegungsausschlag erkennbar. Interspinal nimmt der Untersucher nur eine Spannungszunahme wahr, die sich sofort von einem Segment zum nächsten überträgt. Die Schulter muß jetzt sehr langsam weiterbewegt werden. Ihre Bewegungsstrecke am letzten thorakalen Segment entspricht ungefähr der Strecke, mit der die ganze LWS durchlaufen und in Spannung gebracht wird.

In leichter Anteflexion (bei angebeugten Beinen) ist die Beweglichkeit größer, die Spannungsentwicklung langsamer, „weicher“ und dadurch für den Lernenden besser zu erkennen. Anschließend legt sich die Modellpatientin auf die andere Seite und die Tastübung wird mit vertauschter Handfunktion geübt.

4.5.2 Palpationsübung des interspinalen Spannungsverlaufes bei segmentaler Rotationseinstellung von kaudal her

(Bild 4.2): Die Modellpatientin liegt auf der linken Seite, ein Polster unter dem Kopf, die Beine leicht gebeugt aufeinander. Der Übende führt das obenliegende Bein mit seiner fußwärts weisenden (linken) Hand in rechtwinklige Hüftbeugung, der Fuß bleibt auf dem unteren Bein liegen. Das Knie wird von vorn unten gefaßt und getragen, der Oberschenkel horizontal gehalten. Der andere Untersucherarm stützt mit dem Ellbogen den Thorax von dorsal, die Hand liegt auf der oberen LWS, die Zeigefingerbeere liegt tastend in der Grube des Interspinalraumes L5/S1.

Nun senkt die linke Hand langsam das Knie ab, führt den Oberschenkel in die Adduktion im Hüftgelenk, bis schließlich das vorher exakt seitlich liegende Becken der Bewegung nach vorn folgt. Sofort mit Beginn der Beckenbewegung entsteht im untersten lumbalen Interspinalraum Spannung, meistens ohne vorher tastbare Bewegung. Unter sehr kleinen Bewegungsschritten läuft sie von Segment zu Segment nach kranial weiter und erreicht schnell den dorsolumbalen Übergang. Die Bewegung soll daher besonders langsam geführt werden. Wieder sollte sich der Übende durch Vor- und Zurückbewegen von seiner Palpationssicherheit überzeugen. Palpation und Bewegungsführung sind, obgleich bei derselben Patientin ausgeführt, bei der Einstellung vom Oberschenkel her viel schwieriger als von der Schulter. Bei vielen Probanden ist lumbal nur das Auftreten der Spannung, aber keine deutliche Bewegungsphase erkennbar.

Auch hier wird zur beidseitigen Schulung des Tastempfindens anschließend auf die Gegenseite umgelagert und dieselbe Übung mit vertauschter Handfunktion durchgeführt.

4.6 Literatur

[1] Arbeitsgruppe Konsens des Projektes „Manuelle Medizin" der Bertelsmann Stiftung (1993) Grundbegriffe der Manuellen Medizin. Terminologie, Diagnostik, Therapie. Springer, Berlin, Heidelberg

[2] Bischoff HP (1994) Chirodiagnostische und chirotherapeutische Technik, 2. Aufl. Perimed-spitta, Balingen

[3] Bischoff HP (1993) Manuelle Therapie für Physiotherapeuten. Perimed-spitta, Nürnberg

[4] Bischoff HP (1994) Die Manuelle Medizin in der Begutachtung. Man Med *32*: 29–31

[5] Dvorák J, Dvorák V (1991) Manuelle Medizin. Diagnostik, 4. Aufl. Thieme, Stuttgart

[6] Figar S, Krausová L (1975) Measurement of degree of resistance in vertebral segments. (Vortrag FIMM Prag 1974) Rehabilitacia (Obzor Bratislava) *VIII*: Supplementum 10-11/1975: 60–62

[7] Frisch H (1995) Programmierte Untersuchung des Bewegungsapparates. Chirodiagnostik. 6 Aufl. Springer, Berlin Heidelberg

[8] Frisch H (1995) Programmierte Therapie am Bewegungsapparat. Chirotherapie. Springer, Berlin Heidelberg

[9] Graf-Baumann T (1994) Manipulationen durch Krankengymnasten. Manuel Med *32*: 143–145

[10] Gutmann G (1983) Verletzungen der Arteria vertebralis durch manuelle Therapie. Manuel Med *21*: 2–14

[11] Herzog W et al (1993) Forces exerted during spinal manipulative therapy. Spine *18*: 1206–1212

[12] Kimberly PE (1980) Bewegung – Bewegungseinschränkung und Anschlag. Manuel Med *18*: 53–56

[13] Lewit K (1980) Manuelle Therapie und andere Reflextherapieverfahren – begriffliche Abgrenzungen, fachliche Beziehungen. In: Metz E-G, Badtke G (Hrsg) Manuelle Therapie. Tagungsbericht der gemeinsamen Arbeitstagung der Sektion Manuelle Therapie in der Gesellschaft für Physiotherapie der DDR mit dem Wissenschaftsbereich Sportmedizin der Pädagogischen Hochschule „Karl Liebknecht", Potsdam, S 18–30

[14] Lewit K (1981) Muskelfazilitations- und Inhibitionstechniken in der Manuellen Medizin, Teil II und III: Postisometrische Muskelrelaxation. Manuel Med *19*: 12–23; 40–43

[15] Lewit K (1984) Manuelle Medizin im Rahmen der medizinischen Rehabilitation, 4. Aufl. Barth, Leipzig

[16] Lewit K (1984) ebenda S 265

[17] Lewit K (1984) Mobilisation mit Hilfe muskulärer Fazilitation und Inhibition. In: Berger M, Gerstenbrand F, Lewit K (Hrsg) Schmerz und Bewegungssystem. Fischer, Stuttgart, S 203–213

[18] Lewit K, Gaymans F (1980) Muskelfazilitations- und Inhibitionstechniken in der Manuellen Medizin, Teil I: Mobilisation. Manuel Med *18*: 102–110

[19] Lewit K, Simons DG (1984) Myofascial Pain: Relief by Post-isometric Relaxation. Arch Phys Med Rehab *65*: 452–456

[20] Mitchell F jr, Moran PS, Pruzzo NA (1979) An evaluation of osteopathic muscle energy procedures. Pruzzo, Valley Park

[21] Neumann HD (1995) Manuelle Medizin. Eine Einführung in Theorie, Diagnostik und Therapie, 4. Aufl. Springer, Berlin Heidelberg New York

[22] Qualitätssicherung, Aufklärung und Dokumentation in der Manuellen Medizin/Chirotherapie. Gemeinsame abschließende Empfehlungen der Deutschen Gesellschaft für Manuelle Medizin, der Schweizer Ärztegesellschaft für Manuelle Medizin, des Berufsverbandes der Ärzte für Orthopädie, der Deutschen Gesellschaft für Medizinrecht und der Arbeitsgemeinschaft der Rechtsanwälte im Medizinrecht bei einem Workshop in Bingen, 30.11.– 2. 12. 1994. Manuel Med *33*: 29–31

[23] Sachse J, Berger M (1986) Mobilisationswirkung von Blickfolgebewegungen im Zervikomotogramm. Z. Physiotherapie (Leipzig) *38*: 61–68

[24] Sachse J, Berger M (1991) Zervikale Rotationsmobilisation durch Blickfolgebewegungen. Manuel Med *29*: 47–50

[25] Schildt-Rudloff K (1994) Thoraxschmerz. Innere Erkrankung oder Funktionsstörung des Bewegungssystems. Ullstein Mosby, Berlin

[26] Schneider W, Dvorák J, Dvorák V, Tritsch-

ler T (1986) Manuelle Medizin. Therapie, 2 Aufl. Thieme, Stuttgart

[27] Stejskal L (1975) Five suggestions for manipulative treatment based upon a study of postural reflexes. In: Lewit K, Gutmann G (eds) Functional pathology of the motor system. Rehabilitacia 8: (suppl 10/11). Obzor, Bratislava, pp 171–176

[28] Stoddard A (1961) Lehrbuch der osteopathischen Technik an Wirbelsäule und Becken. Hippokrates, Stuttgart

[29] Tilscher H, Eder M (1993) Klinik der Wirbelsäule. Befunderhebung – Therapieplanung. Hippokrates, Stuttgart

[30] Zbojan L (1984) Zum Einsatz der Antigravitationsmethode in der Behandlung muskulärer Fehlsteuerungen und Enthesopathien bei Sportlern. In: Buchmann J, Badtke G, Sachse J (Hrsg) Manuelle Therapie. Bericht der 2. gemeinsamen Arbeitstagung der Sektion Manuelle Therapie in der Gesellschaft für Physiotherapie der DDR mit dem Wissenschaftsbereich Sportmedizin der Pädagogischen Hochschule „Karl Liebknecht", Potsdam, S 73–85

5 bis 9 Vorbemerkungen zum technischen Teil

Die nachfolgenden Technikbeschreibungen wenden sich gleichermaßen an Ärzte und Physiotherapeuten. Die *orientierenden und die gezielten manualmedizinischen Untersuchungsverfahren* wurden nach dem diagnostisch größeren Bedarf der Arztsprechstunde ausgewählt. Die krankengymnastische Befunderhebung ist dabei eingeschlossen. Kriterien für die Auswahl der *Behandlungstechniken* waren einerseits die zuverlässige Wirksamkeit der Methoden für die Normalisierung der möglichen Blockierungsbefunde und andererseits die schonend weiche Einwirkung auf Gelenk und Weichteile unter Bevorzugung physiologischer Kräfte durch aktive Bewegungen. Alle dargestellten Behandlungstechniken sind auch für die Anwendung in der krankengymnastischen Behandlung geeignet. Ausschließliche ärztliche Behandlungstechniken werden nicht besprochen. In der Rollenverteilung von Arzt und Physiotherapeut bei der Betreuung von Funktionsstörungen des Bewegungssystems liegt das Schwergewicht der *ärztlichen Tätigkeit in der Diagnostik, Differentialdiagnostik, Indikationsstellung für den Behandlungsweg und in der Probebehandlung als Reaktionsdiagnostik.* Die physiotherapeutische Tätigkeit umfaßt die Behandlung der artikulären Funktionsstörungen, nachdem die Indikation (s. Kap. 11.) dafür gestellt wurde. Die Behandlungstaktik in Aufbau und Intensität (Dosierbarkeit) der Behandlung und die Wirksamkeitsüberprüfung anhand der Befundkontrolle sind ihre spezielle Aufgabe. Die spezifisch krankengymnastische Korrektur unökonomischer Motorik ist Teil der Rezidivprophylaxe, kann hier aber nur am Rande erwähnt werden.

Es gibt zahlreiche Darstellungen der manualmedizinischen Untersuchungs- und Behandlungstechniken. *Wir stellen die Techniken vor, die dem Weiterbildungsprogramm des Ärzteseminars Berlin (ÄMM) in der Deutschen Gesellschaft für Manuelle Medizin e. V. im Wirbelsäulenmobilisationskurs für Ärzte und für Physiotherapeuten entsprechen.*

Aus der Fülle der Untersuchungs- und Behandlungsverfahren, die die Normalisierung (schmerzhaft) artikulärer Funktionsstörungen der Extremitätengelenke und Wirbelsäulensegmente anstreben, wird eine Auswahl vorgestellt. Die Auswahl folgte den eigenen Erfahrungen der Autoren in ihren Sprechstunden in Abstimmung mit den im Seminar Berlin unterrichtenden Ärzten und Physiotherapeuten.

Natürlich sind diese *Techniken* nicht alle von uns erfunden worden. Die meisten stammen *aus* regem *praktischem Erfahrungsaustausch* mit den beiden anderen *deutschen Schulen innerhalb der DGMM* und mit internationalen medizinischen Institutionen, die die Funktionspathologie des Bewegungssystems erforschen und darüber unterrichten. Dabei sind wir vor allem der *tschechischen Gesellschaft für muskuloskeletale Medizin* eng verbunden. Viele Anregungen stammen aus den *osteopathischen Hochschulen der USA,* vor allem von der osteopathischen Fakultät East Lansing. Diese Techniken mußten sich alle zunächst einige Jahre in der praktischen ärztlichen und physiotherapeutischen Praxis des im Seminar Berlin der Deutschen Gesellschaft für Manuelle Medizin tätigen Lehrerkreises bewähren, ehe sie in den Unterrichtsstandard aufgenommen wurden, der hier vorgestellt wird.

Vorteilhafte Weiterentwicklungen von Untersuchungs- und Behandlungstechniken setzen sich meistens anonym durch. Nur vereinzelt werden sie schriftlich veröffentlicht. Die meisten werden mündlich in Kursen weitergegeben. Da wir außerdem Prioritätsfragen in technischen Details für unbegründet halten, werden bei den Technikbeschreibungen keine Namen genannt.

Untersuchungs- und Behandlungstechniken mit Seitenbezug (Seitneigung, Rotation) *werden für die rechte Seite dargestellt.* Dadurch können Seitenbezüge zur Behandlerposition und seiner Hände vereinfacht als „rechts" und „links" beschrieben werden. Für die Gegenrichtung ergibt sich dann Seitentausch. Dadurch konnte die Beschreibung der

Techniken in bezug auf eine spezielle Situation dargestellt und dem Ablauf des mentalen Trainings angenähert werden. Wir haben uns in den Beschreibungen eine Patientin und einen Behandler vorgestellt und benutzen die Personalpronomina „sie" und „er" dementsprechend.

Literatur zu den Kapiteln 5–9:

Übersichtsliteratur zu Untersuchungs- und Behandlungstechniken mit Manualmedizinischem Bezug

Bailey H (1982) Chirurgische Krankenuntersuchung. 7 Aufl. Barth, Leipzig

Bischoff HP (1993) Manuelle Therapie für Physiotherapeuten. Perimed-spitta, Nürnberg

Bischoff HP (1994) Chirodiagnostische und chirotherapeutische Technik, 2. Aufl. Perimed-spitta, Balingen

Bourdillon JF, Day EA, Bookhout MR (1992) Spinal Manipulation, 5th Edn. Butterworth-Heinemann, Oxford

Brügger A (1977) Die Erkrankungen des Bewegungsapparates und seines Nervensystems. Fischer, Stuttgart New York

Cyriax J (1975) Textbook of Orthopaedic Medicine, vol II: Diagnosis of Soft Tissue Lesions, 6th edn. Bailliere Tindall, London

Cyriax JH, Cyriax PJ (1993) Cyriax´s Illustrated Manual of Orthopaedic Medicine. 2nd ed, Butterworth Heinemann, Oxford

Dvorák J, Dvorák V (1990) Checkliste Manuelle Medizin. Thieme, Stuttgart New York

Dvorák J, Dvorák V (1991) Manuelle Medizin. Diagnostik, 4. Aufl. Thieme, Stuttgart

Dvorák J, Dvorák V, Schneider W (1984) Manuelle Medizin 1984. Springer, Berlin Heidelberg New York Tokyo

Eder M, Tilscher H (1987) Chirotherapie. Vom Befund zur Behandlung. Hippokrates, Stuttgart

Frisch H (1995) Programmierte Untersuchung des Bewegungsapparates. Chirodiagnostik. 6 Aufl. Springer, Berlin Heidelberg

Frisch H (1995) Programmierte Therapie am Bewegungsapparat. Chirotherapie. Springer, Berlin Heidelberg

Gustavsen Streeck (1991) Trainingstherapie im Rahmen der manuellen Therapie – Prophylaxe und Rehabilitation, 2 Aufl. Thieme, Stuttgart New York

Jirout J (1990) Das Gelenkspiel, Röntgenstudien der Bewegungsmechanismen. In: Gutmann G (Hrsg) Funktionelle Pathologie und Klinik der Wirbelsäule. Bd 1: Die Halswisrbelsäule, Teil 3: Gustav Fischer, Stuttgart

Kaltenborn F (1965/66) Frigjøring av Ryggraden (Sonderdruck aus „Fysiotherapeuten", Heft 1–4)

Kaltenborn FM (1992) Wirbelsäule. Manuelle Untersuchung und Mobilisation im Rahmen der orthopädischen Manuellen Therapie, 1. Aufl. Olaf Norlis Bokhandel, Oslo

Lewit K (1992) Manuelle Medizin, 6 Aufl. Barth, Leipzig Heidelberg

Maigne R (1970) Wirbelsäulenbedingte Schmerzen und ihre Behandlungen durch Manipulation. Hippokrates, Stuttgart

Mitchell F jr, Moran PS Pruzzo NA (1979) An evaluation of osteopathic muscle energy procedures. Pruzzo, Valley Park

Mumenthaler M, Schliack H (Hrsg 1965) Läsionen peripherer Nerven. Thieme, Stuttgart

Schildt-Rudloff K (1994) Thoraxschmerz. Innere Erkrankung oder Funktionsstörung des Bewegungssystems. Ullstein Mosby, Berlin

Schneider W, Dvorák J, Dvorák V, Tritschler T (1989) Manuelle Medizin. Therapie, 2 Aufl. Thieme, Stuttgart

Schumacher G-H (1995) Anatomie des Kiefer-Gesichts-Bereiches. 4. Aufl. Ullstein Mosby, Berlin

Stoddard A (1961) Lehrbuch der osteopathischen Technik an Wirbelsäule und Becken. Hippokrates, Stuttgart

Tilscher H, Eder M (1993) Klinik der Wirbelsäule. Befunderhebung – Therapieplanung. Hippokrates, Stuttgart

Tilscher H, Eder M (1994) Wirbelsäulenschule aus ganzheitsmedizinischer Sicht. Hippokrates, Stuttgart

Travell JG, Simons DG (1983) Myofascial Pain and Dysfuction. The Trigger Point Manual, Vol 1 The upper half. Williams & Wilkins, Baltimore London (dtsch. Ausgabe in Vorbereitg. Fischer, Stuttgart 1997)

Travell J G, Simons D G (1992) Myofascial Pain and Dysfunction. The Trigger Point Manual, Vol 2 The lower Extremities. Williams & Wilkins, Baltimore London

5 Übersichtsuntersuchung des Körperstammes

- Funktionelle Anatomie
- Inspektion im Stehen
- Orientierende Untersuchung von Spannungszeichen und reflektorischen Phänomenen
- Palpation der Beckenpunktpaare
- Bewertung der Beckenringpalpation
- Orientierende Inspektion der aktiven Rückbeuge im Stehen
- Orientierende Inspektion der Seitneige des Rumpfes
- Orientierende Inspektion der aktiven Vorbeuge

5.1 Vorbemerkungen zur funktionellen Anatomie

5

- Funktionelle Anatomie der Wirbelsäule
- Funktionelle Anatomie des Beckens
- Funktionelle Anatomie der Lendenwirbelsäule

Die funktionelle Anatomie weist auf anatomische Gegebenheiten hin, die für die spezifische Funktion eines Körperabschnittes Bedeutung haben und damit auch für die Funktionspathologie, die Untersuchung und Behandlung mechanischer Funktionsstörungen. Die Besonderheiten der einzelnen Wirbelsäulenabschnitte werden vor den entsprechenden Kapiteln besprochen. Hier werden die gemeinsamen Funktionsmerkmale der Wirbelsäule und die besonderen der Lendenwirbelsäule und des Beckens dargestellt.

5.1.1 Funktionelle Anatomie der Wirbelsäule

Im Stamm bilden Brustwirbelsäule, Thorax, Lendenwirbelsäule und Becken einen äußerlich einheitlich wirkenden Körperabschnitt. Davon setzt sich die Halsregion als stark bewegliche Verbindung zwischen Rumpf und Kopf deutlich ab.

Die einzelnen Wirbel der drei beweglichen Wirbelsäulenabschnitte lassen sich nach ihrer Form deutlich unterscheiden (Bild 5.1). Damit hängen Besonderheiten ihrer Funktion zusammen. Am unteren Ende sind Kreuzbein und Steißbein ohne aktive Beweglichkeit in das Becken eingepaßt. Die Brustwirbelsäule ist mit dem Thorax zu einer Bewegungseinheit verbunden. Funktion und Funktionsstörungen von Brust- und Lendenwirbelsäule lassen sich nur in Zusammenhang mit Thorax und Becken untersuchen, behandeln und verstehen.

Der Einzelwirbel besteht aus dem vorn liegenden Wirbelkörper und dem hinten angesetzten Wirbelbogen mit seinen Fortsätzen. Links und rechts dorsal am Wirbelköper liegen die Bogenwurzeln, die beide Teile miteinander verbinden. Die wichtigsten Fortsätze sind der Dornfortsatz, zwei Querfortsätze und je zwei obere und untere Gelenkfortsätze. Oberer und unterer Gelenkfortsatz einer Seite sind mehr oder weniger direkt und massiv miteinander verbunden. Am oberen Gelenkfortsatz schaut die Gelenkfläche nach dorsal, am unteren nach ventral. Die Stellung der Gelenkfortsätze und Gelenkspalte ist für den jeweiligen Abschnitt charakteristisch. Sie entspricht der spezifischen Bewegung des Abschnittes. Die Wirbelkörper zweier Nachbarwirbel werden durch das Polster des Discus intervertebralis miteinander verbunden und gleichzeitig in Distanz gehalten. Die Wirbelbögen und Dornfortsätze sind durch Bandzüge miteinander verbunden. Zwischen dem oberen Gelenkfortsatz des unteren Partnerwirbels und dem dahinterliegenden unteren Gelenkfortsatz des oberen Partners stellt das Wirbelgelenk auf jeder Seite die Verbindung her. Vor dem Gelenk und zwischen beiden Bogenwurzeln liegt unmittelbar hinter dem Wirbelkörper und dem intervertebralen Diskus das Foramen intervertebrale.

Alle diese Bewegungen sind sehr klein und verändern den anteroposterioren Durchmesser des Beckeneinganges und Beckenausganges nur um 3–17 mm [16]. Die Sakroiliakalgelenke haben keine spezifische Muskulatur und keine klinisch meßbaren Funktionsbewegungen. Sie erlauben nur kleine Federungen, die tastbar sind. Radiologische Messungen fanden das Bewegungsausmaß um 1–3° [29].

Die Bewegungen im Sakroiliakalgelenk werden durch *kräftige Bänder zwischen Sakrum und Hüftbein* gebremst, das Gelenk damit stabilisiert. Das sakrotuberale und sakrospinale Band sind besonders kräftig und begrenzen die Nutationsbewegung. Das Lig. sacroiliacale interosseum zieht unmittelbar von einer Gelenkfläche in die gegenüberliegende und garantiert damit den Zusammenhalt. Um den Rand des Gelenkes herum liegen die dorsalen und ventralen sakroiliakalen Bänder.

Die *Positionsbeziehung* der drei Beckenknochen zueinander, wie sie die Palpationsuntersuchung aufdeckt, hängt von der Symmetrie oder Asymmetrie der äußeren Kräfte und der Muskelspannung aller über das Gelenk hinwegziehenden Muskeln ab.

In der *Funktionspathologie des Beckens* unterscheiden wir zwei prinzipiell verschiedene Störungen, die aber miteinander kombiniert sein können: Die Blockierung des Gelenkes (gestörte Federungsbewegung) und die Beckenverwringung (Positionsänderung der drei Beckenknochen zueinander in Neutralstellung) [18, 21]. Zusätzlich haben die Beckentypen Bedeutung für die Statik.

Die reversible *hypomobile Funktionsstörung des Sakroiliakalgelenkes* (Blockierung) läßt sich nur durch Federungsproben unmittelbar an den Gelenkpartnern in verschiedenen Richtungen zuverlässig prüfen: Gegennutationsrichtung (Kreuzgriff), Nutationsrichtung mit Palpation am oberen Gelenkpol, dorsale „Öffnung" des Gelenkes durch Innenrotationsfederung am Hüftbein (Ilium), Außenrotationsfederung des Hüftbeines mit Palpation am kaudalen Rand des Gelenkes. Die Palpation von Federungsbewegungen ist technisch schwierig und unterliegt Täuschungsmöglichkeiten. Deshalb muß das Becken während der passiven Federungsbewegung des einen Partners (Sakrum oder Ilium) besonders sorgfältig ruhig gehalten werden. Die Palpation aktiver Beckenbewegungen (Anfangsvorlauf, Endvorlauf, Spine-Test) birgt viele Unsicherheiten, weshalb wir sie höchstens als orientierende Tests empfehlen.

Die andere Beckenstörung, die *Beckenverwringung,* manchmal Sakroilkiakalverschiebung genannt, ergibt sich aus der Stellungspalpation der Beckenpunkte im Stehen oder Liegen. In der Literatur wird sie oft als Beckenstörung schlechthin beschrieben und dann auch örtlich am Becken zur Positionskorrektur direkt behandelt [1, 15, 22, 24, 28]. Sie hat aber keine feste Korrelation zur sakroiliakalen Gelenkfunktionsstörung. Sie ist an einer Diskordanz (Verstellung) der Linien durch korrespondierende Beckenpunkte zu erkennen und geht oft mit asymmetrischer Beinstellung, asymmetrischen Spannungsphänomenen und variabler Beinlängendifferenz einher. Cramer hat die Verhältnisse der veränderten Beckenposition wohl am zutreffendsten beschrieben [2]. Wir sprechen mit ihm von Beckenverwringung. Äußerlich erkennbar besteht eine Asymmetrie der Beckenpunkte. Der hintere Darmbeinstachel (SIPS) steht auf einer Seite, meistens links, tiefer als der andere. Auf dieser hinten tieferen Seite steht der vordere Darmbeinstachel (SIAS) höher als der gegenseitige. Diese Diskrepanz unterscheidet die Beckenverwringung vom Beckenschiefstand, erklärt aber auch die Fehlinterpretationen als Schiefstand, wenn nur von vorn oder nur von hinten untersucht wurde. Der Postitionsbefund sieht demnach verwrungen aus, als ob eine Beckenhälfte nach vorn und die andere nach hinten verdreht sei. Cramer erklärt den Befund als einseitige Nutationsstellung (auf der hinten tieferen Seite). Die asymmetrische Muskelspannung, die das Becken in dieser asymmetrischen Position hält, ändert auch die Beinstellung mit scheinbarer Beinlängendifferenz und unterschiedlich starker Außenrotation. Sie ist auf der hinten tieferen Seite stärker. Zu dieser Seite hat die LWS eine Skoliosekrümmung, zur anderen Seite ladet das Becken aus.

Ein typisches Spannungszeichen ist das *Vorlaufphänomen* der hinten tiefer stehenden SIPS in der Flexions*end*stellung: nach zügi-

5

ger Vorbeuge aus dem Stehen zeigt sich die SIPS sofort nach Erreichen der vollen Vorbeuge weiter kranial als die gegenseitige stehend und wandert tastbar im Laufe von 10–20 s wieder in die im Stehen vorgefundene Position zurück [20, 25]. Beckenverwringungen lassen sich vor allem bei Kindern, Jugendlichen und sehr mobilen Erwachsenen nachweisen. Sie können mit Blockierungen eines Sakroiliakalgelenkes verbunden sein. Meistens sind die Sakroiliakalgelenke aber frei beweglich oder sogar hypermobil.

Bei Beckenverwringung lassen sich asymmetrische Muskelverspannungen besonders häufig im M. iliacus, M. psoas, M. piriformis, Teilen des M. erector spinae und in der Beckenbodenmuskulatur (s. Bild 6.9) tasten. Die für die Positionsauffälligkeit verantwortliche Asymmetrie der Muskelspannung entsteht unter der reflektorischen Steuerung von blockierten Wirbelsäulensegmenten, am häufigsten aus den Kopfgelenken (Kinder!), dem dorsolumbalen und lumbosakralen Übergang und aus der Nozizeption von inneren Organen, z. B. beim Magenulkus [9]. Die Kausalbehandlung dieser Störungen beseitigt die asymmetrische Beckenmuskelspannung und damit die Beckenverwringung.

5.1.3 Funktionelle Anatomie der Lendenwirbelsäule

(s. Bild 5.2 und 5.5). Die Lendenwirbelsäule hat von allen Abschnitten die größten Wirbelkörper und die absolut höchsten Bandscheiben. Die genau nach dorsal gerichteten Dornfortsätze sind hoch und schmal. Bei Lordose und Rückbeuge können sie miteinander in Kontakt kommen. Die *Gelenkfortsätze* bilden im Laufe der postpartalen Entwicklung starke Abweichungen von der fetalen Form heraus. Die Variationsbreite der endgültigen Form ist sehr groß. Die Gelenkfacetten sind nicht plan, sondern gekrümmt. Die Gelenkspalte bilden einen nach dorsal offenen Bogen (Bild 5.5). In den oberen vier Lendensegmenten findet sich in der Regel ein mehr oder weniger deutlicher sagittaler Anteil am lateralen Rand des Gelenkspaltes. Die Gelenkspalte beider Seiten konvergieren leicht nach kaudal.

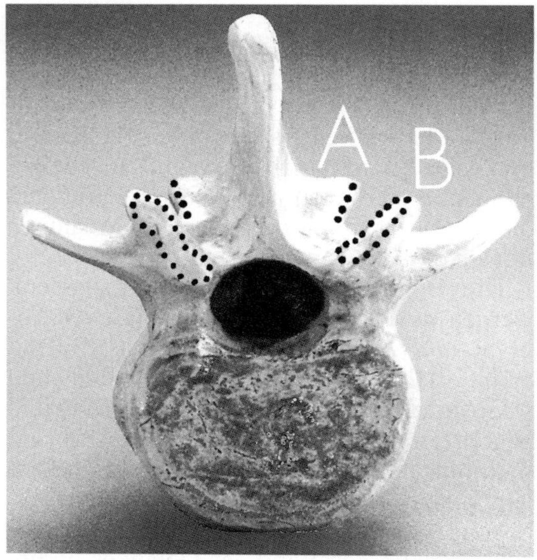

Bild 5.5 Lendenwirbel in der Ansicht von kranial. Ventral liegt der große Wirbelkörper, hinten der Bogen mit seinen Fortsätzen. Der Bogen ist mit den Bogenwurzeln an die Wirbelkörperrückseite angeheftet, sie umschließen den Wirbelkanal. Dorsal mittelständig liegt der große Dornfortsatz, seitlich stehen die Querfortsätze. Im Winkel zwischen beiden rechts und links sind mehr medial die unteren Gelenkfortsätze und mehr lateral und oberhalb die oberen Gelenkfortsätze sichtbar. Punktiert umrandet A die Kante der unteren Gelenkfacette und B die obere Gelenkfacette

Die *Lendenwirbelkörper und Bandscheiben* haben innerhalb der Wirbelsäule die größten Lasten zu tragen, die durch den Mechanismus der Bauchpresse etwas gemildert werden können (s. Kap. 5.1.1.). Trotzdem ist der Lendenabschnitt sehr beweglich. Im Erwachsenenalter ist L4/5 nach den Ergebnissen der meisten Untersucher das Segment mit den größten Bewegungsausschlägen für Ante- plus Retroflexion [3, 8, 30, 31]. Bei klinischer Untersuchung der Rückbeuge liegt allerdings im Normalfall die tiefste Querfalte über L5/S1.

Während der *Rückbeuge* schieben sich die Gelenkfacetten ineinander – *Konvergenzbewegung.* Da die beiden Gelenkspalte nicht parallel stehen, sondern sich nach kaudal konusartig annähern, werden in Rückbeuge die anderen Bewegungsrichtungen behindert.

Bei *Vorbeuge* gleiten die Gelenkfacetten auseinander – *Divergenzbewegung.* Die Bewegung wird durch Muskel- und Bandspannung beendet. Die Gelenkfacetten haben ein größeres Spiel in anderen Richtungen.

Während der *Seitneige* führen die Facetten der Neigungsseite eine Konvergenzbewegung aus, sie schieben sich ineinander. Auf der Gegenseite werden sie in einer Divergenzbewegung auseinandergezogen. Die Facetten beider Seiten werden dabei um den Neigungswinkel verkantet und je nach der sagittalen Einstellung der LWS gering rotiert.

Die *Gesamtrotation* der LWS ist mit 5° bis 15° so gering, daß eine meßbare Funktionsbewegung in Rotation nicht besteht [8, 16]. Durch die nach dorsal konkav gekrümmten Gelenkspalte liegt die Rotationsachse dorsal von den Gelenken, weit entfernt von der Bandscheibe. Jede Rotationsspannung führt daher zu einer seitlichen Scherwirkung an den Bandscheiben. Das bremst die Bewegung. Bei segmentaler Untersuchung (Seitlage) läßt sich in der Rotationsrichtung nur eine *gelenkspielähnliche Federung* erkennen. Sie wird zur Behandlung genutzt und kann auch diagnostische Informationen geben. Dieses Rotationsgelenkspiel ist in Kyphose weicher (größer) als in Lordose.

Bei Seitneige läßt sich röntgenologisch eine von der Haltung abhängige Rotation als *Synkinese* erkennen:

In *Lordose* der LWS weichen die Wirbelkörper stärker in die Neigungskrümmung aus als die Kette der Gelenke. Der Bogen der Dornfortsatzreihe ist flacher als die tatsächliche Neigung. Der Einzelwirbel dreht sich um einen geringen Betrag in die Gegenrichtung der Neigung, also zur konvexen Seite. Bei Skoliosen entspricht das der Skolioserichtung.

In *Kyphose* der LWS weichen die Bögen und Gelenke stärker in die Neigung aus als die Wirbelkörper. Die einzelnen Wirbel kommen in eine leichte Drehstellung in Richtung der Neigung, also zur Konkavseite. Das ist vor allem bei Ischiaszwangshaltungen mit Kyphosierung zu sehen.

Zwischen diesen beiden gegensätzlichen Verhaltensweisen liegt in einer mehr oder weniger *aufgerichteten Lordosehaltung* ein Bereich, in dem keine Drehstellung während der Neigung erkennbar wird. Diese Stellung wird als *Neutralhaltung* bezeichnet.

- Rechtsneigung der lordosierten LWS ruft Linksrotation hervor
- Rechtsneigung der kyphosierten LWS ruft Rechtsrotration hervor.
- In flacher Lordose oder gestreckter LWS fehlt die Rotationssynkinese (Neutralhaltung).

Aus diesen Gründen muß zur Verriegelung der Lendenwirbelsäule, d. h. für die Einstellung, die die Ausweichbewegungen verhindern soll, in Neutralhaltung anders als in Kyphose gelagert werden. In Kyphose wird zur Gegenseite der Rotation geneigt, in Neutralstellung reicht die reine Rotationseinstellung ohne Neigung.

Die mit der Seitneige verbundene Rotation ist wahrscheinlich dafür verantwortlich, daß bei Seitneigeprüfung im Stehen, also bei patiententypischer Lordose, eine Ausweichrotation des Beckens in die Gegenrichtung erkennbar wird. Je beweglicher die Patientin ist, um so deutlicher ist diese Beckensynkinese. Bei aufgerichtetem Becken und gestreckter LWS fehlt sie.

5.2 Inspektion im Stehen

- Statik in Rückenansicht
- Statik in Seitenansicht
- Symmetrieverhältnisse

Bei jeder Erstvorstellung und jeder Neuerkrankung sollte sich der Behandler eine orientierende Übersicht über das ganze Bewegungssystem durch sorgfältige Inspektion der Patientin verschaffen und die Beobachtungen dokumentieren. Es ist vorteilhaft, sich eine immer gleiche Reihenfolge des Vorgehens anzugewöhnen. Die stehende Patientin wird von hinten, von vorn und von der Seite betrachtet.

5.2.1 Statik in Rückenansicht

In Rückenansicht (Bild 5.6) wird die symmetrische Ordnung der Körperabschnitte zur *Schwerelinie des Kopfes und zur Basis* geprüft: Fällt das Lot von der Hinterhauptmitte

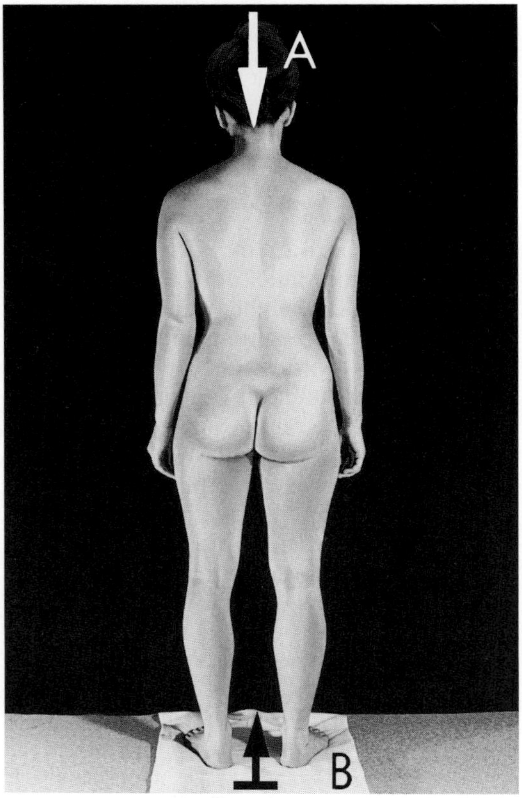

Bild 5.6 Inspektion der stehenden Patientin von hinten. Der Betrachter vergleicht an Schultern und Rumpf die Symmetrie des Oberflächenreliefs und den Abstand korrespondierender Körperpunkte zum Kopflot (A) und zur Basissenkrechte (B) (s. Text Kap. 5.2.1 und 5.2.3). Im Bild auffällige Asymmetrie der Taillendreiecke und der Analfalte

in die Mitte zwischen die Füße (Kopflot gleich Basislot)? Läuft es durch die Mitte zwischen den Schultern und durch die Analfalte?

Abweichen der Schwerelinie zu einer Seite ist Ausdruck der Mehrbelastung dieses Beines. Zur Kontrolle kann die Untersuchung auf zwei Waagen (Bild 5.7) dienen.

Seitendifferenzen von mehr als 5 kg im 2-Waagen-Test sind ein Hinweis
- auf mögliche Funktionsstörungen der Kopfgelenkregion
- auf mögliche Funktionsstörungen im Hüft-Becken-LWS-Bereich.

Bestehen Seitabweichungen im Bereich des Beckens oder der Schultern zwischen sich deckenden Kopf- und Basislotlinien, sollte die Überprüfung auf Skoliose und Schiefebenen folgen.

Isolierte Kopfschiefhaltungen oder Abweichungen des Beckens gegenüber der Basis zur einen und des Oberkörpers zur anderen Seite lassen an (durch Schmerz erzwungene) Zwangshaltungen denken, deren Ursache selten in reinen Funktionsstörungen liegt. Sie fordern deshalb immer sorgfältige Diagnostik.

5.2.2 Statik in Seitenansicht

Die Betrachtung der Lotverhältnisse von der Seite (Bild 5.8) gibt vor allem Hinweise auf ausgewogene oder gestörte Aktivität der

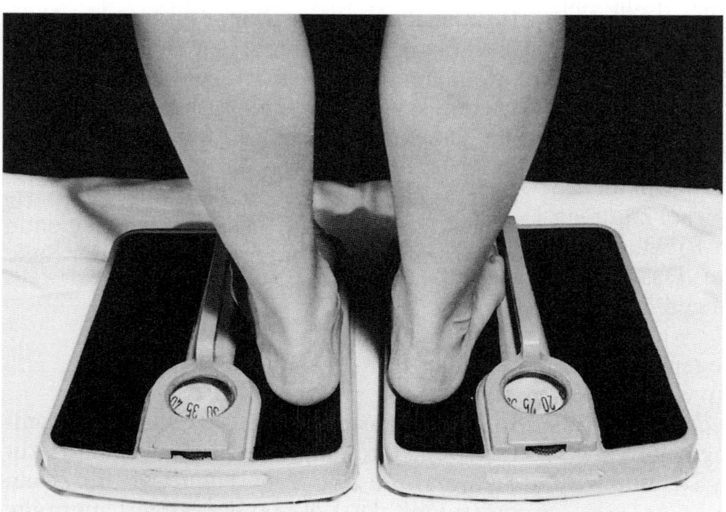

Bild 5.7 Untersuchung im Stehen auf zwei mechanischen Federwaagen. Die Gewichtsverteilung zeigt die Fähigkeit des Patienten, die Belastungssymmetrie richtig abzuschätzen oder wie hier die Störung dieser Funktion (10 kg Differenz)

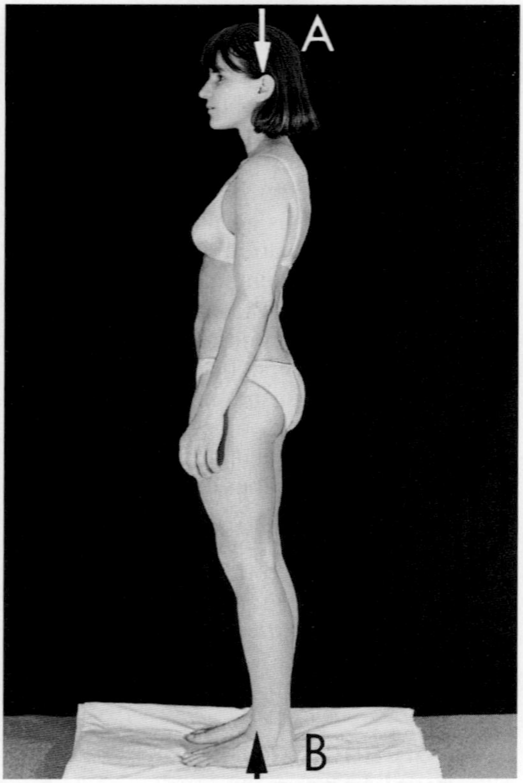

Bild 5.8 Inspektion der stehenden Patientin von der Seite. Dabei werden die Lotverhältnisse des Rumpfes und seiner Abschnitte beachtet
A = Kopflot, B = Basissenkrechte

Muskulatur. Der äußere Gehörgang läßt sich als Kopfschwerpunktmarkierung benutzen. Das von dort gefällte Lot trifft bei ausgeglichener Muskelaktivität etwa auf das Os naviculare als Basis [14, 17]. Kopf- und Basislot fallen dann zusammen. Abweichungen des Kopflotes nach vorn oder hinten gegenüber dem Os naviculare hängen mit der Pathologie der Hüft- und Sakroiliakalgelenke oder mit Schmerzzuständen und der Mobilität der LWS zusammen.

Teilstatik der Abschnitte: Die Verhältnisse sind am sichersten in *statischen Röntgenbildern* ablesbar. Viele Informationen können schon durch Betrachtung gewonnen werden. Die Inspektion verfolgt den Verlauf des Kopflotes über den zervikodorsalen und dorsolumbalen Übergang zum Hüftgelenk.

Bei ausgeglichenen Verhältnissen verläuft die Schwerelinie zervikal vom äußeren Gehörgang durch den Wirbelkörper C7. Als Entsprechung dient dem Betrachter äußerlich der hintere Ansatz des M. sternocleidomastoideus am Schlüsselbein zur Orientierung.

Die typische *Störung der HWS-Statik* ist die Kopfvorhaltung durch inaktive tiefe Halsbeuger und überlastete oder sogar verkürzte Nackenstrecker. Folge ist die Hyperlordose des zervikokranialen Überganges mit artikulären Funktionsstörungen und Aufrichtung oder Kyphosierung der unteren HWS. Es handelt sich primär um eine motorische Steuerungsstörung.

Die *Kopfschwerelinie verläuft im Beckenbereich* durch den Wirbelkörper L5 und den Hinterrand des Hüftgelenkes, dem orientierend die Trochanterspitze beim Blick von der Seite entspricht.

Wenn der Trochanter deutlich vor der Kopf-Basis-Schwerelinie liegt, spricht Lewit [17, 20] von *Beckenanteposition.* Dieser Befund beruht auf einer Muskelstereotypstörung mit inaktiven Bauchwand- und Glutealmuskeln. Dabei ist die Lumballordose durch erhöhte Aktivität des dorsolumbalen M. erector spinae nach kranial verlängert und oft auch verstärkt.

Normalerweise liegt der Wirbel Th12 im statischen Röntgenbild um eine Wirbelkörpertiefe nach hinten versetzt über L5, bei Beckenanteposition oft noch mehr. Bei Betrachtung des Patienten von der Seite ist die Dornfortsatzreihe nicht erkennbar. Von schräg hinten lassen sich die Verhältnisse jedoch orientierend abschätzen. Die Aufmerksamkeit des Betrachters sollte erwachen, wenn Th12 weiter vorn als erwartet gehalten wird (Körpervorhaltung). Das ist Hinweis auf eine schmerzbedingte Zwangshaltung mit Aufrichtung von LWS und Becken. Es handelt sich um eine peripher reflektorisch erzwungene Haltung, deren Ursache durch sorgfältige Untersuchung geklärt werden muß (Prolaps?).

5.2.3 Symmetrieverhältnisse

Es folgt die Betrachtung der Symmetrieverhältnisse an den erkennbaren *Skelettpunkten* und im *Muskelrelief.* Korrespondierende

Punkte der Oberfläche sollen gleichweit von der Mitte entfernt und auf einer Horizontalen liegen. Das Oberflächenrelief soll gleiche Form und Größenverhältnisse zeigen.

Von hinten werden Fersen, Waden, Kniekehlen, Rückfläche und Medialrand des Oberschenkels, Gesäßfalte und Gesäßform, Michaelis-Raute, lumbale Rückenstrecker, untere Rippen, Taillenform, Schultern und Schulterblätter mit ihrer Muskulatur und die Nackenmuskulatur betrachtet und im Seitenvergleich beurteilt.

Von vorn werden Füße, Zehen und Streckersehnen, M. tibialis anterior, Kniescheibe, M. quadriceps, seitliche Hüftmuskulatur und Tractus iliotibialis, Bauchwandmuskulatur und Nabel, unterer Brustkorbrand, M. pectoralis major, Schulterstellung und Klavikulaverlauf, Schulter-Hals-Linie, M. sternocleidomastoideus und supraklavikuläres Dreieck vergleichend beurteilt.

Die Interpretationsmöglichkeiten der Befunde können hier nicht im Einzelnen dargestellt werden. Die meisten *Symmetrie- und Lotabweichungen* haben ihre Ursache in Störungen der motorischen Steuerung. Da diese für die Entstehung von Wirbelsäulenfunktionsstörungen Bedeutung haben können, sollten Auffälligkeiten schon bei der Erstuntersuchung dokumentiert und vor Abschluß der Behandlung kontrolliert und dann gewertet werden.

5.3 Orientierende Untersuchung von Spannungszeichen und reflektorischen Phänomenen

Bei entspannt stehender Patientin tastet der hinter ihr stehende Behandler beidseits gleichzeitig ruhig und zügig streichend über die Haut von der Unterkiefergegend zum Nacken und weiter über die Schulter zum Oberarm außen. In einem zweiten Tastzug gleiten die Hände von der hinteren Achselfalte über das Schulterblatt zur Flanke und zum Becken (s. Bild 3.1 und 3.2). Den *Tasteindruck* während des Darüberstreichens nimmt die angeschmiegte Handfläche auf. Er wird durch *lokale Palpationen von Haut und Muskulatur* zwischen Daumen und Zeigefinger ergänzt. Die abgehobene Haut-Unterhaut-Falte wird untersucht, lokale Verdickungen und Spannungsvermehrungen der Haut, ihre verminderte Verschieblichkeit und Abhebbarkeit, vor allem bei asymmetrischem Verhalten, werden als auffälliger Befund dokumentiert. Die Palpation der Muskulatur informiert über Verspannungen eines Muskels oder einzelner Muskelfaserbündel und über mögliche Palpationsempfindlichkeit.

Durch diese Übersichtspalpation, die je nach den Inspektionsbefunden beliebig erweitert werden kann, erhält der Behandler eine schnelle Übersicht über auffällig gestörte Körperregionen und über die allgemeine *Reagibilität der nervalen Steuerung* bei seinen Patienten, je nachdem, ob wenige lokale oder zahlreiche, sehr ausgeprägte und ausgedehnte Veränderungen in den Schichten der Körperdecke *bei diesem ersten Hinfassen zu erkennen* sind.

5.4 Palpation der Beckenpunktpaare

- Untersuchungsstellung
- Palpation der SIAS
- Palpation des Beckenkammes
- Palpation der SIPS
- Verhalten der SIPS am Ende der vollen Vorbeugung
- Verhalten der SIPS am Anfang der Vorbeugung
- Verhalten der SIPS bei Standbeinwechsel

Diese Palpationsuntersuchung vergleicht in definierter Untersuchungsstellung korrespondierende Punkte des Beckens mit der Horizontalen. Sie beurteilt dabei indirekt die innere anatomische Symmetrie des Beckens, selbst wenn es schief steht.

Die Palpation kann bei manchen Patienten durch das über den Knochenpunkten liegende Gewebe erschwert und damit im Ergebnis unzuverlässig sein. Man sollte Fehlermöglichkeiten nicht unterschätzen und erst recht nicht

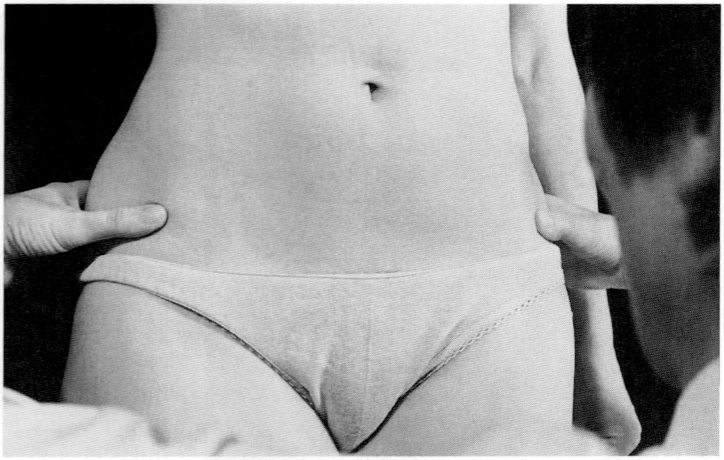

Bild 5.9 Palpation der SIAS. Die rechte Hand des Arztes palpiert die linke Spina! (s. Kap. 5.4.2)

die Schwierigkeiten der Befundinterpretation. Es ist sicher kein Zufall, daß die Diagnoseraster der einzelnen manualmedizinischen Schulen am Becken so deutliche Unterschiede zeigen und so schlecht zur Deckung zu bringen sind. Auch die komplizierte funktionelle Anatomie dieses Raumes ist sicher eine Ursache der Diskrepanzen und offenen Fragen.

Um bei der stehenden Patientin über die anatomischen und statischen Verhältnisse Aufschluß zu erhalten, sollten *mindestens drei Punktepaare* verglichen werden:

- vordere Darmbeinstachel (Spina iliaca anterior superior, SIAS, s. Bild 5.9);
- Beckenkämme seitlich und hinten (s. Bild 5.10 und 5.11);
- hintere Darmbeinstachel (Spina iliaca posterior superior SIPS, s. Bild 5.12)

Notfalls erlaubt der Vergleich der SIAS mit *einem* hinteren Punktepaar diagnostische Schlüsse.

Zusätzlich und vor allem bei diskrepanter Abweichung der Punktepaare von der Horizontalen wird das Verhalten der SIPS am Ende der Vorbeuge (5.4.5) und am Anfang der Flexion (5.4.6) geprüft. Eine Wertung der Befunderhebung am Becken versuchen wir in 5.5.

5.4.1 Untersuchungsstellung

Bei der Untersuchung im Stehen müssen die Fersen genau unter den Hüftköpfen stehen. Das ist der Fall, wenn zwischen den Fersen etwa 15 cm freier Platz bleibt (Abstand der Hüftkopfmitten beim Erwachsenen um 18–25 cm). Stehen die Füße geschlossen, sinkt bei Seitenverschiebung des Beckens (Gewichtsverlagerung zu dieser Seite) die herausgeschobene Seite ab. Bei stärker gegrätschten Beinen steigt sie an. Nur bei Einstellung der Fersen unter den Hüftköpfen verhalten sich die Beine mit dem Becken wie ein Parallelogramm, das horizontale Becken bleibt auch bei Standbeinwechsel horizontal.

Die Beckenpunktpalpation ist auch in Rückenlage und Bauchlage möglich, kann aber andere Resultate ergeben, da der – oft korrigierende – Einfluß der horizontalen Standfläche wegfällt und muskuläre Asymmetrien deutlicher sichtbar die Gelenkstellung beeinflussen.

Die Reihenfolge der Beckenpalpation ist beliebig.

5.4.2 Palpation der Spina iliaca anterior superior (SIAS)

Zur Palpation der SIAS sitzt (hockt) der Untersucher vor der Patientin, die Augen in Beckenhöhe und legt die horizontal gehaltenen Daumen von unten an die SIAS heran. Diese liegen am seitlichen Ende des Leistenbandes in der seitlich vorderen Beckenrundung. Die Daumen werden nicht in der Frontalebene gehalten, sondern von schräg außen vorn aufgelegt und an die laterale Begrenzung der SIAS von unten herangeführt (Bild 5.9).

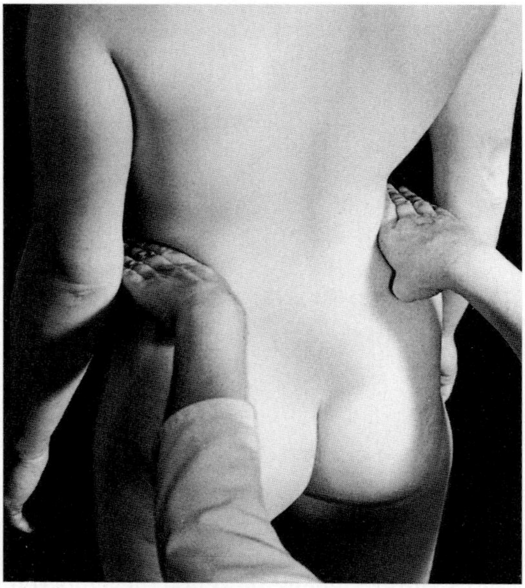

Bild 5.10 Palpation des Beckenkammes seitlich (s. Kap. 5.4.3)

Bei seitengleichem Kontaktgefühl wird mit der Horizontalen verglichen. Die Palpation der SIAS ist selbst bei adipösen Patienten (unter der Fettschürze) meistens noch möglich.

Achtung: Der linke Daumen palpiert die rechte SIAS, der rechte die linke!

5.4.3 Palpation des Beckenkammes seitlich und dorsal

Der Beckenkamm kann seitlich palpiert und nach hinten medial in seinem Verlauf verfolgt werden. Zur Palpation der Beckenkämme sitzt (hockt) der Behandler hinter der Patientin. Er hat die Augen in Beckenhöhe, hält die Hände horizontal und tastet sich mit der Radialkante und dem Zeigefinger von der Taille her von oben auf die Beckenkämme. Er sucht korrespondierende Kontaktstellen und vergleicht mit der Horizontalen (Bild 5.10).

Die Untersuchung birgt einige Täuschungsmöglichkeiten. Die Hände sollen beidseits in gleicher Höhe auf die Haut gelegt werden, sie sollen von oben her auf den Beckenkamm gelangen und dann beidseits gleichen Druck ausüben. Bei Adipositas und Beckenasymmetrie können unterschiedlich dicke Hautfalten zwischen Hand und Beckenkamm liegen. Durch nozireaktive Gewebsverdickungen kann die Gewebsschicht auf den Beckenkämmen asymmetrisch sein und die daraufliegenden Hände schräg stellen. Um Fehlurteile zu vermeiden, empfiehlt sich eine *Kontrolle:*

Die Beckenkämme werden anschließend genau von der Seite her an der Stelle palpiert, an der vorher der Zeigefinger auflag. Die obere äußere Kante des Beckenkammes wird mit der Fingerspitze aufgesucht. Beide Zeigefinger werden horizontal gehalten und dann mit der Fingerspitze an diesem lateralsten Punkt gegen die Kante geschoben und die Finger mit den Augen verglichen.

Sind die Ergebnisse beider Verfahren gleich, dürfen sie als zuverlässig gelten. Sind sie diskrepant, wird zunächst nach einer lokalen Gewebsasymmetrie getastet. Wird diese palpatorische Illusion als Erklärung ausgeschlossen, folgt die Untersuchung der ganzen Wirbelsäule und Behandlung aller Funktionsstörungen. Dann erst wird die Palpation des Becken wiederholt. Die Diskrepanz ist dann meistens korrigiert. Besteht sie fort, schließen sich weitere Prüfungen der Statik an.

Nach der Palpation der seitlichen Beckenkammhöhe tasten Fingerspitzen oder Zeigefinger mit nur zartem Druck *auf beiden Seiten gleichzeitig* zur Mitte hin immer an der *dorsalen Kante des Darmbeinkammes* entlang (Bild 5.11). Normalerweise laufen die Beckenkämme, und damit die tastenden Hände, zur Mitte aufeinander zu, ehe sie kaudalwärts umbiegen. In manchen Fällen wird eine Hand kranialwärts und eine kaudalwärts schräg geführt, so daß sie nicht aufeinander treffen. Dann können wir eine Asymmetrie der SIPS erwarten. Dieser Befund ist Teil der funktionellen Asymmetrie des Beckens, die bildlich als Verwringung (s. Kap. 5.1.2 und 5.5) bezeichnet wird. Sie scheint durch asymmetrische Muskelspannung am Becken zu entstehen. Der tiefer verlaufende dorsale Beckenkamm korrespondiert mit einer gleichseitig tieferen SIPS und einer gleichseitig höher stehenden SIAS. Diagnostisches Merkmal ist die Diskrepanz der 3 Punktepaare untereinander in verschiedenen Kombinationen.

5.4.4 Palpation der Spina iliaca posterior superior (SIPS)

Die SIPS wird an ihrer gut akzentuierten unteren Kante palpiert (Bild 5.12). Die am stärksten prominente Stelle der SIPS liegt weiter kranial und ist auf der Haut durch die seitlichen Grübchen der Michaelis-Raute markiert. Dort ist die Palpation unsicher.

Der Behandler führt die Daumen von unten her an den Unterrand der SIPS mit gleichem Druck heran und vergleicht mit der Horizontalen. Vor allem bei Adipösen können die SIPS sehr schwierig oder gar nicht zuverlässig tastbar sein. Diese Schwierigkeit begegnet erneut bei Palpation unter Rumpfbewegungen.

5.4.5 Verhalten der hinteren Darmbeinstachel am Ende der vollen Vorbeugung

Der besondere Wert dieser Untersuchungen zeigt sich bei funktionellen Asymmetrien des Beckenringes (Verwringung) mit und ohne artikuläre Funktionsstörung des Sakroiliakalgelenkes.

Vorausgehend wurden die Beckenpunkte palpiert, zuletzt die beiden SIPS bei hüftbreitem Stand und seitengleich belasteten Füßen. Die Daumen werden vom Palpationsort der SIPS gelöst, die übrigen Fingerspitzen bleiben seitlich am Hautkontakt. Die Patientin beugt sich zügig nach vorn in die Endstellung bei gestreckt gehaltenen Beinen. Sofort werden die beiden SIPS wieder aufgesucht. Sie liegen jetzt unter einer vorher weiter kaudal gelegenen Hautstelle.

Mögliche Ergebnisse:

1. Vorher horizontal liegende SIPS bleiben symmetrisch zur Körpermittellinie: *Normalverhalten.*

2. Die bei aufrechtem, symmetrisch belastetem Stand tiefer stehende SIPS steht sofort nach der Vorbeugung beim Blick von oben auf den Rücken weiter kranial als die gegenseitige. Sie ist unter Bezug auf die Medianebene kranialwärts „vorgelaufen“. Diese Stellung bleibt nur kurze Zeit bestehen. Im Laufe von 10–20 Sekunden läuft die SIPS wieder

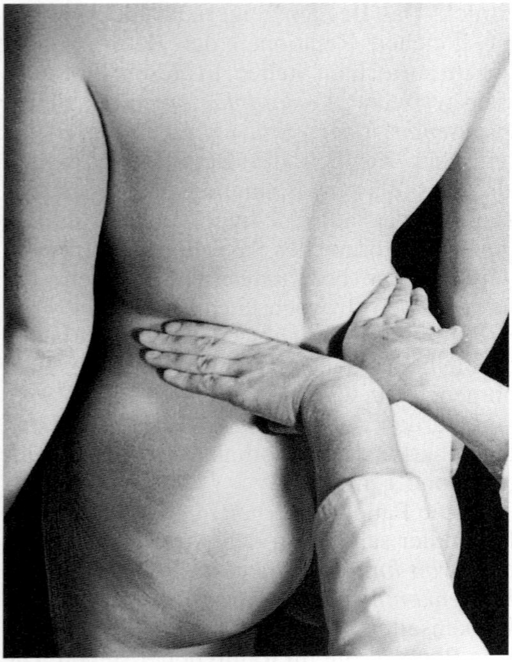

Bild 5.11 Palpation des dorsalen Beckenkammanteils. Die Hände des Arztes gleiten vom seitlichen Anteil nach dorsomedial (s. Kap. 5.4.3)

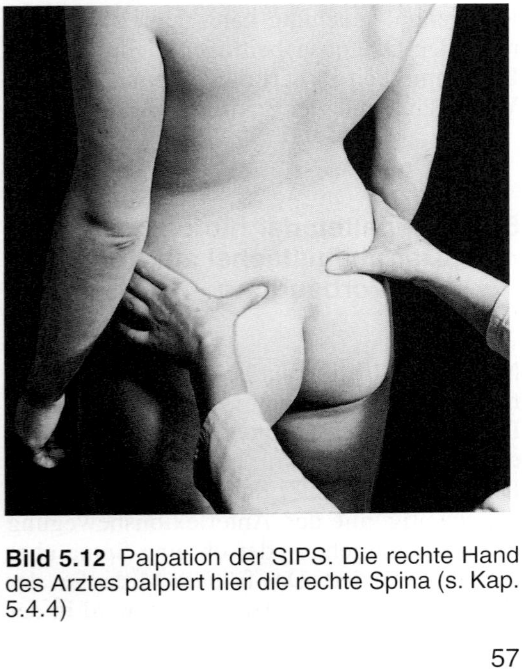

Bild 5.12 Palpation der SIPS. Die rechte Hand des Arztes palpiert hier die rechte Spina (s. Kap. 5.4.4)

5

zurück. Das Becken zeigt dann in Vorbeuge die gleichen Relationen der Beckenpunkte wie im aufrechten Stehen. In diesem Fall sprechen wir von *„Vorlaufphänomen am Bewegungsende"* oder *„Endvorlauf"*. Dies ist ein typisches Zeichen der Beckenverwringung als (muskulärem) Spannungsphänomen und kein Hinweis auf eine hypomobile artikuläre Funktionsstörung des Sakroiliakalgelenks. Es wird vor allem bei Kindern und jüngeren (sehr beweglichen) Erwachsenen beobachtet.

Wenn die Spinabewegung in Vorbeuge ausbleibt, handelt es sich nicht um dieses Phänomen. Dann wird das Verhalten der SIPS am Anfang der Vorbeugung (s. Kap. 5.4.6) und die Funktion des Sakroiliakalgelenkes geprüft (s. Kap. 6.1 und 6.3).

3. Die Patientin verharrt in Vorbeuge. Der Behandler schaut mit den Augen in Beckenhöhe *von hinten tangential über die dorsale Beckenkontur* und wertet das Verhältnis der Beckenseiten zur Horizontalen. Dabei kann eine Beckenseite im Raum höher stehen. Die dorsale Beckenfläche zeigt den *Schiefstand des Beckens*. Nur wenn auch bei aufrechtem Stehen die höhere Seite kongruent höhere Beckenpunkte aufwies und wenn an Wirbelsäule und Becken keine Funktionsstörungen (mehr) bestehen, kann aus diesen Befunden die *Verdachtsdiagnose eines Beckenschiefstandes* gestellt werden. Die statische Röntgenuntersuchung kann dann zur Sicherung der Diagnose beitragen. Jede kleinste Unstimmigkeit fordert die Untersuchung der Wirbelsäule und der Sakroiliakalgelenke.

5.4.6 Verhalten der hinteren Darmbeinstachel am Anfang der Vorbeugung

Nach der Palpation der beiden SIPS bei symmetrischem, aufrechtem Stand bleiben die Daumen an den Tastpunkten, während sich die Patientin langsam vorzubeugen beginnt. Die Palpation achtet darauf, ob beide SIPS gleichzeitig mit der Anteflexionsbewegung der LWS mitgehen oder ob eine Spina eher aufwärts wandert. Das frühere Mitlaufen der SIPS einer Seite vor der anderen wird in der Literatur von manchen Autoren ebenfalls als Vorlaufphänomen bezeichnet, besser wäre von *„Anfangsvorlauf"* zu sprechen.

Die Untersuchung des Anfangsvorlaufes ist im Sitzen einfacher, weil das Becken auf der Unterlage aufliegt und nicht in Wackelbewegungen ausweichen kann.

> Der Anfangsvorlauf einer SIPS ist Hinweis auf
> – muskuläre Verspannung (Endvorlauf prüfen) oder auf
> – Blockierung des Sakroiliakalgelenkes dieser Seite (SIG Federungsprüfung).

5.4.7 Verhalten der hinteren Darmbeinstachel bei Standbeinwechsel und Spine-Test

Es ist immer wieder versucht worden, die Bewegungsvorgänge im Beckenring bei wechselnder Beinbelastung wie Treten auf der Stelle durch Palpation zu erfassen und diagnostisch zu werten. Kleine Bewegungen kann man aber nur zuverlässsig palpierend erkennen, wenn ein Gelenkpartner sicher fixiert ist und der andere sich im Vergleich dazu bewegt. Diese Forderungen sind beim Gehen auf der Stelle nicht gewährleistet.

Das Becken macht beim Gehen Kippbewegungen in der sagittalen und frontalen Ebene und Rotationen um die longitudinale Achse. Selbst wenn der Patient lediglich das palpationsseitige Knie hochhebt oder sogar nur nach vorn schiebt, ohne den Fuß vom Boden zu heben [5], kippt das Becken. Das verunsichert die empfohlene Abstandsmessung der SIPS zu einem Sakrumpunkt erheblich.

Bei unverändertem Abstand wird der Test als *Hinweis auf* eine sakroiliakale Gelenkfunktionsstörung gewertet, die allerdings dann durch gezielte direkte Federungstests bestätigt werden muß.

5.5 Bewertung der Beckenringpalpation

Die Aussagen der Palpationsuntersuchung der Beckenpunkte in Ruhe und Bewegung haben die gleichen Grenzen wie alle Positionsuntersuchungen und alle Untersuchungen unter aktiven Bewegungen. Die Positionspalpation selbst hängt von der Symmetrie der Gewebsschichten ab, die über den verglichenen Knochenpunkten liegen. In der Regel werden Patienten mit noch unklarer Nozizeption untersucht. Deshalb ist zu erwarten, daß in den gestörten Bereichen asymmetrische Nozireaktionen, d. h. Verspannung, Verquellung und Verdickung des Gewebes, über den Knochenpunkten palpiert werden. Sie bedingen eine ernstzunehmende Täuschungsmöglichkeit der Palpation, mit der immer zu rechnen ist. Lewit [19] bezeichnete diese Gefahr als *palpatorische Illusion.*

Die Relation beweglicher Knochen zueinander hängt von der äußeren Belastung der untersuchten Region (symmetrischer oder einbeiniger Stand, Sitzen, Liegen) und der Symmetrie oder Asymmetrie der dort einwirkenden Muskelkräfte und deren Ruhespannung ab. Die *Positions- oder Stellungsbefunde* sagen also etwas über die motorische Steuerung einschließlich der statischen Regulation aus. Als Hinweis auf artikuläre Störungen sind sie nur sehr unsicher. Die Positionsbefunde geben also nur orientierende Hinweise und ihr Verschwinden nach der Behandlung erlaubt nur eine vorsichtige Aussage für die Prognose.

Aktive Bewegungen werden von Muskelstörungen eher stärker beeinflußt als durch artkuläre Funktionsstörungen. Auffällige Befunde bei aktiven Bewegungen können somit nur orientierenden, also Hinweischarakter haben. Wenn dann bei der Behandlung Methoden verwendet werden, die prinzipiell zuerst die verspannte Muskulatur relaxieren, ehe sie den artikulären Weggewinn in der Richtung der eingeschränkten Beweglichkeit zu erreichen suchen, ist dieser diagnostische Mangel nicht schwerwiegend. Viele osteopathische Schulen gehen diesen Weg, selbst wenn sie die Störung als artikulär interpretieren [24]. Eine Fehldeutung der Muskelverspannungen mit Positionsasymmetrie des Beckens als Beckenfunktionsstörung und deren „Reposition" durch Manipulation halten wir dagegen trotz der reflektorischen Wirksamkeit für problematisch.

Diskrepanz der Beckenpunktpaare (Beckenverwringung) ist Hinweis auf:

- einseitige Muskelverspannung (Hüftbeuger, Hüftaußenrotatoren, ischiokrural, Beckenboden).
- Funktionsstörungen zervikokranial, zervikodorsal, dorsolumbal, lumbosakral, sakroiliakal.

5.6 Orientierende Untersuchung der aktiven Rückbeuge im Stehen

Die Patientin steht aufrecht, symmetrisch auf beiden Beinen. Sie wird aufgefordert, sich langsam zurückzubeugen. Der Behandler sitzt oder steht hinter ihr und beobachtet:

- die ganze Rückbeugebewegung in ihrem Ablauf,
- die Symmetrie der Bewegung,
- das Verhalten der Wirbelsäulenregionen,
- das Verhalten der Rückenstrecker .

5.6.1 Inspektion der Gesamtbewegung

Bei normaler zentraler Steuerung (Kleinhirn) und Mitarbeitsbereitschaft der Patientin beginnt die Bewegung mit der Retroflexion in Höhe L5 durch das Nach-vorn-Schieben des Beckens (Bild 5.13). Sie setzt sich dann in die Retroflexion der übrigen LWS, BWS und HWS und in eine Kniebeugung fort (Bild 5.14). Schwindelpatienten müssen zur Vermeidung der Kopfrückbeuge aufgefordert werden.

Grobe Veränderungen oder *Einschränkungen der Gesamtbewegung* resultieren aus stärkeren Schmerzen und ausgedehnten Versteifungen der Wirbelsäule. Die schmerzerfahrene Patientin wird die Schmerzprovokation vermeiden und sich dementsprechend vorsichtig bewegen, manchmal nur eine Kopfrückbeuge ohne Gewichtsverlagerung riskieren. Der Schmerz kann durch die Retroflexions-

5

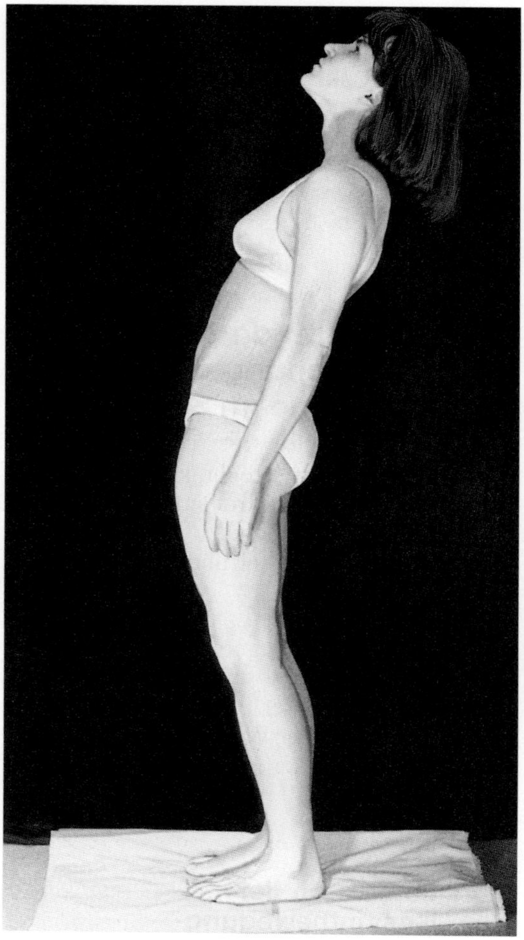

Bild 5.13 Inspektion der Rumpfrückbeuge im Stehen am Beginn. Das Becken wird nach vorn geschoben. Zur besseren Darstellung wurde hier die Seitenansicht gewählt

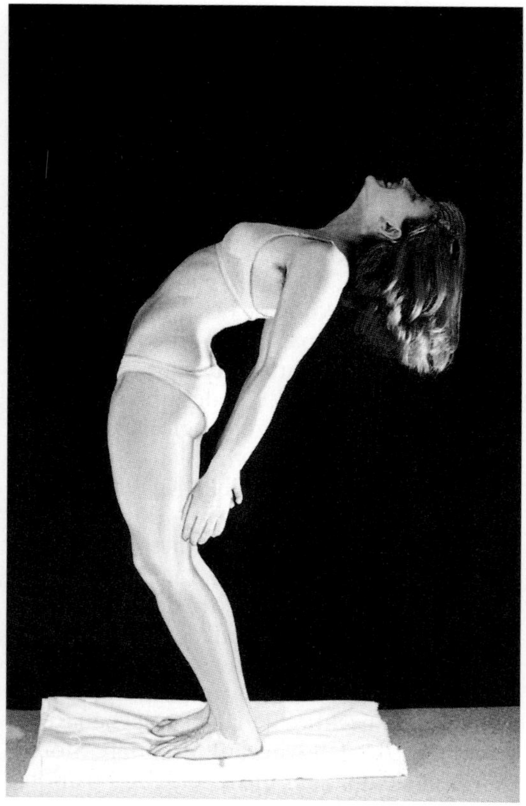

Bild 5.14 Inspektion der vollen Rumpfrückbeuge. Die Patientin wurde aufgefordert, den Kopf nicht völlig in den Nacken zu legen. Hier besteht eine Hypermobilität der LWS, geringe Kniebeuge.

5

stellung, z. B. bei schmerzhaftem Interspinalraum, hervorgerufen werden oder durch die dadurch veränderte Wirbelsäulenbelastung (Prolaps) bedingt sein. Im letzteren Falle ist in Seitlage, d. h. ohne Belastung, ein anderer Befund bei Retroflexionsuntersuchung zu erwarten. Die Rückbeuge kann aber auch durch Schmerzen und Verspannung auf der Ventralseite des Rumpfes behindert sein, z. B. durch eine Psoasverspannung oder eine schmerzhafte Narbe der Bauchwand.

Starke allgemeine Einschränkung der Retroflexion ist Hinweis auf:
- Versteifung der Wirbelsäule,
- diskogene Schmerzsyndrome,
- muskuläre Schmerzsyndrome,
- muskuläre Verspannung oder Verkürzung,
- ligamentäre Schmerzsyndrome.

5.6.2 Inspektion der Bewegungssymmetrie

Normalerweise bleibt die Wirbelsäule während der Retroflexionsbewegung in der Medianebene. Ein Ausweichen des Oberkörpers zu einer Seite kann schmerzbedingt sein oder es weist auf die Rückbeugestörung eines Lumbalgelenkes auf der Gegenseite hin. Das gestörte Segment kann dann an der Basis der Seitabweichung vermutet werden. Die Seitabweichung des Oberkörpers kann mit einer Beckendrehung zur gleichen Seite kombiniert sein.

Links-(Rechts-)Seitenabweichung des Oberkörpers bei Retroflexion ist Hinweis auf:
- Rückbeugestörung rechts (links) lumbal.

5.6.3 Inspektion der einzelnen Regionen

Die einzelnen Regionen – lumbosakral – lumbal – untere BWS – werden während der Rückbeuge beobachtet.

In der Regel entsteht die tiefste Querfalte direkt oberhalb der beiden SIPS (Grübchen). Die Querfalte ist normalerweise symmetrisch. Die Rückbeugekrümmung der höheren Lumbalsegmente ist nicht so stark, die Querfalten sind nicht so tief. In der mittleren BWS kommt es nur zu einer Aufrichtung.

Der Gipfel der Retroflexionskrümmung kann nach kranial verlagert sein, manchmal in die untere BWS. Das weist auf eine erhebliche Inkoordination zwischen dem M. erector spinae und der Bauchmuskulatur hin. Ein aktueller Rückbeugeschmerz der unteren LWS oder eine Bewegungsminderung nach bereits durchgemachter Ischias kann der Auslöser dafür sein. Die Segmente des dorsolumbalen Überganges werden dabei oft hypermobil.

Verlagerung der stärksten Retroflexion zum dorsolumbalen Übergang hin ist Hinweis auf:
- unökonomische Steuerung der Muskulatur (Inkoordination)
- Koordinationsstörung oder Restschmerz nach einer durchgemachten Ischias
- Folge eines Retroflexionsschmerzes der unteren LWS

Eine quantitativ vergrößerte Rückbeuge ist ein Hinweiszeichen auf eine konstitutionelle *Hypermobilität.* Die verstärkte Beweglichkeit betrifft die ganze LWS. Damit kombiniert, seltener isoliert, kann eine lokale, d. h. segmentale, Verstärkung der Rückbeuge beobachtet werden, die sich an der tieferen Querfalte über dem Segment zu erkennen gibt. Das betrifft besonders häufig L5/S1, kommt aber auch in dorsolumbalen Segmenten nicht selten vor.

Solche lokale Überbeweglichkeit führt oft zum interspinalen Bandschmerz. Dann hemmt dieser die Rückbeuge und verdeckt den Befund. Ein Schmerz in der Endstellung bei scheinbar normaler Beweglichkeit ist deshalb für eine lokale Hypermobilität verdächtig.

Schmerz bei maximaler Retroflexion auch ohne deutliche Bewegungsbehinderung ist Hinweis auf:
- lokale Hypermobilität mit interspinalem Schmerz.

Verminderung der Rückbeuge bei abgeflachter lumbaler Lordose oder Steilstellung fordert Schmerzuntersuchung und Funktionsprüfungen der LWS in Retroflexionsrichtung.

Regionale Retroflexionseinschränkung (bei L5 fehlende Querfalte) ist Hinweis auf:
- Wirbelsäulenfunktionsstörung
- interspinalen Schmerz.

5.6.4 Palpation der Rückenstrecker

Wenn im aufrechten Stand der M. erector trunci einseitig oder doppelseitig lumbal tastbar verspannt ist, wird er in voller Rückbeuge erneut palpiert. Verschwindet die Verspannung, war sie nur leicht (ersten Grades). Bleibt sie auch in Rückbeuge bestehen, wird sie anschließend in Bauchlage kontrolliert. Ist der Muskel dann entspannt, wird die Verspannung als 2. Grades gewertet. Besteht sie auch dann noch weiter, wird eine Verspannung 3. Grades dokumentiert. Verspannung der Rückenstrecker ist immer Ausdruck eines lumbalen Schmerzes.

5.7 Orientierende Untersuchung der aktiven Seitneige des Rumpfes

(Bild 5.15). Die Patientin steht aufrecht mit symmetrischer Belastung der Beine, die unverändert stehen bleiben. Sie neigt sich zur

5

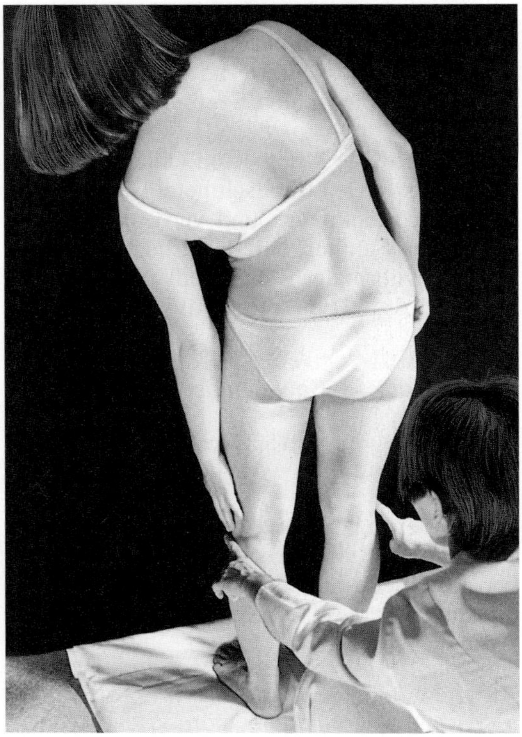

Bild 5.15 Inspektion der aktiven Seitneige des Rumpfes. Die Patientin neigt sich so weit zur Seite, wie es bei festem Bodenkontakt beider Füße möglich ist. Der Finger am rechten Knie zeigt das Ergebnis der vorausgehenden Rechtsneige zum Vergleich mit der Linksneige

einen und zur anderen Seite. Der Behandler kann die Bewegung an den Unterarmen führen. Die Patientin darf weder nach vorn noch nach hinten ausweichen und nicht das Becken hochziehen.

Die orientierende Untersuchung betrifft:
- die Inspektion des Bewegungsablaufes
- die Inspektion der Endstellung
- die Messung des Bewegungsausschlages im Seitenvergleich

5.7.1 Inspektion des Bewegungsablaufes

Die Bewegung geht vom Kopf und den Schultern aus. Mit zunehmender Neigung wird das Becken zur Gegenseite geschoben. Gleich zu Anfang macht das Becken eine kleine *synkinetische Drehbewegung* zur Gegenseite, d. h. auf der Neigungsseite bewegt sich das Becken ein wenig nach vorn. Bei weiterer Neigung kann sich die Drehung etwas vermindern, um sich dann am Bewegungsende erneut zu verstärken. Sehr mobile Patienten haben eine stärkere Synkinesebewegung als steife, bei denen diese Beckenrotation sogar fehlen kann. Normalerweise ist das Verhalten symmetrisch.

Asymmetrisches Verhalten der Anfangssynkinese fordert die gezielte Untersuchung des dorsolumbalen Überganges. Die Asymmetrie der Synkinese am Bewegungsende weist auf Funktionsstörungen des lumbosakralen Segmentes oder des Sakroiliakalgelenkes auf der Neigungsseite mit der geringeren Mitbewegung. Schmerzhaftigkeit dieser Regionen unterdrückt die Mitbewegung und zeigt die Tendenz zum Ausweichen des Oberkörpers nach vorn und damit zur Beckenrotation zur Neigungsseite.

Asymmetrie der Anfangssynkinese bei Seitneige ist Hinweis auf:
- Funktionsstörung des dorsolumbalen Überganges.

Einseitig geringere Links-(Rechts-)-Drehung des Beckens am Ende der Rechts-(Links-)-Seitneigung ist Hinweis auf:
- Funktionsstörung rechts (links) lumbosakral.
- Funktionsstörung des Sakroiliakalgelenkes rechts (links).

Beckenrotation zur Neigungsseite *(bei Aufhebung der lumbalen Lordose) weist hin auf:*
- schmerzbedingte kyphotische Ausweichbewegung der LWS, häufig struktureller Ursache (z. B. Wurzelbedrängung)

5.7.2 Inspektion der Endstellung

Die Seitneigungskrümmung der Wirbelsäule verläuft harmonisch von der unteren LWS bis zur mittleren BWS abnehmend. Sie sieht rechts und links gleich aus. Grobe Asymmetrie des ganzen lumbalen Abschnittes ist Hinweis auf eine Skoliose oder eine verminderte Dehnbarkeit der auf der Neigungsgegenseite liegenden Muskulatur, vor allem des M. quadratus lumborum. Bei symmetrischer Verkürzung des M. quadratus lumborum beteiligt sich die LWS kaum an den Seitneigebewegungen. Dann hat die Krümmung ihren Scheitel in der untersten BWS.

Auch bei verminderter Seitneigungskrümmung auf kürzeren Strecken, selbst wenn nur ein Segment betroffen ist, kann sich oberhalb als Hinweiszeichen eine umschriebene, knickartig stärkere Krümmung zeigen. Als kompensatorische Hypermobilität fordert sie zur Funktionsuntersuchung der Wirbelsäulensegmente in diesem Bereich auf.

Eine für manche Patienten weniger belastende Seitneigung wird erreicht, wenn die Patientin bei Einbeinstand lediglich das nicht belastete Bein im Knie vorschiebt und die Beckenseite entspannt sinken läßt. Der Seitenvergleich zeigt die in der Beweglichkeit veränderten Segmente gut an. Das hat Vorteile, wenn die Endstellung schmerzhaft ist.

Grobe Asymmetrie der Seitneigekrümmung in Endstellung ist Hinweis auf:
- Skoliose zur flacheren Neigungsseite, Muskelverkürzung auf der Gegenseite.

Seitengleiche Steilstellung der LWS ist Hinweis auf:
- beidseitige Verkürzung des M. quadratus lumborum.

Umschriebene Verstärkung der Seitneigekrümmung ist Hinweis auf:
- hypermobiles Segment. Kompensatorische Hypermobilität begegnet in der Nachbarschaft funktionsgestörter Segmente.
- Hypermobile Seitneigeendstellung im dorsolumbalen Übergang spricht für Verkürzung des M. quadratus lumborum (z. B. Konkavseite einer Skoliose).

5.7.3 Messung des Bewegungsausschlages im Seitenvergleich

Nach Erreichen der Endstellung bei exakter Seitneige wird an der Außenseite des Beines der tiefste Punkt markiert, den die Fingerspitzen erreichen. Das geschieht durch einen Strich oder durch Anlegen eines Behandlerfingers (s. Bild 5.15).

Dann folgt das Gleiche nach Neigung zur Gegenseite. Nachdem sich die Patientin aufgerichtet hat, wird die Höhe der Finger oder Striche rechts und links verglichen.

Asymmetrie der Endstellung gibt einen ungezielten Hinweis auf eine behinderte Seitneige. Schmerzen, Muskelverspannung oder Funktionsstörung von Bewegungssegmenten müssen als Ursachen gesucht werden.

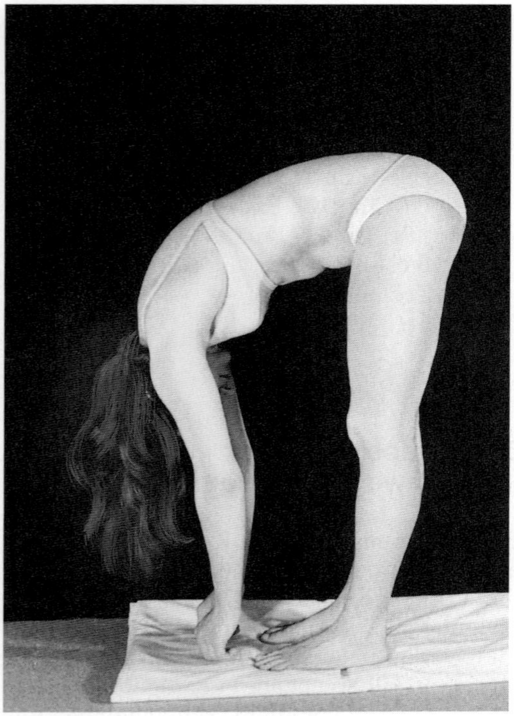

Bild 5.16 Inspektion der aktiven Rumpfvorbeuge (s. Kap. 5.8), im vorliegenden Fall mit überdurchschnittlich großem Ausschlag

5.8 Orientierende Untersuchung der aktiven Vorbeuge

(Bild 5.16). Aus dem symmetrischen Stand beugt sich die Patientin langsam so weit nach vorn, wie sie die Knie gestreckt halten kann.

- Der Behandler beobachtet von hinten und der Seite den Ablauf der kyphosierenden Krümmung der LWS und BWS und achtet darauf, ob die Wirbelsäule in der Medianebene bleibt oder zu einer Seite ausweicht.
- Er betrachtet die Endstellung.
- Er mißt ggf. den Finger-Boden-Abstand und die Abstandsverlängerung des Schober-Zeichens.

5.8.1 Inspektion des Bewegungsablaufes

5

Die Bewegung geht von Kopf und Schultern aus. Der Patient „rollt" die BWS und LWS in die Vorbeuge, ehe das Becken durch Hüftbeugung nach vorn kippend folgt. Die Bewegung verläuft gleichmäßig und in der Sagittalebene. Vorübergehende Verzögerungen der Bewegung und vor allem „schlängelnde" Bewegungen von LWS und Becken zur Seite mit anschließend sagittal weitergeführter Vorbeuge weisen als „painful arc" auf eine Durabedrängung im Spinalkanal bei Diskusläsion hin.

Bei heftigen lumbalen Schmerzen vermeiden viele Patienten eine stärkere Gewichtsverlagerung nach vorn. Sie beenden die Bewegung schon in der Anfangsphase und richten sich wegen des zunehmend heftiger werdenden Schmerzes sofort wieder auf, wobei sie sich an den Oberschenkeln abstützen. Auch das weist auf eine lumbale Diskusläsion hin.

Wenn das Becken nach vorn kippt, bevor die LWS sich entfaltet hat, ist dies ein Hinweis auf eine Inkoordination der Muskulatur mit Inaktivität der Bauchmuskulatur. Krümmt sich die LWS auch in der Endphase der Bewegung nicht, müssen die lumbalen Rückenstrecker und die segmentale Anteflexion der LWS überprüft werden.

Seitkrümmung der LWS während der Vorbeuge tritt bei einseitigen Anteflexionsstörungen der LWS auf. Das gestörte Gelenk ist auf der Seite, zu der der Oberkörper abweicht, zu erwarten.

Schlängelnde seitliche Ausweichbewegungen der LWS oder schmerzbedingte Verweigerung der Vorbeuge sind dringender Hinweis auf:
- mechanische Durabedrängung im Spinalkanal, vor allem durch Bandscheibenläsion.

Beckenkippung (Hüftbeugung) als Einleitung der LWS-Vorbeuge ist Hinweis auf:
- Stereotypstörung der Muskulatur, vor allem durch Bauchmuskelinaktivität.

Seitliche Abweichung des Oberkörpers während der Vorbeuge ist Hinweis auf:
- einseitige Anteflexionsstörung auf der Seite, zu der der Oberkörper ausweicht.

5.8.2 Inspektion der Anteflexionsendstellung

Wenn auch in Endstellung der Anteflexion noch eine Lordose bestehen bleibt, müssen die segmentale Funktionsuntersuchung, die Schmerzfederung und die Überprüfung der Muskulatur in bezug auf Verspannung und Verkürzung folgen.

Die tangentiale Betrachtung des Rückens vom Kopf oder vom Becken her zeigt die Symmetrie oder Asymmetrie im Relief der Rückenstrecker. Wo sie sich einseitig stärker vorbuckeln, liegt eine Rotation der Wirbel zu dieser Seite vor. Das weist auf eine Skoliose hin. Die Querfortsätze wandern auf der Rotationsseite nach dorsal und drücken den Muskel nach hinten.

Manchmal tritt am Ende der Vorbeuge nach kurzer Latenz ein Schmerz auf, der durch die passive Anspannung der interspinalen Bänder und Muskelfasern entsteht. Dann ist auch die Retroflexion am Ende oft schmerzhaft.

Mangelhafte Anteflexionsentfaltung der LWS in Endstellung ist Hinweis auf:
- Verkürzung der lumbalen Rückenstrecker,
- Anteflexionsstörung der LWS.

Lokalisierter Schmerz in Anteflexionsendstellung ist Hinweis auf:
- Interspinalschmerz, oft lokale Hypermobilität.

5.8.3 Messen der Vorbeuge

In der Endstellung wird der Abstand der Fingerspitzen vom Boden gemessen. Null bis etwa 15 cm wird als Normalverhalten gewertet. Abstandvergrößerungen weisen vor allem auf die Verkürzung der Ischiokruralmuskulatur hin. Oberhalb von 30 cm wird der Hinweis auf eine Diskusläsion immer dringlicher.

Tiefere Vorbeuge als Bodenberührung (negativer Finger-Boden-Abstand) zeigt ebenfalls beachtenswerte Befunde: die vermehrte Dehnbarkeit der Ischiokruralmuskulatur und manchmal lumbale Hypermobilität (s. Bild 5.16). Diese Befunde führen zur mangelhaften Fixation des Beckens im Stehen und Gehen und haben deshalb pathogenetische Bedeutung.

Einige Tests messen den Abstand zweier Punkte über der Wirbelsäule im aufrechten Stehen und in Vorbeuge. Der Zuwachs gilt als Maß für die Beweglichkeit, wobei Grenzwerte unterschiedlich festgelegt werden. Die Schober´sche Prüfung markiert vom Dorn S1 an 10 cm kranialwärts einen Punkt im aufrechten Stand und mißt die Entfernung in voller Vorbeuge erneut. Als Normerwartung wird eine Verlängerung auf 15 cm angegeben [4].

Der Wert dieser Prüfungen liegt in Verlaufsbeobachtungen bei ausgedehnten Bewegungsminderungen einschließlich solcher, die durch Verspannung und Verkürzung des M. erector spinae und M. quadratus lumborum verursacht sind. Artikuläre Funktionsstörungen der LWS beeinflussen das Schober-Zeichen nicht.

Vergrößerung des Finger-Boden-Abstandes über 30 cm ist Hinweis auf:
- grobe Verspannung (Verkürzung) der Ischiokruralmuskulatur, vor allem reflektorisch bei diskogener Durabedrängung.

Kleinere Zuwächse als 5 cm in der Meßstrecke der Schober-Prüfung sind Hinweis auf allgemeine Bewegungsbehinderung durch:
- Strukturkrankheit
- Muskelverkürzung

5.9 Literatur

[1] Bourdillon JF, Day EA, Bookhout MR (1992) Spinal Manipulation, 5th Edn. Butterworth-Heinemann, Oxford

[2] Cramer A (1965) Sakroiliakalmechanik. Asklepios *6*: 261–263

[3] David and Albrook (zit nach Kapandji, Bild 67a)

[4] Debrunner HU (1971) Gelenkmessung (Neutral-0-Methode), Längenmessung, Umfangsmessung. Bulletin, Organ AG Osteosynthesefragen

[5] Dejung B (1985) Iliosakralgelenksblockierungen – eine Verlaufsstudie. Manuel Med *23*: 109-111

[6] Erdmann H (1960) Zur Statik des symmetrischen Assimilationsbeckens. In Junghanns H (Hrsg) Ergebnisse der Wirbelsäulenforschung. Die Wirbelsäule in Forschung und Praxis BD XV, Hippokrates, Stuttgart, S 103–130

[7] Erdmann H (1965) Vergleichend anatomische Untersuchungen zum Verständnis der Statik und Dynamik von Becken und Lendenwirbelsäule bei verschiedenen Beckentypen. Asklepios *6*: 257–261

[8] Farfan HF (1979) Biomechanik der Lendenwirbelsäule. Hippokrates, Stuttgart

[9] Fischer H (1971) Beckenschiefstand und Oberbauchbeschwerden. Z Physiotherapie (Leipzig) *23*: 151–157

[10] Froning EC, Frohman B (1968) Motion of the Lumbo-sacral spine after laminectomy and spine fusion. J Bone Jt Surg *50*A: 897–918 (zit nach Bourdillon, Tabelle 2.2)

[11] Gracovetsky S (1988) The spinal engine. Springer, Wien New York

[12] Gracovetzky S, Kary M, Pitchen I, Levy S, Ben Said R (1989) The Importance of Pelvic Tilt in Reducing Compressive Stress in the Spine During Flexion-Extension Exercises. Spine *14*: 412–416

[13] Gray´s Anatomy, Descriptive and Applied (1958) 32nd edn. Longmans, London

[14] Gutmann G (1965) Zur Frage der konstruktionsgerechten Beanspruchung von Lendenwirbelsäule und Becken beim Menschen. Asklepios *6*: 263–269

[15] Kaltenborn F (1965/66) Frigjøring av Ryggraden (Sonderdruck aus „Fysiotherapeuten“, Heft 1–4)

[16] Kapandji IA (1985) Funktionelle Anatomie der Gelenke. Bd 3 Rumpf und Wirbelsäule. Enke, Stuttgart

[17] Lewit K (1982) Röntgenologische Kriterien statischer Störungen der Wirbelsäule. Manuel Med *20*: 26–35

[18] Lewit K (1987) Beckenverwringung und Iliosakralblockierung. Manuel Med *25*: 64–70

[19] Lewit K (1989) Verschiebungen im Bereich der Symphyse und der Tubera ischiadica. Manuel Med *27*: 91–94
[20] Lewit K (1992) Manuelle Medizin. 6. Aufl. JA Barth, Leipzig, Heidelberg
[21] Lewit K, Wolff HD (1970) Beckensymposium in Piestany. Manuel Med *8*: 150–153
[22] Maigne R (1970) Wirbelsäulenbedingte Schmerzen und ihre Behandlungen durch Manipulation. Hippokrates, Stuttgart
[23] Metz EG, Badtke G (1975) Beckentypen im Kindesalter – Konsequenzen für die Belastbarkeit? Rehabilitacia *VIII*: Suppl 10/11, Obzor, Bratislava, S 205–211
[24] Neumann HD (1985) Manuelle Diagnostik und Therapie von Blockierungen der Kreuzdarmbeingelenke nach F. Mitchell (Muskelenergietechnik). Manuel Med *23*: 116–126
[25] Schmidt HJA (1985) Sakroiliakale Diagnose und Behandlung 1978–1982. Manuel Med *23*: 101–108
[26] Schmorl G (1929) Über Knorpelknötchen an der Hinterfläche der Wirbelbandscheiben. Fortschr. Röntgenstr. *40, 4*: 629–634
[27] Schmorl G, Junghanns H (1953) Die gesunde und die kranke Wirbelsäule in Röntgenbild und Klinik, 3 Aufl. Thieme, Stuttgart
[28] Stoddard A (1961) Lehrbuch der osteopathischen Technik an Wirbelsäule und Becken. Hippokrates, Stuttgart
[29] Sturesson B, Selvik G, Udén A (1989) Movements of the sacroiliac joints. A roentgen stereophotogrammatic analysis. Spine *14*: 162–165
[30] Tanz SS (zit nach Kapandji Bild 67b)
[31] Troup JDG (1968) PhD thesis, London University (zit nach Bourdillon Tabelle 2.1)
[32] Weisl H (1955) Movement of the sacro-iliac joint. Acta anat *23*: 80–91

5

6 Untersuchung und Behandlung des Beckens und der Lendenwirbelsäule

6.1 Orientierende Untersuchung im Liegen – Spannungszeichen

Nach der orientierenden Untersuchung im Stehen (s. Kapitel 5) folgen Spannungstests im Liegen, die auf artikuläre Funktionsstörungen hinweisen können. Einige werden als Regelprüfungen durchgeführt, andere nur bei bestimmter Indikation.

6.1.1 Patrick-Zeichen

(Bild 6.1). Die Patientin liegt entspannt auf dem Rücken. Der Behandler steht in Hüfthöhe seitlich und schaut fußwärts. Er hält ihren linken Oberschenkel außen oben an der Muskulatur mit der linken Hand, drückt ihn gegen die Unterlage und fixiert damit das Becken (die Fixation am vorderen oberen Darmbeinstachel ist wegen der Empfindlichkeit der Region nicht zu empfehlen). Mit der rechten Hand greift er von außen in die rechte Kniekehle und zieht das entspannte Bein hoch, bis der Fuß innen am linken Knie anliegt. Anschließend führt der Behandler das rechte Knie nach außen abwärts. Die Beurteilung erfolgt im Seitenvergleich. Beurteilt werden:

- die Spannung am Ende der Bewegungsführung,
- das Adduktorenrelief,
- der Abstand des Oberschenkels (z. B. des äußeren Patellarandes) von der Unterlage.
- Der Winkel, um den das Knie nach außen sinkt, ist beim Blick von kranial schätzbar (von 0° bis 90°). Er ist nur bei groben Einschränkungen im Bereich bis 45° von praktischer Bedeutung.

Mögliche Fehler:

1. Das Becken wird nicht zuverlässig fixiert oder die Fixation wird bei der Betrachtung aufgegeben: das Patrick-Zeichen wird falsch negativ.

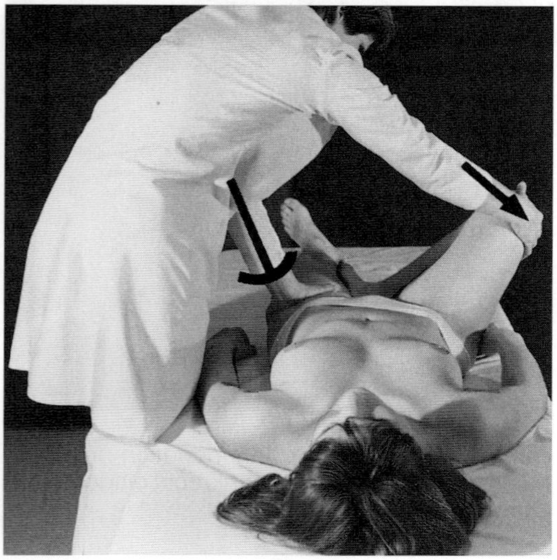

Bild 6.1 Prüfung des Patrick-Zeichens rechts mit Fixation am linken Oberschenkel

2. Während des Absinkens wird der Oberschenkel vom Behandler nicht am Knie geführt. Durch die Fallbewegung werden die Hüftmuskeln reflektorisch angespannt: das Patrick-Zeichen wird falsch positiv.
3. Mangelhafte Entspannung der Patientin: das Patrick-Zeichen wird beidseitig falsch positiv.

Gestörtes Patrick-Zeichen ist Hinweis auf:
- Hüftgelenkstörung,
- Sakroiliakalgelenkstörung,
- Muskelverspannung, reflektorisch oder zentral.

Grobe Einschränkung des Patrick-Zeichens (oberhalb von 45°) ist Hinweis auf:
- Koxarthrose

6.1.2 Untersuchung der Hüftrotation

(Bild 6.2 und 6.3). Die Orientierung über den Funktionszustand des Hüftgelenkes ist obli-

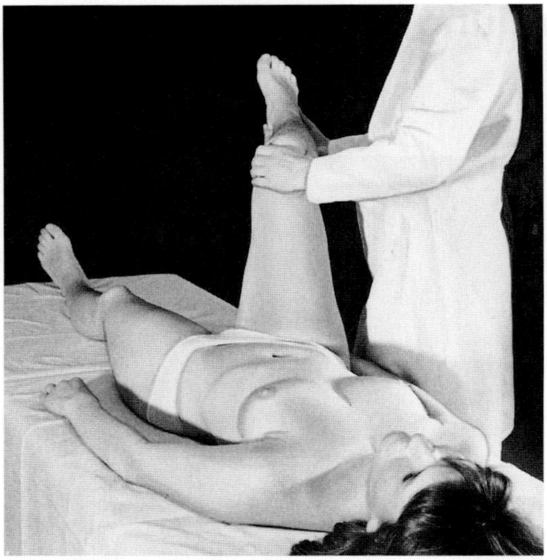

Bild 6.2 Prüfung der Innenrotation im Hüftgelenk um die Achse des senkrecht eingestellten Oberschenkels (Nullstellung II)

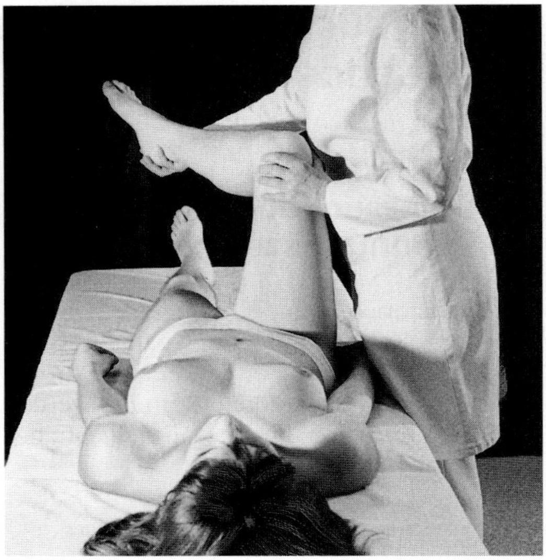

Bild 6.3 Prüfung der Außenrotation im Hüftgelenk um die Achse des senkrecht gestellten Oberschenkels (Nullstellung II)

6

gater Bestandteil der Untersuchung des lumbopelvinen Bereiches. Wichtigste Hinweiszeichen auf eine Hüftfunktionsstörung sind das Patrick-Zeichen, der Palpationsschmerz am Azetabulum und am Pes anserinus und die eingeschränkte Hüftrotation (Kapselmuster).

Die Patientin liegt entspannt auf dem Rücken. Der Behandler steht in Hüfthöhe neben ihr. Er umfaßt mit der rechten Hand die Ferse des in Hüft- und Kniegelenk rechtwinklig gebeugten Beines (Nullstellung II). Mit der linken Hand wird der Oberschenkel als Achse stets senkrecht gehalten und dabei zur Beckenfixation ein leichter Druck zur Unterlage beibehalten. Zur Innenrotation im Hüftgelenk wird die Ferse nach außen geführt (Bild 6.2), zur Außenrotation nach innen (Bild 6.3). Unmittelbar vor der Mitbewegung des Beckens ist die Endstellung erreicht.

Bei großer interindividueller Variabilität ist das Bewegungsmuster beider Hüftgelenke eines Menschen symmetrisch. Die Summe beider Rotationsrichtungen sollte 60° oder mehr betragen. Am Bewegungsende abrupt hart endende, im Seitenvergleich meßbar eingeschränkte oder sogar schmerzhafte Innenrotation weist auf eine Störung der Bewegungsfunktion hin. Bei Außenrotationsstörung muß auch nach Muskelverspannungen (M. tensor fasciae latae), Becken- und LWS-Störungen gesucht werden.

Häufige Fehler:

1. Der Oberschenkel wird bei der Außenrotation abduziert, bei der Innenrotation adduziert. Das verändert die Rotationswinkel.
2. Die Bewegung wird zu hart an das Bewegungsende geführt und dadurch unnötig Schmerz im Hüftgelenk provoziert.
3. Die Bewegung wird mehr durch Zug am langen Hebel des Unterschenkels als durch Drehen am Oberschenkel ausgeführt. Das kann Schmerz im Kniegelenk provozieren.

Hüftrotationsstörung ist Hinweis auf:
- Hüftgelenkstörung bei eingeschränkter Innenrotation;
- LWS-, Becken- und Muskelstörung bei eingeschränkter Außenrotation.

6.1.3 Gebeugte Adduktion

(Bild 6.4). Die Patientin liegt entspannt auf dem Rücken. Der Behandler steht in Hüfthöhe

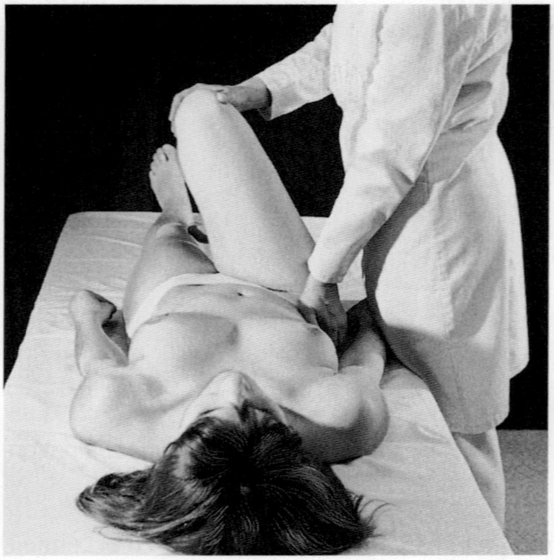

Bild 6.4 Untersuchung der gebeugten Adduktion im Hüftgelenk (Spannungszeichen)

neben ihr. Das linke Bein der Patientin liegt ausgestreckt, das rechte wird vom Behandler in rechtwinklige Hüftbeugung gehoben, das Knie ist gebeugt. Eine Hand hält tastend mit dem Daumenballen seitlich am Becken. Die andere Hand führt den Oberschenkel mit Kontakt am Knie in die Adduktion. Unmittelbar vor der Mitbewegung des Beckens ist die Endstellung erreicht. Das Knie sollte die Medianebene passiert haben. Die Härte der Endespannung wird geprüft. Die Untersuchung der Gegenseite kann aus derselben Behandlerstellung erfolgen.

Beurteilt werden:
- Seitenunterschiede in der Härte der Endespannung,
- Seitenunterschiede im Bewegungsausmaß (Knie in Relation zur Medianebene).

Häufigste Fehler:

Durch zu harte Fixation und zu schnelle Bewegung wird eine reflektorische Muskelspannung hervorgerufen und damit das Ende der Bewegung vorzeitig vorgetäuscht.

Eingeschränkte gebeugte Adduktion ist Hinweis auf:
- Verspannung des M. piriformis und gleichlaufender Fasern der Glutealmuskeln,
- Sakroiliakalgelenkstörung,
- Hüftgelenkstörung.

6.1.4 Lasègue-Manöver

Bei vergrößertem Finger-Boden-Abstand im Stehen auf mehr als 30 cm ist die Lasègue-Prüfung angezeigt. Die Patientin liegt entspannt auf dem Rücken. Der Behandler steht rechts in Höhe der Knie und legt ihre rechte Ferse in seine rechte Ellbeuge und seine rechte Hand auf das Schienbein. Die linke Hand kann außen am Becken den Ablauf der Bewegung tasten, während der rechte Arm das Bein langsam und dabei auf den beginnenden Widerstand achtend gestreckt anhebt. Die Patientin muß das Bein entspannt und schwer im Arm des Behandlers ruhen lassen. Bei Auftreten von Spannung (Widerstand) wird der durchlaufene Winkel geschätzt und die Patientin befragt, ob die Stellung sie bereits belästigt (Kribbeln, Spannung, Schmerz im Bein oder Rücken). Wenn nicht, darf das Bein bis zur beginnenden Beckenmitbewegung weitergeführt werden. Auf Ausweichbewegungen, die die Patientin mit dem Bein ausführt, soll geachtet werden.

Grundsätzlich zeigt das eingeschränkte Bewegungsausmaß bei der Lasègue-Probe eine Spannungserhöhung der Ischiokruralmuskulatur an, ohne deren Ursache zu klären. Die Lokalisation der von der Patientin empfundenen Spannung oder des Schmerzes oder der Kribbelparästhesien während der Untersuchung führt bereits zu differenzierenden Hinweisen aus der Untersuchung. „Echter" Lasègue oder „Pseudolasègue" sind Bezeichnungen, die solche Wertung kennzeichnen, und weitere Untersuchungen fordern.

Eingeschränktes Bewegungsausmaß beim Heben des gestreckten Beines ganz allgemein *ist Hinweis auf Verspannung und Verkürzung der Ischiokruralmuskulatur, verursacht durch Störung (Erkrankung):*
- von inneren Organen (vor allem des kleinen Beckens),

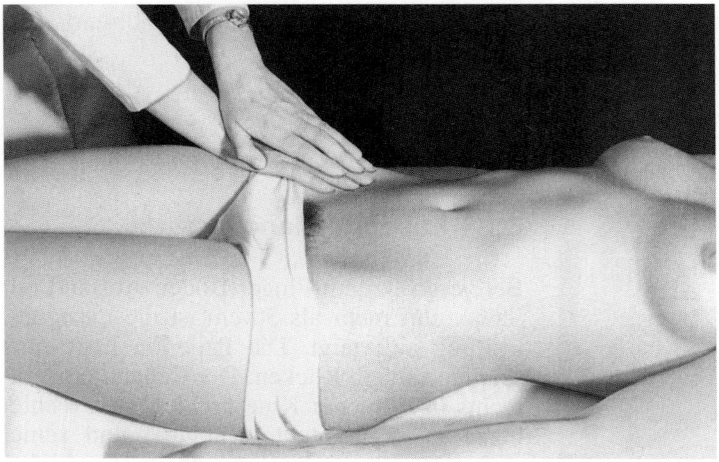

Bild 6.5 Spannungspalpation des M. iliacus

- des lumbopelvinen Bereiches (LWS, Sakroiliakalgelenk, Hüftgelenk, Steißbein. Beckenweichteile, Beckenboden)

6

Lasègue-Zeichen, bei dem nur Muskelspannung im Oberschenkel hinten oder in der Kniekehle empfunden wird („Pseudolasègue"), *ist eher Hinweis auf:*
- muskuläre Verspannung und Verkürzung in der Ischiokruralmuskulatur.

Eingeschränkte Bewegung bei einseitiger Prüfung und normales Ausmaß bei doppelseitiger Prüfung *ist Hinweis auf:*
- Beckenverwringung.

„Echtes" Lasègue-Zeichen (Schmerzprovokation im Rücken) unter 45° ist *auch bei fehlenden neurologischen Ausfällen warnender Hinweis auf*
- mechanische Wurzel- oder Durabedrängung (Wurzeltasche).

6.2 Palpatorische Prüfung reflektorischer Muskelzeichen

Verspannte Muskeln haben im Beckenbereich große diagnostische Bedeutung. Im Rahmen der orientierenden Untersuchung wird gezielt nach reflektorischen Verspannungen gesucht, weil sie schnell zu erkennen sind. Der gestörte Muskel hat in Ruhelage, im Gegensatz zum normalen, eine tastbare – also erhöhte – Spannung. Diese Spannung betrifft den ganzen Muskel oder große Anteile. Sie ist in der Regel asymmetrisch. Oft wird die Palpation durch aktive Anspannung verstärkt schmerzhaft. Diese Phänomene haben nichts mit den Störungen der zentralen Steuerung (wie reversibel strukturelle Verkürzung oder Spastizität) zu tun.

6.2.1 M. iliacus

(Bild 6.5). Die Patientin liegt entspannt auf dem Rücken. Der Behandler steht rechts neben ihr. Er legt eine Hand flach auf die Gegend der SIAS zum Tasten, die andere darauf zum Führen. Mit den Fingerkuppen tastet er über das Leistenband weich zur Innenseite der Beckenschaufel. Tastbare Muskelstränge des M. iliacus auf der Innenseite des SIAS und Schmerz bei ihrer Berührung deuten auf Funktionsstörung des lumbosakralen Segmentes hin. Die Verspannungen finden sich häufig bei Beckenverwringungen auf der Seite der tieferen SIPS.

Zur Prüfung der Gegenseite sollte der Behandler unbedingt die Seite wechseln.

Iliakusverspannung ist Hinweis auf:
- Funktionsstörung der unteren LWS,
- Beckenverwringung.

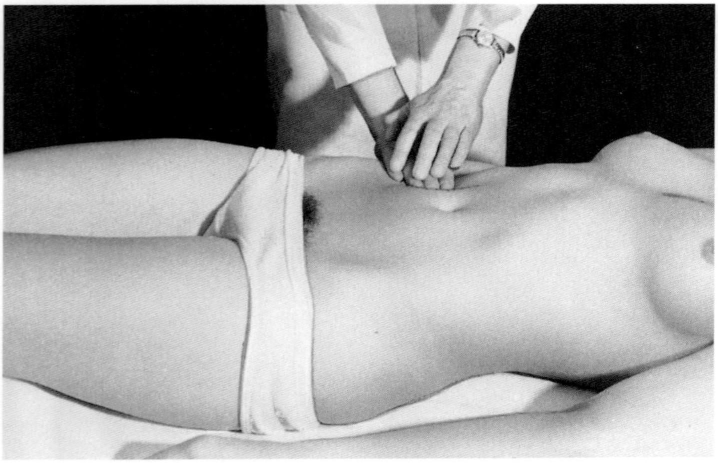

Bild 6.6 Spannungspalpation des M. psoas

6.2.2 M. psoas

(Bild 6.6) Die Patientin liegt entspannt auf dem Rücken. Der Behandler steht rechts neben ihr. In Höhe des Nabels legt er eine Hand horizontal seitlich auf die Bauchwand und die andere etwas steiler darauf, die untere tastet, die obere führt. Die Fingerkuppen der unteren Hand werden tastend von seitlich, weich in die Bauchwand drückend, nach medial geschoben, wo der M. psoas fast parallel neben der Wirbelsäule verläuft. Bei aktiver Beugung der rechten Hüfte ist die Anspannung des Muskels und damit seine Lage tastbar. Der normale Muskel ist in Ruhe nicht tastbar. Ein verspannter Muskel läßt sich schon in Ruhe tasten und wird durch Aktivierung härter und schmerzhaft, falls nicht schon Ruheschmerz besteht.

Zur Prüfung der Gegenseite sollte der Behandler die Seite wechseln.

Psoasverspannung ist Hinweis auf:
- Funktionsstörung des dorsolumbalen Überganges,
- Hüfterkrankungen,
- Erkrankungen des Bauchraumes.

6.2.3 M. tensor fasciae latae

(Bild 6.7). Der anatomische Verlauf des Muskels befähigt ihn zur Mitwirkung bei der Beugung, Innenrotation und Abduktion des Hüftgelenkes. Verspannung und Schmerz werden deshalb besonders deutlich bei Streckung und Adduktion im Hüftgelenk. Während der Beugung und Streckung der Hüfte verschiebt sich die Trochanterspitze gegenüber dem hinteren Rand des Muskels.

Die Patientin liegt entspannt auf dem Bauch am linken Bankrand, der Behandler steht links neben ihr. Der linke Unterarm oder nur die Hand des Behandlers fixiert das Becken, die Finger dieser Hand liegen tastend kranial von der rechten Trochanterspitze hinter dem Dorsalrand des Muskels. Rechter Unterarm und Hand umfassen den Ober- und Unterschenkel des rechten Beines und heben es in die Hüftextension und führen es dann weiter in die Adduktion.

Spannungserhöhung kann schon in Ruhe bestehen (palpierbar) oder sich während der Retroflexion oder erst bei zusätzlicher Adduktion entwickeln. Das rechte Knie soll über die Kniekehle des liegenden linken Beines geführt werden können.

Fehler:

1. Der Behandler wartet mit dem Testbeginn nicht, bis ihm die Patientin das Bein völlig entspannt in die Hand gelegt hat.
2. Bei ungenügender Beckenfixation wird anstelle der Hüftstreckung eine Retroflexion der LWS durchgeführt.

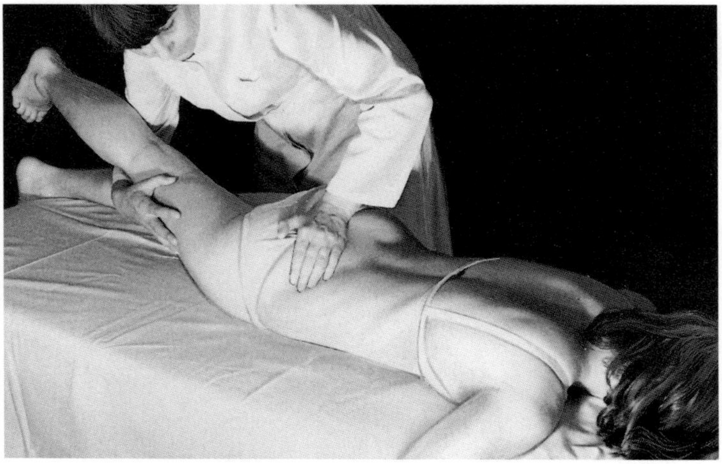

Bild 6.7 Spannungspalpation des M. tensor fasciae latae während passiver Retroflexion und Adduktion im Hüftgelenk (s. Kap. 6.2.3). Die linke Hand des Untersuchers fixiert das Becken von oben, die Fingerspitzen tasten sich von dorsal an den Hinterrand des Muskels heran

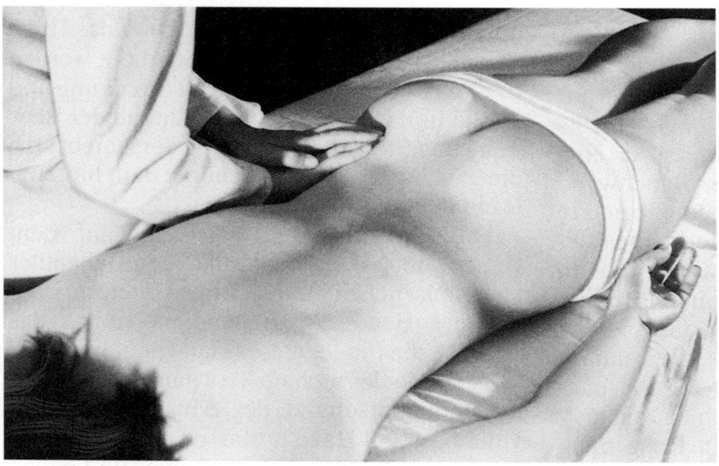

Bild 6.8 Spannungspalpation des M. piriformis

Verspannter M. tensor f. l. ist Hinweis auf:
- Funktionsstörung L3/4/5
- Hüftgelenksstörung,
- Beckenverwringung,
- begleitenden retropatellaren Schmerz (vor allem, wenn doppelseitig).

6.2.4 M. piriformis

(Bild 6.8). Der Muskel liegt zwischen Trochanterspitze und freiem Sakrumrand unter dem M. gluteus maximus. Er ist hochgradig empfindlich auf mechanische Reize (z. B. Geldbörse).

Die Patientin liegt entspannt auf dem Bauch, der Behandler steht rechts neben ihr, das Gesicht fußwärts. Die tastende Hand liegt flach, deutlich oberhalb der Trochanterspitze und etwas seitlich auf dem Gesäß. Darauf wird die andere zur Führung des weichen Palpationsdruckes aufgelegt oder steiler aufgestellt. Die Tastrichtung verläuft von außen oben nach innen unten auf den gleichseitigen Sitzbeinhöcker zu. Um den Muskel in der Tiefe zu erreichen und trotzdem weichen Tastdruck beizubehalten, werden die Weichteile vom Übergang des oberen äußeren Quadranten des Gesäßes zum inneren unteren Quadranten verschoben (Hautverschiebung). Die Untersuchung sollte nur einmal erfolgen, weil danach der Muskel bereits gereizt ist.

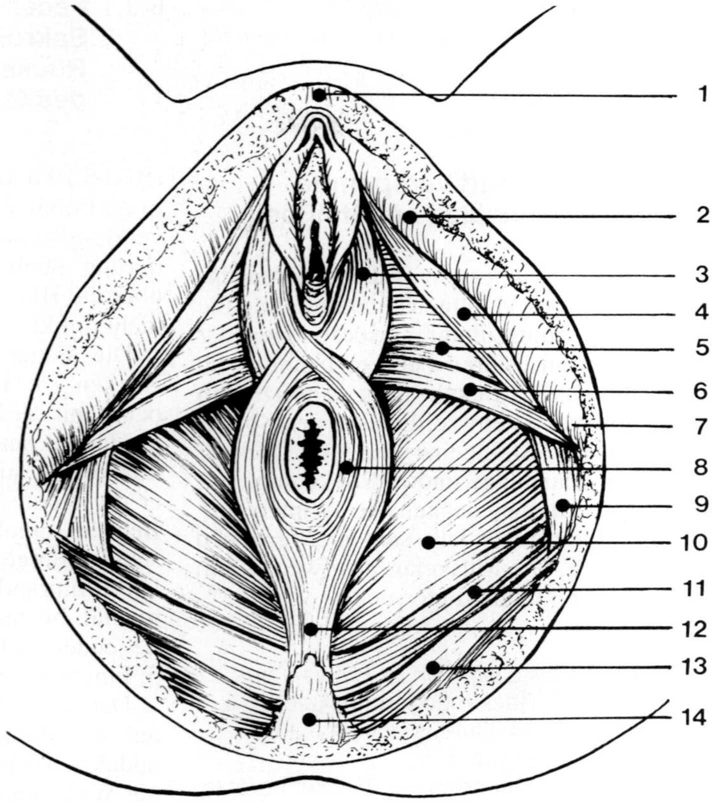

Bild 6.9 Muskeln des weiblichen Beckenbodens, schematisiert, zur Darstellung der Verhältnisse um das Steißbein und im Beckenboden, wie sie der von außen oder von rektal palpierende Finger erreicht.
1 Symphyse
2 Ramus inferior ossis pubis mit Fascia lata
3 M. bulbocavernosus
4 M. ischiocavernosus
5 M. transversus perinei profundus
6 M. transversus perinei superficialis
7 Tuber ischiadicum
8 M. sphincter ani externus
9 Lig. sacrotuberale
10 M. levator ani
11 M. coccygeus
12 Lig. anococcygeum
13 M. gluteus maximus
14 Os coccygeum

Zur Untersuchung der Gegenseite sollte der Behandler die Seite wechseln.

Häufigste Fehler:

1. Der Tastdruck wird nicht von lateral oben weich herangeführt, sondern mit spitzen Fingern auf den Muskel gedrückt. Der Muskel verspannt dadurch.
2. Der Muskel wird mehrfach nacheinander palpiert und dadurch gereizt.

Verspannter M. piriformis ist Hinweis auf:
- Funktionsstörung L4/5, L5/S1
- Wurzelsyndrom
- Hüftgelenkstörung
- Sakroiliakalgelenkstörung.

6.2.5 Rückenstrecker

Verspannungen und schmerzhafte Verspannungen der Rückenstrecker finden sich bei inneren Krankheiten wie bei Funktionsstörungen der Wirbelsäule. Besonderes Interesse für die Lokalisation von WS-Funktionsstörungen haben die tiefen Schichten der Muskelgruppe mit den kurzen Muskeln, die erst nach Verschiebung der darüberliegenden langen Faserzüge tastend erreicht werden können.

Die Patientin liegt dazu in entspannter Bauchlage. Der Behandler tastet sich von lateral unter den Muskelrand oder medial zwischen Dornfortsatz und Muskelbauch in die Tiefe. Die Verspannungen können monosegmental oder auch mehrsegmental auftreten. Sie sind vieldeutig. Ihre Ausprägung ist Hinweis auf die Intensität des nozizeptiven Reizes in den betroffenen Segmenten. *Sie sind*

Hinweis auf das Bewegungssystem oder innere Organe der entsprechenden Segmentzuordnung.

6.2.6 Schmerzhaft verspannte Muskelansätze am Steißbein

(Bild 6.9). Die untersten (außenrotierenden) Faserbündel des M. gluteus maximus und die Beckenbodenmuskulatur, insbesondere der M. levator ani, führen bei Verspannung zu einer Schmerzhaftigkeit ihrer Ansätze am Steißbein, vor allem seitlich an der Spitze. Palpation des Steißbeins und des Beckenbodens in Bauchlage und in Rückenlage mit angestellten Beinen decken den Schmerz auf. Die Steißbeinspitze läßt sich meistens von außen tasten. Die Muskelansätze werden am besten von rektal her untersucht.

6

Schmerzhaftes Steißbein ist Hinweis auf:
- Verspannte Beckenbodenmuskulatur,
- verspannter M. gluteus maximus,
- Beckenverwringung,
- innere Erkrankungen im Beckenbereich (vor allem Prostata und Endometrium).

6.3 Gezielte Untersuchung des Sakroiliakalgelenkes und der Lendenwirbelsäule

Es folgen die Untersuchungen des Sakroiliakalgelenkes in den Richtungen der Gegennutation des Sakrums und der Innenrotation des Os coxae (Kap. 6.3.1–6.3.3). Wenn diese Richtungen frei beweglich sind und die Symptomatik der Patientin trotzdem auf das SIG hinweist, können die beiden anderen Richtungen in die Nutation des Sakrums (Palpation am oberen Gelenkspaltrand) und in die Außenrotation des Os coxae (Palpation am unteren Gelenkspaltrand) diagnostisch eingesetzt werden. Diese Techniken haben vor allem als Behandlung Bedeutung und werden deshalb dort (Kap. 6.5.3 und 6.5.4) besprochen.

6.3.1 Federungsuntersuchung des Sakroiliakalgelenkes in Rückenlage (Innenrotation des Os coxae)

(Bild 6.10 und 6.11). Diese Untersuchung ist in der Praxis sehr verbreitet. Sie ist in ihrer Zuverlässigkeit aber begrenzt, eher einer Orientierung ähnlich, weil der Federungsschub über die Hüftmuskulatur vermittelt wird und nicht direkt auf das Os coxae wirkt.

Die Patientin liegt entspannt auf dem Rücken. Der Behandler steht links neben ihr, beugt mit der linken Hand am Knie den rechten Oberschenkel rechtwinklig an und zieht ihn so weit auf sich zu in die Adduktion, bis er die rechte Hand von der Seite unter das Becken schieben kann (Bild 6.10). Die tastenden Fingerspitzen gleiten über den dorsalen Iliumrand und die SIPS hinweg nach medial, bis sie in die Grube über dem tiefer liegenden Gelenkspalt gelangen. Der 2. oder 3. Finger tastet.

Das Becken und die tastende Hand werden auf die Bank zurückgelegt und die Hüftadduktion wird soweit geführt, bis ein geringer Widerstand am Knie zu fühlen ist (s. Kapitel 6.1.3). Aus dieser Adduktionsspannung folgt die testende Federung durch einen kleinen weichen Schub der linken Hand auf das Knie. Die Schubrichtung auf die Unterlage zu entspricht der Längsachse des Oberschenkels (Bild 6.11). Das erfordert minimale Kraft. Tastbar wird eine Federung zwischen Darmbein und Kreuzbein. Am Ilium entspricht die Federungsrichtung einer Innenrotation mit Schub nach dorsal. Der Gelenkspalt wird dorsal geöffnet. Die Untersuchung bringt nur Informationen, wenn der Untersuchende in der Ausgangsstellung nicht zu viel Vorspannung erzeugt. Der Federungsschub gelangt über das Hüftgelenk zum Ilium. Muskelverspannungen der Hüfte, z. B. des M. piriformis, können eine Störung vortäuschen.

Die Funktionsstörung äußert sich
1. in erhöhtem Widerstand bei Erreichen der Ausgangsstellung im Vergleich zur Gegenseite (entsprechend dem Hinweiszeichen der gebeugten Adduktion);
2. in verminderter Federung am Gelenkspalt im Seitenvergleich.

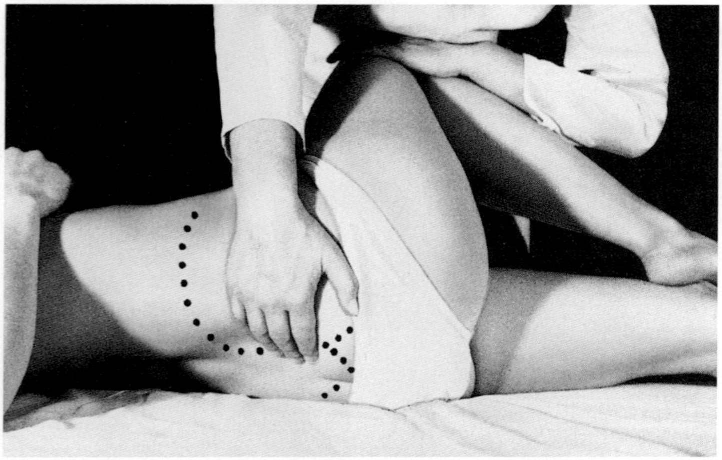

Bild 6.10 orientierende Federungsuntersuchung des SIG in Rückenlage, Ausgangsstellung. Die palpierende Hand wird unter die Beckenseite geschoben, die Fingerspitzen bis unter den Gelenspalt, medial von der SIPS

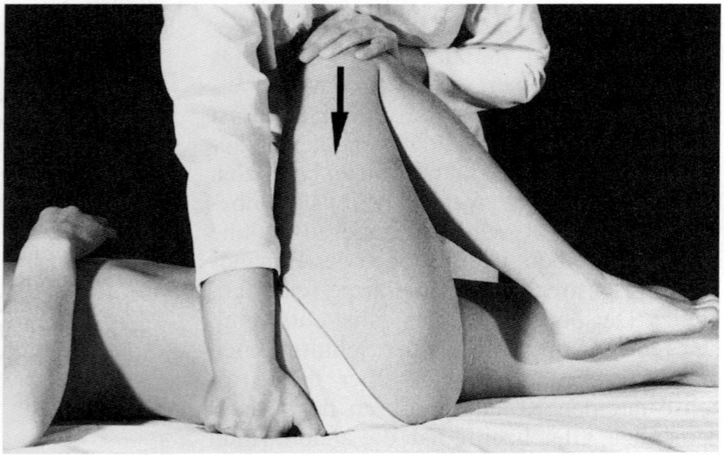

Bild 6.11 Untersuchungsstellung für die orientierende Federung des SIG in Rückenlage. Der Pfeil zeigt die Richtung für den kleinen Federungsschub der Hand am Oberschenkel

3. Bei eingeschränkter Gelenkbeweglichkeit wird die Testfederung unmittelbar auf den Beckenring übertragen, es entsteht eine Wackelbewegung auch bei feinsten Federungsbewegungen.

Fehler:

1. Die tastende Hand liegt unter dem Kreuzbein.
2. Das Knie wird über den beginnenden Widerstand hinaus in die Adduktion geführt und das SIG in Endstellung gesperrt.
3. Die Vorspannung wird mit zu starkem Druck zur Unterlage eingestellt und dadurch die Federungsmöglichkeit des Gelenkes schon vorher erschöpft, das Becken wackelt als Ganzes. Außerdem kann Schmerzabwehr provoziert werden.

6.3.2 Federungsuntersuchung des Sakroiliakalgelenkes in Bauchlage – Kreuzgriff (Gegennutation)

(Bild 6.12). Die Patientin liegt entspannt auf dem Bauch am rechten Bankrand, die Füße unterlagert oder über den Bankrand reichend. Das Gesicht ist zur Seite gewendet. Der Behandler steht auf der zu untersuchenden rechten Seite. Die Handwurzel der von „oben" kommenden rechten Hand nimmt Kontakt an der Kreuzbeinspitze, die Finger weisen fußwärts. Die Handwurzel der von „unten" kommenden linken Hand liegt an der rechten SIPS, die Finger weisen kopfwärts. Die Hände werden an beiden Kontaktpunkten

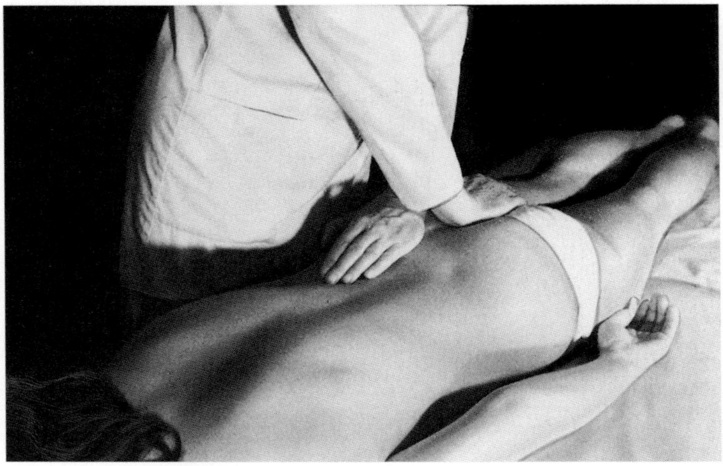

Bild 6.12 Federungsuntersuchung des SIG in Gegennutationsrichtung in Bauchlage („Kreuzgriff")

weich aufgesetzt. Das gelingt den meisten Behandlern mit der radialen Handwurzel (Os scaphoideum) besser, ist aber auch mit der ulnaren Kante (Os pisiforme) möglich. Es ist vorteilhaft, die einander zugewendeten Handwurzelkanten als Kontaktstellen zu benutzen. Die Kontaktpunkte werden so exakt unbewegt gehalten, als seien sie angesaugt, ohne Druck auszuüben. Die Ellbogen des Behandlers sind gestreckt, die Unterarme leicht gekreuzt. Der obere M. trapezius ist entspannt. Der rechte Arm führt aus der Schulter einen kraftlosen Federungsdruck über die Armachse auf den Kontaktpunkt an der Kreuzbeinspitze. Gleichzeitig hält die andere Hand das Ilium durch gleichgroßen Druck aus der Schulter dagegen fest. Dabei entsteht eine kleine Federungsbewegung zwischen Sakrum und Ilium in Gegennutationsrichtung, die von der Sakrumspitze ausgeht. Die kurzzeitige Druckeinwirkung wird wieder zurückgenommen und, falls erforderlich, wiederholt. Die Bewegung wird propriozeptiv zwischen den beiden Händen wahrgenommen.

Aus gleicher Behandlerstellung kann auch das gegenseitige Gelenk untersucht werden, wenn die linke Hand zur gegenseitigen SIPS wechselt.

Bei geringer Funktionsstörung ist die Federung nicht aufgehoben, aber im Seitenvergleich zeigt sich ein größerer Widerstand. Bei ausgeprägter Störung ist die Widerstandserhöhung auch ohne Seitenvergleich erkennbar bis hin zur Unbeweglichkeit zwischen den Kontaktpunkten.

Fehler:

1. Die Kontaktaufnahme erfolgt nicht „ansaugend", sondern durch Aufdrücken der Handwurzel; der Kontakt wird durch fehlende Tastkontrolle unsicher und automatisch der Druck zu stark.
2. Die Hand am Sakrum liegt nicht an dessen Spitze, sondern weiter kranial. Ihr Federungsimpuls drückt das Sakrum nicht in die Gegennutation sondern nach ventral.
3. Zu starker Kontaktdruck vor der Federung bringt das Gelenk so weit in Spannung, daß es nicht mehr bewegt werden kann.

6.3.3 Federungsuntersuchung des Sakroiliakalgelenkes in Seitlage (Innenrotation des Os coxae)

(Bild 6.13 und 6.14). Die Patientin liegt zur Untersuchung des rechten Gelenkes auf der linken Seite, der Kopf ist unterlagert. Beide Beine sind rechtwinklig in der Hüfte und in den Knien etwas stärker gebeugt und liegen aufeinander auf der Unterlage. Der Behandler steht in Hüfthöhe vor der Patientin. Er stützt das rechte Bein am Knie mit einem dorsalgerichteten, stabilisierenden Druck. Er beugt seinen linken Unterarm etwa 60° und legt ihn mit der weichen Muskulatur auf den *vorderen Rand der Iliumschaufel* in der Gegend der SIAS so, daß die Hand schräg nabelwärts und zur Unterlage weist. Der Behandler überträgt einen weichen, federnden Druck gegen das Ilium, ohne die Haut zu verschieben oder das

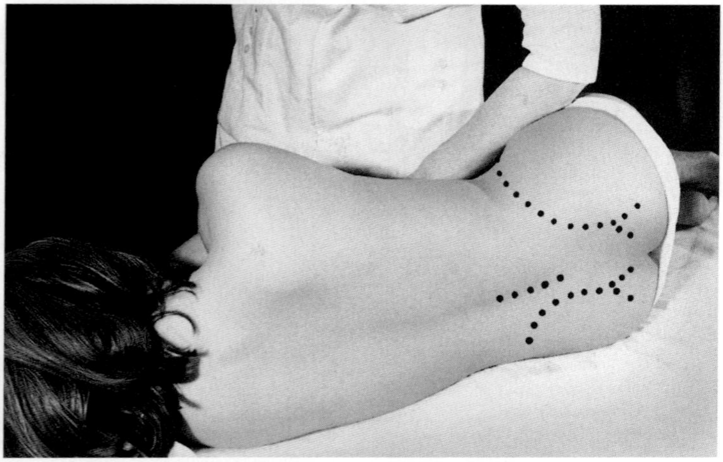

Bild 6.13 Federungsuntersuchung des rechten SIG in Seitlage. 1. Kontakteinstellung mit dem Muskelpolster des Unterarmes an der SIAS

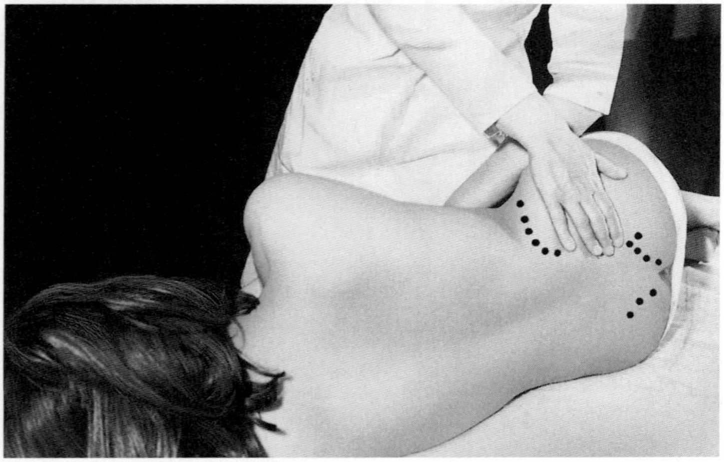

Bild 6.14 Federungsuntersuchung des rechten SIG in Seitlage. 2. Palpation der Fingerspitzen am Gelenkspalt, medial von der SIPS

Becken zu bewegen (s. Bild 6.13). Dieser Druck führt zur Innenrotation des Os coxae und bewirkt damit ein dorsales Aufspreizen des Sakroiliakalgelenkes. Der Behandler legt seine Fingerspitzen von lateral kommend auf die Haut über dem M. erector spinae und schiebt sie von medial her in die Grube zwischen Kreuzbein und hinterem, oberem Darmbeinstachel. Hier tastet er die Federung (s. Bild 6.14).

Fehler:

1. Falsche Federungsrichtung führt zu wakkelnder Beckenbewegung, die die Palpation der SIG-Federung unmöglich macht.
2. Verschieben der Haut durch den drückenden Unterarm täuscht eine Bewegung am Gelenkspalt vor.

6.3.4 Federungsprüfung der Lendenwirbelsäule in Bauchlage

(Bild 6.15 und 6.16) Die Patientin liegt entspannt auf dem Bauch, der Behandler steht seitlich neben ihr, er schaut kopfwärts. Die Kuppen des 2. und 3. Fingers der von unten kommenden Hand werden über den Querfortsätzen eines Wirbels aufgelegt (s. Bild 6.15). Die Ulnarkante der anderen Hand nimmt Kontakt auf den Endgliedern der aufgelegten Finger. Ein federnder Druck, aus der Schulter des Behandlers kommend, wird über die Ulnarkante als Ventralschub auf die Querfortsätze geführt (s. Bild 6.16).

Zeichen der hypomobilen Funktionsstörung: fehlende Federung. Schmerz bei der Federung kann bei jeder Störungsform (Hy-

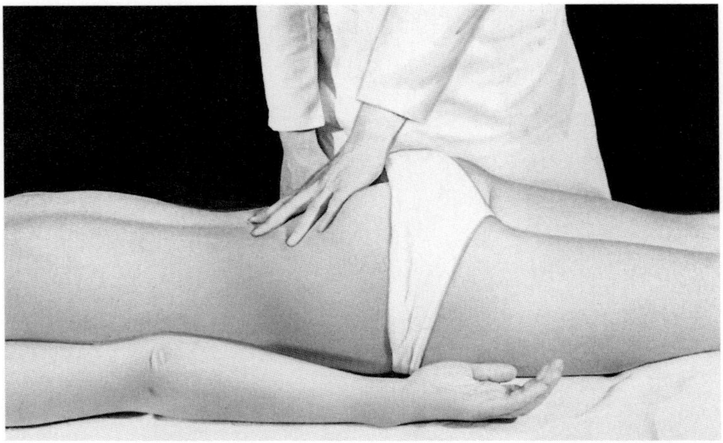

Bild 6.15 Federungsprüfung der Lendenwirbelsäule. 1. Auflegen der Fingerspitzen auf den M. erector spinae etwa über den Querfortsätzen eines unteren Lendenwirbels

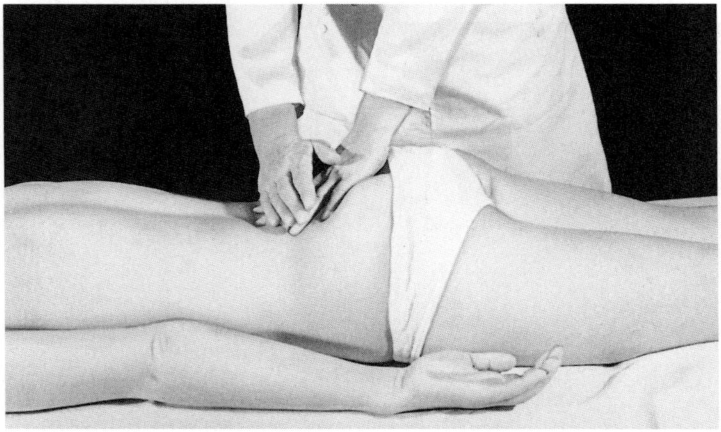

Bild 6.16 Federungsprüfung der Lendenwirbelsäule. 2. Die Ulnarkante der anderen Hand liegt auf den Fingerkuppen

6

pomobilität, Hypermobilität) des Segmentes entstehen. Es kann sowohl das Segment oberhalb als auch das unterhalb des gefederten Wirbels das betroffene sein.

6.3.5 Anteflexionsuntersuchung der Lendenwirbelsäule (auch untere Brustwirbelsäule) in Seitlage

(Bild 6.17). Die Patientin liegt in Seitlage am Bankrand, ihre Arme sind weit nach oben vor dem Kopf abgelegt. Der Behandler steht vor ihr. Er übernimmt die Last ihrer Beine, die in Knie- und Hüftgelenk gebeugt sind, mit beiden Oberschenkeln. Von den Beinen her leitet der Behandler die Beugebewegung der Lendenwirbelsäule ein. Bei Linkslage fixiert der rechte Arm mit dem Ellbogen von dorsal den Thorax der Patientin. Zwei Finger halten den kranialen Partnerwirbel. Wegen des kräftigen M. erector spinae ist ein fixierender Halt erforderlich. Der linke Unterarm oder die Handwurzel unterstützen die Bewegung des Beckens, über die die Beugung von den Oberschenkeln her an das Segment herangeführt wird. Abweichend von der Empfehlung, zur Bewegungspalpation die ruhende Hand zu benutzen, tastet hier der Zeige- oder Mittelfinger dieser oft bewegten Hand zwischen den Dornfortsätzen.

Bei der lumbalen Anteflexion ist der erforderliche Haltedruck (am oberen Dorn) größer als in anderen Abschnitten und Richtungen, weil er der Spannung des kräftigen M. erector spinae gegensteuern muß. Deshalb ist die Palpation mit der von kranial kommenden Hand erheblich schwieriger.

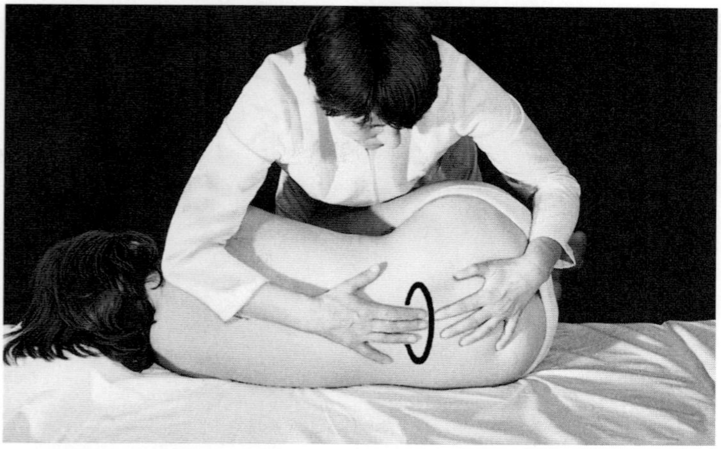

Bild 6.17 Segmentale Untersuchung der Anteflexion in der LWS in Seitlage

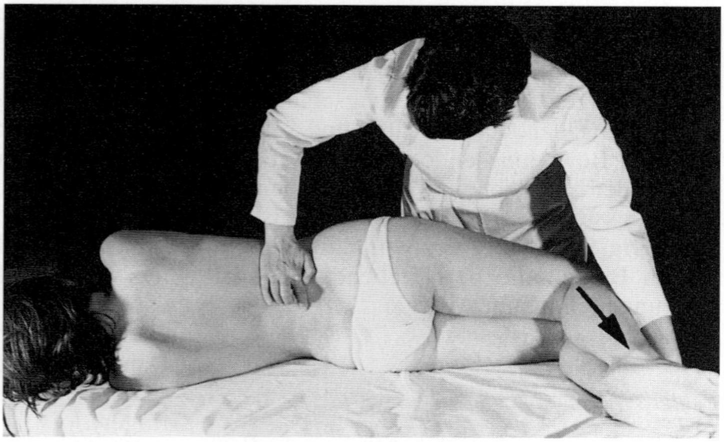

Bild 6.18 Segmentale Untersuchung der Retroflexion in der LWS in Seitlage. Der linke Oberschenkel des Behandlers stützt den linken Patientenoberschenkel von vorn

Die Bewegung wird durch Muskel- und Bandspannung begrenzt. Die Endfederung teilt sich dem Interspinalband bei ungestörtem Gelenk mit. Abrupte (harte) Endespannung bei der Federung spricht für Funktionsstörung.

Fehler:

1. Das Segment wird nicht eingestellt, weil die Spannung nicht voll herangeführt wurde (zu wenig Beugung) oder darüber hinauslief (mangelnde Fixation von kranial).
2. Vor der Endfederung wird die Ausgangsspannung wieder aufgegeben.
3. Die Patientin hat die Arme vor dem Körper liegen und nicht in Kopfhöhe auf der Bank abgelegt. Das behindert das Anbeugen der Beine und dadurch die Anteflexion vor dem Erreichen der Segmentspannung.

6.3.6 Retroflexionsuntersuchung der Lendenwirbelsäule in Seitlage

(Bild 6.18). Die Patientin liegt in Seitlage diagonal auf der Bank. Der Kopf ist unterpolstert und anteflektiert, die Schultern liegen am hinteren, das Becken am vorderen Bankrand. Die Hüften sind wenig, die Knie rechtwinklig gebeugt und ragen über den Rand hinaus. Der Behandler steht vor der Patientin. Bei Linkslage umfaßt er die Knie oder die Knöchel von vorn mit der linken Hand, um die Beine zur Untersuchung in die Hüftstreckung führen zu können. Je stärker die Diagonallage eingestellt ist, umso mehr ragen die Knie und Oberschenkel über den vorderen Bankrand hinaus und können vom linken Oberschenkel des Behandlers abgestützt und geführt werden. Die

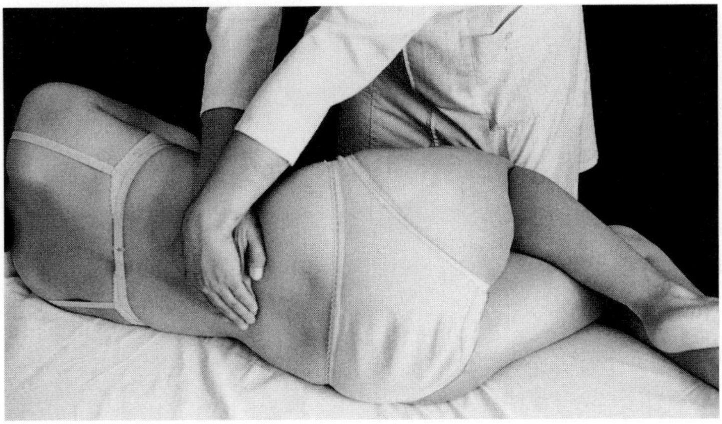

Bild 6.19 Ausgangsstellung zur einseitigen Untersuchung der unteren LWS über eine Dorsalverschiebung des obenliegenden Oberschenkels

Führung der Knie nach hinten bewirkt die Retroflexion in der LWS. Zeige- oder Mittelfinger der rechten Hand tasten zwischen zwei Dornfortsätzen den Bewegungsablauf mit Annäherung der Dornfortsätze und schließlich das Bewegungsende. Fehlende Bewegung oder plötzliches Ende sprechen für Funktionsstörung. Die Untersuchung ist nur schwierig, wenn bei großen Patienten mit langen Beinen die beschriebene Diagonallagerung nicht genutzt wurde.

6

Fehler:

1. Wenn die Patientin nicht diagonal auf der Bank liegt, reicht die Behandlerarmlänge oft nicht zur Bewegungsführung aus.
2. Liegt die Patientin mit dem Oberkörper zu nah am vorderen Bankrand, fühlt sie sich oft unsicher und kann nicht entspannen.
3. Die Beine werden von der Unterlage gehoben und nicht auf der Unterlage verschoben, eine störende Anstrengung.
4. Schon vor der Hüftstreckung wird das Becken nach dorsal geschoben. Die Wackelbewegung überträgt sich auf die LWS ohne diagnostischen Wert.

6.3.7 Retroflexionsuntersuchung der unteren Lendenwirbelsäule über den Dorsalschub am Becken

(Bild 6.19 und 6.20). Die Patientin liegt in Seitlage am vorderen Bankrand. Die Beine sind im Hüftgelenk mäßig gebeugt, im Knie stärker angebeugt. Das obenliegende, bei Linkslage rechte Knie wird ein wenig weiter kopfwärts gelagert. Dadurch kann der Behandler, der direkt davorsteht, mit seinem linken Oberschenkel isoliert Kontakt von vorn zu diesem Knie aufnehmen. Die rechte Hüfte bleibt weniger als rechtwinklig gebeugt. Bei Linkslage wird die rechte Hand des Behandlers so auf den kranialen Partnerwirbel gelegt, daß der Zeigefinger den Dornfortsatz quer über den ganzen Bogen schient. Die linke Hand wird zur Unterstützung darübergelegt (Kleinfinger parallel auf dem rechten Zeigefinger).

Die Untersuchung beginnt bei L5, dann folgen L4 und L3. Das Knie der Patientin wird vom Behandler nach dorsal gedrückt, bis die Bewegung als sehr kleine Dorsalverschiebung des unteren Partnerwirbels am Zeigefinger der tastenden Hand merkbar wird.

Zeichen der Funktionsstörung: Fortleitung des Verschiebungsdruckes auf die schienend haltenden Hände ohne eine vorher tastbare Bewegung des unteren Partnerdornes.

Wenn nur das obenliegende Knie wie beschrieben nach dorsal geschoben wird (Bild 6.19), betrifft die Prüfung überwiegend das Gelenk einer Seite und es sind bei einer Funktionsstörung deutliche Seitenunterschiede erkennbar. Die Prüfung muß dann in der gegensätzlichen Seitlage des Patienten wiederholt werden. Die einbeinige Verschiebung erscheint uns gegenüber der folgenden doppelseitigen Prüfung präziser und erlaubt in derselben Stellung sofort die Behandlung.

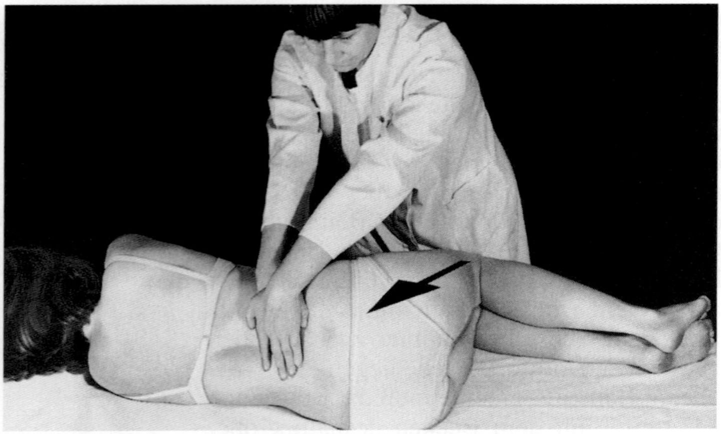

Bild 6.20 Doppelseitige Untersuchung der unteren LWS über eine Dorsalverschiebung beider Oberschenkel aus nicht ganz 90° Hüftbeugung

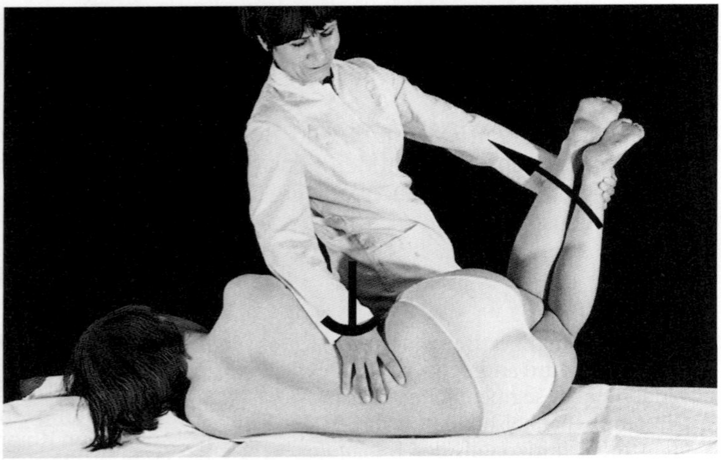

Bild 6.21 Segmentale Untersuchung der Seitneige der LWS in Seitlage (hier Rechtsneige L4/5). Der Zeigefinger der rechten Hand palpiert, der Daumen stützt die Taille ab

Die Bewegung kann auch *über beide Knie als symmetrische Retroflexion* in die LWS übertragen werden (Bild 6.20). Dann muß vor der Behandlung noch die gestörte Seite ermittelt werden, z. B. durch den einbeinigen Schub oder zusätzliche Seitneigungsuntersuchung.

Fehler und Hinweise:

1. Die als Unterstützung aufliegende Hand wird nicht genau fingerparallel auf die tastend haltende Hand gelegt. Sie fixiert dadurch den unteren Partnerwirbel oder sogar die Beckenschaufel und verhindert die Segmentbewegung.
2. Die etwa rechtwinklige Beugung in der Hüfte wird nicht beachtet. Dabei sollte sich der rechte Winkel bei starken Lordosen an der Sakrumebene orientieren. Stärkere Beugung erschwert die Segmenteinstellung.

6.3.8 Seitneigeuntersuchung der Lendenwirbelsäule in Seitlage

(Bild 6.21). Die Patientin liegt in Linksseitlage am vorderen Bankrand, beide Beine in Knie und Hüfte rechtwinklig gebeugt. Der Behandler steht seitlich vor ihr, schaut fußwärts, mit der rechten Seite an der Bank angelehnt und das rechte Bein vorgestellt. Er faßt mit der linken Hand unter die Fesseln und mit der rechten in die Kniekehle der Patientin, hebt sie etwas an und lädt sich ihre Beine auf seinen rechten Oberschenkel, indem er ihn darunterschiebt. Werden die Oberschenkel etwas höher als Bankniveau eingestellt, entsteht eine geringe Seitneigevoreinstellung. Dadurch wird der Untersuchungsweg kleiner, die Endespannung wird schneller erreicht und der Kraftaufwand zur Bewegung vermindert sich erheblich.

Der rechte Zeige- oder Mittelfinger tastet dann von der oberen Seite am Spalt zwischen den Dornen L5 und S1. Die Handwurzel oder der abgespreizte Daumen stützt sich von oben in die Taille. Die Seitneige der LWS wird durch eine Hebelwirkung der Beine um die Oberschenkelachse bewirkt. Der Behandler hebt die Unterschenkel an und führt die Last auf seinem Oberschenkel mit. Die ruhende Bewegungsachse muß immer zwischen den getasteten Dornfortsätzen liegen. Für die oberen Lumbalsegmente muß die Bewegung der Beine mit dem Becken deshalb größer werden. Das Becken wird dazu über die Oberschenkel etwas angehoben. Die tastende rechte Hand spürt die Annäherung der Dorne auf der Konkavseite als Zeichen der freien Beweglichkeit.

Zeichen der Funktionsstörung: Das Bewegungsausmaß entspricht nicht den Erwartungen im Vergleich mit den Nachbarsegmenten und der Gegenseite.

Fehler:

1. Die rechtwinklige Beugung von Knie- und Hüftgelenk wird aufgegeben. Die Bewegung ist dadurch nicht segmentgenau führbar.
2. Die Oberschenkel bleiben während der Bewegung nicht horizontal, der Behandler steht zu weit kopfwärts (abfallende Knie) oder zu weit kaudal (anfängliche Seitneigeeinstellung zu stark).
3. Der Behandler hat die Patientenbeine auf seinen bankfernen Oberschenkel gelegt, dadurch entstehen ungünstige Lastverhältnisse.

6.3.9 Seitneigeuntersuchung der Lendenwirbelsäule in Rückenlage

(Bild 6.22). Die Patientin liegt entspannt auf dem Rücken. Der Behandler steht ihr zugewendet rechts in Hüfthöhe. Die Patientin kreuzt das rechte Bein über das linke. Der Behandler faßt mit seiner rechten Hand unter dem linken Unterschenkel durch auf das rechte Knie. Die Beine werden so weit gebeugt, daß sich das Becken und die unteren

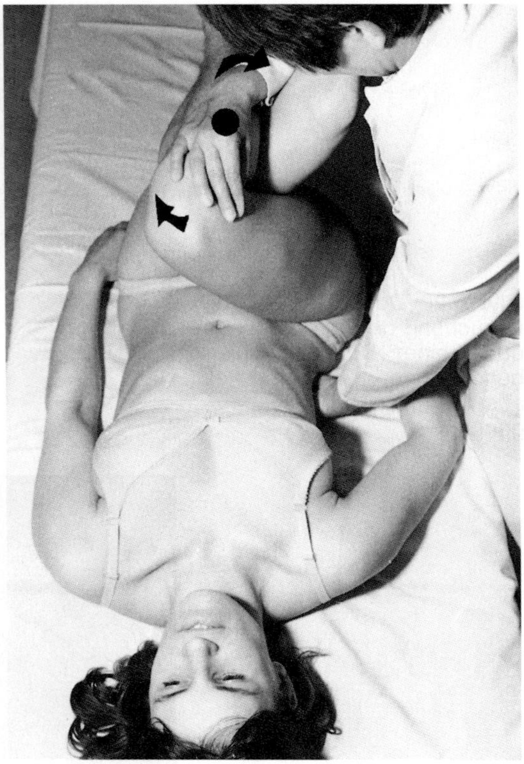

Bild 6.22 Segmentale Untersuchung der Seitneige der LWS in Rückenlage (hier Rechtsneige bei L 4/5). Die Behandlerhand dreht die Knie in Pfeilrichtung um eine senkrechte Achse, die zwischen den Knien (•) und durch das Segment verläuft, an dem der tastende Finger liegt

LWS-Segmente nacheinander von der Unterlage abheben. Die tastende linke Hand des Behandlers wird von der Untersucherseite her unter den Rücken gelegt. Die Fingerspitzen liegen von rechts her (Konkavseite) am seitlichen Rand zwischen zwei Dornfortsätzen und tasten bei Seitneige deren Annäherung. Das Segment wird eingestellt, indem die Mitte zwischen den Knien exakt senkrecht darüber gehalten wird. Die Seitneige wird durch Drehung der Unterschenkel/Oberschenkel zum Behandler hin um die senkrechte Achse durch die Knie ausgeführt. Die Bewegung wird dann nur bis an das Segment herangeführt, also nur bis zur Bewegung des unteren Partnerwirbels. Die getasteten Dorne bleiben dann an der Stelle liegen.

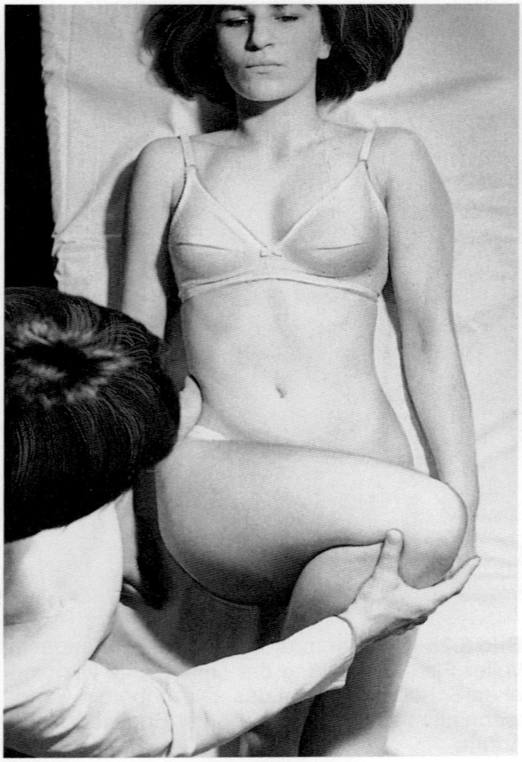

Bild 6.23 Schmerzprüfung der Beckenbänder in Adduktionsstellung von Nullstellung II der Hüfte ausgehend. Erreicht vor allem das iliolumbale Band, falls nicht vor der Endstellung schon erhöhter Muskelwiderstand auftritt

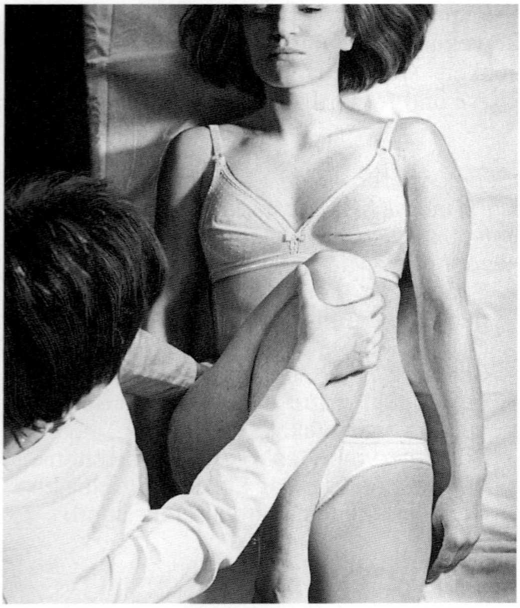

Bild 6.24 Schmerzprüfung der Beckenbänder in schräger Adduktions-Flexions-Stellung mit dem Knie zur Gegenschulter. Erreicht das sakroiliakale Band, falls nicht zuvor schon erhöhter Endwiderstand auftritt

6

Zeichen der Funktionsstörung: Zwischen den Dornen ist keine Bewegung oder weniger als den Nachbarsegmenten entspricht zu tasten.

6.4 Provokationsuntersuchung schmerzhafter Beckenbänder

(Bild 6.23 bis 6.25). Wenn die Muskeln und Gelenke im lumbopelvinen Bereich keine Störbefunde (mehr) zeigen, also auch keine Spannungsphänomene bei der gebeugten Adduktion bestehen, kann ein statischer Schmerz auch auf einer Schmerzhaftigkeit eines Beckenbandes beruhen. Das bedeutet, daß die Beckenbänder erst von der Muskulatur unterscheidbar untersucht werden können, wenn die Muskeln die Testbewegungen zum Anspannen der Bänder ohne Spannungserhöhung am Ende, d. h. ohne Abwehr (Schmerz), erlauben.

Die Beckenbänder verbinden das Os coxae mit dem letzten Lendenwirbel und mit dem Sakrum. In unterschiedlich schrägem Verlauf gehen sie nahezu kontinuierlich ineinander über. Die nutationshemmenden Bandzüge (iliolumbal, sakroiliakal, sakrotuberal) werden geprüft. Die Teststellung ähnelt der gebeugten Adduktion.

Der Untersuchungsablauf geht von der Endstellung der gebeugten Adduktion (6.1.3) aus. Die abwehrfreie Adduktionsspannung wird etwas erhöht und einige Sekunden gehalten (Bild 6.23). Dann wird der Oberschenkel aus der Adduktionsspannung wieder herausgeführt, etwas stärker gebeugt und zur gegenseitigen (Bild 6.24) und schließlich zur gleichseitigen Schulter (Bild 6.24) eingestellt und dort jeweils einige Sekunden gehalten. Dabei werden Spannungseinstellung und Schmerzprovokation jeweils in Schritten von 10–20° überprüft.

Befundwertung: Erhöhter Widerstand am Bewegungsende und eingeschränkte Beweglichkeit sprechen für verspannte Muskelfasern und fordern zu deren Relaxation auf.

Schmerz, der einige Sekunden nach Erreichen der nicht verspannten Endstellung auftritt, wird als Hinweis auf Bandschmerz gewertet und zwar:
- Schmerz in der Leistenbeuge bei reiner gebeugter Adduktion auf das iliolumbale Band,
- Schmerz in der Region der SIPS bei schräger Adduktion zur gegenseitigen Schulter auf das sakroiliakale Band und
- Schmerz vom Gesäß zum Oberschenkel bei Verstärkung der Flexion zur gleichen Schulter auf das sakrotuberale Band.

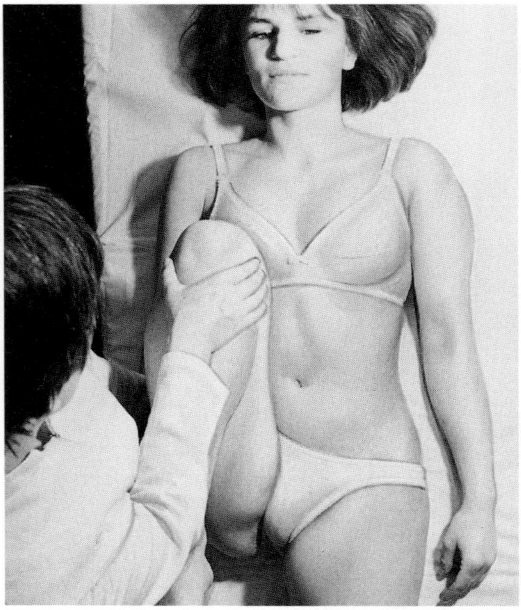

Bild 6.25 Schmerzprüfung der Beckenbänder in voller Flexionsstellung der Hüfte, Knie zur gleichen Schulter. Erreicht das sakrotuberale Band, wenn nicht zuvor schon erhöhter Endwiderstand auftritt

6.5 Behandlung des Sakroiliakalgelenkes und der Beckenstörungen

Da die gezielten Untersuchungs- und Behandlungsbewegungen des Sakroiliakalgelenkes Gelenkspielbewegungen sind, gibt es keine prinzipiellen Unterschiede zwischen Untersuchung und Behandlung. Einige technische Besonderheiten erleichtern den Therapieeffekt.

6.5.1 Federungsmobilisation des Sakroiliakalgelenkes in Bauchlage – Kreuzgriff (Gegennutation des Os sacrum)

(Bild 6.26). Die Patientin liegt auf dem Bauch am rechten Bankrand. Zur Behandlung des rechten Gelenkes steht der Behandler in unserem Beispiel (im Bild) auf der rechten Bankseite. Er nimmt mit der ulnaren Handwurzel der linken Hand Kontakt an der rechten SIPS und mit der Handwurzel der rechten Hand an der Kreuzbeinspitze. Zarter Druck aus den gestreckten Armen heraus auf die Kontaktpunkte führt zur Federung des Gelenkes in Gegennutationsrichtung und entspricht der Untersuchung (s. Kap. 6.3.2).

Behandlungsablauf: Die Behandlung kann direkt aus der Untersuchung hervorgehen. Nachdem die gerade beginnende Spannung am Gelenk aus den Schultern eingestellt wurde, wirkt ruhiger, rhythmischer Wechsel zwischen leichter Druckerhöhung und völligem Nachlassen mobilisierend. Dabei ist es therapeutisch vorteilhaft, wenn die Loslaßphase betont wird.

Aus gleicher Ausgangslage und Ausgangsspannung kann die Mitbewegung des Beckens bei der Atmung als mobilisierende Kraft unter unverändert gehaltenen Behandlerhänden genutzt werden. Durch die Einatmungsbewegung des Iliums nach dorsal erhöht sich der Druck unter der Hand an der Spina. Bei der Ausatmung wird durch die Beckenkippung der Gegendruck unter der am Sakrum haltenden Hand vergrößert. Der Behandler kann wie zur Untersuchung auch zur Behandlung auf der Gegenseite stehen, zur Behandlung des rechten SIG auf der linken Bankseite. Dann nimmt seine linke Hand Kontakt an der Kreuzbeinspitze und die rechte an der rechten SIPS.

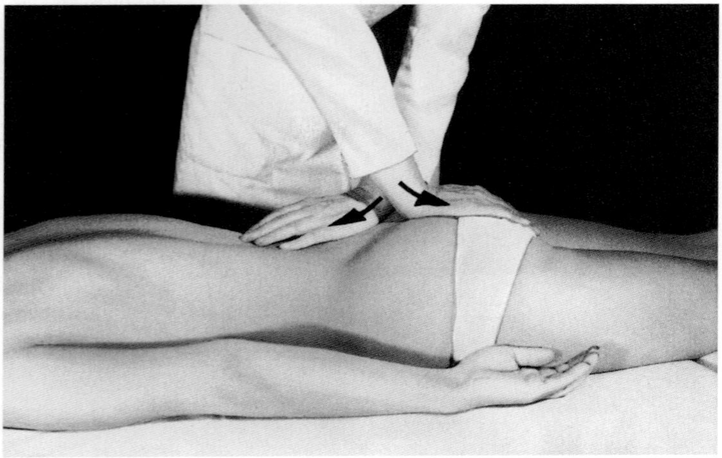

Bild 6.26 Mobilisation des rechten SIG in Bauchlage im Kreuzgriff in Gegennutationsrichtung

Fehler:

1. Der Druck wird nicht völlig nachgelassen, die Spannung nicht aufgegeben. Der Mobilisierungseffekt wird dadurch geringer.
2. Die Kontaktaufnahme erfolgt nicht „ansaugend", sondern durch Aufdrücken der Handwurzel; der Kontakt wird durch fehlende Tastkontrolle unsicher und zwangsläufig der Druck zu stark.
3. Zu starker Kontaktdruck vor der Federung bringt das Gelenk so weit in Spannung, daß es nicht mehr bewegt werden kann.

6.5.2 Federungsmobilisation des Sakroiliakalgelenkes in Seitlage (Innenrotation des Os coxae)

(s. Bild 6.14) Zur Behandlung des rechten SIG liegt die Patientin auf der linken Seite, die Beine in Knie und Hüfte etwa rechtwinklig gebeugt und aufeinandergelegt. Der Behandler steht in Hüfthöhe vor der Patientin. Er stützt das rechte Bein am Knie mit einem dorsalgerichteten, stabilisierenden Druck. Er beugt seinen linken Unterarm etwa 60° und legt ihn mit der weichen Muskulatur auf den vorderen Rand der Iliumschaufel in die Gegend der SIAS so, daß die Hand schräg nabelwärts und zur Unterlage weist. Er überträgt damit einen weichen, federnden, zur Unterlage gerichteten Druck aus der Schulter auf das Ilium, ohne das Becken zu bewegen. Die rechte Hand tastet die erreichte beginnende Spannung in der Grube über dem rechten SIG. Damit ist die Ausgangsstellung für die Behandlung erreicht. Sie entspricht der Untersuchungsstellung (s. Kap. 6.3.3).

Behandlungsablauf: Die Behandlung kann direkt aus der Untersuchung hervorgehen. Von der beginnenden Spannung ausgehend wird der Druck in ruhigem Rhythmus völlig nachgelassen und die Spannung wieder aufgebaut und wieder nachgelassen – stets unter Palpationskontrolle der rechten Hand.

Die repetitive Verstärkung der Vorspannung ist weniger wirksam und wird deshalb nicht mehr empfohlen.

6.5.3 Sakroiliakalgelenkfederung zur Untersuchung und Behandlung in Nutationsrichtung des Os sacrum (Palpation am oberen Gelenkspaltrand)

(Bild 6.27). Zur Federung des rechten SIG liegt die Patientin auf der linken Seite, die Beine in Knie und Hüfte etwa rechtwinklig gebeugt und aufeinandergelegt. Der Behandler sitzt unterhalb des Beckens hinter ihr und schaut kopfwärts. Er legt die rechte Hand auf das Ilium, die Handwurzel vor die SIAS. Der rechte Unterarm wird horizontal in Verlängerung der Hand nach vorn gehalten. Die linke Hand liegt mit dem Daumen tastend über dem

6

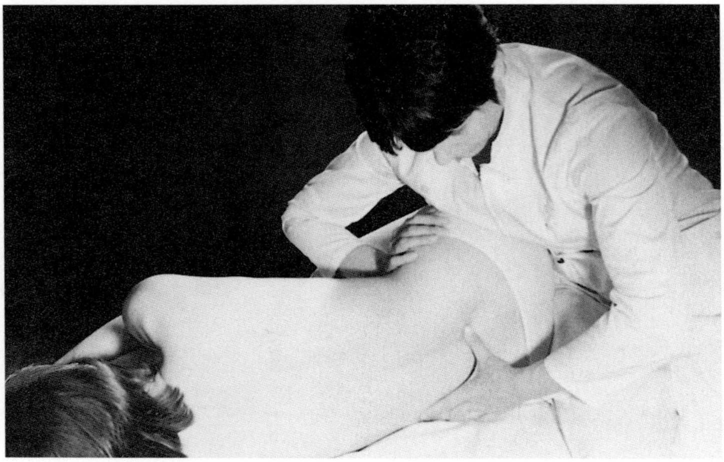

Bild 6.27 Federungsmobilisation des rechten SIG in Nutationsrichtung in Seitlage mit kontrollierender Palpation am oberen Gelenkspaltrand

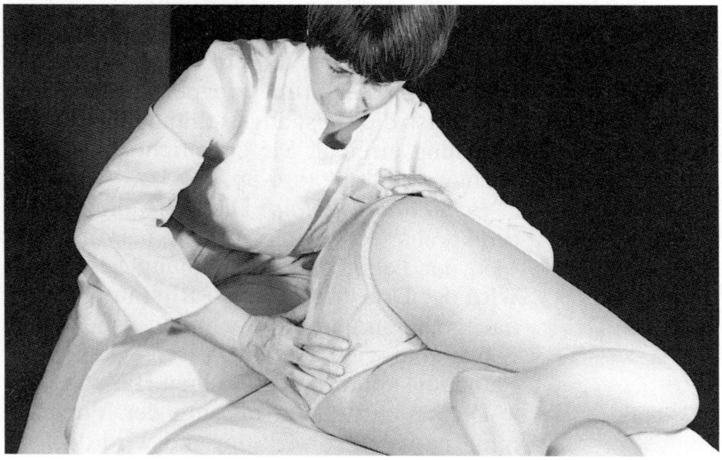

Bild 6.28 Federungsmobilisation des rechten SIG in Ilium-Außenrotation in Seitlage mit kontrollierender Palpation am unteren Gelenkspaltrand

Kreuzbein am oberen Ende der Grube über dem SIG, also kranio-medial von der SIPS. Der Unterarm wird nach hinten abgespreizt. Streng sagittaler leichter Druck gegen die SIAS unter Gegenhalt am Kreuzbein erzeugt die Spannung in Nutationsrichtung, deren Verlauf und Härte im Seitenvergleich diagnostisch bewertet wird. Mit der Untersuchung ist die Ausgangsstellung für die Behandlung erreicht, die unmittelbar aus ihr hervorgehen kann.

Behandlungsablauf: Durch wechselndes schnelles und völliges Nachlassen des Druckes und damit der tastbaren Spannung und nachfolgend langsames Wiedereinstellen der leichten Spannung in ruhigem rhythmischem Wechsel wird die Mobilisation erreicht. Dabei hat die Lösung der Spannung besondere Bedeutung für die Wirksamkeit.

Der Federungswiderstand ist bei Palpation am oberen Gelenkende größer, die getastete Beweglichkeit auch üblicherweise kleiner als in der folgenden Technik mit Palpation am unteren Gelenkspaltrand.

6.5.4 Sakroiliakalgelenkfederung zur Untersuchung und Behandlung in Außenrotationsrichtung des Os coxae (Palpation am unteren Gelenkspaltrand)

(Bild 6.28). Die Patientin liegt zur Federung des rechten Gelenkes auf der linken Seite, die

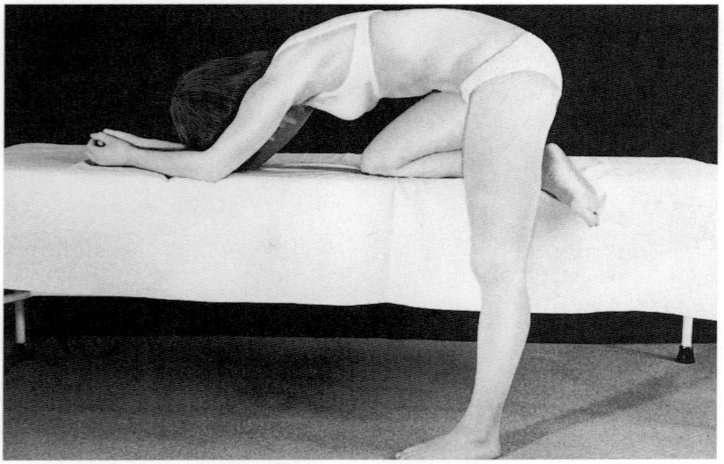

Bild 6.29 Vorbereitung für die Selbstmobilisation des rechten SIG in Knie-Ellbogen-Stellung (s. Bild 6.30)

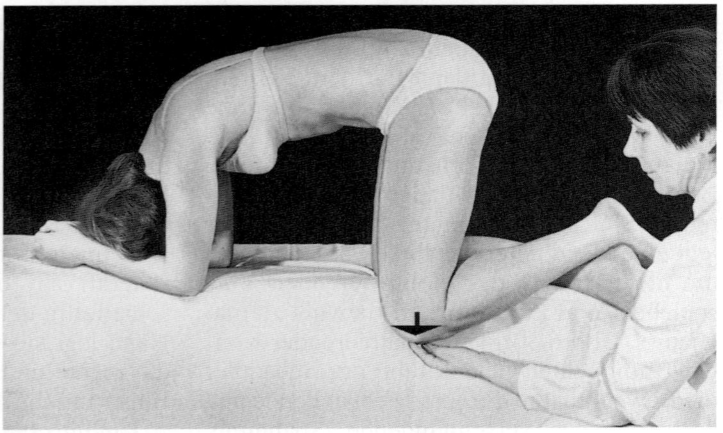

Bild 6.30 Ausgangsstellung für die Selbstmobilisation des rechten SIG. Der Behandler gibt Führungskontakt unter dem linken Knie

Beine in Knien und Hüften angebeugt und aufeinandergelegt. Der Behandler sitzt hinter ihr in Taillenhöhe, den Blick zum Becken gerichtet. Er beugt sich seitlich weit über die Taille und legt die linke Handwurzel von vorn innen an die rechte SIAS und senkt den Ellbogen zur Unterlage hin ab. Der rechte Daumen, notfalls die Handkante, wird am Rand der Sakrumspitze, direkt kaudal von der Spina iliaca posterior inferior, also am unteren Gelenkspaltrand, aufgesetzt. Leichter Druck der linken Hand gegen die Beckenschaufel, nach hinten außen gerichtet, wird von der rechten Hand gegengehalten und die Spannungsentstehung von ihr getastet und im Seitenvergleich gewertet. Die Widerstände sind kleiner, die getastete Bewegung größer als bei Palpation am oberen Gelenkspaltrand.

Behandlungsablauf: Mit der Einstellung leichter Spannung ist die Ausgangsstellung für die Behandlung erreicht. In ruhigem Rhythmus wechseln nun völliges Aufgeben des Druckes und damit der Spannung und erneutes Einstellen der Spannung ab. Offenbar ist das Nachlassen des Druckes („weg von der Barriere“) therapeutisch wirkungsvoller als die Steigerung des Druckes.

6.5.5 Selbstübung der Sakroiliakalgelenkfederung im Knie-Ellbogen-Stand

(Bild 6.29 und 6.30). Die Patientin steht mit der rechten, zu übenden Seite am Bankrand, stützt dann die Ellbogen und das rechte Knie

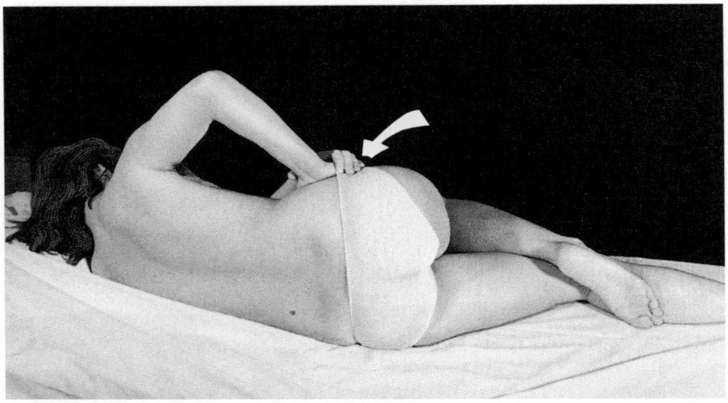

Bild 6.31 Selbstmobilisation des rechten SIG in Seitlage (Ilium-Innenrotation)

auf die Bank (s. Bild 6.29). Sie richtet sich zum Knie-Ellbogen-Stand am Bankrand auf. Das linke Bein wird dann mit dem Fuß am rechten Unterschenkel eingehängt, das linke Knie hängt dadurch frei am Bankrand. Die Patientin entspannt sich und läßt die linke Beckenseite hängen, dadurch kommt das rechte SIG in Vorspannung. Der Behandler legt eine Hand unter das linke Patientenknie, um die Richtung des mobilisierenden Vorschiebens und Zurückziehens bewußt zu machen (s. Bild 6.30). Unter palpierender Kontrolle am rechten Gelenk führt der Behandler die Bewegung um die gerade entstehende und völlig wieder verschwindende Spannung. Wenn die Patientin die Spannungsentstehung selbst fühlt, kann sie die Bewegung zu Hause selbständig ausführen. Bewegungsrichtung ist die Innenrotation des rechten Os coxae, das dorsale Aufspreizen des Gelenkspaltes.

Erlernt die Patientin die Spannungseinstellung nicht, sollte sie in der folgenden Technik unterwiesen werden. Der Wirkungsmechanismus ist in beiden Fällen die Iliuminnenrotation, d. h. das dorsale Öffnen des Gelenkspaltes.

Fehler:

1. Die Patientin stützt sich auf die Hände statt auf die Ellbogen. Ihr Körper ist dadurch weniger gut stabilisiert.
2. Die Bewegung wird zu groß ausgeführt und erzeugt unnötige, störende Wackelbewegungen des Beckens und der LWS.

6.5.6 Selbstübung für die Sakroiliakalfederung in Seitlage

(Bild 6.31). Zur Übung des rechten SIG liegt die Patientin auf der linken Seite. Das untere Bein ist leicht, das obere stärker gebeugt und mit dem Knie auf der Unterlage abgestützt. Die Patientin stützt ihre rechte Hand von oben (lateral) auf den Vorderrand der Beckenschaufel in der Gegend der SIAS. Ihre linke Hand legt sie von vorn unten kommend auf die rechte und faßt mit Daumen und Zeigefinger um ihr rechtes Handgelenk.

Übungsablauf: Unter Palpationskontrolle des Behandlers am SIG übt sie in ruhigem Rhythmus mit der linken Hand Druckverstärkung gegen die SIAS nach medial und völliges Entspannen. Wenn der Spannungswechsel am SIG richtig abläuft, kann die Übung zu Hause durchgeführt werden. Je nach Ausprägung und Rezidivneigung der Störung sind Selbstübungen häufiger (täglich) oder seltener (1–2 x wöchentlich) indiziert. Sie eignen sich als Selbstmobilisation.

6.5.7 Relaxation schmerzhafter Spannungen in gebeugter Adduktion

Die Patientin liegt auf dem Rücken. Zur Behandlung erhöhter Spannung und möglicher Schmerzhaftigkeit der rechtsseitigen Hüftadduktion führt der Behandler das rechte Bein

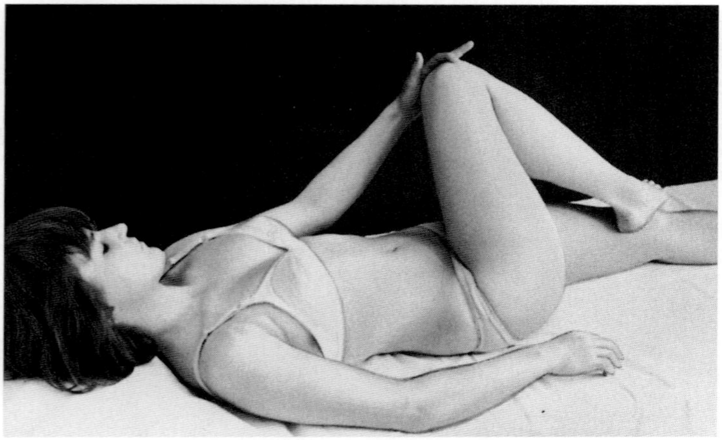

Bild 6.32 Ausgangsstellung für die Selbstübung bei Spannungserhöhung in gebeugter Adduktion

zunächst in rechtwinklige Hüftbeugung und dann in Adduktion wie zur Prüfung der gebeugten Adduktion (s. Kap. 6.1.3). In tastend wiederholter Beinführung in die Adduktion aus langsam zunehmender Hüftbeugung wird nun die Stellung mit dem größten Widerstand am Ende aufgesucht. Diese bei der Untersuchung erkannte Stellung ist Ausgangssituation für die Relaxation. Die Einstellungen ähneln denen zur Prüfung der Beckenbänder (s. Bild 6.23 bis 6.25).

Jede Stellung erreicht andere Fasern aus der Gruppe der Muskeln, die Lendenwirbelsäule, Sakrum, Hüftbein, Steißbein und Oberschenkel verbinden. Verspannte Fasern dieser Muskeln zeigen bei der Beinbewegung in Verlängerung ihrer Verlaufsrichtung durch tastbare Widerstandsvergrößerung die Störung an. Diese Stellung ist dann die günstigste Ausgangsstellung für die Behandlung. Die aktive Anspannung in die der Ausgangsstellung entgegengesetzte Richtung erreicht besonders diese Fasern.

Behandlungsablauf: Die Patientin drückt das Knie mit sanfter Kraft gleichmäßig für 10–30 s gegen die haltende Hand des Behandlers nach außen in die Abduktion, wenn eine reine quere Adduktion eingestellt war. War die Hüfte stärker als rechtwinklig gebeugt, kommt eine entsprechende Streckkomponente hinzu. Die Einstellung des Oberschenkels gibt den Winkel vor. Nach Ende der geplanten Zeit löst die Patientin die Spannung und mit der Erdschwere sinkt das Knie zum Körper hin ab.

Sofort nach der ersten Relaxation legt die Patientin einen Finger ihrer gegenseitigen linken Hand zusätzlich auf das Knie und führt die Anspannung und Spannungslösung unter Tastkontrolle des Behandlers durch, um sie als Selbstübung weiterführen zu können (s. folgenden Abschnitt).

6.5.8 Selbstrelaxation in gebeugter Adduktion der Hüfte

(Bild 6.32). Nach Unterweisung übt die Patientin zu Hause in Rückenlage. Das rechte Bein ist gebeugt und an die erhöhte (evtl. schmerzhafte) Spannung adduziert. Sie legt einen Finger der linken Hand von oben auf das Knie und gibt damit Widerstand gegen eine zarte (isometrische) Anspannung genau entgegengesetzt zur Vorspannungsrichtung. Das ist meistens eine diagonal gerichtete Anspannung (kombinierte Streckung und Abduktion der Hüfte). Nach 10–30 s löst sie bewußt langsam die Spannung und führt das Bein tastend in die eingestellte und nun freigegebene diagonale Gegenrichtung (Hüft-Beugungs-Adduktions-Richtung) weiter, ohne Kraft einzusetzen.

6.5.9 Behandlung des Steißbeinschmerzes durch postisometrische Relaxation

(Bild 6.33). Die an der Spitze und am Rand des Os coccygis ansetzenden Muskeln (kau-

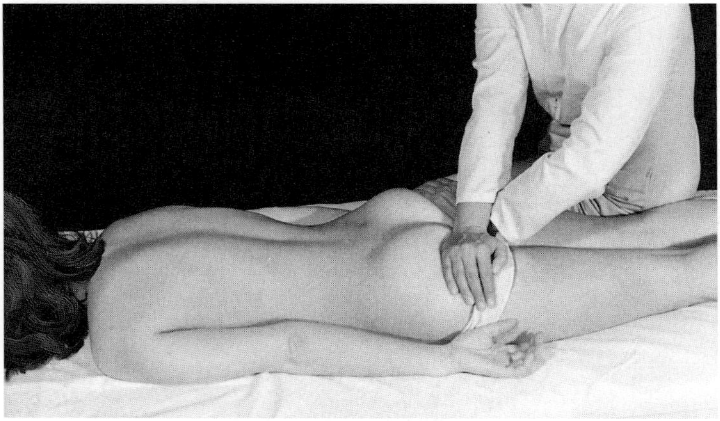

Bild 6.33 Relaxationsbehandlung der Beckenbodenmuskeln und der unteren Faserzüge des M. gluteus maximus bei Steißbeinschmerz

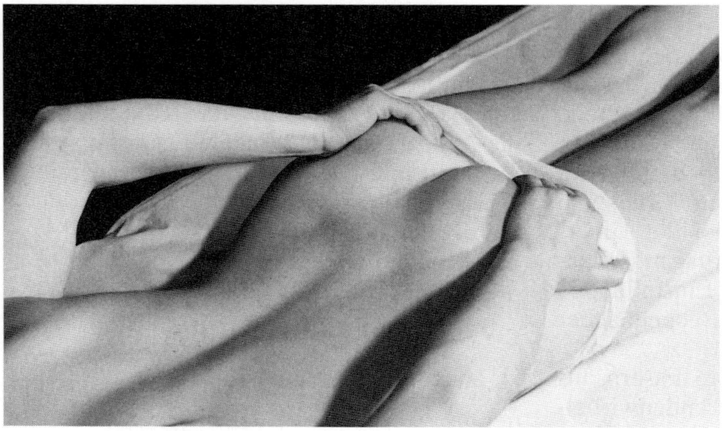

Bild 6.34 In dieser Stellung erlernt die Patientin die Selbstrelaxation der schmerzhaft am Steiß ansetzenden Muskeln

dalste Fasern des M. gluteus maximus, M. levator ani und M. coccygeus) verursachen den Steißbeinschmerz. Sie sollen relaxiert werden.

Die Patientin liegt entspannt auf dem Bauch, der Behandler steht in Kniehöhe neben ihr und schaut kopfwärts. Die Hände liegen gekreuzt auf je einem inneren unteren Gesäßquadranten.

Behandlungsablauf: Gegen geringen Druck der Hände in Richtung auf das gleichseitige Hüftgelenk spannt die Patientin das Gesäß für 10-30 Sek. ganz leicht zusammen. Die Entspannung folgt der Vorstellung, das Gesäß „fließe nach außen". Diesem Nachgeben folgt der weiche Druck der Behandlerhände. Er ergibt sich aus der Relaxation der öfter verspannten kaudalen Fasern des M. gluteus maximus. Anschließend übernimmt die Patientin mit ihren Händen die Funktion des Behandlers und tastet den Spannungs-Entspannungs-Wechsel (s. folgende Übung).

6.5.10 Selbstübung bei Steißbeinschmerz

(Bild 6.34). Nach der Fremdbehandlung in Bauchlage übt die Patientin selbst: Ihre Hände liegen innen unten auf der gleichseitigen Gesäßseite, die Fingerspitzen sind zur Gesäßfalte gerichtet und drücken gering nach außen.

Übungsablauf: Aus dieser Ausgangsstellung spannt die Patientin gegen den Druck der Hände ganz leicht das Gesäß zusammen und zieht den Beckenboden etwas ein. Nach 10–30 s folgt die Entspannung mit der Vorstellung des „Auseinanderfließens" der Gesäßweichteile. Hat die Patientin diesen Be-

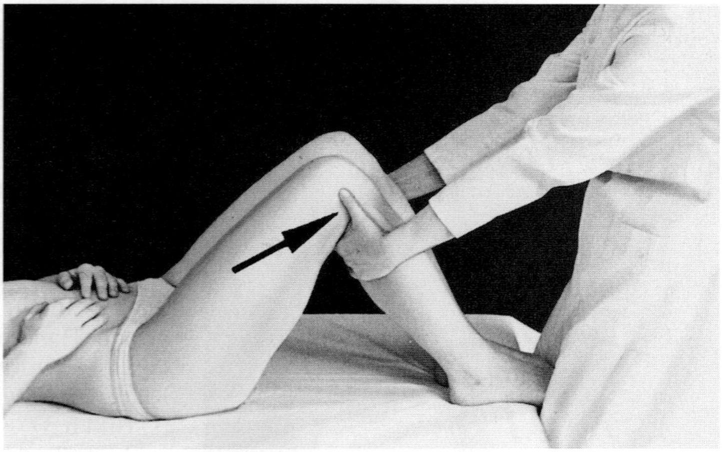

Bild 6.35 Milde Traktionsbehandlung der LWS über die angebeugten Beine in Rückenlage

wegungsablauf erfühlt, kann die Übung in Rückenlage bei sonst gleichem Ablauf durchgeführt werden. Die Patientin stellt dazu die Beine an oder unterlagert die Knie mit einer Rolle. In dieser Lage ist die Entspannung der dorsalen Muskulatur leichter.

6.6 Traktionen und Weichteilbehandlung der Lendenwirbelsäule

Diese Behandlungsformen sind indiziert bei heftigem Schmerz, die Traktionen vor allem bei Diskusprolaps (Radikulärsyndrom) und schwerer Lumbago. Sie zielen nicht auf eine segmentale Funktionsstörung, sie wirken nicht auf ein einzelnes Bewegungssegment, sondern sollen heftige Schmerzen des ganzen Abschnittes durch Muskelentspannung, vielleicht auch durch Minderung des intraspinalen und intradiskalen Druckes lindern. Sie werden oft schon nach orientierender Untersuchung des Bewegungssystems und ggf. nach neurologischer Untersuchung indiziert.

6.6.1 Traktion bei gebeugten Knien in Rückenlage

(Bild 6.35). Die Patientin liegt auf dem Rücken, die Beine angestellt. Der Behandler steht am Fußende und stützt mit den Oberschenkeln die Füße der Patientin ab. Er faßt in beide Kniekehlen und übt einen sanften Zug durch Rückverlagerung seines Köpers aus. In dieser Traktionsstellung läßt der Behandler die Zugspannung rhythmisch langsam an- und abschwellen oder er verstärkt sie als leichte Schüttelung in der Zugrichtung, je nach Verträglichkeit. Traktionsbehandlungen müssen vom Patienten immer als angenehm und schmerzlindernd empfunden werden, wenn sie nach dem Test als Therapie wiederholt werden sollen.

Fehler:

1. Bei der Schüttelung wird der Traktionszug aufgegeben.
2. Zu starker Zug lordosiert die LWS und verstärkt den Schmerz, wirkt damit der Entspannung entgegen.
3. Zu schnelle oder zu große Zugbewegungen provozieren Schmerz.

6.6.2 Traktion bei rechtwinklig gebeugten Hüften und Knien

(Bild 6.36 und 6.37). Die Patientin liegt auf dem Rücken, der Behandler steht am Fußende oder kniet auf der Bank. Er umfaßt von außen beide Unterschenkel der Patientin, Hüften und Knie sind etwa rechtwinklig gebeugt. Durch Aufrichten und Rückverlagerung des Körpers entsteht ein sanfter Zug, der das Gesäß von der Unterlage abhebt und sich als kyphosierender Zug in die LWS fortsetzt. Er

6

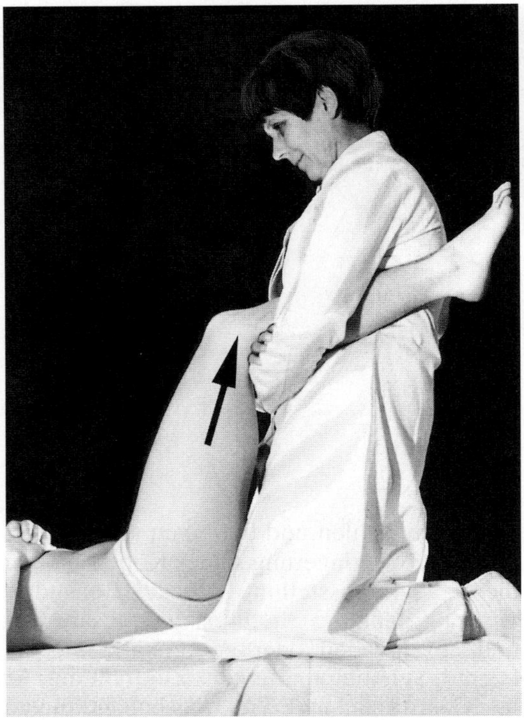

Bild 6.36 Traktionsbehandlung der LWS bei rechtwinklig gebeugten Hüften, Testsituation für die kyphosierende Traktion in Apparaten (Perl)

wird über möglichst lange Zeit gehalten (s. Bild 6.36). In dieser Traktionsstellung können zusätzlich sanfte Schüttelungen in Zugrichtung ausgeführt werden. Die Technik fordert einige Kraft vom Behandler.

Als kraftsparende Variante kann der Behandler auf der Bodenmatte in Hockstellung arbeiten. Er fixiert die Füße der Patientin zwischen seinen Knien, schiebt einen Unterarm unter den Knien der Patientin durch, stützt diesen Ellbogen auf das eigene Knie und faßt mit der Hand den ebenfalls aufgestützten anderen Unterarm. Der Zug wird wieder durch Rückverlagerung des Gewichtes erreicht (s. Bild 6.37).

Beide Techniken sind sowohl Behandlung als auch Verträglichkeitstests für die apparative Traktion in dieser Lagerung. Tritt bei der Traktion Schmerz auf, ist die apparative Traktion nicht indiziert.

Fehlermöglichkeiten und Hinweise:

1. Bei Zwangshaltungen darf die LWS nicht begradigt werden, die Unterschenkelstellung und der Oberkörper müssen in der Richtung des Überhanges voneinander abweichen. Das gilt dann auch für die Einstellung bei apparativer Traktion.
2. Die Fehlermöglichkeiten der vorausgehenden Traktion (s. Kap. 6.6.1) gelten entsprechend.

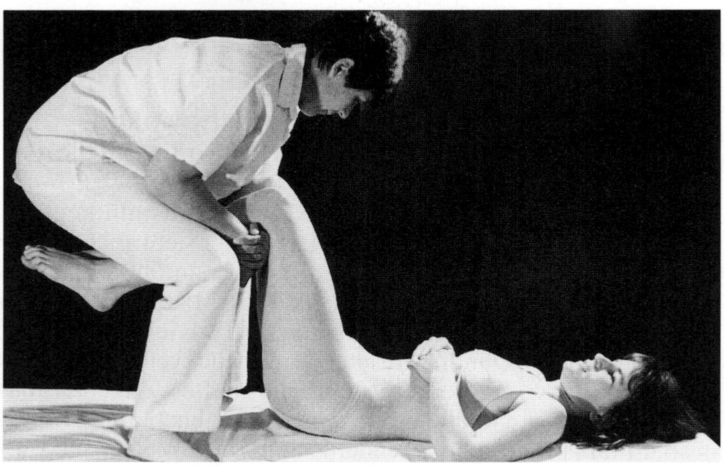

Bild 6.37 Kraftsparende Traktionsbehandlung der LWS bei rechtwinklig gebeugten Hüften auf der Bodenmappe

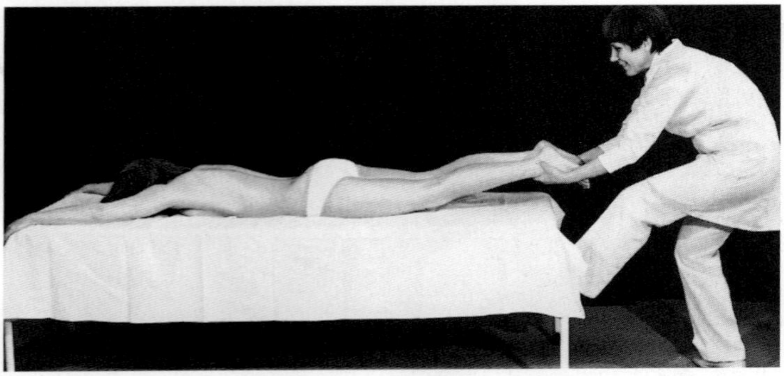

Bild 6.38 Längsachsentraktion der LWS in Bauchlage

6.6.3 Traktion in Bauchlage durch Zug an den Beinen

(Bild 6.38). Die Patientin liegt auf dem Bauch, wenn sie in dieser Lage schmerzlos entspannen kann, und legt die Hände am Kopfende an den Bankrand. Der Behandler steht in Schrittstellung am Fußende und umfaßt beidseits die Knöchelgegend der Patientin.

Durch Rückverlagerung seines Körpers auf den hinteren Fuß entsteht eine Zugspannung, die sich in die LWS fortsetzt. Die Behandlung kann dann in zwei Formen durchgeführt werden:

Behandlungsablauf 1 mit rhythmischen Zugschüttelungen: Aus der Vorspannung heraus, die der Behandler auf die Region der LWS eingestellt hat, die er erreichen will, verstärkt und löst der Behandler rhythmisch den Zug an den Beinen durch Anbeugen der Arme und Nachgeben über eine kleine Strecke, die das Becken bewegt aber den Brustkorb möglichst unbewegt ruhen läßt. Der Rhythmus muß sich nach der Eigenbewegung der Patientenkörpers richten. Der neue Zug muß einsetzen, ehe das Becken ganz zurückgeglitten ist, d. h. die vorher auf die Region eingestellte Vorspannung darf nicht wieder aufgegeben werden. Dieser Eigenrhythmus muß jedesmal neu erkannt werden.

Behandlungsablauf 2 nach PIR der Rumpfmuskulatur: Die Patientin erhält den Auftrag, die gestreckten Beine etwas in den Körper einzuziehen. Durch diese Vorstellung spannt sich die lumbale Rumpfmuskulatur an und wird 10–30 s so gehalten. Nach Lösen der Spannung folgt der weiche Traktionszug dem merkbaren Nachgeben unter der Entspannung.

Fehler:

1. Bei der Traktion werden die Beine zu weit angehoben, dadurch wird die lumbale Lordose verstärkt und die Entspannung erschwert, vor allem wenn die Lordose Schmerz hervorruft.
2. Der Rhythmus der Schüttelung in (1) paßt sich nicht dem Gleitrhythmus der Patientin an und kann dabei abrupte Bewegungsimpulse oder sogar Stauchungen der LWS erzeugen.

6.6.4 Traktion in Bauchlage durch Schub am Beckenkamm

(Bild 6.39). Die Patientin liegt auf dem Bauch. Sie muß in dieser Lage entspannen können. Der Behandler steht seitlich neben ihr und schaut fußwärts. Mit gestreckten Armen legt er die Hände von kranial auf das Gesäß der Patientin und übt einen fußwärts gerichteten Druck aus. In der LWS entsteht dadurch eine Traktionsspannung.

Behandlungsablauf: Das Becken folgt der Atembewegung durch Rückwärtsbewegung (Aufrichtung) während der Einatmung und Vorwärtsbewegung (Kippung) bei der Ausatmung. Durch Atemauftrag wird diese Bewegung verstärkt. Der Druck des Behandlers am Beckenkamm unterstützt die Rückwärtsbewegung während der Inspiration, hemmt dann aber die Ausatmungskippung und verstärkt dadurch die Traktionsspannung. Gleichzeitig wirkt der Haltedruck bei der Ausatmung im Sinne der isometrischen Anspannung (der lumbale M. erector spinae ist in der Ausatmung aktiver), die in der Gegenbewegung der Einatmung eine verstärkte Entspan-

6

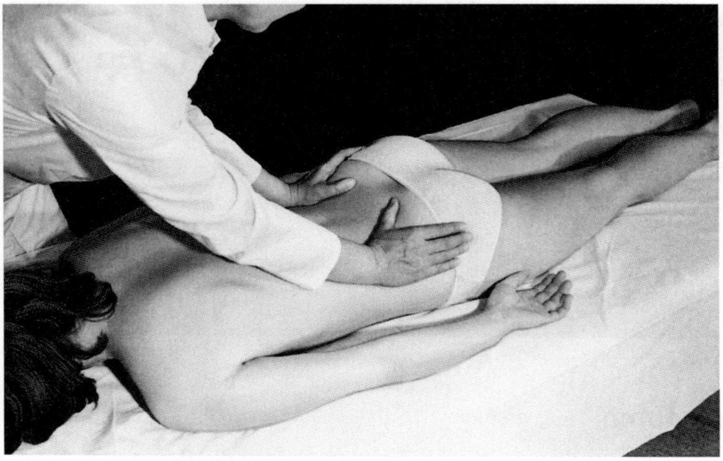

Bild 6.39 Aufrichtende (flektierende) Traktionsspannung der LWS durch Gegenhalt dorsal am Becken während der Atmung

nung bewirkt. Der kaudalwärts gerichtete Druck bringt gleichzeitig die Verschiebeschichten zwischen Haut und Faszie in Spannung und Relaxation.

Fehler:

1. Der Druck richtet sich gegen den Beckenkamm nach ventral statt nach kaudal und verhindert die Mitbewegung des Beckens bei der Atmung.
2. Es wird versäumt, den Druck am Becken in der Ausatmungsphase angepaßt zu verstärken. Die beschriebenen Dehnungs- und Entspannungsmechanismen bleiben ungenutzt.

Der großflächig haltende Kontakt der Hände am Beckenkamm erreicht in der Relaxationsphase der Einatmung vor allem die Verschiebeschichten über der lumbodorsalen Faszie und den M. quadratus lumborum. Durch eine Modifikation der Handeinstellung werden die medialen Verschiebeschichten über den lumbalen Rückenstreckern stärker erreicht: Der Behandler legt zu diesem Zweck eine Hand auf das Kreuzbein von kraniodorsal und gibt den Druck kaudalwärts auf das Kreuzbein. Der Atmungsablauf wird genauso beachtet wie vorher beschrieben.

6.6.5 Selbstübung der Traktionslagerung in Bauchlage

(Bild 6.40). Die Patientin legt sich zum Erlernen der Übung quer über die gepolsterte Behandlerbank, einen hoch gepolsterten Hocker, einen großen, gegen das Wegrollen gesicherten Gymnastikball o. ä.. Ihre Beine hängen auf einer Bankseite herunter, die Fußspitzen berühren den Boden. Der Körper wird durch die Oberarme am anderen Bankrand gehalten. Zu Hause stapelt sich die Patientin einen Kissen- und Deckenberg über eine Liege, einen Sessel oder Tisch, der ein rutschfestes Darüberlegen mit herunterhängenden Beinen ermöglicht (s. Bild 6.40).

Übungsablauf: Die Vorstellung, den Bauch leicht gegen die Unterlage zu drücken, erzeugt die isometrische Anspannung. Nach ausreichender Zeit von etwa 30 s folgt die Entspannung. Während der Oberkörper dabei durch den Halt der Oberarme unbewegt bleibt, sinken die Beine ab und üben einen Zug auf die LWS aus.

Fehler:

1. Zu starke Anspannung lordosiert die LWS, vor allem das lumbosakrale Segment, und kann Schmerz provozieren.
2. Bei der Entspannung wird der Haltedruck der Arme aufgegeben. Der Oberkörper folgt dem Zug durch das Gewicht der Beine. Die Verstärkung der Traktionswirkung verpufft. Dieses Problem entfällt, wenn die Patientin auf dem Deckenberg das Becken etwa als höchsten Punkt eingestellt hat.
3. Schmerzprovokation muß in jedem Fall vermieden werden. Sie zeigt einen Fehler der Lagerung oder des Übungsablaufes an.

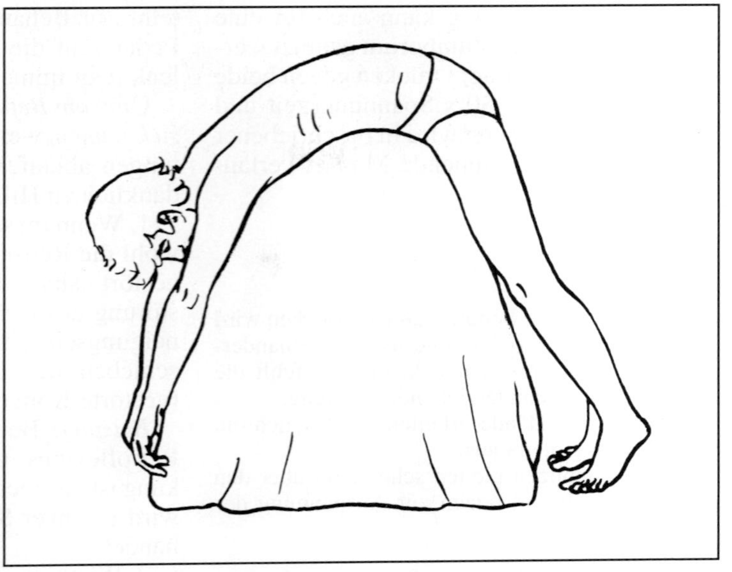

Bild 6.40 Schemazeichnung für die Gestaltung einer Traktionslagerung unter häuslichen Bedingungen, z. B. über einen großen Gymnastikball, einen Deckenberg o. ä.

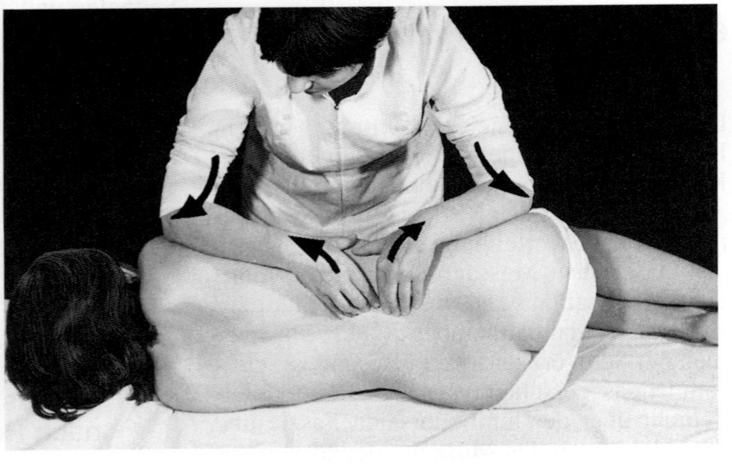

Bild 6.41 Unspezifische Seitneigemobilisation mit Weichteilbehandlung der Rückenstrecker

6.6.6 Weichteiltechnik für den lumbalen M. erector trunci mit Seitneigemobilisation der Lendenwirbelsäule

(Bild 6.41). Die Patientin liegt auf der linken Seite, beide Beine rechtwinklig gebeugt. Der Behandler steht vor ihr. Die Ellbogen nehmen abgespreizt auf dem Thorax bzw. auf dem Becken vor dem Trochanter Kontakt. Die Unterarme stabilisieren dabei die Seitlage der Patientin. Die Fingerspitzen beider Hände tasten sich vom Muskelbauch her an den inneren Rand des lumbalen M. erector trunci heran und liegen dann zwischen dem Muskel und der Dornfortsatzreihe.

Behandlungsablauf: Durch aufspreizenden Druck der Ellbogen werden Schultern und Becken auseinandergedrückt, die LWS folgt der Bewegung in die Linksneigung. Während dieser Bewegung drängen die Fingerspitzen den rechten M. erector von den Dornfortsätzen ab und dehnen den Muskel etwas. Bewegender Ellbogendruck und dehnender Zug der Fingerspitzen lassen dann wieder nach. Der Wechsel beider Phasen wiederholt sich mehrmals.

Die Ausgangsstellung kann auch für eine PIR des M. quadratus lumborum genutzt werden. Spannungsauftrag: Drücken gegen beide Ellbogen. Nach 10–30 s Spannungszeit und folgender Entspannung wird in beschriebener Form der sich entspannende Muskel verlängert.

Fehler:

1. Der Druck an der Schulter und am Becken wird zur Unterlage gerichtet und nicht auseinanderlaufend nach kranial und kaudal, es fehlt die weitende auseinanderziehende Wirkung.
2. Ellbogen und Hände arbeiten nicht synchron, die Wirkung bleibt aus.
3. Die Fingerspitzen gleiten schnellend über den Muskelbauch und reizen zur Anspannung des Muskels.

6.6.7 Weichteiltechniken und Massage

Der M. erector trunci wird vorzugweise in Bauchlage behandelt. Bei schmerzhaften Krankheitsbildern kann eine Unterlagerung zur Aufrichtung des Beckens mit Kyphosierung der LWS vorteilhaft sein. Die Techniken der klassischen Massage in besonders ruhigem Arbeitsablauf lassen sich vorteilhaft zur Einleitung manualtherapeutischer Maßnahmen bei Schmerz einsetzen. Besonders wirksam ist das Verschieben der Haut-Unterhaut-Schicht über der lumbodorsalen Faszie und das Abdrängen des Muskels medial von der Dornfortsatzreihe. Der Massagegriff muß nicht zwangsläufig rhythmisch bewegt durchgeführt werden. Oft reicht es, das Gewebe in die Spannung zu verschieben und in dieser Spannung zu verharren, um die Lösung der Gewebswiderstände und der Verspannungen zu erreichen.

6.7 Gezielte Mobilisation der Lendenwirbelsäule – segmental

Die Gelenkmechanik der LWS erlaubt es, das gestörte (rechte oder linke) Gelenk zu ermitteln. Zur Behandlung der LWS legt sich der Patient auf die Gegenseite, das gestörte Gelenk liegt immer oben.

Um *vom Befund zur Behandlungslagerung zu kommen,* werden die in den gestörten Richtungen ablaufenden Gelenkbewegungen gedanklich zu Hilfe genommen.

1. Wenn im selben Bewegungssegment sowohl die Retroflexion als auch die Seitneige gestört sind, besteht eine Retroflexionsstörung des Gelenkes auf der Seite der Seitneigungseinschränkung. Das Ineinanderschieben der Gelenkfacetten ist behindert (gestörte Konvergenzbewegung).

Beispiel: Bei der Befundkombination von Retroflexions- und Rechtsneigungseinschränkung ist das rechte Gelenk gestört. Der Patient wird in linker Seitlage in Neutralstellung behandelt.

2. Wenn im selben Bewegungssegment die Seitneige und Anteflexion gestört sind, liegt eine Anteflexionsstörung auf der Gegenseite der behinderten Seitneige vor. Das Auseinandergleiten der Gelenkfacetten (Divergenzbewegung) ist hier gestört.

Beispiel: Die Befundkombination von Anteflexions- und Linksseitneigungsstörung L5/S1 fordert die Behandlung der Anteflexionsrichtung des rechten Gelenkes bei L5/S1 in Linkslage des Patienten.

6.7.1 Mobilisation in Neutralstellung nach Relaxationsvorbereitung

Diese Mobilisation im *Rotationsgelenkspiel* in Neutralstellung der LWS (keine synkinetische Seitneigung) ist die Universaltechnik bei Funktionsstörungen der Lendenwirbelsäule. Bei Störungen eines rechtsseitigen Gelenkes (s. 6.7) legt sich die Patientin auf die linke Seite. Das unten liegende Bein ist in Hüfte und Knie leicht gebeugt, so daß die Lendenwirbelsäule begradigt wurde und höchstens eine geringe Lordose aufweist. Das oben liegende Bein ist mit der Fußspitze in der Kniekehle (für die obere LWS) oder am Unterschenkel (für die untere LWS) abgelegt oder eingehängt. Der Behandler steht in Beckenhöhe vor der Patientin.

Die Sperrung („Verriegelung") der nicht behandelten Segmente entsteht allein durch Rotation von kranial und kaudal. Bei richtiger Einstellung herrscht im zu behandelnden Segment die geringste Spannung.

6.7.1.1 Übung der Segmenteinstellung für den Lernenden am Beispiel des Segmentes L4/5, rechtes Gelenk

Die Palpation segmentaler Rotationsbewegungen der unteren thorakalen und der lumbalen Segmente wurde bereits gesondert geübt (s. Kap. 4.5). Die Behandlungseinstellung der LWS kombiniert die Rotation von kranial mit der von kaudal. Es kommt darauf an, daß die Bewegung *von beiden Richtungen an das Segment L4/5 heranläuft, hier aber nur eine geringe Spannung erzeugt.*

Die Patientin liegt wie beschrieben auf der linken Seite, das rechte Bein mit dem Fuß kurz unterhalb der Kniekehle auf dem unteren abgelegt. Das Gewicht des hängenden Beines bringt bereits eine Rotationsspannung in die Lendenwirbelsäule, die so groß sein kann, daß sie über das zu behandelnde Segment hinaus nach kranial läuft. Das Patientenknie wird deshalb vom daruntergeschobenen Oberschenkel des Behandlers abgestützt. Der Behandler hat seine linke Hand zur Palpation quer über das gestörte Segment gelegt, der Mittelfinger liegt interspinal bei L4/5.

Durch Auf- und Abbewegen des rechten Patientenknies überzeugt sich der Übende mit dem linken Mittelfinger, daß das Segment noch nicht vorgespannt ist. Anderenfalls hebt er das Knie mit seinem Oberschenkel oder mit der freien rechten Hand soweit an, bis die Spannung wieder verschwindet und stützt es dann stabil mit dem eigenen Körper ab.

Nun folgt die Spannungseinstellung von kranial her. Der linke Zeigefinger wird abgespreizt und in den nächst höheren Interspinalraum (L3/4) gelegt, um die von kranial ankommende Spannung rechtzeitig, gewissermaßen als Vorposten, zu erkennen. Darauf schiebt die rechte Hand die Patientenschulter mit der Handwurzel an der Thoraxwand nach hinten in eine Rechtsdrehung des Oberkörpers (Bild 6.42) Die Hand führt die Bewegung langsam und nur soweit, daß der tastende Zeigefinger bei L3/4 die ankommende Spannung fühlt. Sobald die Bewegung dort erschöpft ist und der untere Partnerdorn (L4) mitzulaufen beginnt, ist das zu behandelnde Segment L4/5 von oben in Vorspannung.

Dann wird die Spannung von unten eingestellt. Auch hier kann man sich durch gleichzeitige Palpation des Segmentes L5/S1 zusätzlich sichern. Das rechte Patientenknie wird langsam soweit abgesenkt, bis die beginnende Spannung von kaudal bei L4/5 ankommt. Dann ist das Segment von unten und oben in Vorspannung. Jede kleinste Verstärkung der Drehung, an der Schulter nach hinten oder am Becken (Knie) nach vorn, muß jetzt sofort zur Spannungsverstärkung am Segment führen. Das dient der Einstellungskontrolle und muß immer wieder zurückgenommen werden, damit die Vorspannung am Segment gering bleibt.

Bei der Mobilisationsbehandlung genügt die steuernde Palpation durch eine Hand. Das Abstützen des jenseitigen Partnerwirbels (bei Mobilisation von kranial her also L5) durch die gleiche Hand ist vorteilhaft.

6.7.1.2 Neutralstellungsmobilisation von oben her

Der Lernende stellt das Segment so ein, wie es in Kapitel 6.7.1.1 beschrieben wurde. Der bereits technisch geübte Behandler kann die etwas schwierigere Einstellung von kaudal zuerst vornehmen und danach die Einstellung von kranial. Nach Kontrolle der Einstellung durch leichte Spannungserhöhung zuerst von unten und dann von oben ist die Ausgangssituation für die Behandlung erreicht:

Die Patientin liegt auf der linken Seite. Die linke Hand des vor ihr stehenden Behandlers liegt haltend-palpierend flach über dem unteren Partnerwirbel. Die rechte Hand stützt die Thoraxwand vor der rechten Schulter von vorn (s. Bild 6.42).

Behandlungsablauf: Die Patientin wird aufgefordert, gegen die Behandlerhand im Schulterbereich zu drücken, als ob sie sich von der Bank rollen wollte (s. Bild 6.43). Sie soll nur leicht drücken. Druckrichtung und

6

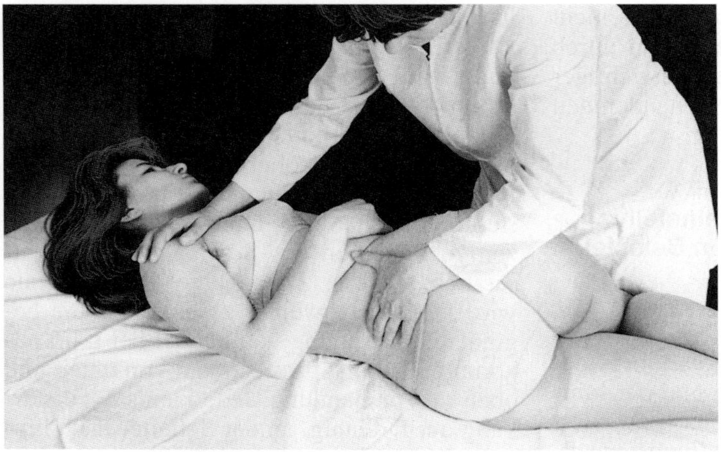

Bild 6.42 Mobilisation eines rechten LWS-Gelenks in Neutralstellung.
1. Segmenteinstellung durch reine Rotation

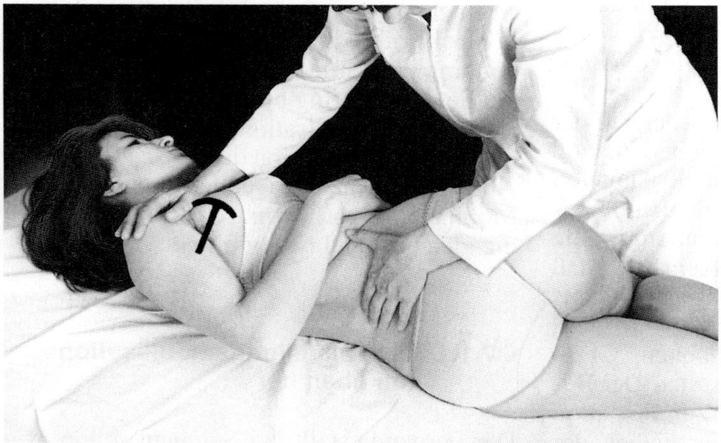

Bild 6.43 Mobilisation eines rechten LWS-Gelenks in Neutralstellung von oben her nach postisometrischer Relaxation. 2. Anspannungsphase: die Patientin drückt mit geringer Kraft gegen die Behandlerhand vor der rechten Brustwand in Linksrotationsrichtung

Kraft sind richtig, wenn die Hand am Segment eine leichte Muskelanspannung wahrnimmt. Die Anspannung wird 10–30 s gehalten. Gegen Ende der Zeit wird die Patientin aufgefordert, ruhig tief einzuatmen, den Druck an der Schulter zu lösen und dann auszuatmen. Dabei sinkt die rechte Schulter nach hinten (Bild 6.44).

Anspannen – Einatmen / Entspannen – Ausatmen
Mobilisation durch Absinken des Oberkörpers

Der Behandler darf die Schulter nicht nach hinten drücken. Er kann die mobilisierende Rechtsrotation unterstützen, wenn er den Blick der Patientin mit dem Finger nach deckenwärts hinten leitet, jeweils bis zum Entstehen von Spannung am Segment (Blickwendungsmobilisation). Die Hand an der Schulter ist dann nicht mehr erforderlich. Mit der Aufforderung zum Entpannen löst sie sich von der Schulter.

Wenn der Behandler mit beiden Händen den unteren Partnerwirbel hält, kann die Patientin mit wiederholten kleinen, kraftlosen und langsamen aktiven Bewegungen den Oberkörper nach rechts drehen und wieder lösen und so die Mobilisation ergänzen (aktiv repetitive Mobilisation, Bild 6.45).

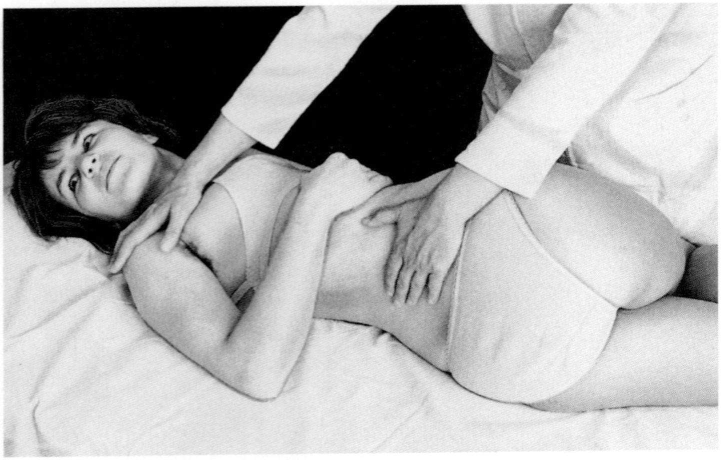

Bild 6.44 Mobilisation eines rechten LWS-Gelenks in Neutralstellung von oben her nach postisometrischer Relaxation. 3. Entspannungsphase. Der Behandler führt die Patientin nach aktiver Entspannung in die Rechtsrotation bis zur beginnenden Segmentspannung. Blickeinstellung macht die Hand an der Schulter dann entbehrlich

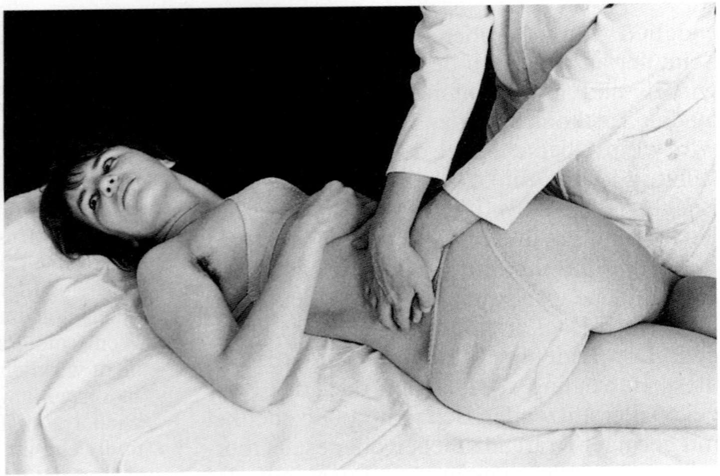

Bild 6.45 Mobilisation eines rechten LWS-Gelenks in Neutralstellung von oben her. 4. In der Entspannungsphase nach postisometrischer Relaxation führt die Patientin bei Wiederholung die Rechtsrotation mit dem Blick an die Segmentspannung. Geschickte Patienten können aktiv repetitiv die Rotationsspannung verstärken

Hinweis:
Bei gleichzeitig bestehenden Funktionsstörungen in der HWS gelingen diese Mobilisationen häufig nicht. Die Patientin kann den Kopf nicht spannungsfrei drehen, dann gelingt lumbal die mobilisierende Entspannung nicht. Auch aus diesem Grund sollten HWS-Funktionsstörungen vor denen der LWS behandelt werden.

Fehlermöglichkeit:

Vor allem mobile Patienten weichen manchmal in die lumbale Lordose aus, wenn der Blick hinter die Frontalebene geführt wird. Dann muß der Blick nach hinten und mehr stirnwärts geführt, notfalls die Patientin neu gelagert werden.

6.7.1.3 Neutralstellungsmobilisation von unten her

Der Lernende stellt das zu behandelnde Segment bei einer rechtsseitigen Störung von oben und unten so ein, wie in Kapitel 6.7.1.1 beschrieben und auch der technisch Geübte wird in dieser Reihenfolge vorgehen. Nach der vollständigen Segmenteinstellung oder schon nach Spannungseinstellung von kranial legt der Behandler seinen rechten Unterarm spiralig an den Thorax der Patientin durch die Öffnung des angewinkelten Patientenarmes, so daß er den Ellbogen von vorn an die Schulter der Patientin lehnt und den Oberkörper damit fixiert. Die rechte Hand des Behandlers erreicht das Segment und legt das Daumen-

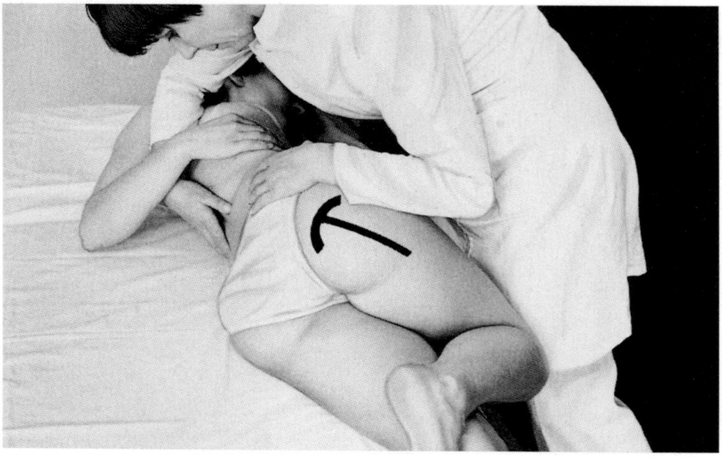

Bild 6.46 Mobilisation eines rechten LWS-Gelenkes in Neutralhaltung von kaudal her mit postisometrischer Relaxation als Vorbereitung. In der Anspannungsphase zieht die Patientin den obenliegenden Oberschenkel etwas nach hinten (stumpfer Pfeil), der Behandler läßt keine Bewegung zu

endglied von der oben liegenden, rechten Seite her an den Dorn des kranialen Partnerwirbels und an den Interspinalraum zur haltenden Tastkontrolle, das Knie der Patientin wird vom Oberschenkel des Behandlers gestützt und die linke Hand liegt auf dem Becken (Bild 6.46). Der kraniale Wirbelsäulenabschnitt ist in Rechtsrotation fixiert.

Behandlungsablauf: Die vorbereitende isometrische Anspannung soll in der Richtung einer Rückdrehung des Beckens erfolgen. Die Patientin wird aufgefordert, sich diese Bewegung vorzustellen oder das Knie gegen den stützenden Behandleroberschenkel mit geringer Kraft anzuheben oder es in Oberschenkelrichtung gegen die dorsal auf der Beckenseite liegende Hand zurückzuziehen (s. Bild 6.46). Richtung und Kraft sind richtig, wenn am eingestellten Segment eine geringe Muskelanspannung tastbar wird, aber keinerlei Bewegung entsteht. Die Spannung wird 10–30 s gehalten und dann gelöst. Bein und Becken sinken durch die Schwerkraft ein wenig weiter nach vorn ab. Die leichte Spannung am Segment bleibt bestehen. Wiederholung des Vorganges wenn nötig 3–5mal.

Anspannen (Einatmen) / Entspannen (Ausatmen) – Mobilisation durch Absinken des Beines mit dem Becken.

Fehler und Hinweise:

1. Bei richtiger Einstellung ist das Becken auch bei der Behandlung der oberen LWS nahezu in Seitlage geblieben.
2. Bei sehr großen Patienten können kleine Behandler mit dem Ellbogen die Schulter manchmal nicht erreichen. Dann ist der Kontakt an der vorderen Brustwand zuverlässig genug.
3. Die exakte Einstellung des Segmentes, nicht die Krafteinwirkung auf Schulter oder Becken, entscheidet über den Erfolg.
4. Wenn die Patientin in der Relaxationsphase nicht wirklich entspannt, entsteht keine Mobilisationswirkung. Die Patientin muß daher immer wieder zum Entspannen aufgefordert werden, und wenn ihr das nicht gelingt, müssen die Ursachen dafür gesucht werden.

6.7.2 Selbstübung der Rotation in Seitlage nach postisometrischer Relaxation

(Bild 6.47 und 6.48). Die Patientin erlernt nach Anleitung und Kontrolle durch den Behandler die Segmenteinstellung: Sie dreht Kopf und Schultergürtel nach hinten durch Blickwendung zur Decke und etwas nach hinten. Das erforderliche Ausmaß wird durch Palpation am Segment erkannt. Dabei ist es wichtig, daß der Arm der obenliegenden Seite angewinkelt auf der Thoraxseite abgelegt wurde. Dann dreht sie den Beckengürtel angedeutet nach vorn, wobei das obenliegende

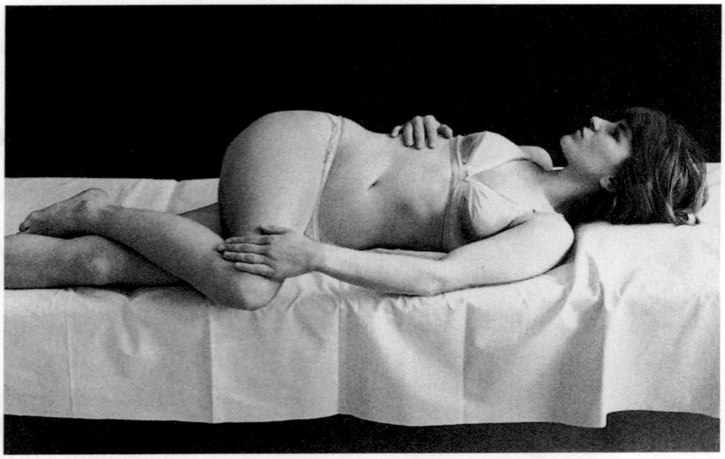

Bild 6.47 Selbstübung in Neutralstellung der LWS für rechte Gelenke. 1. Spannungseinstellung durch Druck mit dem Knie deckenwärts gegen die daraufliegende Hand ohne Bewegung.

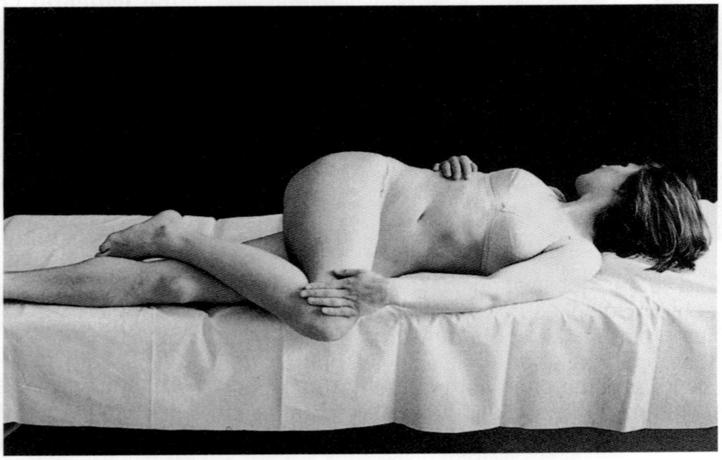

Bild 6.48 Selbstübung in Neutralstellung der LWS für rechte Gelenke. 2. Relaxationsphase in der das Knie schwer auf der Unterlage liegenbleibt und der Oberkörper dem Blick in die Rechtsrotation folgt.

Knie angebeugt auf der Unterlage ruht. Sie legt die Hand des untenliegenden Armes auf dieses angebeugte obere Knie.

Übungsablauf: Während langsamer Einatmung drückt die Patientin das Knie ganz leicht gegen ihre Hand deckenwärts (s. Bild 6.47). Sie löst dann den Druck und atmet ruhig aus. Dabei sinkt das Knie auf die Unterlage. Der Blick bleibt nach hinten gerichtet, damit das absinkende Knie die Rotationsspannung nur auf den unteren Partnerwirbel überträgt und nicht in höhere Segmente leitet (s. Bild 6.48).

Hinweis: Zur Selbstübung der LWS in Neutralstellung muß die Spannungeinstellung immer von oben her beginnen.

6.7.3 Mobilisation der Lendenwirbelsäule in Anteflexion nach postisometrischer Relaxation

(Bild 6.49 und 6.50). Bei einer rechtsseitigen Funktionsstörung der LWS in Anteflexionsrichtung (Divergenzrichtung, s. 6.7) legt sich die Patientin auf die linke Seite. Nun folgen *3 Einstellungen zur Lagerung der Patientin,* ehe die Segmenteinstellung beginnen kann.

1. Der rechte, *obenliegende Arm* wird gebeugt und entspannt seitlich auf dem Thorax abgelegt (wichtig!).

2. *Becken*einstellung: Das unten liegende Bein ist in Knie und Hüfte mäßig gebeugt. Das obenliegende Bein wird kräftig angebeugt, in der Hüfte etwa 90°, das Knie wird

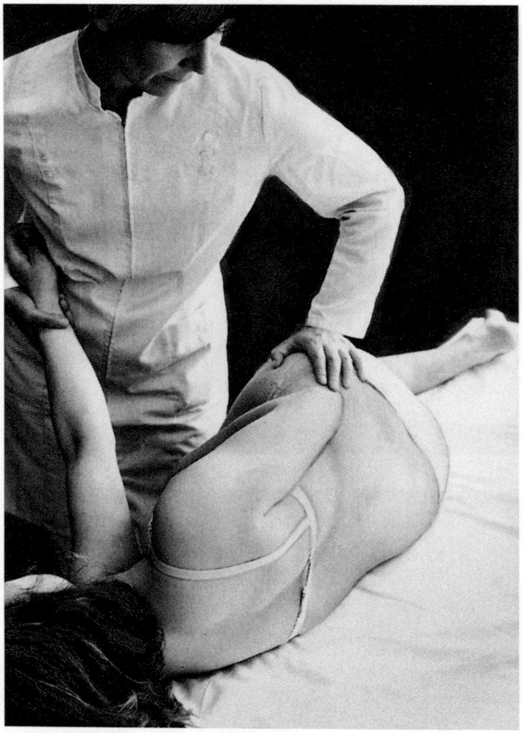

Bild 6.49 Mobilisation der Anteflexion eines rechten Gelenkes in der LWS. 1. Lagerung des Rumpfes: Becken, oberer Arm, unterer Arm. Beim Hervorziehen der Schulter unter dem Rumpf darf die nach vorn gedrehte Beckeneinstellung auf keinen Fall aufgegeben werden.

auf den Oberschenkeln des Behandlers abgestützt, so daß es nicht auf der Bankkante aufliegt. Der Fuß liegt auf dem unteren Bein, ist aber nicht eingehängt. Nun wird das Becken nach vorn gedreht, „ventralisiert". Es sollte mindestens 30° gedreht sein und für den Behandlungsablauf so bleiben. Deshalb legt der Behandler seine linke Hand auf den Trochanter und läßt sie dort zur Fixation und Kontrolle während der folgenden Einstellung.

3. *Schultergürteleinstellung:* Der Behandler klemmt sich die Hand des untenliegenden Patientenarmes unter die rechte Achsel und zieht mit der rechten Hand die Patientenschulter vorsichtig nach vorn und fußwärts unter dem Körper hervor (Bild 6.49), während die Patientin völlig entspannt. Dabei kommt die BWS in Anteflexion und Rechtsrotation. Der Zug wird sofort beendet, wenn das Becken die Tendenz erkennen läßt, sich aus der nach vorn gedrehten Stellung aufzurichten. Dann ist die Rechtsrotation von oben in der LWS angekommen. Sie darf nicht weiter verstärkt werden. Deshalb bleibt der Kopf in Flexionsstellung genau seitlich auf dem Polster liegen. Die Patientin schaut geradeaus, etwas zum Boden.

Aus dieser Einstellung des Rumpfes folgt die *Segmenteinstellung:* Der Behandler greift mit der rechten Hand zwischen Rumpf und Ellbeuge der Patientin durch zur LWS und legt zunächst den Unterarm stützend spiralig so an die vordere und seitliche Thoraxwand, daß er bequem den abgespreizten Daumen an der obenliegenden Seite des oberen Partner-

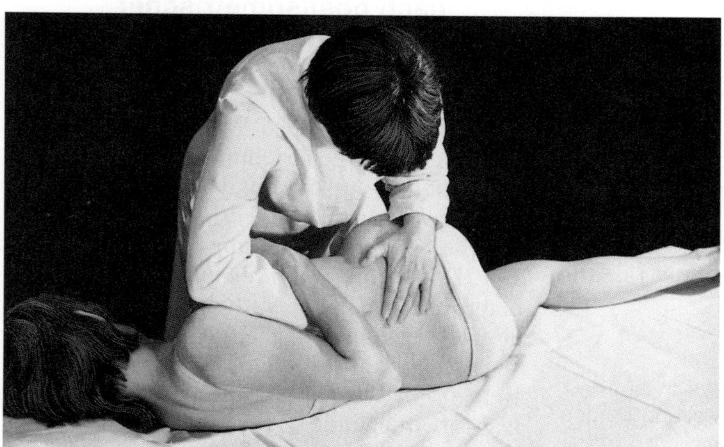

Bild 6.50 Mobilisation der Anteflexion eines rechten Gelenkes in der LWS. 2. Die Segmentspannung wurde von kaudal her in Anteflexion eingestellt. Der rechte Daumen liegt von rechts auf dem Dorn des oberen Partnerwirbels und kontrolliert völlig unbewegt den Verlauf der Spannung. Die linke Hand liegt schräg über dem unteren Partnerwirbel

dornes einhängen kann. Um diesen Fixationshalt zu sichern, legt er die Handfläche auf die untenliegende Rückenseite, schiebt die Fingerspitzen unter die Flanke und erzeugt eine zur Unterlage gerichtete Seitneige. Der obere Partnerwirbel ist dadurch ausreichend gestützt und darf sich wie der übrige Oberkörper nicht mehr bewegen.

Nun legt der Behandler die bisher das Becken fixierende Hand flach von kaudal her auf Becken und LWS kaudal des zu behandelnden Segmentes. Der palpierende Zeigefinger liegt auf dem Dorn des unteren Partnerwirbels, Handwurzel und Unterarm schmiegen sich um das Becken auf der oben liegenden Seite bis in die Trochantergegend (s. Bild 6.50). Durch beugenden Zug dieser Hand unter gleichzeitiger Beugung des rechten Patientenbeines mit den stützenden Oberschenkeln wird das Segment an die für die Behandlung erforderliche beginnende Flexionsspannung geführt.

Behandlungsablauf: Die isometrische Spannung soll die Rückenstrecker aktivieren. Dazu erhält die Patientin den Auftrag, den Bauch nach vorn oder das Knie fußwärts zu drücken oder – am zuverlässigsten wirksam – den Rücken in vorgestellte Falten zu legen. Diese Spannung wird über 10–30 s gehalten. Die Entspannung kann auf die Atmungsvertiefung verzichten, um den Oberkörper unbewegt zu lassen. Wenn nach der Aufforderung zum Lösen der Spannung die Entspannung am Segment erkennbar ist, werden Bein und Becken langsam in verstärkte Flexion geführt, nicht aber in verstärkte Rotation.

Anspannen – Entspannen – Mobilisation durch passive Flexion der LWS von kaudal her.

Dabei zieht der linke Unterarm die obenliegende Beckenseite kaudalwärts, in der Vorstellung, das Auseinanderziehen des obenliegenden Gelenkes zu unterstützten. Nach 3–5 Wiederholungen ist die Funktion im allgemeinen normalisiert. Diese Technik eignet sich auch für den lordotischen dorsolumbalen Übergang.

Fehler und Hinweise:

1. Der obenliegende Arm wurde nicht zuerst auf dem Thorax abgelegt. Dann mißlingt die spätere Schultergürteleinstellung.
2. Die Drehung des Beckens nach vorn wird am Anfang der Körperlagerung vergessen oder bei der Einstellung der Schulter wieder aufgegeben.
3. Die Rotation der BWS wird durch Druck mit dem Arm oder durch Blickwendung zu stark eingestellt. Die Patientin kann schlecht entspannen, die Anteflexionsmobilisation ist erschwert.
4. In der Relaxationsphase wird das Becken mit dem Bein fälschlich in die Drehung nach vorn und nicht in die Flexion geführt.
5. Die Linksseitneige der LWS in Linkslage kann auch durch ein kleines Lagerungskissen unter der linken Taille der Patientin erreicht werden. Meistens entspannt die Patientin dann aber schlechter.

6.7.4 Selbstübung der Anteflexion in Seitlage nach postisometrischer Relaxation

(Bild 6.51). Die Patientin erlernt die Übung unter Anleitung und Kontrolle des Behandlers. Sie legt sich auf die linke Seite, das Becken näher an den Bankrand als die Schulter, der Kopf ist unterpolstert. Das unten liegende Bein wird mäßig in Knie und Hüfte gebeugt. Das im Knie gestreckte obenliegende Bein wird in der Hüfte soweit gebeugt, daß das Becken mitgeht und die LWS sich nach hinten buckelt. Dabei darf ein leichtes Spannungsgefühl in der Rückseite des Oberschenkels auftreten. Gleichzeitig kippt das Becken nach vorn wie bei der Behandlungseinstellung (s. Kap. 6.7.3). Der Oberschenkel kann dann am Bankrand abgestützt werden. Sie beugt nun den obenliegenden Arm und legt die Hand auf der Thoraxseite ab. Der Oberkörper fällt etwas zurück, der Kopf bleibt aber angebeugt genau seitlich auf dem Polster liegen. Nun schiebt sie die unten liegende Schulter fußwärts und etwas nach vorn unter dem Körper hervor und verstärkt damit die Anteflexion der Wirbelsäule. Damit ist die Ausgangsstellung für die Übung erreicht. Der

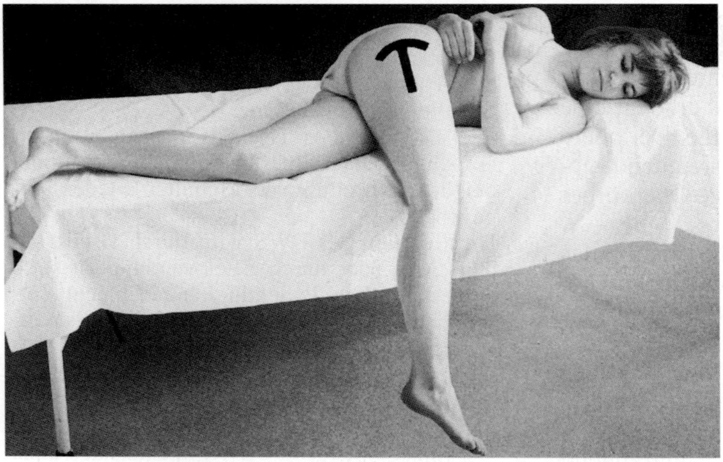

Bild 6.51 Selbstübung der Anteflexion der LWS nach postisometrischer Relaxation (hier AGR). Während der Anspannungsphase zieht die Patientin das herabhängende Bein gegen die Schwerkraft leicht zurück (stumpfer Pfeil) und löst die Spannung nach 30 s

Blick ist nach vorn gerichtet und es bleibt bei Anspannung und Entspannung.

Übungsablauf: Die Übung nutzt die Schwere des Beines. Die Patientin stellt sich vor, das überhängende Bein etwas nach hinten einzuziehen, ohne es dabei zu bewegen. Nach 10 bis 30 s Haltezeit löst sie die Spannung, das Bein sinkt etwas weiter ab, Becken und Wirbelsäule folgen, der Anteflexionszug wird verstärkt.

Die Übung verbessert die Anteflexionsmöglichkeit der LWS und bewirkt außerdem eine Entspannung der lumbalen Rückenstrecker und interspinaler schmerzhafter Verspannungen.

Selbstübung lumbaler Anteflexionseinstellung löscht interspinalen Schmerz

6.7.5 Mobilisation der Retroflexion in der unteren Lendenwirbelsäule über den Dorsalschub nach postisometrischer Relaxation

(Bild 6.52). Wenn bei der segmentalen Untersuchung im Dorsalschub über das obenliegende Bein (s. Kap. 6.3.7) ein erhöhter Widerstand getastet wurde, kann sich sofort die Behandlung anschließen. Wenn der diagnostische Schub über beide Beine erfolgte, muß noch getestet werden, welche Seite betroffen ist, d. h. der einbeinige Schub schließt sich an, ehe die Behandlung beginnt.

Die Patientin liegt auf der Seite, beide Beine in Knie und Hüfte stark gebeugt, das obere, bei Linkslage das rechte, etwas stärker, aber nicht ganz rechtwinklig. Der Behandler stützt das rechte Knie von vorn mit seinem linken Oberschenkel. Er legt dann den Zeigefinger der rechten Hand quer über den Dornfortsatz des oberen Partnerdornes am gestörten Segment. Der Kleinfinger der linken Hand legt sich unterstützend darauf. Damit ist die Ausgangsstellung für Untersuchung und Behandlung gleich, sie können unmittelbar ineinander übergehen.

Behandlungsablauf: Die Patientin drückt ihr obenliegendes rechtes Knie gegen den Behandlerwiderstand ganz leicht nach vorn. Richtung und Kraft sind korrekt, wenn der Behandler unter den tastenden Fingern eine gerade spürbare Beugungsspannung spürt. Nach 10–30 Sek. Haltezeit löst die Patientin den Druck. Der Behandler spürt die nachlassende Spannung und führt im eingestellten Wirbelsäulensegment die gelenkspielähnliche Extensionsbewegung durch repetitiven Dorsalschub 3–5mal gegen das obenliegende Bein aus. Der tastende Finger fühlt wie bei der Untersuchung die entstehende und wieder nachlassende Spannung, die nach und nach weicher wird.

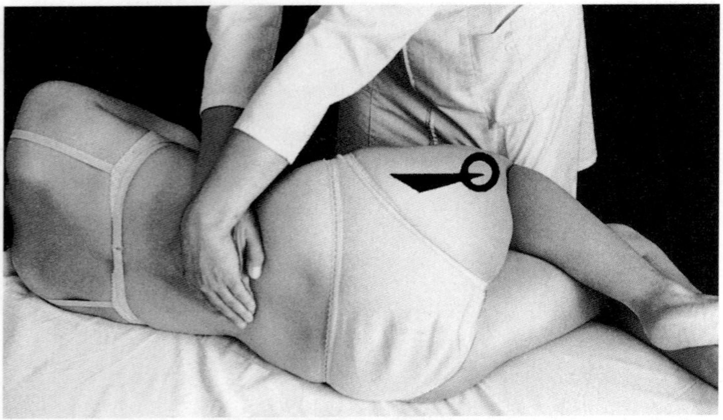

Bild 6.52 Mobilisation der unteren LWS durch Dorsalverschiebung des obenliegenden Oberschenkels in der Stellung, die die Bewegungsstörung zeigte. Vorbereitungsphase mit isometrischem Drücken des Oberschenkels nach vorn als PIR

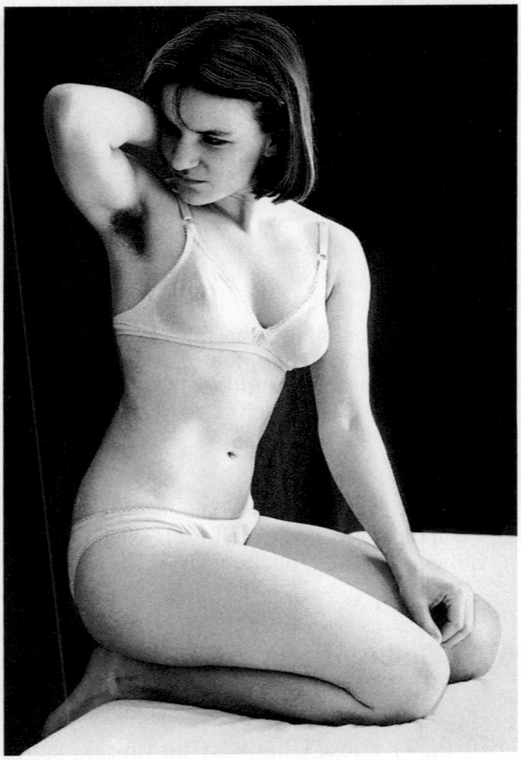

Bild 6.53 Selbstübung der LWS in Rechtsrotationseinstellung (rechte Gelenke) im Fersensitz. Der Unterarm liegt fest an der Gesichtsseite

Anspannen – Entspannen – repetitiv passiver Dorsalschub

Mit dieser Technik werden nur die Segmente der unteren LWS behandelt. Der Schub am obenliegenden Bein erreicht wahrscheinlich bevorzugt das Gelenk einer Seite. Bei doppelseitig vergrößertem Widerstand müssen beide Seiten behandelt werden. Die Synkinesen aus Rotation und Seitneige erlauben sogar die Vorstellung, daß das untenliegende Gelenk mobilisiert wird.

Fehler und Hinweise:

1. Die Hüftbeugung soll nicht ganz 90° zur Körperlängsachse betragen. Sie darf nicht verstärkt werden. Die Stellung mit der relativ nachgiebigsten Federung am Segment ist die günstigste Ausgangsstellung für die Behandlung.
2. Das Becken darf nicht von dorsal fixiert werden, die Anlage der Hände muß die Beckenschaufel vermeiden.

6.7.6 Selbstübung des Rotationsgelenkspiels im Fersensitz

(Bild 6.53). Die Patientin übt Ausgangsstellung und Segmenteinstellung unter Anleitung des Behandlers. Sie kniet sich an die Bankkante mit überhängenden Fußspitzen oder auf die Matte mit unterpolsterter Knöchelgegend. Dann setzt sie sich zurück auf die Fersen und hält den Oberkörper aufrecht. Zur Übung eines steifen rechten Lumbalgelenkes legt sie die rechte Hand in den Nacken und lehnt den Unterarm an die Schläfe. Sie blickt unter der Achsel durch nach rechts. Der Oberkörper

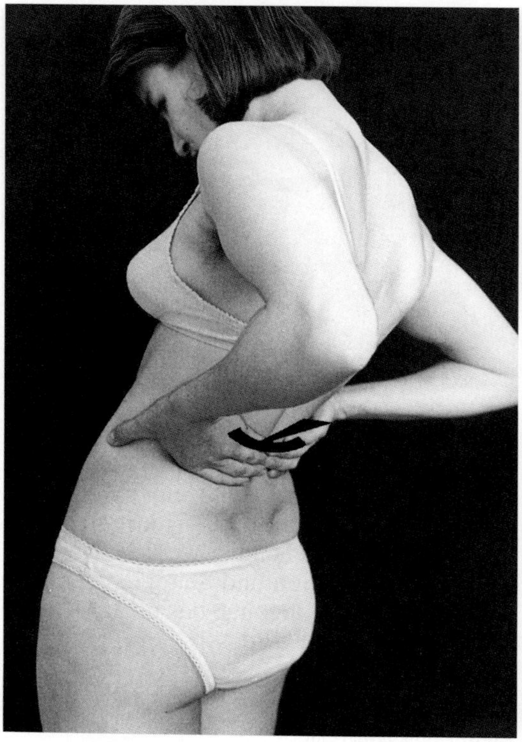

Bild 6.54 Selbstübung der Retroflexion im Stehen mit Fixation von kranial. Blick abwärts gerichtet. Nur für sehr steife Patienten

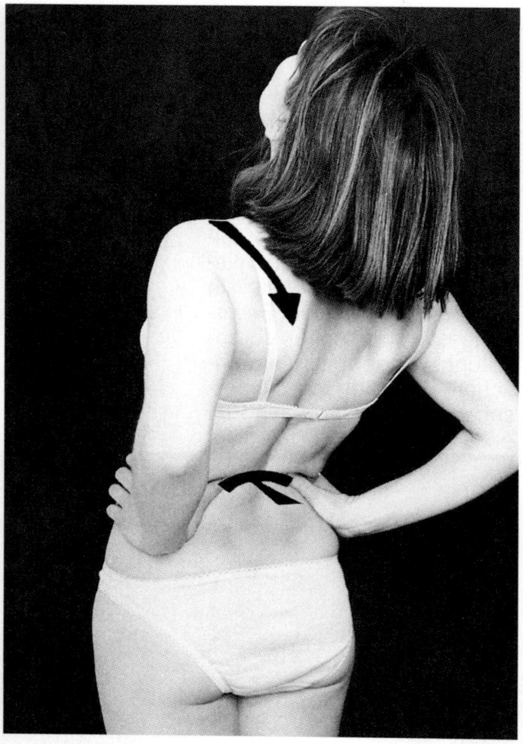

Bild 6.55 Selbstübung der Retroflexion mit Fixation der kaudalen Segmente durch Daumenabstützung an den Querfortsätzen des unteren Partnerwirbels. Blick nach oben gerichtet. Nur für sehr steife Patienten

folgt dem Blick in die Rechtsrotation. Der Behandler tastet am zu übenden Segment der unteren LWS, ob die Spannung ankommt. Es ist vorteilhaft, wenn die Patientin die Spannungseinstellung selbst propriozeptiv erkennt.

Übungsablauf: In dieser Stellung atmet sie langsam und lange ein und wendet während der Ausatmung den Blick weiter nach hinten. Mit jedem Atemzug gewinnt sie etwas Rotation dazu. Sie nutzt etwa 3–5 Atemzüge.

Einatmen – Ausatmen – weiter nach hinten schauen

Fehler:

1. Die Patientin sitzt nicht symmetrisch auf beiden Fersen. Dadurch entsteht eine Seitneige, die die mobilisierende Wirkung in andere Segmente verlagert.
2. Die seitliche Neigung kann auch entstehen, wenn die Patientin zu weit nach oben, über den Ellbogen hinweg, blickt.

6.7.7 Selbstübung der Retroflexion im Stand – Fixation von oben

(Bild 6.54). Diese Übung ist nur für sehr steife Patienten geeignet. Zur Übung einer Retroflexionsstörung mit kranial davon liegender lokaler Hypermobilität oder Schmerzhaftigkeit (z. B. Steifigkeit L5 und Hypermobilität dorsolumbal) fixiert die stehende Patientin den oberen Partnerwirbel mit den Zeigefingerkanten rechts und links vom Dornfortsatz. Die Daumen weisen bei supinierten Händen nach vorn und stützen sich seitlich an den unteren Rippen ab. Die Ellbogen werden so weit es geht nach hinten geführt.

Übungsablauf: Aus dieser Ausgangsstellung schaut die Patientin vorn an ihrem Körper hinunter und schiebt die Hände und damit die LWS nach vorn. Unterhalb des abgestützten Wirbels entsteht eine Retroflexionsspannung, die die Patientin als Widerstand ertasten muß, um nicht zuviel Kraft einzusetzen. Sie atmet dann langsam und verlängert ein und ohne Änderung der Blickrichtung aus. Das Segment sinkt weiter in die Lordose. Dabei darf keine Kraft eingesetzt und kein Schmerz ausgelöst werden.

6.7.8 Selbstübung der Retroflexion im Stand – Fixation von unten

(Bild 6.55). Noch mehr als die vorhergehende ist diese Übung nur für insgesamt steife Patienten geeignet. Sie wird eingesetzt, wenn unterhalb des zu übenden Segmentes eine lokale Hypermobilität oder Schmerzhaftigkeit liegt (z. B. Neigung zur Steifigkeit bei L4/5 und Hypermobilität L5/S1). Die Patientin legt dazu beide Daumen der pronierten Hände von kaudal her rechts und links neben den Dorn des unteren Partnerwirbels, z. B. L5, und stützt so die Querfortsätze in der Tiefe ab. Die übrigen Finger liegen nach vorn gewendet auf dem Beckenkamm.

Übungsablauf: Die Patientin schaut aus dieser Ausgangsstellung aufwärts zur Decke und beugt sich soweit zurück, bis die Spannung am Segment spürbar beginnt. Sie atmet dann langsam und verlängert ein. Während der ruhigen Ausatmung bleibt der Blickpunkt fixiert. Weil der Fixationsschutz der Daumenspitzen nur mäßige Spannung abhalten kann, darf die Rückbeuge nicht weiter verstärkt werden. Auftretender Schmerz fordert immer zum Abbrechen der Übung auf.

7 Untersuchung und Behandlung des Thorax und der Brustwirbelsäule

- Funktionelle Anatomie
- Orientierende Untersuchung der BWS und der Rippen
- Segmental gezielte Untersuchung der BWS und der Rippen
- Unspezifische Behandlung
- Gezielte Behandlung der BWS
- Behandlung des dorsolumbalen Überganges
- Behandlung der Rippen
- Untersuchung und Behandlung der 1. Rippe

7.1 Vorbemerkungen zur funktionellen Anatomie

- Anatomisch-funktionelle Besonderheiten der Brustwirbelsäule
- Anatomisch-funktionelle Besonderheiten des Thorax
- Funktionsbeziehungen zu den Nachbarabschnitten

7

Rippen, Wirbelsäule und Sternum sind zur käfigähnlichen Konstruktion des Thorax verbunden. Er wird vorn durch das Sternum stabilisiert. Dorsal ist die Brustwirbelsäule beweglich eingebunden. BWS und Thorax bilden das bewegungsberuhigte Zentrum des Körperstammes. Die Nachbarabschnitte und die Arme bewegen sich in Relation zum Thorax [12].

Die Rippenpaare 1–7 sind am vorderen Ende durch Knorpelspangen fest-elastisch mit dem Brustbein und somit untereinander verbunden. Die Beweglichkeit der BWS wird dadurch erheblich eingegrenzt. Die 8.–10. Rippe sind über den knorpligen Rippenbogen indirekt an das Sternum angeheftet. Die Bewegungshemmung der BWS wird nach unten zunehmend weniger wirksam [1]. Das 11. und 12. Rippenpaar endet stark verkürzt im Gewebe der dorsolateralen Bauchwand. Die letzten 3 Bewegungssegmente der BWS werden von ihnen kaum behindert.

7.1.1 Anatomische Besonderheiten und Bewegungen der Brustwirbelsäule

(s. Bild 5.1). Die Brustwirbelsäule ist der längste Abschnitt der Wirbelsäule (12 Wirbel und Bewegungssegmente). Sie hat die relativ niedrigsten Bandscheiben [6], die die geringe Beweglichkeit der meisten Segmente anzeigen. Die Dornfortsätze sind lang und schräg abwärts gerichtet. Ihre gut palpierbaren Spitzen liegen in der Höhe des nächsttieferen Wirbels. Die Gelenke befinden sich tief unter den Rückenstreckermuskeln. Die Gelenkspalte stehen fast frontal und gering nach vorn gekippt: Der Neigungswinkel gegen die Deckplatte beträgt bei Th12 um 80°, bei Th1 etwa 60° [10]. Die Kippung wird also von unten nach oben stärker und nähert sich allmählich den Verhältnissen der HWS. Die Gelenkspalte stehen auf einem nach vorn offenen Bogen. Der dorsale Öffnungswinkel liegt bei Th2 bis Th11 um 220° [10]. Bei dieser Gelenkstellung ist jede Bewegungsrichtung möglich.

Am Übergang von der HWS in die BWS wandelt sich die Funktion nicht abrupt sondern im Verlauf mehrerer Segmente, oft bis Th3. Das verteilt die Bewegungsbelastung der Halswirbelsäule bis in die ersten Thorakalsegmente. Alle vom Kopf induzierten Bewegungen der Halswirbelsäule laufen bis in die obere Brustwirbelsäule. Der zervikodorsale Übergangsbereich fordert deshalb technische Besonderheiten für Untersuchung und Behandlung.

Dagegen wechselt das Funktionsverhalten der BWS in das der LWS an einem Wirbel. Er trägt kranial thorakale und kaudal lumbale Gelenkformen. Der Übergangswirbel ist meistens Th12, selten L1. Das Segment Th12/L1 hat deshalb meistens lumbales Verhalten. Trotzdem wird im ärztlichen Alltag das letzte sich thorakal verhaltende Bewegungssegment meistens als „Th12" und das erste lumbale als „L1" bezeichnet.

Die Summe von *Ante- und Retroflexion* läßt sich aus den Angaben von Kapandji [6] für die BWS mit 70° errechnen. Untersuchungen der maximalen Bewegungsausschläge der einzelnen thorakalen Segmente sind uns nicht bekannt. Bei klinischer Untersuchung läßt sich von Th1 an abwärts zunächst eine Abnahme der Bewegungsgrößen erkennen. Das Beweglichkeitsminimum wird bei Th6-8 getastet. Unterhalb davon nehmen die Ausschläge schnell zu und erreichen bei Th12 ihren größten Wert, um dann abrupt in die geringe Beweglichkeit des ersten Lumbalsegmentes überzugehen. Daran ist das Übergangssegment klinisch zu erkennen.

Die *Rotationsbeweglichkeit* der BWS wird mit insgesamt 35° angegeben [6]. Segmentale Messungen der Drehbewegungen während des Gehens [3] zeigen die größten Rotationsausschläge im Bereich Th7-12. In Übereinstimmung damit ist bei klinischer Untersuchung die größte Rotationsbeweglichkeit in der untersten BWS zu finden. Allerdings werden beim Gehen synkinetische Rotationen, die die Seitneige begleiten, gemessen und wahrscheinlich nicht die maximale Rotation. Die Gesamtbeweglichkeit der Rumpfrotation liegt bei jungen Erwachsenen zu jeder Seite bei 60-80° [5] . Bei steifem Bewegungstyp im späteren Erwachsenenalter kann sie auf 30–40° zurückgehen.

Es ist eine Besonderheit der Rotation in der obersten BWS, daß sie nur als fortgeleitete HWS-Drehbewegung etwa bis Th3 hinunter entsteht [8].

Die *Seitneigebewegung der BWS* wird für die ganze BWS mit 20° auf jeder Seite angegeben. Der Krümmungsbogen der langen BWS ist bei Seitneige deshalb viel flacher als der der LWS, die den gleichen Neigungswinkel auf nur 5 Segmente verteilt [6]. Seitneige und Rotation sind auch in der BWS miteinander synkinetisch verbunden. Bei Skoliose (d. h. in Lordose) rotiert sie im Neigungsgegensinn wie die LWS. Während der Seitneigung schieben sich wie in der LWS die Gelenkfacetten der Neigungsseite übereinander und auf der Gegenseite gleiten sie auseinander.

Während passiv eingestellter Seitneige zeigen die Segmente der oberen und mittleren BWS einen an die Atemphasen gekoppelten alternierenden Spannungswechsel (s. 7.3.7).

7.1.2 Anatomische Funktionsmerkmale und Bewegungen des Brustkorbes

Thoraxbewegungen entstehen durch folgende Kräfte:

- Die *elastischen Kräfte* der passiven Konstruktion streben eine bestimmte Ruhestellung an [1].
- Die *Muskelkräfte* bewirken Bewegungen durch Verformen des Brustkorbes auch gegen dessen Elastizität. Die Muskelkräfte wirken in verschiedenen Richtungen, teils regional, teils auf die ganze Thoraxregion.

An den 12 Brustwirbeln sind 12 Rippenpaare befestigt, jede Rippe mit 2 Gelenken. Das Kostotransversalgelenk verbindet sie mit dem Querfortsatz. Die Köpfchen der 1., 11. und 12. Rippe verbinden sich im Kostovertebralgelenk mit dem gleichnamigen Wirbelkörper. Die Köpfchen der übrigen Rippen liegen am nächsthöheren Bandscheibenraum, haben mit den Kanten der beiden benachbarten Wirbelkörper je eine Gelenkverbindung und dazwischen eine Bandbefestigung an der Bandscheibe, die das Kostovertebralgelenk in 2 Kammern teilt [6, 11, 14]. Die Bewegungsachse der Rippen geht durch das Rippenköpfchen und das Kostotransversalgelenk. Diese Achsen verlaufen schräg von vorn innen nach hinten seitlich, wodurch das Rippenpaar bei Inspiration nach vorn gehoben wird. Die Achsen der unteren Rippen divergieren weniger, und die Rippen führen stärker seitwärts gerichtete, flügelähnliche Bewegungen aus [6]. In der kostosternalen Verbindung bestehen keine Gelenke, obwohl hier Spalte auftreten können und beim Räkeln manchmal Knackgeräusche auslösbar sind. Die Ursache von lokalem Schmerz in diesem Bereich ist am häufigsten in Muskelansätzen zu suchen.

Als Gegenspieler der vorderen Brustwandmuskeln wirkt die interskapulare Muskulatur als Pelotte bei der Aufrichtung der Brustwirbelsäule mit und wölbt den Thorax nach vorn. Dadurch führt die Außenrotation der Arme zur Streckung der BWS und beeinflußt die Ventilation.

Die Bewegungen und Verformungen des Thorax begleiten die beschriebenen Bewegungen der BWS oder sind Bestandteil der Ventilation. Beide kombinieren sich und beeinflussen sich. Deshalb muß für die Untersuchung der Ventilation eine definierte Ausgangsstellung des Rumpfes eingenommen werden. Die thorakalen Ventilationsbewegungen bewirken eine Erweiterung des Thoraxraumes während der Inspiration und eine Verkleinerung des Thoraxvolumens während der Exspiration. Bei der Inspiration müssen die Muskelkräfte der Thoraxwand den nach einwärts gerichteten Zugkräften des Zwerchfells und der Bauchwandmuskulatur einen Gegenhalt bieten. Für die Thoraxmotorik steht die Ventilation so im Vordergrund, daß sogar die Muskeln der Thoraxwand in die Kategorien Exspirations- und Inspirationsmuskeln eingeordnet werden [1].

Der Thorax erweitert sich inspiratorisch nach seitlich, hinten und vorn. Die obere Hälfte erweitert sich vor allem im anteroposterioren Durchmesser, die untere vorwiegend seitwärts in den Flanken. Es scheint eine Korrelation zwischen einerseits flacher BWS-Krümmung und großer Thoraxexkursion während der Atmung und andererseits starker BWS-Kyphose und wenig beweglichem Thorax zu geben [9]. Die Art der Thoraxbewegung ist von der Körperlage abhängig. Die inspiratorische Erweiterung führt in Bauchlage deutlicher zur Kyphosierung (Anteflexion) der BWS und wird diagnostisch ausgenutzt („Atemwelle“ [13]).

Von einer normal funktionierenden Rippenmotorik erwarten wir, daß die Bewegungen symmetrisch erfolgen und daß sich die Interkostalräume während der Inspiration erweitern und während der Exspiration verschmälern. Darauf bauen Untersuchungsverfahren der Rippenbeweglichkeit auf [2, 8]. Ausgeprägte Skoliosen stören die Symmetrie.

An den oberen Rippen läßt sich durch Endfederung des elevierten Oberarmes ein am Angulus costae tastbares Federn auslösen, das bei Funktionsstörungen härter ausfällt als an den benachbarten Rippen [7]. Hier scheint eine enge Korrelation zu Rippengelenkstörungen zu bestehen, obwohl die Bewegung über die Mm. pectorales und das Schulterblatt vermittelt wird.

7.1.3 Funktionsbeziehungen zu den Nachbarabschnitten

Beziehungen zur LWS: Die LWS ist in Rückbeuge beweglicher als die BWS. Bei der Retroflexionsuntersuchung der BWS besteht daher immer die Neigung zu Ausweichbewegungen in die LWS. Deshalb muß die LWS kyphosiert gelagert werden, wenn die BWS in Retroflexion untersucht wird. Lordotische Neutralhaltungen der unteren BWS sind verlängerte oder verschobene lumbale Lordosen. Sie entstehen bei einem Übergewicht des dorsolumbalen M. erector spinae gegenüber der oberen Bauchwandmuskulatur. Das hat auch Beziehungen zu Ventilationsstörungen (thorakale Hochatmung). Die unteren Rippen sind über den M. serratus posterior inferior und den M. quadratus lumborum mit der LWS verbunden und vermitteln Funktionsbeziehungen von BWS und LWS.

Beziehungen zur HWS ergeben sich aus der Ventilationsmotorik, vor allem bei unökonomischer Ventilation. Die 1. und 2. Rippe werden bei thorakaler Hochatmung durch die Mm. scaleni angehoben, wodurch ihre pathogenetischen Beziehungen zur Halswirbelsäule erklärbar sind. Vermittler sind außerdem die vom Thorax zum Kopf ziehenden Muskeln. Folgestörungen der HWS müssen dann immer in Zusammenhang mit der thorakalen Ventilationssteuerung behandelt werden.

Beziehungen zum Schultergürtel und zu den Armen ergeben sich über die Schultermuskulatur. Der starre Thorax ist das ideale Widerlager für Bewegungen des Schultergürtels. Gleichzeitig richtet die Interskapularmuskulatur als Pelotte die Brustwirbelsäule auf und wölbt den Thorax nach vorn. Die Schultergürtelmuskeln binden den Arm und das Schulterblatt unter ökonomischen Verhältnissen stabilisierend an den Thorax an. Bei der Untersuchung und Behandlung der BWS und der Rippen vermitteln diese Muskeln die Bewegungsimpulse.

7.1.6 Literatur

[1] Campbell EJM, Agostini E, Newsom Davis J (1970) The respiratory muscles, 2nd edn, Lloyd-Luke, London

[2] Greenman PE (1979) Manuelle Therapie am Brustkorb. Manuel Med *17*: 17–23

[3] Gregersen GG, Lucas DB (zit nach [6] S. 111, Abb 70 ,71)

[4] von Hayek H (1960) The Human Lung. Hafner, New York (zit nach [1] fig 9)

[5] Hinzmann J (1989) Untersuchung der Beweglichkeit an jungen Erwachsenen im Alter von 18 bis unter 23 Jahren – Messungen von Gelenk- und Wirbelsäulenbewegungen mit Lot- bzw. Kompaßwinkelmesser. Inaug-Diss Med, Humboldt Universität, Berlin

[6] Kapandji IA (1985) Funktionelle Anatomie der Gelenke. Bd 3 Rumpf und Wirbelsäule. Enke, Stuttgart

[7] Kubis E (zit nach [8], 2. Aufl 1977 und folgende)

[8] Lewit K (1992) Manuelle Medizin. 6. Aufl. JA Barth, Leipzig, Heidelberg

[9] Parow J (1972) Funktionelle Atmungstherapie, 3 Aufl. Thieme, Stuttgart

[10] Putz R (1981) Funktionelle Anatomie der Wirbelgelenke. Normale und pathologische Anatomie, Bd XLIII. Thieme, Stuttgart

[11] Rauber/Kopsch (1987) Anatomie des Menschen. Band 1 Bewegungsapparat (Hrsg Tillmann B, Töndury G) Thieme, Stuttgart New York

[12] Schildt-Rudloff K (Hrsg 1994) Thoraxschmerz – Innere Erkrankung oder Funktionsstörung des Bewegungssystems. Ullstein Mosby, Berlin

[13] Tesařová A (1969) Diagnostik von Beweglichkeitsstörungen der Wirbelsäule während der Atmung. Manuel Med *7*: 29–34

[14] Voss H, Herrlinger R (1985) Taschenbuch der Anatomie. Bd I: Einführung in die Anatomie, Bewegungsapparat, 18 Aufl. Fischer, Jena

7.2 Orientierende Untersuchung

Vorbeuge und Rückbeuge der BWS wurden an der stehenden Patientin zusammen mit der LWS beurteilt (s. Kap. 5.6. und 5.8.).

Durch die Fixation des Beckens werden die Ante- und Retroflexion im Reitsitz stärker in die BWS geleitet. Außerdem ermöglicht der Reitsitz die Beobachtung der Gesamtrotation und der Atmung. In dieser Stellung kann sofort die segmentale Untersuchung angeschlossen werden. Nachteilig wirkt sich bei sitzender Untersuchung generell die nicht auszuschaltende posturale Muskelspannung aus, die die Wertung der Ergebnisse erschweren kann. Hüftkranke, die den Reitsitz nicht ausführen können, sitzen mit geschlossenen Beinen und müssen zur Beckenfixation die Knie zusammendrücken. Verspannte Patienten kommen problemlos zum Reitsitz, wenn sie sich auf die Bankmitte setzen, im Langsitz zum Bankende rutschen und erst dann die Füße oder Unterschenkel seitlich herunterhängen lassen.

In der physiotherapeutischen Befunderhebung ist die Beobachtung der Atemwelle in Bauchlage wertvoll, weil sie am Verlauf der Atembewegung Behandlungseffekte gut zeigt.

7.2.1 Retroflexion im Reitsitz oder im Stand

(s. Bild 5.13 und 5.14). Die Patientin hat im Reitsitz am Bankende die Hände im Nacken verschränkt. Um die HWS und den Schultergürtel zu stabilisieren, werden die Ellbogen zur Seite gespreizt. Das führt die Bewegung bevorzugt in die BWS. Der Behandler steht hinter der Patientin, die sich aktiv zurückbeugt.

Die Wirbelsäule folgt der Retroflexionsbewegung in harmonischem Bogen. Bereiche, die unharmonisch steilgestellt bleiben, weisen auf Funktionsstörungen hin.

Im Stehen wird die Prüfung in gleicher Weise aktiv durchgeführt, wie für die LWS beschrieben (s. Kap. 5.6., Bild 5.13 und 5.14). Schwindelpatienten sollen dabei den Kopf nicht in den Nacken legen.

7.2.2 Anteflexion im Reitsitz

(Bild 7.1 und 7.2). Die Patientin hat im Reitsitz am Bankende die Hände im Nacken ver-

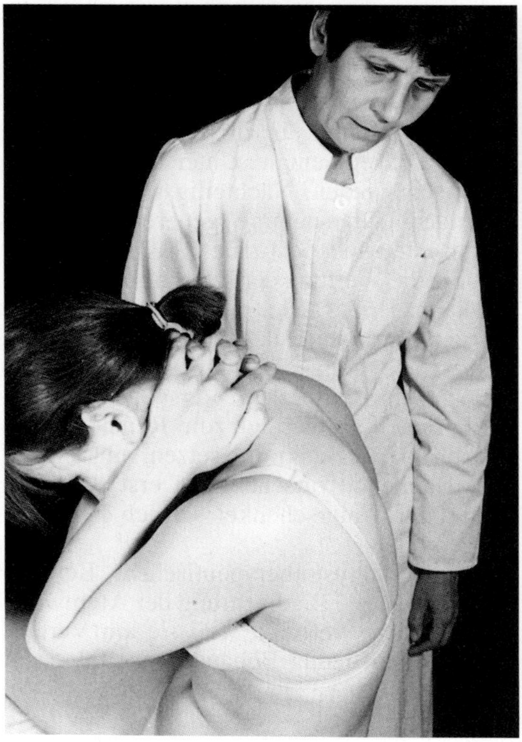

Bild 7.1 Aktive Anteflexion der BWS im Sitzen

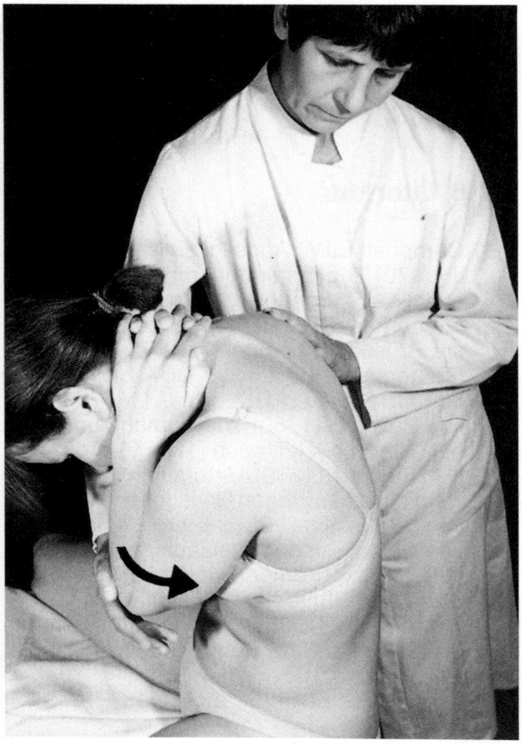

Bild 7.2 Orientierende passive Weiterführung der Anteflexionsbewegung. Der Zuwachs an Bewegungsausschlag ist im Vergleich zu Bild 7.1 zu erkennen

schränkt und die Ellbogen nach vorn gerichtet. Der Behandler steht neben ihr. Die Patientin beugt sich vor, führt die Ellbogen zum Nabel und buckelt damit die Wirbelsäule aus. Die BWS bildet einen harmonischen Bogen. Der dorsolumbale Übergang ist normalerweise etwas flacher konturiert und der zervikodorsale etwas vorgebuckelt (s. Bild 7.1). Bereiche, die steilgestellt bleiben, weisen auf Funktionsstörungen hin. Die Vorbeugeuntersuchung wird passiv weitergeführt, um neben der Information über die passive Beweglichkeit gleichzeitig die Schmerzprüfung der Interspinalbänder vorzunehmen. Der Behandler faßt die Ellbogen der Patientin von oben und führt sie abwärts in die Beugung. Die aktiv erreichte Anteflexionsstellung muß sich passiv vergrößern lassen (s. Bild 7.2). Fehlender Zuwachs kann sowohl den aktiven als auch den passiven Strukturen zugeordnet werden. Ob die Hemmung aus der Irritation eines Interspinalbandes resultiert, kann sofort anschließend palpatorisch differenziert werden.

7.2.3 Atembewegung in Bauchlage

(Bild 7.3 und 7.4). Die Patientin liegt entspannt auf dem Bauch, der Behandler sitzt oder hockt zur Beobachtung der Wirbelsäulenbewegung seitlich neben ihr oder er steht am Kopfende zur Beobachtung der Thorax-Rippen-Bewegung.

Durch den Gegenhalt des Zwerchfells kann die Bewegung des Thoraxskeletts den Thoraxinnenraum bei Einatmung zusätzlich vergrößern. Der obere Thoraxraum erweitert sich dabei mehr in sagittaler, der untere mehr in seitlicher Richtung. In Bauchlage wird die Erweiterung nach hinten besonders deutlich. Die Bewegung folgt der Atmung von Segment zu Segment, sie läuft wie eine Welle

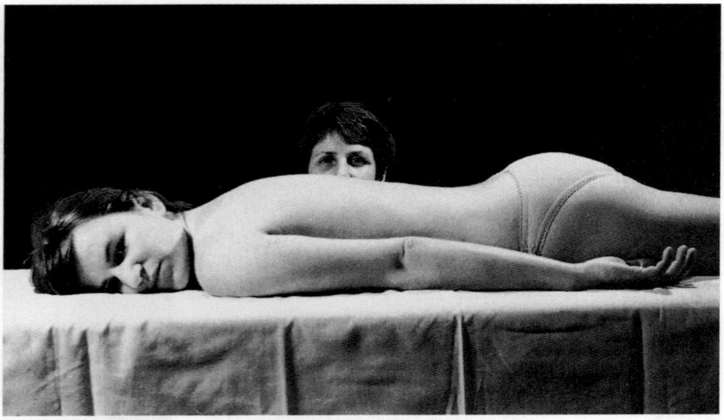

Bild 7.3 Beobachtung der BWS-Bewegung in Bauchlage während die Atemwelle über den Rücken läuft. Der Blick geht tangential über den Rücken

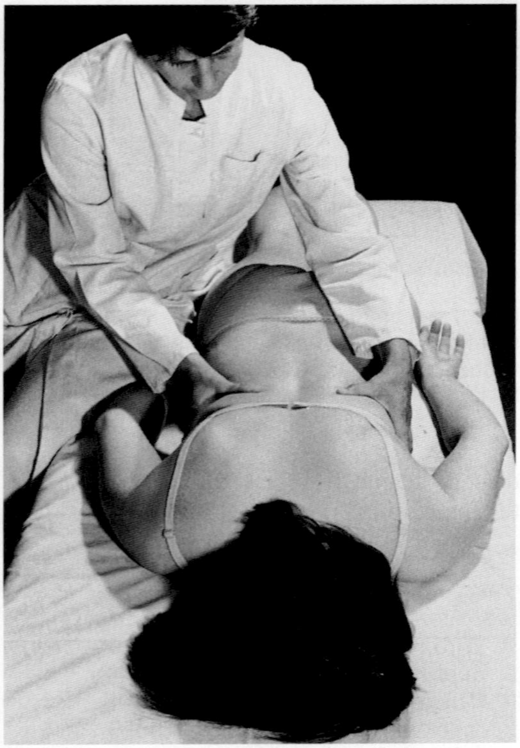

Bild 7.4 Orientierende Untersuchung der Atembewegungen des Thorax mit Blick vom Kopf oder von den Füßen, in auffälligen Regionen werden dann korrespondierende Interkostalräume palpiert. Ein vorzeitiges Ende der Inspirations- oder Exspirationsbewegung einer Seite zeigt die Störungen an.

vom Becken kranialwärts und zurück. In der Einatmung krümmt sich die BWS im Sinne der Anteflexion, der Thorax weitet sich. In der Ausatmung flacht sich die Wirbelsäule ab, die Rippen senken sich, die Interkostalräume werden schmaler, der Thorax verschmälert sich.

1. *Bei Beobachtung von der Seite ist die Wirbelsäulenbewegung* besser zu beurteilen. Der Behandler hat die Augen in Höhe der Rückenkontur (s. Bild 7.3). Dorne, die von der Bewegungswelle nicht aufgespreizt werden, weisen auf bewegungsgestörte Bereiche hin. Da es sich um eine aktive Bewegung handelt, kann dies artikuläre wie muskuläre Ursachen haben.

2. *Vom Kopfende oder Fußende her ist die Rippenbewegung* im Seitenvergleich zu beurteilen. Zuerst wird die Bewegung beider Thoraxhälften miteinander verglichen. Auffällige Asymmetrie verlangt die Untersuchung der einzelnen Rippen in ihrer Bewegung bei Ein- und Ausatmung. Die Bewegung der jeweils gestörten Thoraxhälfte ist verringert.

3. *Die symmetrische Palpation beider Thoraxseiten oder einzelner Interkostalräume im Seitenvergleich* ergänzt die Inspektion als orientierende Untersuchung der aktiven Atmungsbewegung. Dazu werden die Daumen dorsal entweder von oben oder nach Stellungswechsel des Behandlers von unten in korrespondierenden Interkostalräumen an den Rippenrand gelegt (s. Bild 7.4). Man spürt die zeitliche Symmetrie der Erweiterung bzw. der Verschmälerung der Interkostalräume, während sich die Rippen heben und senken.

Asymmetrien der Rippenbewegung in maximaler Exspiration oder maximaler Inspiration werden auch als „Tieferstehen“ oder „Höherstehen“ der Rippe bezeichnet. Stellungsbezeichnungen wie diese oder „Ein- und Ausatmungsstellung“ suggerieren Starre und

7

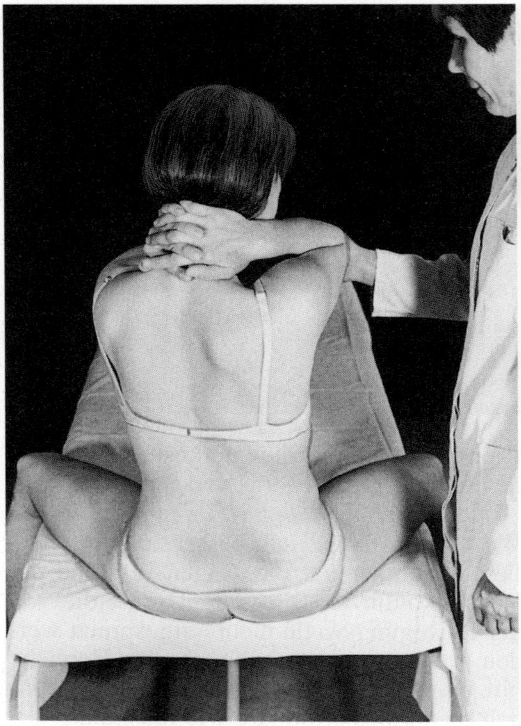

Bild 7.5 Orientierende Untersuchung der Gesamtrotation der BWS nach rechts in geführter aktiver Bewegung

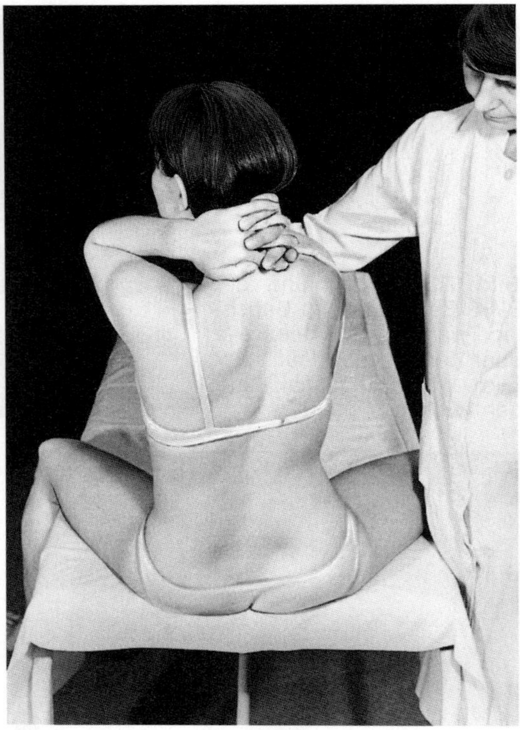

Bild 7.6 Orientierende Untersuchung der Gesamtrotation der BWS nach links in geführter aktiver Bewegung zum Seitenvergleich mit rechts (s. Bild 7.5)

Unbeweglichkeit. Da es sich aber um Bewegungsdefizite handelt und nicht um statische Störungen, empfehlen wir diese Begriffe nicht. Lewit weist darauf hin, daß nicht die Atmungsendstellung beurteilt werden sollte, sondern die *zeitliche Asymmetrie im Bewegungsablauf.* Er bewertet die *vorzeitige Beendigung der Inspirations- oder Exspirationsbewegung eines Interkostalraumes im Seitenvergleich* als Funktionspathologie. Es läßt sich auch der verspätete Bewegungsbeginn, das Nachlaufen einer Seite bei der Ein- oder Ausatmung beobachten.

4. Die in Rückenlage vorn neben dem Sternumansatz palpatorisch erkennbare asymmetrische Hebebewegung einer der oberen Rippen („Rippenvorlauf") hat offenbar keine Beziehung zu artikulären Rippenfunktionsstörungen und scheint mit asymmetrischer Muskelsteuerung zusammenzuhängen (vor allem Mm. scaleni). Das Phänomen hat nur in diesem diagnostischen Rahmen ein begrenztes Interesse.

Asymmetrie der Rippenbewegung und unharmonische Entfaltung der BWS-Dorne bei der Atemwelle sind Hinweis auf:
- Wirbelsäulenfunktionsstörung bzw. Rippenfunktionsstörung
- Muskelverspannung
- reflektorische Schmerzhemmung bei Erkrankung innerer Organe.

7.2.4 Seitenvergleich der Rotation im Reitsitz

(Bild 7.5 und 7.6) Die Patientin hat im Reitsitz die Hände im Nacken verschränkt, die Ellbogen nach vorn gerichtet. Der Behandler steht hinter der Patientin. Der Reitsitz dient der Beckenfixation und ist bei dieser Untersuchung besonders wichtig (s. 7.2.).

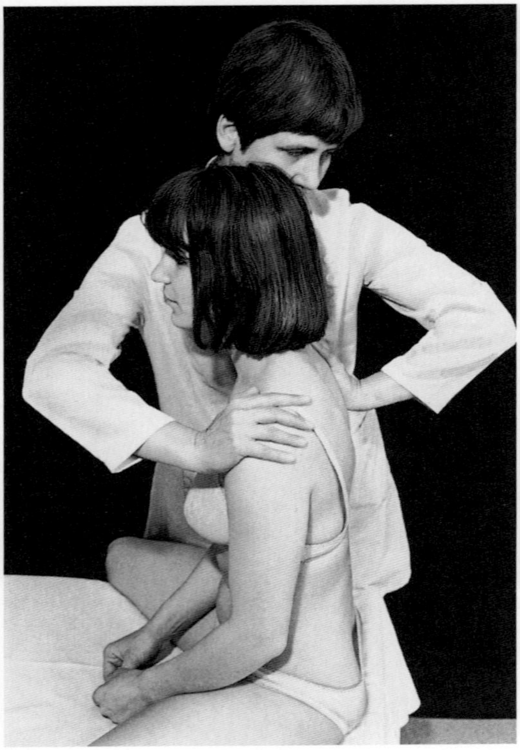

Bild 7.7 Isometrische Anspannung der Rotation nach rechts gegen Widerstand

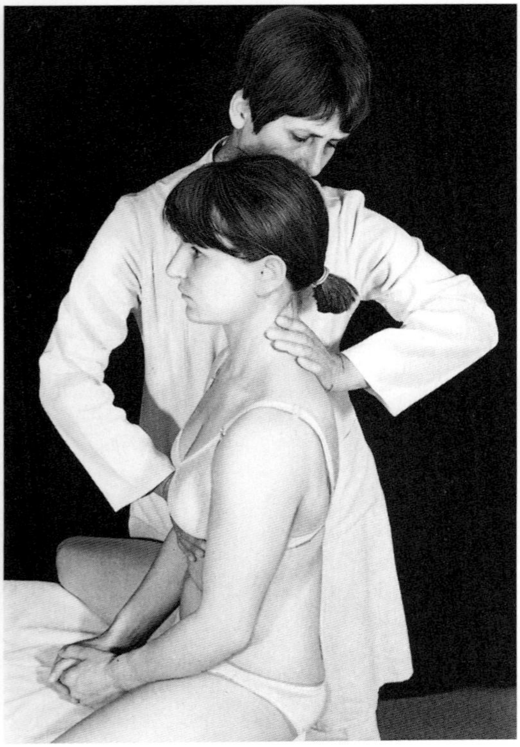

Bild 7.8 Isometrische Anspannung der Retroflexion gegen Widerstand

1. Die Patientin *dreht aktiv ihren Oberkörper* langsam zur einen und dann zur anderen Seite bis zum Bewegungsende. Blickwendung der Patientin oder Führung durch den Behandler (Bild 7.5 und 7.6) können die Rotationsbewegung unterstützen. Der Behandler schätzt die beiderseits erreichten Rotationswinkel. Ihr Ausmaß sollte symmetrisch sein und und etwa 50–60° erreichen. Einseitig geringere Rotation ist Hinweis auf Funktionsstörung.

2. Der Behandler steht hinter der Patientin und faßt vorn um den Thorax der Patientin bis zur gegenseitigen Schulter und führt von dort die *Rotation passiv* bis zum Bewegungsende und vergleicht beide Richtungen. Er beurteilt den Bewegungsausschlag, und zusätzlich tastet er die Härte des Widerstandes („Anschlages") am erreichten Bewegungsende.

Auffällige Einschränkungen und harter Anschlag bei der Rotationsprüfung weisen auf dorsolumbale Funktionsstörungen hin.

Asymmetrie der Rotation im Reitsitz ist Hinweis auf:
Funktionsstörung der BWS
Funktionsstörung der Rippen
Muskelverspannung

Starke Asymmetrie und erhebliche beiderseitige Einschränkung sind Hinweis auf:
Funktionsstörung dorsolumbal mehrsegmental, evtl. pathomorphologisch bedingt (frühes Zeichen des M. Bechterew).

7.2.5 Isometrische Anspannung in allen Bewegungsrichtungen

(Bild 7.7 bis 7.10). Bei Verdacht auf Weichteilverletzungen und Strukturkrankheit der Wirbelsäule ist die isometrische Anspannung vor den passiven und segmentalen Untersuchungen angezeigt. Beste Ausgangsstellung der Patientin ist der Reitsitz am Bankende.

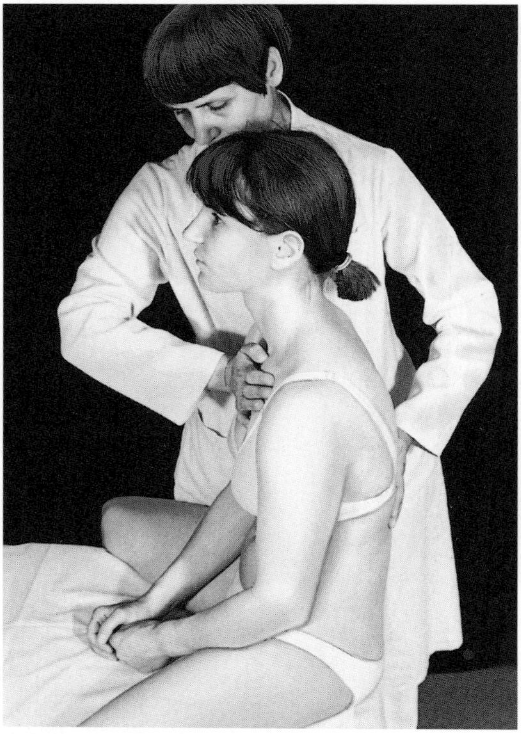

Bild 7.9 Isometrische Anspannung der Anteflexion gegen Widerstand

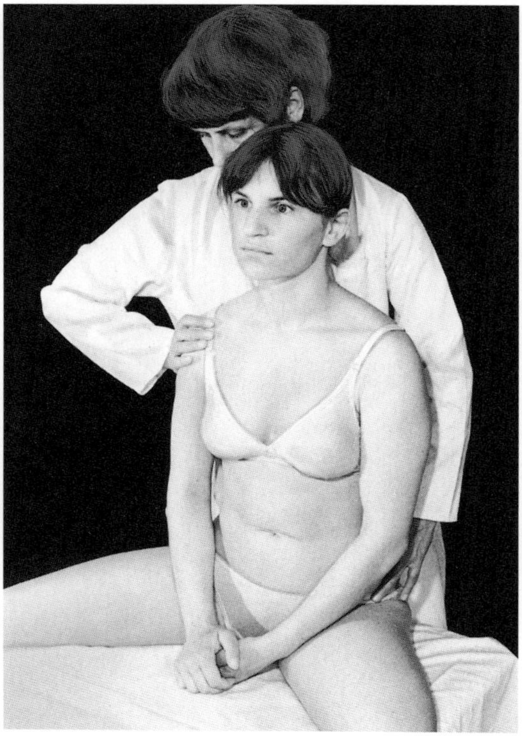

Bild 7.10 Isometrische Anspannung der Seitneige nach rechts gegen Widerstand

7

Der Widerstand gegen die *Rotationsrichtung* wird gleichzeitig an beiden Schultern gegeben, von hinten an der Schulter der Rotationsrichtung, an der Gegenschulter von vorn (s. Bild 7.7).

Widerstand gegen die *Retroflexionsspannung* gibt der Behandler mit einer Hand am oberen Thorax von hinten und den Gegenhalt der anderen am unteren Sternum (Bild 7.8).

Bei *Prüfung der Anteflexion* gibt die Hand am oberen Sternum den Widerstand, die andere Gegenhalt über der unteren BWS (s. Bild 7.9).

Die *Seitneige* wird an der Schulter der Neigungsseite gehalten, die andere Hand hält am Beckenkamm gegen (Bild 7.10).

Schmerz in einer Richtung ist Hinweis auf
- die in dieser Richtung aktiven Muskeln. *Schmerz in (fast) allen Richtungen ist Hinweis auf*
- Stabilitätsverlust der BWS, z. B. Osteoporosefrakturen, Trauma, Metastase.

7.2.6 Federungsprüfung

(Bild 7.11). Die Federungsprüfung wird in der BWS in gleicher Weise wie in der LWS durchgeführt und immer zusammen mit der LWS untersucht (S. Kap. 6.3.4) und gewertet. Sie läßt sich bis etwa Th4 hinauf durchführen.

7.3 Segmentale Untersuchung

7.3.1 Rotationsuntersuchung im Reitsitz – aktive Anfangsrotation

(Bild 7.12). Die Patientin hat im Reitsitz die Hände im Nacken verschränkt, die Ellbogen vorn geschlossen, der Behandler steht auf einer Seite. Die Patientin dreht den Oberkörper aktiv in ruhigem Rhythmus mit kleinen Ausschlägen von einer Seite zur anderen und wiederholt dies mehrfach. Anfangs führt der

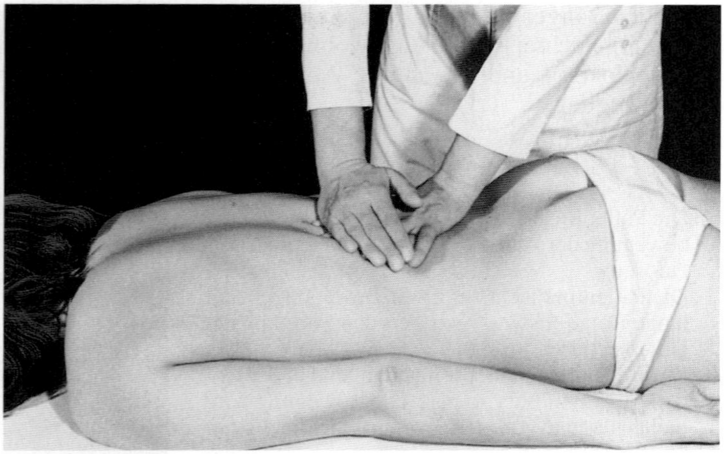

Bild 7.11 Federungsuntersuchung der unteren BWS in Bauchlage als Fortsetzung der LWS-Federung (s. Bild 6.15 und 6.16)

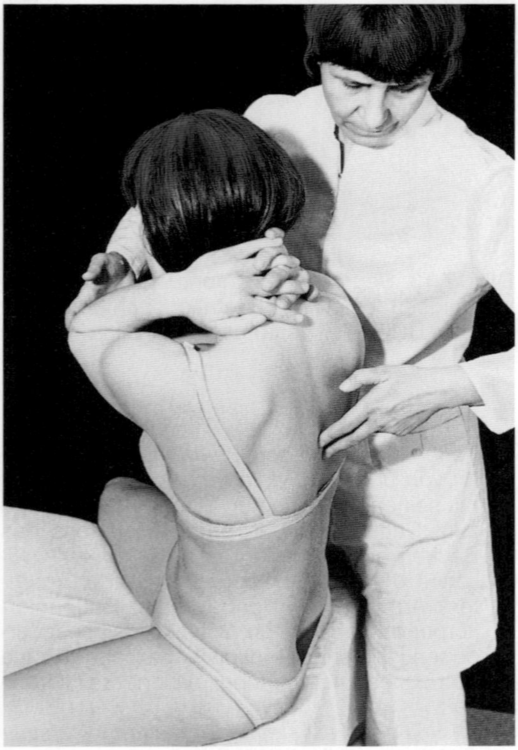

Bild 7.12 Untersuchung der segmentalen aktiven Rotation der unteren BWS in kleinen Bewegungsausschlägen rechts und links der Mittelstellung (Anfangsrotation). Patientin erlernt zuerst unter Führung den Bewegungsablauf

Behandler mit einer Hand an den Ellbogen, um der Patientin Rhythmus und Ausmaß der Bewegung zu vermitteln (s. Bild 7.12). Wenn sie den richtigen Bewegungsablauf erlernt hat, kann der Behandler die Führung aufgeben.

Bei der Rechtsrotation eines Wirbels weicht sein Dorn nach links ab, bei Linksrotation nach rechts. Die Rotation schreitet von oben nach unten fort. Die Dornbewegung beginnt am oberen Partner eines Segmentes deshalb immer eine geringe Zeit früher und hat bei der Anfangsbewegung daher einen etwas größeren Winkelausschlag als am unteren. Das ist palpierbar, wenn sich die Fingerspitzen von den Dornfortsatzspitzen tragen lassen.

Der Behandler setzt die Kuppen des entspannt gestreckten Zeige- und Mittelfingers einer Hand auf benachbarte Dorne (s. Bild 7.12). Die Grundgelenke sind locker gebeugt. Sind die Finger leicht genug aufgesetzt, tragen die Dorne sie in ihrer Bewegung mit. Die Bewegung wird nicht von den Fingerkuppen palpiert, sondern von den Fingergrundgelenken als Bewegung wahrgenommen. Der Vorlauf des oberen Fingers zeigt die Funktionsfreiheit des Segmentes an. Bei bestehender Funktionsstörung bewegen sich beide Dorne und damit die Finger gleichzeitig, weil der obere Wirbelpartner den unteren sofort mitzieht.

Der Vorteil dieser Untersuchung liegt darin, daß bei geringem Kraftaufwand von Patientin und Behandler Informationen über die gesamte Rotation der mittleren und unteren BWS *für beide Richtungen gleichzeitig* ohne Griffwechsel zu erreichen sind. Nur die tastenden Finger wandern von Segment zu Segment. Nachteil ist die ungewohnte Bewegungspalpation und die aktive Ausführung der Bewegung.

Fehler:

1. Die Patientin bewegt sich zu schnell, die Folgebewegung der Wirbeldorne ist zeitlich nicht aufzulösen.
2. Die Patientin macht zur große Bewegungen, der lange Rotationsweg verzögert den Fortgang der Untersuchung.
3. Der Behandler ist nicht entspannt und in der Palpation zu steif oder zu hart. Die Bewegung wird nicht adäquat von den Dornen auf die Finger übertragen.

7.3.2 Rotationsuntersuchung der mittleren und unteren Brustwirbelsäule im Reitsitz mit Endfederung

Vorbemerkung zur Bewegungsführung des Oberkörpers bei der Rotationsuntersuchung der BWS im Sitzen.

Der Behandler muß gleichzeitig drei Aufgaben erfüllen, *den Patientenkörper abstützen, den kranialen Abschnitt bewegen und am Segment palpieren.* Dabei soll die *palpierende Hand unbewegt ruhig liegen.*

Bei der Rechtsrotation wird der Patientenoberkörper mit dem rechten Arm geführt. Der rechte Arm muß also große Bewegungen machen. Die linke Hand soll mit dem tastenden Daumen ruhig von links her am Segment liegen. Da der Patientenrumpf unterhalb des bewegten Segmentes unbewegt bleibt, ist das möglich, wenn die langen Finger der palpierenden Hand schräg abwärts auf den nächsttieferen Rippen liegen. Für das Abstützen des Oberkörpers gibt es *zwei Möglichkeiten:*
Entweder der Oberkörper wird *vom Körper des Behandlers gestützt,* dann kann er den Schultergürtel der Patientin gut führen und mit der Hand zur gegenseitigen Schulter durchgreifen. Dann liegt zwischen dem bewegten Oberkörper des Behandlers und seiner unbewegten linken Hand ein Bewegungsscharnier im linken Schulter- und Ellbogengelenk.
Oder der *Behandler stützt und trägt die Ellbogen und damit den Oberkörper der Patientin von unten mit dem rechten Arm* und hält mit seinem unbewegten Oberkörper Abstand zum Patientenkörper, stützt höchstens das Becken ab. Dann liegt das „Scharnier" zwischen dem die Bewegung führenden (rechten) Arm und dem unbewegten Behandlerkörper in der rechten Schulter. Dieses Vorgehen ist technisch schwieriger, aber für die Palpationsuntersuchung besonders vorteilhaft.
Im Bild und Text stellen wir die technisch einfachere erste Variante dar.

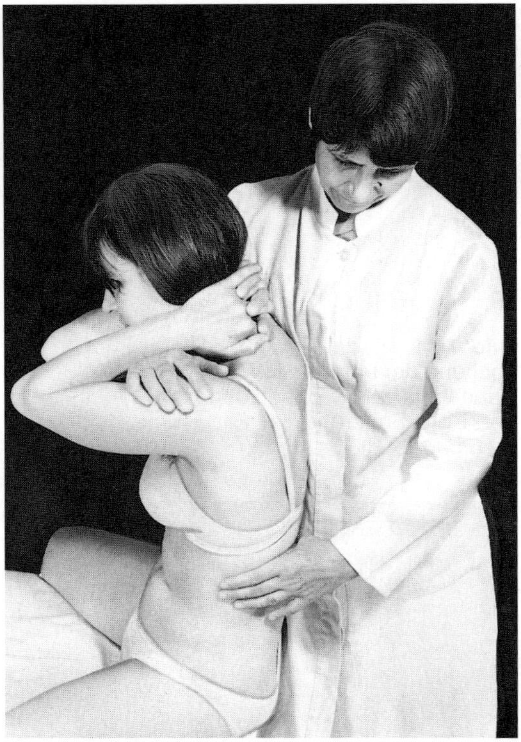

Bild 7.13 Segmentale Untersuchung des Bewegungsendes in Rechtsrotationsrichtung in der unteren BWS. 1. Ausgangsstellung

(Bild 7.13 und 7.14) Die Patientin hat im Reitsitz die Hände im Nacken verschränkt, die Ellbogen vorn geschlossen. Der Behandler steht zur Rechtsrotationsuntersuchung hinter ihr in leichter Grätschstellung. Das Gewicht liegt zunächst auf dem rechten Bein. Der Daumen der linken tastenden Hand nimmt über Weichteilverschiebung von lateral links zwi-

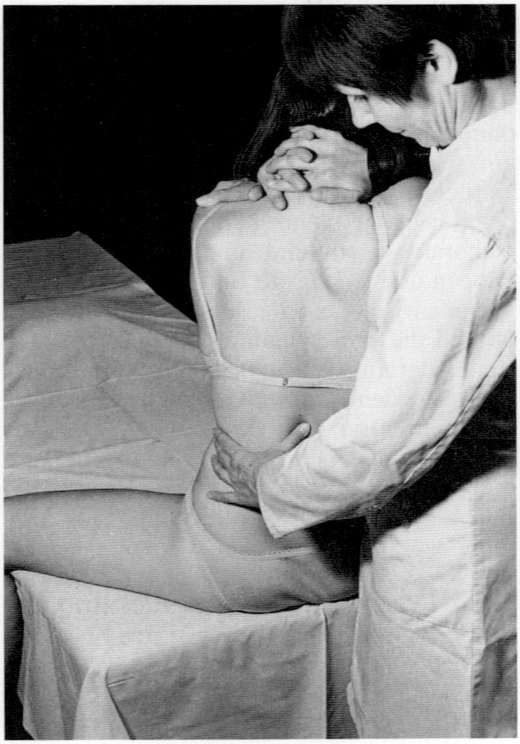

Bild 7.14 Segmentale Untersuchung des Bewegungsendes in Rechtsrotationsrichtung in der unteren BWS. 2. Endstellung. Der Untersucher ist im Bild etwas vom Patientenrücken zurückgetreten, damit der palpierende Daumen am Interspinalraum auf der Rotationsgegenseite sichtbar wird

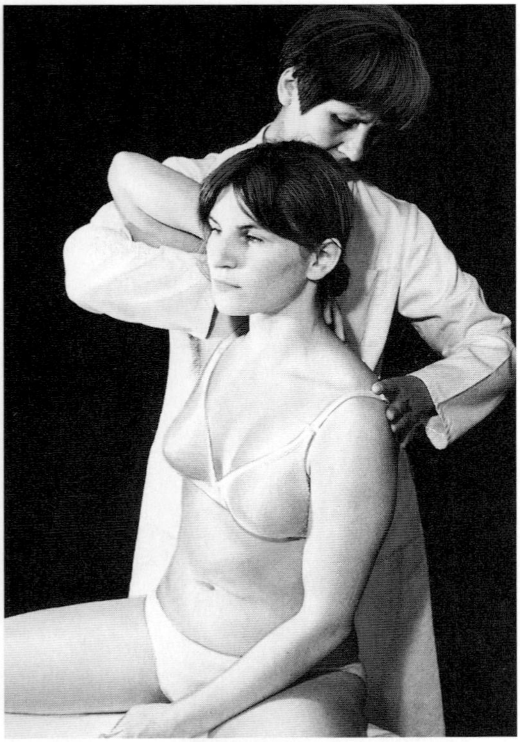

Bild 7.15 Segmentale Rotationssuntersuchung der oberen BWS nach rechts über den rechten Patientenarm. 1. Ausgangsstellung

schen den Dornen der Partnerwirbel Kontakt (Bild 7.13). Der Behandler greift mit der rechten Hand unter der rechten Achselhöhle hindurch auf die linke Schulter und umschließt mit seinem Arm den vorderen oberen Thorax. Er steht in Kontakt zur Patientin. Über diesen Kontakt, verstärkt durch den Hebel am Schultergürtel, führt der Behandler die Rechtsrotation um die Wirbelsäulenachse der Patientin. Er selbst macht eine bogenförmige Bewegung um die Patientin herum (s. Bild 7.14). Bewegung und Endefederung werden getastet, sobald die Rotation im Segment ankommt.

Abrupt einsetzende Endespannung, fehlende Endfederung und sehr kleine Bewegungsstrecke sprechen für Blockierung dieser Richtung des Segmentes.

Fehler:

Die Bewegung wird vom Behandler nicht aus dem Körper heraus, sondern allein aus den Armen geführt. Dabei bleibt die Patientin nicht aufrecht sitzen, sie wird zur Seite oder nach vorn bewegt, so daß eine Funktionsstörung vorgetäuscht oder übersehen werden kann.

7.3.3 Rotationsuntersuchung der oberen Brustwirbelsäule im Reitsitz mit Endfederung

(Bild 7.15 und 7.16). Die oben beschriebene Rotation wirkt durch die Führung der geschlossenen Arme von der mittleren BWS an auf die tieferen Abschnitte. Für den oberen BWS-Bereich (Th3-6) muß deshalb anders vorgegangen werden:

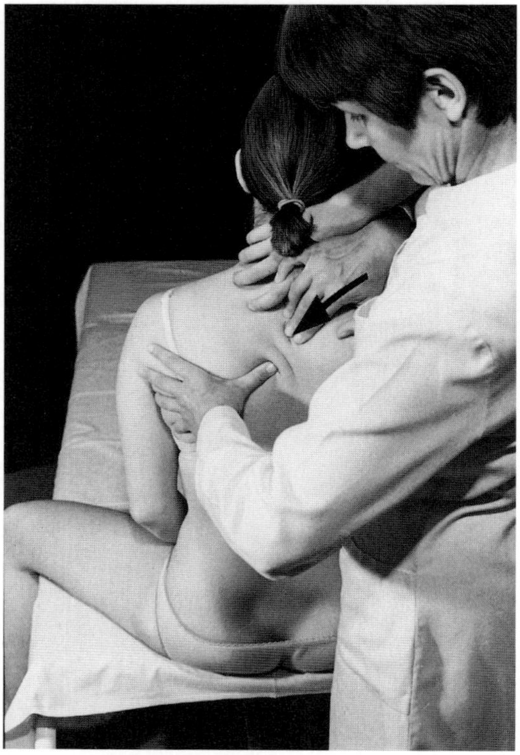

Bild 7.16 Segmentale Rotationsuntersuchung der oberen BWS nach rechts über den rechten Patientenarm. 2. Einstellung des Segmentes mit interspinaler Palpation von der Gegenseite.

Die Patientin sitzt im Reitsitz am Bankende. Sie hat für die Rechtsrotationsprüfung die rechte Hand im Nacken, den Ellbogen zur Seite und leicht nach vorn gehoben. Der Behandler steht hinter ihr in leichter Grätschstellung mehr auf dem rechten Bein. Er greift mit seiner rechten Hand von vorn durch den angehobenen Arm der Patientin und legt die Hand auf das gleichseitige Schulterblatt und die Patientenhand (s. Bild 7.15). Die Fingerspitzen sind auf den oberen Partnerwirbel des Segmentes zu gerichtet. Der Daumen der linken, tastenden Hand nimmt über Weichteilverschiebung von lateral Kontakt am Dorn des unteren Partnerwirbels. Die langen Finger der tastenden Hand werden auf der Schulter bzw. auf dem linken Schulterblatt abgelegt.

Die Bewegungsspannung wird über den rechten Arm von oben her an das Segment herangeführt: Der durchgreifende Unterarm zieht Oberarm und Ellbogen der Patientin über die Seite nach dorsal und drückt die Hand nach vorn gegen das Schulterblatt und stellt damit die *Bewegungsachse in das Segment ein.* Unerwünschte Oberkörperbewegungen werden so verhindert. Der Oberarm überträgt die Bewegung wahrscheinlich über die Mm. pectorales major und minor auf die oberen Rippen und so auf die Bewegungssegmente. Wenn am Segment die Bewegung abgelaufen ist und die Endespannung beginnt, wird die Endefederung als Untersuchungskriterium an den tastenden Daumen der linken Hand herangeführt (Bild 7.16).

Harte, plötzlich einsetzende Endespannung und fehlende Federung sind Zeichen der Blockierung.

7.3.4 Retroflexionsuntersuchung im Reitsitz und in Seitlage

(Bild 7-17 und 7-18). Die *Ausgangsstellung in Seitlage* hat den Vorteil, daß die Patientin gut entspannen kann, daß Größenunterschiede zwischen Patientin und Behandler keine Rolle spielen und daß aus dieser Ausgangsstellung sofort die Behandung angeschlossen werden kann.

Die *Untersuchung im Sitzen* wird gewählt, wenn die Patientin schon sitzt und der Behandler keine Kraftprobleme hat.

> *Hinweis:*
> Zur *Seitlageuntersuchung* wird die höhenverstellbare Liege möglichst hoch eingestellt. Bei nicht höhenverstellbarer Liege wird die Untersuchung manchmal erleichtert, wenn sich der Behandler mit einem Knie an der Bankkante abstützen kann.
> Die *Untersuchung im Sitzen* auf der nicht verstellbaren Bank wird leichter, wenn der Behandler das zu seinem tragenden Arm gleichseitige Bein vor der Patientin auf die Bank stellt und seinen Arm mit den Patientenellbogen auf dem Oberschenkel ablegt. Die Extensionsführung erfolgt dann unter gleichzeitiger Abduktion des Beines.

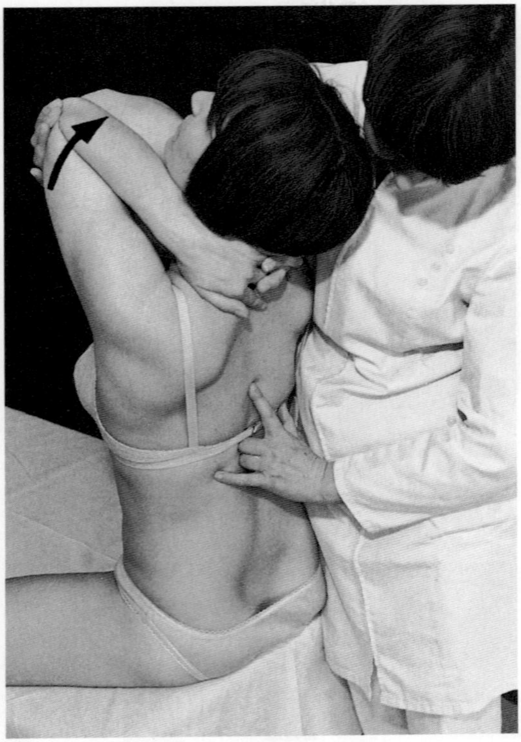

Bild 7.17 Segmentale Untersuchung der Retroflexion in der BWS im Sitzen

Untersuchung im Reitsitz

(Bild 7.17). Die Patientin hat im Reitsitz am Bankende die Hände im Nacken verschränkt, die Ellbogen vorn geschlossen. Der Behandler steht direkt neben ihr, umfaßt mit einer Hand die Oberarme der Patientin von unten und führt von hier die Retroflexionsbewegung des Oberkörpers an das Segment heran. Die Patientin läßt dabei die Arme auf dem Ellbogen des Behandlers „ruhen". Die andere Hand stützt den Rücken mit der Handwurzel. Ein Finger tastet zwischen zwei Dornfortsätzen. Er spürt die Annäherung der Dorne und beurteilt den Spannungsverlauf bei der Endfederung.

Fehlende Annäherung, abrupt einsetzende Endespannung und fehlende Endfederung sprechen für Funktionsstörung.

Untersuchung in Seitlage

(Bild 7.18) Die Patientin liegt entspannt auf der Seite, die Beine angebeugt, die Hände im Nacken verschränkt, die Ellbogen vorn geschlossen. Der Behandler steht in Brusthöhe vor ihr. Der kopfseitige Arm umfaßt die Oberarme von kaudal, und die Hand greift unter die untenliegende Schulter oder liegt stützend unter dem Kopf. So kann man den Kopf oder den ganzen Schultergürtel auf Hand und Unterarm aufladen und nach dorsal führen. Bei niedriger Bank stützt der Behandler sein kopfseitiges Knie auf der Unterlage ab und legt den Ellbogen des tragenden Armes darauf. Der tastende Finger des anderen Armes liegt zwischen zwei Dornfortsätzen, Hand und Unterarm stützen von hinten weich die Patientin und sichern die Seitlage. Die Bewegung des Behandlers kommt aus dem Körper und wird bis an das Segment herangeführt.

7

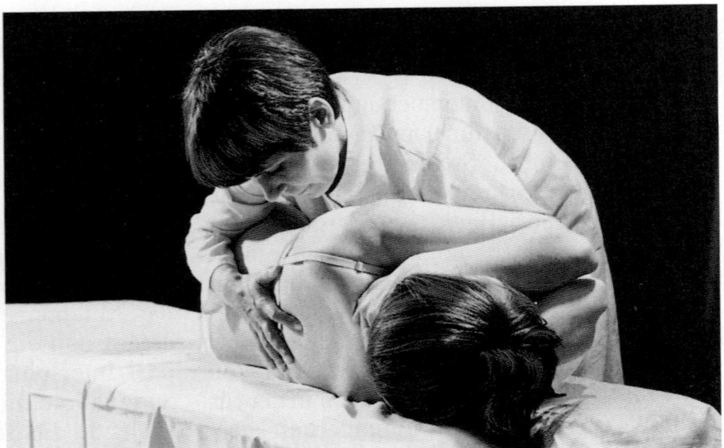

Bild 7.18 Segmentale Untersuchung der Retroflexion in der BWS in Seitlage. Die Patientin hat die Hüften rechtwinklig gebeugt, um die Mitbewegung der LWS zu mindern

Fehlende Bewegung im Segment oder hartes Bewegungsende zeigen die Blockierung an. Es ist in diesen Fällen vorteilhaft, vor dem Bewegungsende wenige Sekunden abzuwarten und dann ganz langsam weiter in die Retroflexion zu führen. So läßt sich ggf. eine Schmerzabwehr überwinden, die bei hypermobilen Segmenten eine Blockierung vortäuschen könnte.

Fehler:

Wenn die Ellbogen der Patientin vorn nicht geschlossen bleiben, besteht die Gefahr, daß die Bewegung nicht unmittelbar in die Wirbelsäule übertragen wird, sondern zur Elevation der Schulter führt. Das wirkt sich vor allem bei hypermobilen Patientinnen nachteilig aus.

7.3.5 Anteflexionsuntersuchung im Reitsitz und in Seitlage

(Bild 7.19 bis 7.21). Welche Ausgangsstellung gewählt wird, ist wie bei der Retroflexionsuntersuchung von Behandlergröße, Patientenkonstitution und geplantem Untersuchungs- und Behandlungsablauf abhängig. Im Untersuchungsablauf wird meistens Segment für Segment von oben nach unten eingestellt. Wenn bei hypermobilen Patienten die Segmentspannung der unteren BWS nicht genügend erreicht wird, empfiehlt sich die Untersuchung in Seitlage von der LWS her, nachdem die LWS vorher in die Anteflexion gebuckelt wurde.

Die Anteflexionsuntersuchung in Seitlage von oben her wird immer mit anteflektierter LWS durchgeführt. Sie ist für den Untersucher weniger anstrengend als im Sitz. Die höhenverstellbare Bank wird zur Untersuchung in Seitlage möglichst hoch eingestellt, so daß der Behandler nahezu aufrecht stehen kann. Bei niedriger Bank stützt der Behandler sein fußseitiges Knie zur eigenen Entspannung auf der Bank ab. In den Segmenten Th10-L1 kann die Anteflexion auch in der für die LWS typischen Form durchgeführt werden (s. Kap. 6.3.5).

7

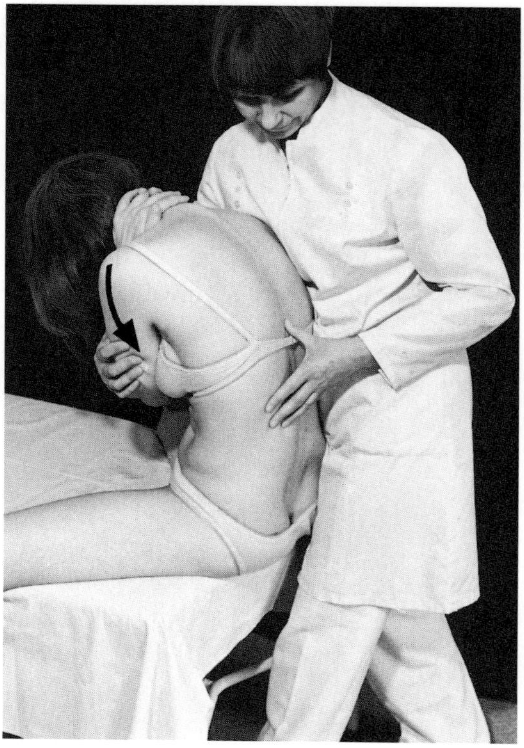

Bild 7.19 Segmentale Untersuchung der Anteflexion in der BWS im Sitzen

Untersuchung im Reitsitz

(Bild 7.19) Die Patientin hat im Reitsitz am Bankende die Hände im Nacken verschränkt, die Ellbogen sind vorn geschlossen. Der Behandler steht seitlich, stützt den Rumpf der Patientin mit seinem ab. Er umfaßt die Unterarme von oben her. Die andere Hand liegt auf dem Rücken, ein Finger zwischen zwei Dornfortsätzen. Der Behandler leitet aus seinem Körper eine Vorbeugebewegung der Patientin ein, die er synchron mit den Unterarmen verstärkt. Durch die Ausbucklung über einen zusätzlichen Stauchungsdruck gegen die Ellbogen nach dorsal wird das Bewegungsmaximum in das palpierte Segment geführt. Die tastende Hand beachtet im Bewegungsablauf das Aufspreizen der Dorne, den Spannungsablauf und die Endfederung, vermittelt über das Interspinalband. Fehlende Dornspreizung, abrupt einsetzende Endespannung und fehlende Endfederung sprechen für Funktionsstörung.

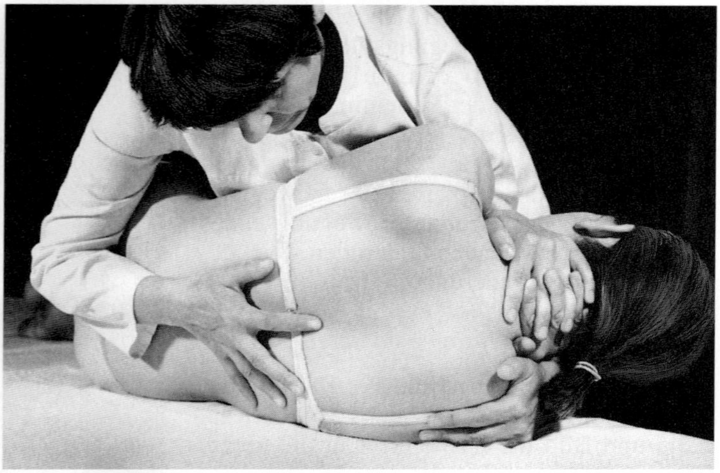

Bild 7.20 Segmentale Untersuchung der Anteflexion in der mittleren BWS in Seitlage, die Behandlerhand führt den Schultergürtel zusätzlich

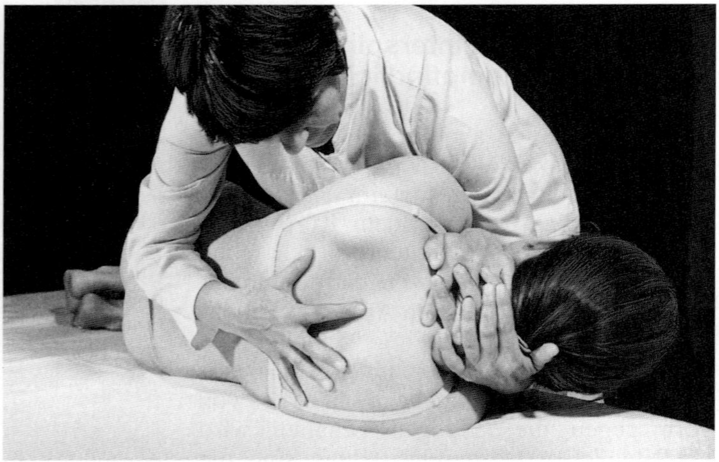

Bild 7.21 Segmentale Untersuchung der Anteflexion in der oberen BWS in Seitlage. Die Behandlerhand stützt und führt die HWS

Fehler:

1. Durch ungenügende Körperführung ist der Kraftaufwand für den Arm so groß, daß die zarte segmentgerichtete Bewegung nicht möglich ist.
2. Der ungezielt eingesetzte Stauchungsdruck bringt die Bewegung in andere, nicht palpierte Segmente.

Untersuchung in Seitlage

(Bild 7.20 und 7.21) Die Patientin liegt entspannt auf der Seite, die Hände im Nacken verschränkt, die Ellbogen vorn geschlossen. Die Beine sind in Knie- und Hüftgelenk angebeugt, die LWS wird dadurch stabilisiert und leicht flektiert. Das erleichtert die Vorspannung in der Brustwirbelsäule. Der Behandler steht in Brusthöhe vor der Patientin und umfaßt mit der kopfseitigen Hand die untenliegende Schulter. Sein Oberarm legt sich von kranial auf die Ellbogen der Patientin. Der fußseitige Unterarm liegt von hinten weich stabilisierend auf dem Rücken der Patientin, der tastende Finger zwischen zwei Dornfortsätzen (s. Bild 7.20).

Aus einer Körperbewegung zieht der Behandler die Patientenschulter nach vorn und dabei die BWS in die Anteflexion. Der Buckelungsdruck nach dorsal auf das Segment zu wird vom Oberarm des Behandlers geführt. Die gezielte Segmenteinstellung in dieser Technik ist erst *von Th7 abwärts* zu erwarten. Der Stauchungsdruck über die Oberarme und den Schultergürtel kann nicht auf höhere Segmente zielen.

Will man die *obere BWS in Seitlage untersuchen,* greift die bewegungsführende Hand statt zur Schulter zu den im Nacken verschränkten Händen der Patientin. Die Bewegung wird von dort – also über Kopf und HWS – geführt (s. Bild 7.21).

Beurteilung der palpierten Dornbewegung, des weichen oder abrupten Bewegungsendes und des ggf. fehlenden federnden Nachgebens bei der Endfederung.

Untersuchung in Seitlage von unten

Diese Untersuchung ist die Fortführung der Anteflexionsuntersuchung der LWS (s. Kap. 6.3.5 und Bild 6.17). Sie erreicht die untere BWS bis maximal Th9/10.

7.3.6 Prüfung der Interspinalräume auf Druckempfindlichkeit

Bei schmerzhafter, aber nicht eingeschränkter Beweglichkeit wird der Interspinalraum geprüft: Die Patientin sitzt im Reitsitz am Bankende, die Arme vor dem Körper verschränkt. Der Behandler steht seitlich neben ihr, umschließt mit dem von vorn kommenden Arm die verschränkten Arme der Patientin und faßt die gegenseitige Schulter von oben und seitlich. Die Patientin wird in maximale Beugung gebracht, die durch Druck von vorn gegen die Ellbogen gehalten wird (s. Bild 7.19). In dieser Stellung sind die Dornfortsätze aufgespreizt und die interspinalen Muskel- und Bandfasern sind gespannt. Der Daumen der von hinten kommenden tastenden Hand schiebt sich von *schräg unten* zwischen die Dorne.

Normalerweise ist dosierter Druck des Daumens auf das angespannte interspinale Gewebe und gegen die Spitze des kranialen Dornfortsatzes schmerzlos.

- Schmerz ist Hinweis auf einen Reizzustand des Interspinalraumes im geprüften Segment und fordert zarte, präzise Untersuchung der Segmentbeweglichkeit des gestörten Segmentes und vor allem der Nachbarsegmente.

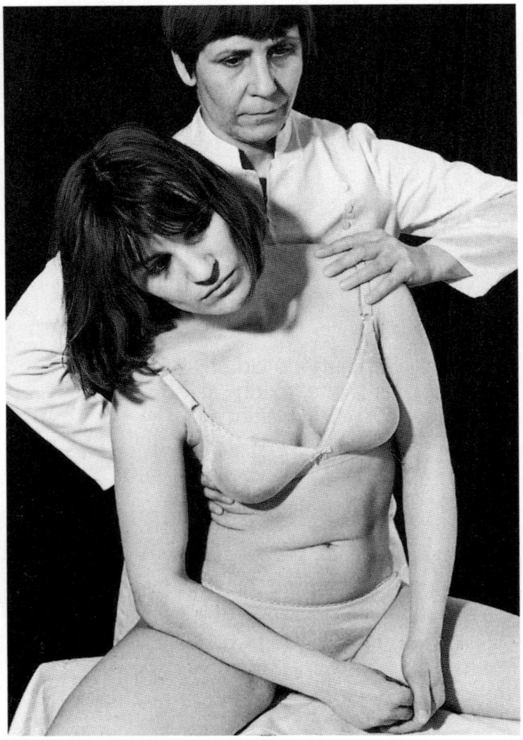

Bild 7.22 Segmentale Einstellung der Seitneige und Palpation des segmentalen Spannungsverhaltens während der Atemphasen. 1. Ausgangsstellung

Fehler:
Der tastende Finger wird senkrecht aufgesetzt, er tastet gegen das Periost des kaudalen Dornes, nicht gegen die interspinalen Weichteile.

7.3.7 Seitneigeuntersuchung im Reitsitz und Spannungspalpation während der Atmung

(Bild 7.22 und 7.23). Die Patientin sitzt im Reitsitz am Bankende, die Arme hängen entspannt. Der Behandler steht hinter ihr. Seine rechte Hand stützt die Rippen in Höhe des Segmentes von der rechten Seite her und schiebt, am Körper abgestützt, etwas nach links. Der Daumen weist nach dorsal und gelangt dabei auf der Rippe weiter nach medial. Die linke Hand schiebt in gleichem Maße an der linken Schulter von der Seite her nach

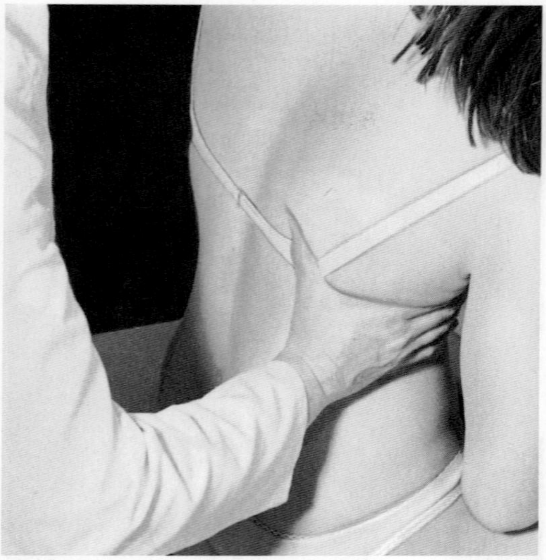

Bild 7.23 Segmentale Einstellung der Seitneige und Palpation des segmentalen Atemverhaltens. 2. Detail zu Bild 7.22: Die Handeinstellung am Segment wird hier sichtbar, nachdem der Behandler vom Körperkontakt mit der Patientin zurückgetreten ist. Der Daumen liegt am lateralen Rand des M. erector spinae in Höhe der Dornfortsatzspitze des oberen Partnerwirbels, d. h. in Höhe des kaudalen Partnerwirbelbogens medial des Angulus costae

rechts. Über der haltenden rechten Hand sinkt die BWS in die Rechtsseitneige (Bild 7.22). Dabei nähern sich der Dorn des oberen Partnerwirbels und der Daumen der haltenden rechten Hand an (Bild 7.23). Das Segment sinkt weich über den Daumen in die Neigung. Bei Funktionsstörung fehlt diese anschmiegende Neigung, der Daumen wird zur Seite gedrückt, das Segment „sperrt sich".

Aus dieser Einstellung wird die Patientin aufgefordert, langsam und tief zu atmen. Der Daumen palpiert neben dem Dorn, wie die Spannung in diesem Segment mit der Ein- und Ausatmung wechselt. Daraus ergibt sich die Zuordnung zu „Ein-Aus-" oder „Aus-Ein-Segmenten" für die mobilisierende Behandlung.

Fehler:

Die langen Finger der palpierenden Hand liegen horizontal oder aufwärts gerichtet an der Thoraxseite. Sie sollen dem Rippenverlauf abwärts folgen, um die Bewegung der darüberliegenden Rippen freizugeben.

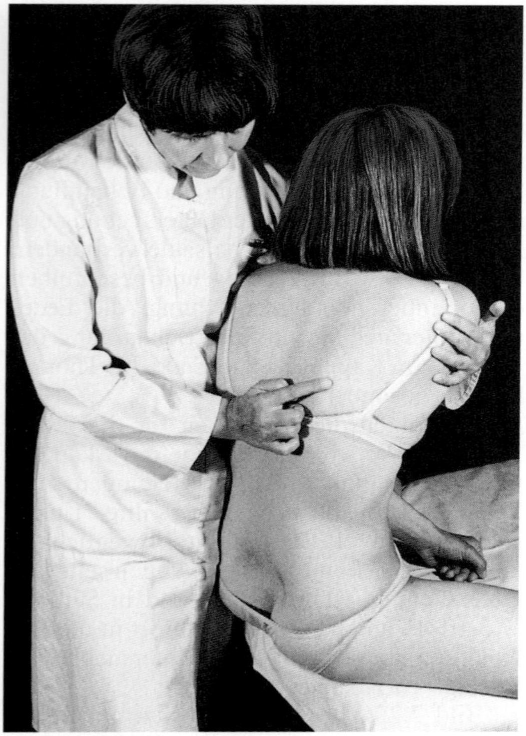

Bild 7.24 Palpation der Schmerzmaximalpunkte am Angulus costae (Ansatz des M. iliocostalis)

7

7.3.8 Palpation der Schmerzmaximalpunkte am Angulus costae

(Bild 7.24). Die Patientin sitzt und legt zur Untersuchung der rechten Seite die rechte Hand auf ihre linke Schulter. Der Behandler steht hinter ihr und faßt mit der linken Hand von vorn um sie herum zur rechten Schulter und dreht die Patientin maximal nach links. Dabei zieht er die rechte Schulter nach vorn. Die frei liegenden Rippenwinkel können mit der freien rechten Hand aufgesucht und palpiert werden. Bei zarter Palpation sind reflektorische Veränderungen als „Gewebsquellung" oder Muskelverspannung zu tasten. Stärkerer Druck provoziert den Schmerz.

Schmerz und palpierbare Verspannung sind Hinweis auf:
- Verspannung des M. iliocostalis (Triggerpunkte)
- Rippenfunktionsstörung

7.3.9 Federungsuntersuchung der 2. bis 5. Rippe im Reitsitz

Wegen der Sonderstellung der 1. Rippe und ihrer engen funktionellen und pathogenetischen Beziehungen zur HWS werden in der Sprechstunde Untersuchung und Behandlung der 1. Rippe immer mit der Untersuchung und Behandlung der Halswirbelsäule verbunden. Dem tragen wir Rechnung und beschreiben die orientierende Untersuchung, die Federungsuntersuchung und die Behandlung der 1. Rippe im Kapitel 7.8 am Ende des Thoraxkapitels gesondert.

Hier folgen die Techniken für die 2. bis 5. Rippe, die vor allem über die Skapulamuskulatur funktionelle Beziehungen zum Schultergürtel haben. Bevor ihre Untersuchung sinnvoll ist, muß die Beweglichkeit der BWS frei von Einschränkungen sein. Die Untersuchung ist im Sitzen und in Seitlage (7.3.10) möglich. Will man sofort in die Behandlung übergehen, ist die Untersuchung in Seitlage vorzuziehen.

(Bild 7.25). Die Patientin sitzt am Bankende im Reitsitz, bei gestörten Hüftgelenken auch in normalem Sitz. Der rechte Unterarm ist auf dem Kopf abgelegt, der Oberarm dadurch voll eleviert. Der Behandler steht auf der Gegenseite (links) seitlich, mehr vor der Schulter der Patientin, die er leicht mit dem Körper stützt, und legt seine linke Hand von vorn unten gegen den Ellbogen. Patientenoberarm und Behandlerunterarm liegen in derselben sagittalen Ebene. Die andere Hand liegt mit dem Handteller auf Wirbelsäule und Thorax und stützt von hinten. Die tastenden Fingerspitzen liegen über der untersuchten rechten Rippe etwa am Angulus costae.

Durch weiteres Extendieren des Oberarmes – Druck des Ellbogens nach genau dorsal – wird das Schulterblatt gegen die Rippen gedrückt. Die oberen Fasern der Mm. pectorales, vor allem der M. pectoralis minor, werden in Spannung gebracht und die obere BWS leicht gestreckt. Dadurch kommen die oberen Kostotransversalgelenke an die Endespannung.

Nun wird ein weiterer zarter Druck gegen den Ellbogen in die Rippen geleitet, die normalerweise federnd nachgeben. Über den Rippen 2–5, manchmal auch noch tiefer, wird nacheinander im Reihenfolgevergleich getastet, ob der Druck gegen den Arm zu einem nach kaudal langsam geringer nachgebenden Federn führt.

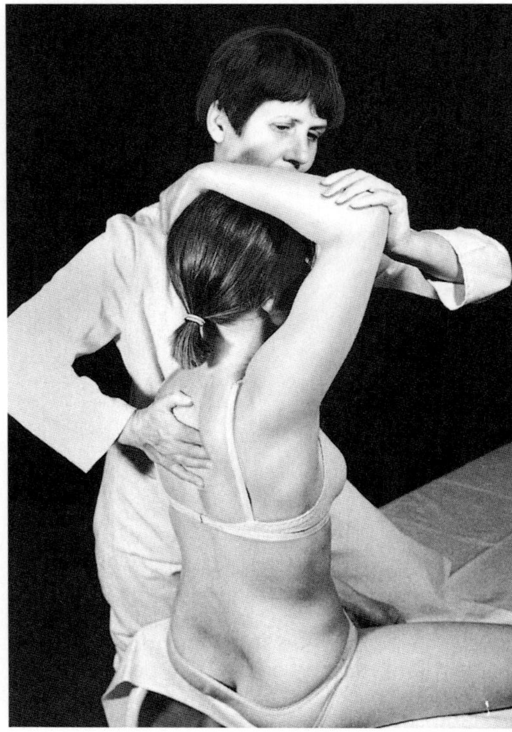

Bild 7.25 Federungsuntersuchung der 2.–5. Rippe rechts im Reitsitz

Harter Widerstand am Arm und fehlendes Federungsgefühl sprechen für die Funktionsstörung, vor allem dann, wenn im Reihenfolgevergleich kaudal davon wieder ein weicheres Federn besteht.

Hinweis:
Der Schulterblattrand überdeckt in dieser Stellung oft einzelne Rippenwinkel. Die Spannungsabläufe sind dennoch tastbar, sie werden von den Schulterblattstrukturen vermittelt.

Fehler:

1. Wenn die Patientin nicht am Körper des Behandlers angelehnt und nicht von der dorsalen Hand gestützt wird, kann eine unkontrollierbare Wackelbewegung des Körpers entstehen.

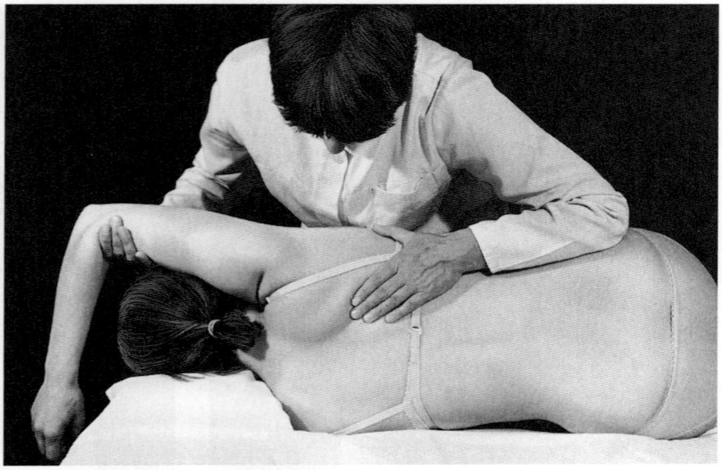

Bild 7.26 Federungsuntersuchung der 2.–5. Rippe rechts in Seitlage

2. Der Schub am Ellbogen wird nicht streng sagittal nach hinten, sondern seitwärts abweichend geführt. Dadurch entsteht eine Rotationsbewegung. Ursache ist meistens eine falsche Ellbogenhaltung, oder der Behandler steht auf der untersuchten Seite. Anstelle der Rippenfederung wird dann durch Rumpf- und Schulterblattbewegung eine scheinbare Rippenbewegung vorgetäuscht.

7.3.10 Federungsuntersuchung der 2. bis 5. Rippe in Seitlage

(Bild 7.26) Die Patientin liegt entspannt auf der linken Seite. Die Beine sind in Knie- und Hüftgelenk angebeugt, die LWS wird dadurch stabilisiert. Der rechte Oberarm ist maximal eleviert, Hand und Unterarm hängen oberhalb des Kopfes. Der Behandler steht vor ihr, faßt mit der rechten Hand von vorn in die Ellbeuge der Patientin und trägt den Arm. Der Daumenballen stützt sich gegen den ulnaren Epikondylus. Die tastenden Finger der linken Hand liegen rechts lateral vom M. erector spinae über dem Angulus costae der Rippe. Hand und Unterarm schienen gleichzeitig weich von dorsal den Thorax. Während der Patientenellbogen nach dorsal geführt wird, tasten die Finger die entstehende Spannung. Das Endefedern von der beginnenden Spannung ausgehend wird bewertet. Abrupter Widerstand, harter „Anschlag“ sprechen für die Blockierung.

Fehler:

Der Ellbogen wird nicht getragen, der Patient hält den Arm selbst und entspannt deshalb nicht.

7.4 Traktionen und Weichteiltechniken an der Brustwirbelsäule

7.4.1 Traktion im angelehnten Sitz

(Bild 7.27 und 7.28). Der Behandler steht in kleinem Ausfallschritt hinter der Patientin. Diese sitzt entspannt an den Behandler angelehnt. Zur Behandlung der oberen und mittleren BWS kreuzt die Patientin die Unterarme vor dem Thorax und legt die Hände auf die Schultern. Der Behandler greift mit seiner linken Hand den rechten und mit seiner rechten Hand den linken Patientenellbogen und legt seine Unterarme seitlich an den Thorax (Bild 7.27).

Zur Behandlung der unteren BWS legt die Patientin ihre Unterarme aufeinander und die Hände über die gegenseitigen Ellbogen. Der Behandler legt seine Arme an die seitliche Thoraxwand unterhalb der Schultern und die Hände von vorn auf die gleichseitigen Pa-

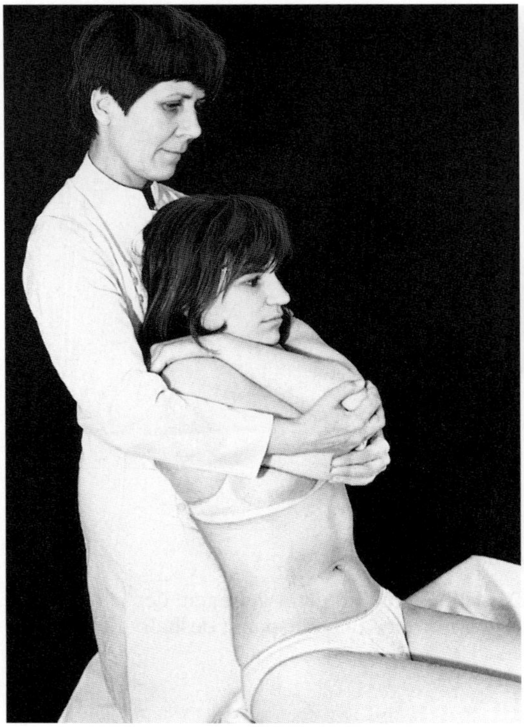

Bild 7.27 Unspezifische Traktion der oberen BWS im Sitzen. Die Ellbogen werden an den Körper herangezogen, die Behandlerunterarme am Thorax erzeugen die Traktion

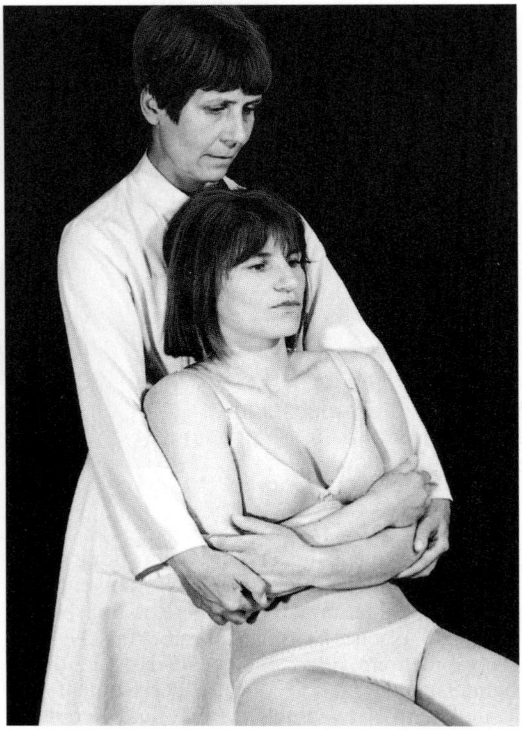

Bild 7.28 Unspezifische Traktion der unteren BWS im Sitzen. Die Unterarme des Behandlers übertragen die Traktionsspannung auf den Thorax der Patientin

tientenellbogen (s. Bild 7.28). Die Sitzhöhe ist am günstigsten, wenn die Ellbogen der Patientin bei gestreckten Behandlerarmen gut umfaßt werden können.

Behandlungsablauf: Durch Gewichtsverlagerung auf das hintere Bein bei unveränderter Oberkörperhaltung werden die Arme an den Körper herangezogen. Unter Führung der Arme seitlich am Thorax wird die BWS passiv gestreckt. Auf der Höhe der Traktion wird einige Sekunden abgewartet und die Zugkraft dann langsam nachgelassen.

7.4.2 Traktion in Retroflexion nach postisometrischer Relaxation

(Bild 7.29 und 7.30). Die Patientin sitzt auf dem Stuhl oder seitlich auf der Bank. Die Füße sind zur Stabilisierung überkreuzt. Der Behandler steht bei niedrig sitzender Patientin mit gering gespreizten Füßen und stützt beide Knie gegen die der Patientin. Bei höher sitzender Patientin stützt er ein Knie gegen die gekreuzten Unterschenkel und steht im Ausfallschritt (s. Bild 7.29). Er umfaßt den Thorax und legt die Finger quer über den oberen Partnerwirbel (s. Bild 7.30).

Behandlungsablauf: Indem der Behandler sein Gewicht zurückverlagert, entsteht Traktionsspannung im gehaltenen Segment. Die Spannungszunahme während der Einatmung und das Nachgeben der Spannung während der Ausatmung werden zur Mobilisation genutzt.

Die mobilisierende Wirkung kann verstärkt werden, wenn die Patientin die verlangsamte Einatmung gegen die Hände des Behandlers gezielt in das zu mobilisierende Segment führt und es dadurch ausbuckelt. Gelingt das nicht, wird sie aufgefordert, lediglich die Ellbogen gegen den Behandler abwärts zu

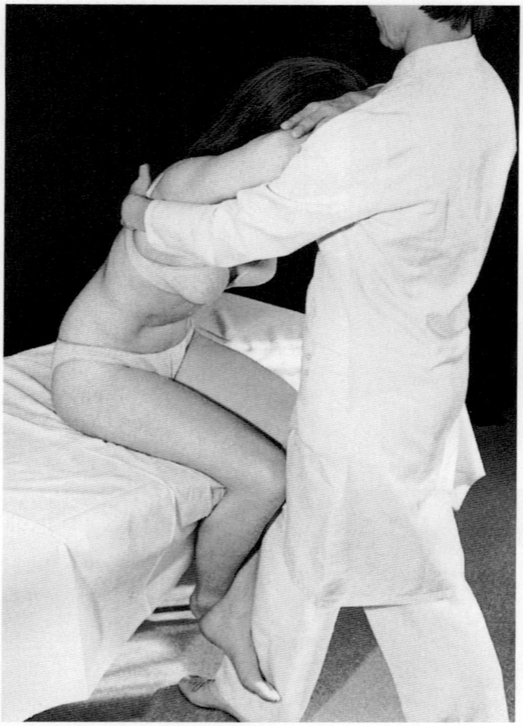

Bild 7.29 Traktion der BWS im Sitzen mit Segmenteinstellung in Retroflexion nach PIR. 1. Ausgangsstellung mit Abstützen der Patientenbeine

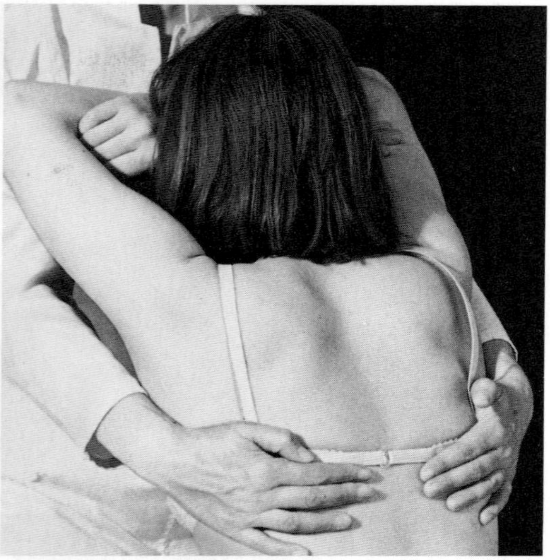

Bild 7.30 Traktion der BWS im Sitzen mit Segmenteinstellung in Retroflexion nach PIR. 2. Detail der Handhaltung zur Traktion am oberen Partnerwirbel (Rippenwinkel)

drücken, nach 10–30 Sekunden Haltezeit einzuatmen und dann mit einer Ausatmung zu entspannen. Der Behandler führt den Entspannungsgewinn in eine verstärkte Traktion und damit auch in Extension.

Drücken – Einatmen / Entspannen – Ausatmen / Traktion verstärken

Fehler:

1. Die Patientin überkreuzte die Füße nicht. Entspannter Sitz und Abstützen der Knie sind dann nicht möglich.
2. Die aktive Ausbucklung ist zu stark, sie läuft bis in die LWS. Die Segmentwirkung wird geringer.
3. Der Behandler drückt zu stark gegen das Segment (in die Retroflexion) und erzeugt eine Abwehrspannung. Die Traktionswirkung geht verloren.

7.5 Gezielte Mobilisation der Brustwirbelsäule segmental

7.5.1 Retroflexionsmobilisation in Seitlage nach postisometrischer Relaxation

(Bild 7.31). Die Patientin liegt auf der Seite mit angebeugten Beinen, die Hände sind im Nacken verschränkt und die Ellbogen vorn geschlossen. Der Behandler steht vor ihr und greift mit der kopfseitigen Hand (bei Linkslage mit der rechten) unter die Schulter oder unter den Kopf der Patientin. Der Oberarm stützt sich von kaudal gegen ihre Ellbogen (s. Untersuchung Kap. 7.3.4). Der vom Kopf abgewendete Arm des Behandlers liegt am Rücken, die Hand hält tastend den Dornfortsatz des unteren Partnerwirbels.

Behandlungsablauf: Die Patientin erhält den Auftrag, mit den Ellbogen gegen den Behandlerarm fußwärts zu drücken. Wenn am Segment die aufspreizende Spannung ankommt, entspricht das der geforderten Minimalkraft. Nach 10–30 s Haltezeit atmet sie

7

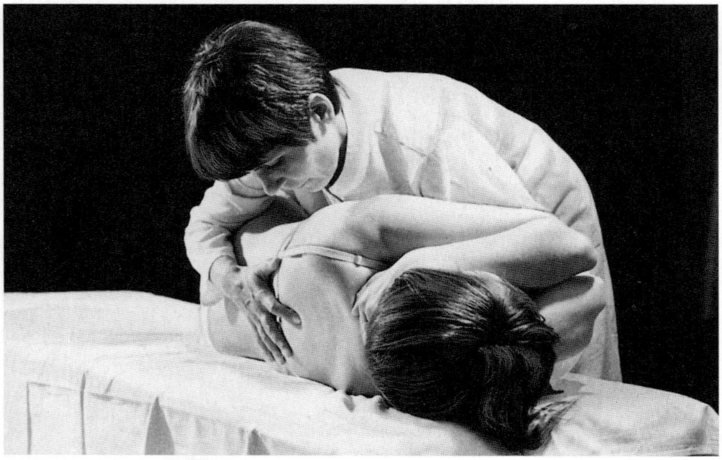

Bild 7.31 Segmental gezielte Mobilisation der Retroflexion in der mittleren BWS. Die Beine liegen mindestens rechtwinklig in den Hüften gebeugt.

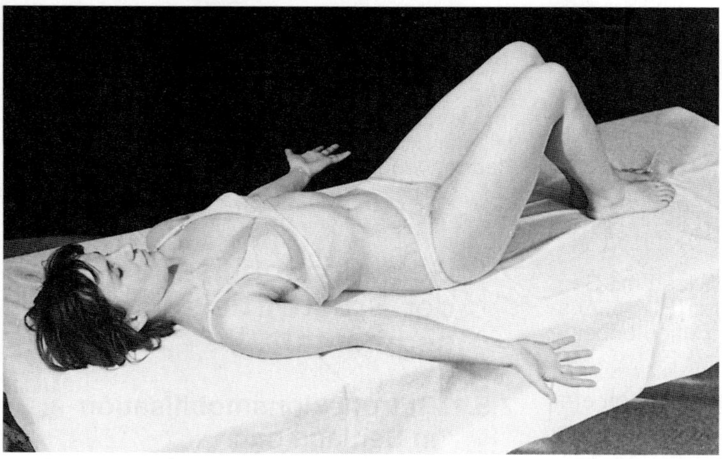

Bild 7.32 Selbstübung für die Retroflexion der BWS in Rückenlage (Anspannen der interskapulären Muskelpelotte)

ein, löst die Spannung und atmet aus. Der Behandler führt die Patientin je nach Entspannungsgewinn über den Schultergürtel in die erneut leichte Retroflexionsspannung im Segment.

Drücken – Einatmen / Entspannen – Ausatmen / Weiterführen

7.5.2 Selbstübung der Retroflexion in Rückenlage oder im Sitzen

(Bild 7.32). Die Patientin liegt entspannt (zu Hause auf dem Teppich) in Rückenlage. Die Beine sind soweit aufgestellt, daß die LWS-Lordose ausgeglichen wird. Bei stärkerer BWS-Kyphose wird der Kopf unterpolstert. Die Arme werden schräg seitlich ausgestreckt, die Handflächen zeigen nach oben (zur Decke), die Finger sind leicht gespreizt.

Übungsablauf: Zum Erlernen übt die Patientin jeweils für einige Sekunden, indem sie nacheinander und sich ergänzend die folgenden Aufträge ausführt: 1. Schulter- und Oberarmspannung nach dorsal: „auf den Boden drücken"; 2. Unterarm- und Handspannung: „Finger spreizen, verlängern, Daumen auswärts drehen"; 3. Kopfeinstellung mit Kinn anziehen: „abwärts schauen". Wird diese Reihenfolge beherrscht, gibt der Behandler während einer Entspannung erstmals ein Atemkommando: 4. „Einatmen", dann 5. „langsam Ausatmen" und sofort die Spannungskommandos 1–3. *Die Anspannungsphase fällt also nur in die Ausatmung!*

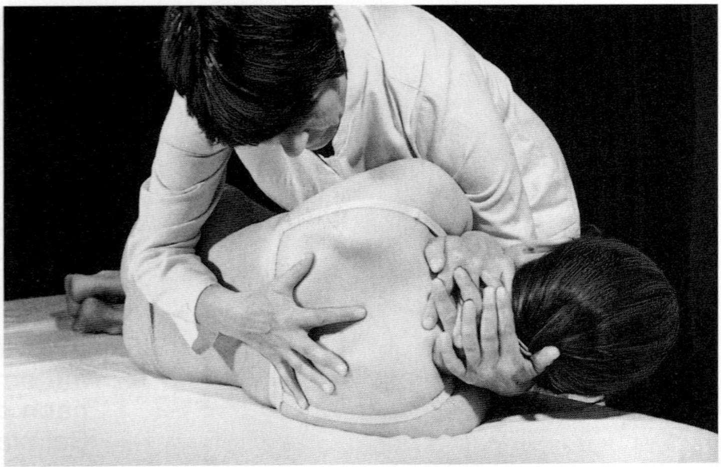

Bild 7.33 Segmental gezielte Mobilisation der Anteflexion in der oberen BWS (hier liegen die am häufigsten in dieser Richtung gestörten Segmente)

Einatmen / Ausatmen – Anspannen: Schulter:Hand:Blick / Entspannen – Einatmen

Die streckende Wirkung entsteht durch die fühlbare Anspannung der unteren interskapularen Muskulatur. Genaue Segmenteinstellung ist nicht möglich. Die Armhaltung bestimmt lediglich die erreichbare Region. Sie entspricht etwa der Höhe, in der die Ellbogen liegen.

Bei *angelehntem Sitzen* führt die Patientin die gestreckten Arme in Höhe des gestörten Segmentes nach dorsal, die Hände werden außenrotiert und die Finger kräftig gespreizt. In der Einatmung läßt diese Vorspannung etwas nach, in der Ausatmung wird sie verstärkt. Das Kinn bleibt angezogen.

Fehler:

1. Die Patientin spannt während der Einatmungsphase an.
2. Sie zieht die Schultern hoch oder hebt den Kopf an.
3. Im Sitzen wird die LWS nicht stabilisiert, sondern während der Anspannung in der Ausatmung hyperlordosiert. Der extendierend mobilisierende Effekt für die BWS bleibt aus. Dann soll in Rückenlage geübt werden.

7.5.3 Anteflexionsmobilisation der oberen Brustwirbelsäule in Seitlage nach postisometrischer Relaxation

(Bild 7.33). Die Patientin liegt entspannt auf der Seite, die Hände im Nacken verschränkt, die Ellbogen vorn geschlossen. Die Beine sind in Knie- und Hüftgelenk angebeugt, die LWS wird dadurch stabilisiert. Der Behandler steht vor ihr. Die kopfseitige Hand greift oberhalb der Ellbogen unter den Kopf und legt die Finger von hinten auf die Hände der Patientin unter die untere HWS. Der Oberarm stützt sich von kranial gegen die Ellbogen und führt sie an den Patientenkörper heran. Der fußseitige Unterarm liegt als Gegenhalt auf dem Rücken der Patientin. Zwei Finger halten tastend die Querfortsätze oder den Dornfortsatz des unteren Partnerwirbels. Das entspricht der Untersuchungsstellung von Kap. 7.3.5 „Untersuchung in Seitlage von oben".

Behandlungsablauf: Die Patientin erhält den Auftrag, mit den Ellbogen gegen den haltenden Behandlerarm kopfwärts zu drücken. Wenn am Segment die Muskelspannung gerade tastbar wird, entspricht das der geforderten Minimalkraft. Nach 10–30 s Haltezeit folgt die *Aufforderung zum Lösen der Spannung ohne Atemauftrag.* Der Behandler führt die Patientin in weitere Anteflexion, dem Entspannungsgewinn entsprechend bis an die beginnende interspinale Spannung. Dann soll die Patientin unter Tastführung und palpie-

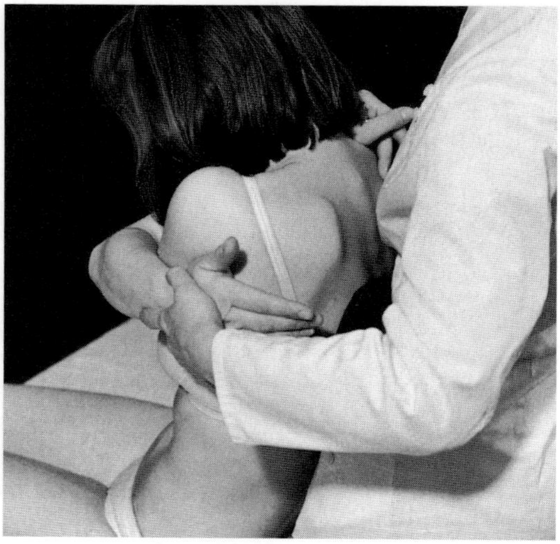

Bild 7.34 Anteflexionsmobilisation im Sitzen nach PIR. Der untere Partnerwirbeldorn ist durch ein Polster (im Bild dunkel) abgestützt.

render Kontrolle gezielt in das Segment hinein atmen.

Aus der durch mehrere Atemzüge erreichten Vorspannungseinstellung im Segment wiederholt die Patientin den isometrischen Gegendruck zur nächsten Behandlungsfolge, wenn ein weiterer Bewegungszuwachs noch erforderlich ist.

Drücken / Entspannen – Weiterführen / Atmung in das Segment leiten

7

7.5.4 Anteflexionsmobilisation der unteren Brustwirbelsäule in Seitlage

Die Technik entspricht dem Vorgehen in der Lendenwirbelsäule, sowohl als Fremdmobilisation (s. Kap. 6.7.3, Bild 6.49 und 6.50), als auch als Selbstübung (s. Kap. 6.7.4, Bild 7.51). Die Segmenteinstellung erfolgt von unten her.

7.5.5 Anteflexionsmobilisation mit einem Polster als Traktion nach postisometrischer Relaxation

(Bild 7.34). Die Patientin sitzt mit verschränkten Armen in einer für das Anlehnen am Behandler günstigen Sitzhöhe. Der Behandler steht hinter ihr, legt zwischen sich und den Patientenrücken ein kleines prallelastisches Polster mit dem Oberrand auf den Dorn des unteren Partnerwirbels. Der Behandler faßt mit jeweils der gegenseitigen Hand den Ellbogen des untenliegenden Armes und die Hand des obenliegenden. Diese Patientenhand wird in Höhe des behandelten Segmentes gehalten.

Behandlungsablauf: Die Vorspannung wird durch Zug am Ellbogen an den oberen Partner herangeführt und dann durch Zug an der anderen Hand verstärkt. Die Patientin erhält den Auftrag, die Ellbogen mit geringer Kraft nach vorn gegen den Halt des Behand-

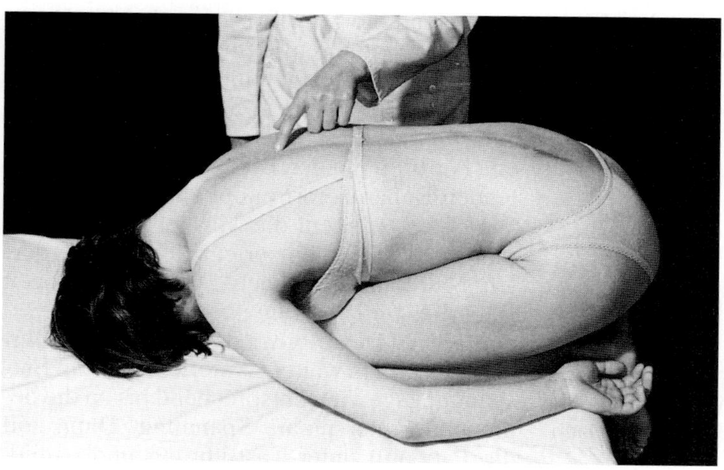

Bild 7.35 Selbstübung der Anteflexion in der BWS. Während der Inspiration gibt der Behandler als Führungshilfe Kontakt am ehemals gestörten Segment, damit die Patientin „dorthin gezielt einatmen“ kann

lers zu drücken. Nach 10–30 s Haltezeit entspannt sie. Der Entspannungsgewinn ermöglicht einen weiteren Zug in die Anteflexion des Segmentes.

Drücken / Entspannen / Zug weiterführen

7.5.6 Selbstübung in Anteflexion in „Päckchenstellung"

(Bild 7.35). Die Patientin sitzt auf den Fersen, die Knöchelgegend unterlagert oder die Fußspitzen über den Bankrand hängend. Sie senkt den Oberkörper nach vorn, bis der Kopf mit dem Scheitel die Unterlage erreicht, und legt die Arme innenrotiert entspannt neben dem Körper ab. In dieser Stellung sind die oberen Schulterblattfixatoren entspannt, und die Hochatmung ist gehemmt. Die lagerungsbedingte Verstärkung der Dorsalatmung mobilisiert die Anteflexion der BWS-Segmente. Zusätzlich lernt die Patientin, die Einatmung und damit die Anteflexionsspannung gezielt in das zur Funktionsstörung neigende Segment zu leiten. Ist das gelungen, kann die Übung zu Hause ausgeführt werden.

Lagerung / Segment ausbuckeln / Atmung in das Segment leiten

7.5.7 Rotationsmobilisation der mittleren und unteren Brustwirbelsäule nach postisometrischer Relaxation

(Bild 7.36 und 7.37). Die Patientin sitzt am Bankende im Reitsitz. Der Behandler steht hinter ihr. Für die Rechtsrotationsbehandlung nimmt seine linke Hand mit dem Daumen tastend haltenden Kontakt von links am Dornfortsatz des unteren Partnerwirbels. Der Unterarm kommt streng von seitlich links. Diese Stellung bleibt während des ganzen Behandlungsablaufes unverändert (s. Bild 7.36). Er greift dann mit der rechten Hand unter der rechten Patientenschulter durch zur linken Schulter wie bei der Rotationsuntersuchung der mittleren und unteren BWS (s. Kap. 7.3.2, Bild 7.13). Die Patientin kann oft leichter entspannen, wenn die rechte Behandlerhand *unter dem linken Oberarm* der Patientin liegt und damit einen Teil des Gewichtes trägt (s. Bild 7.37). Der Oberkörper der Patientin wird dann langsam nach rechts gedreht, bis im eingestellten Segment leichte interspinale Spannung erkennbar ist.

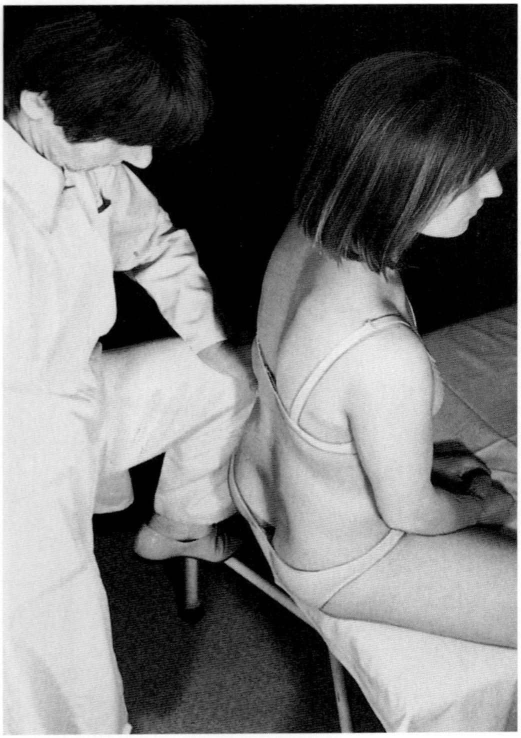

Bild 7.36 Segmental gezielte Mobilisation der Rotation nach rechts in der unteren BWS. 1. Einstellung des palpierend haltenden linken Daumens von links seitlich am unteren Partnerwirbeldorn und Interspinalraum. Um das zu zeigen, wurde der Körperkontakt geöffnet

Behandlungsablauf: Die eingestellte Vorspannung entspricht der Untersuchungsstellung, die deshalb unmittelbar in die Behandlung übergehen kann. Die Patientin erhält den Auftrag, sich gegen den Halt des Behandlers mit geringer Kraft nach links – in die Gegenrichtung – zu drehen. Eine Bewegung darf nicht zustandekommen (s. Bild 7.37). Die Anspannung ist korrekt, wenn am tastenden Daumen gerade eine Muskelspannung erkennbar wird. Nach 10–30 s Haltezeit führt

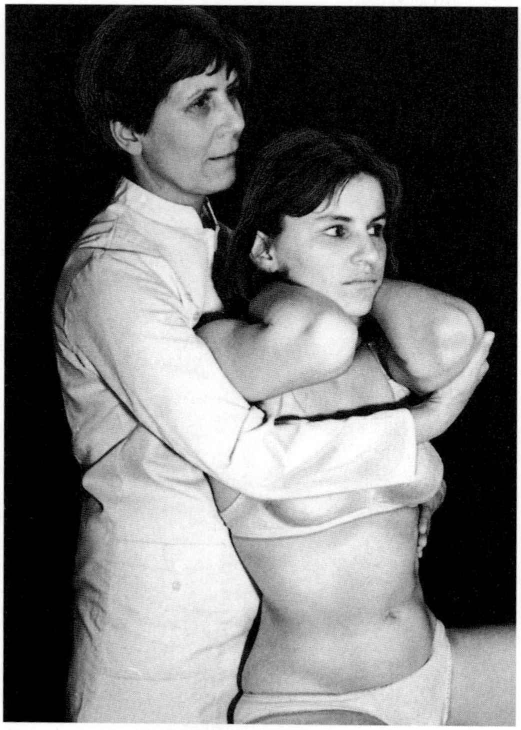

Bild 7.37 Segmental gezielte Mobilisation der Rotation nach rechts in der unteren BWS. 2. Unter Palpation der linken Hand am Segment (s. Bild 7.36) wurde die Patientin bis zur beginnenden Spannung im Segment in die Rechtsrotation geführt. Dann schaut sie zur Mobilisationsvorbereitung soweit nach links, daß Muskelspannung am Segment tastbar wird.

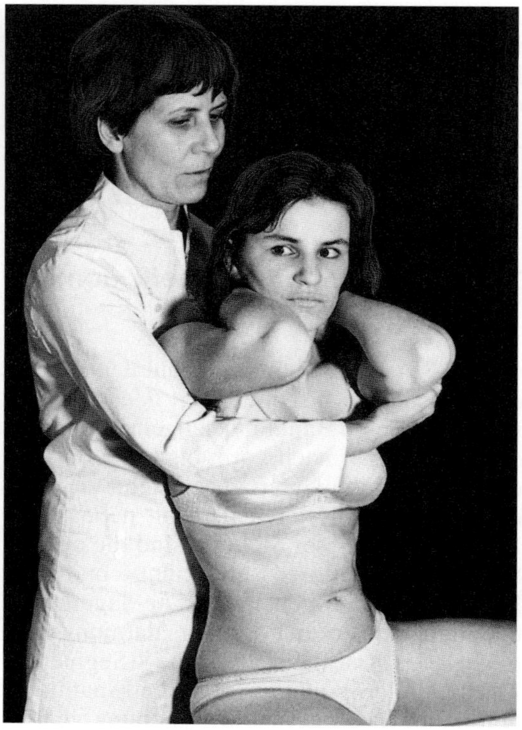

Bild 7.38 Segmental gezielte Mobilisation der Rotation nach rechts in der unteren BWS. 3. In der anschließenden Mobilisationsphase schaut die Patientin soweit in die gestörte Richtung nach rechts, daß am Segment die leichte Rotationsspannung wieder von der linken Hand getastet wird. Das wird über mehrere Atemzüge beibehalten

ein Einatmungskommando zu weiterer Spannungsvermehrung, gefolgt von der Aufforderung zum Lösen der Anspannung, das durch die Ausatmung erleichtert wird. Der Behandler spürt am Segment den Entspannungsgewinn und führt die Patientin weiter in die Rechtsrotation bis zur tastbar beginnenden Spannung. Jeweils nach mehreren Atemzügen beginnt der nächste Zyklus mit Anspannung in die Gegenrichtung. Zur Behandlung der Gegenrichtung wird entsprechend umgegriffen.

Gegenspannen – Einatmen /
Entspannen – Weiterführen

7.5.8 Rotationsmobilisation der mittleren und unteren Brustwirbelsäule mit Blickwendung

(Bild 7.37 und 7.38). In gleicher Ausgangsstellung wie die vorausgehende Behandlungsdurchführung kann der Wechsel von Spannung und Entspannung in der Rotationsrichtung automatisiert werden.

Behandlungsablauf: Nach Spannungseinstellung des Segmentes in Rechtsrotation wie bei der Untersuchung, die deshalb direkt in die Behandlung übergehen kann, wird von der Patientin Blickwendung zur Gegenseite nach links gefordert (s. Bild 7.37). Der Behandler fühlt die Blickfolgebewegung als Drehimpuls an den getragenen Armen, wenn die Patientin sie nicht unterdrückt. Der tastend haltende linke Daumen fühlt bei richtiger Ausführung die Muskelanspannung am Segment. Nach 10–30 s Haltezeit folgt eine lange Einatmung, dann wird der Blick während der Ausatmung zur rechten Seite geführt (s. Bild 7.38). Der Behandler trägt jetzt nur die Arme, ohne sie nach rechts zu ziehen, er erlaubt aber die Blickfolgebewegung nach rechts je nach Entspannungsgewinn bis an die erneut tastbare Segmentspannung. Der Blick in die Mobilisationsseite darf nicht aufwärts gerichtet sein, eher etwas seitlich abwärts.

Rotationsspannung einstellen – Zur Gegenseite schauen – Einatmen – Zur gestörten Seite schauen – Ausatmen

7.5.9 Rotationsmobilisation der oberen Brustwirbelsäule nach postisometrischer Relaxation

(Bild 7.39). Die Patientin sitzt im Reitsitz am Bankende. Der Behandler steht hinter ihr. Bei einer Rechtsrotationsstörung hebt die Patientin den rechten Arm und legt die Hand in den Nacken. Der Behandler greift mit der rechten Hand von vorn durch die Armöffnung und hebt seinen Arm soweit, daß er mit seiner Ellbeuge die Ellbogengegend der Patientin trägt. Seine Hand kann er in dieser Stellung gut auf die der Patientin und auf ihren oberen Schulterblattrand legen. Der palpierende linke Daumen liegt von links seitlich am Dorn des unteren Partnerwirbels. Er führt dann den Ellbogen der Patientin bis an die beginnende Spannung nach hinten aufwärts. Die Einstellung entspricht der Untersuchungsstellung (s. Kap. 7.3.3 und Bild 7.16), weshalb die Behandlung unmittelbar aus ihr hervorgehen kann.

Behandlungsablauf: nach Einstellung der Vorspannung im Segment in der Richtung, die vorher als eingeschränkt erkannt worden war, drückt die Patientin zur PIR den Ellbogen mit geringer Kraft nach vorn abwärts (s. Bild 7.39). Die Anspannung ist korrekt, wenn der palpierende Finger gerade die Muskelanspannung tastet. Nach 10–30 s folgt nach langsamer Einatmung die Entspannung, und am Ende der Ausatmung stellt der Behandler über den gehobenen Arm die dazugewonnene Rotation am Segment ein. Die Bewegung wird über die obersten Anteile des M. pectoralis übertragen und erreicht deshalb auch obere Thorakalsegmente.

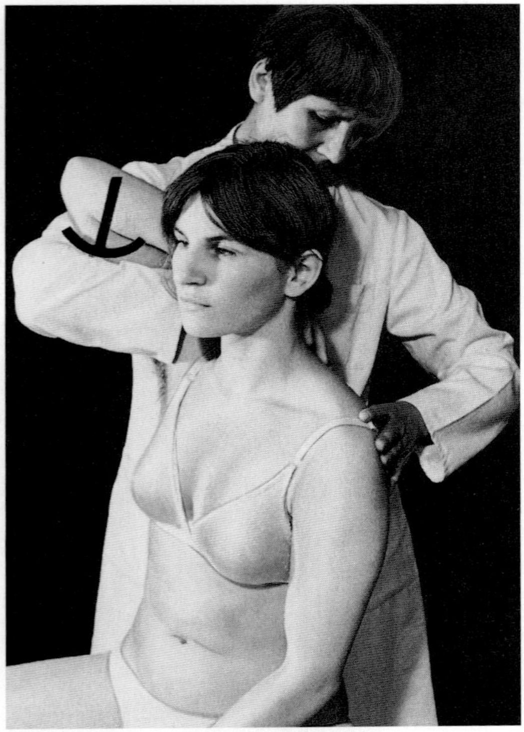

Bild 7.39 Segmental gezielte Mobilisation der Rechtsrotation in der oberen BWS über den rotationsseitigen Arm nach Vorbereitung durch PIR. Die Patientin drückt leicht gegen den Behandlerarm etwa in Richtung des stumpfen Pfeiles. Nach Entspannen kann in entgegengesetzter Richtung weiter in die Rotation geführt werden

Anspannen – Einatmen / Entspannen – Ausatmen / Weiterführen

Häufigster *Fehler* bei allen Rotationsmobilisationen ist das Verlassen der aufrechten Körperachse, wenn der Behandler nicht genau hinter der Patientin steht.

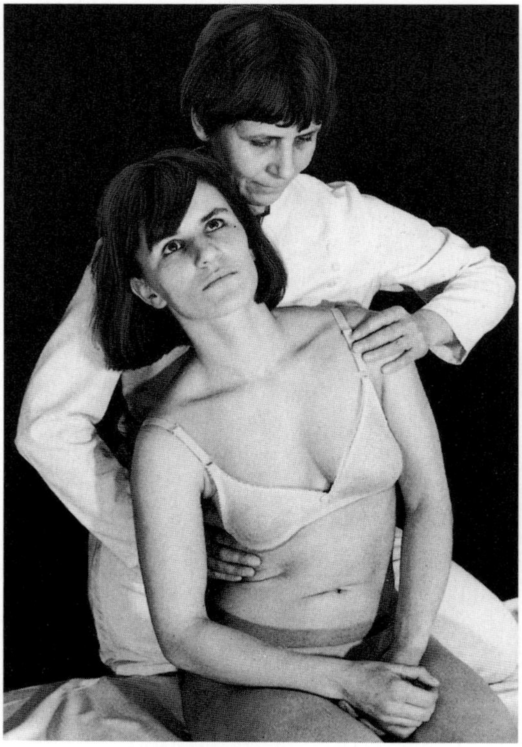

Bild 7.40 Segmental gezielte Mobilisation eines mittleren BWS-Segmentes mit E/A-Verhalten in Seitneigeeinstellung. 1. Während der verlängerten Inspiration schaut die Patientin nach oben (Anspannungsphase)

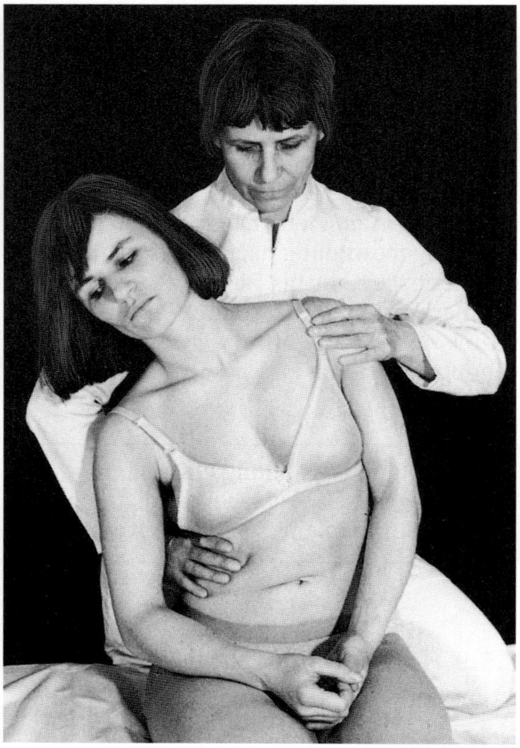

Bild 7.41 Segmental gezielte Mobilisation eines mittleren BWS-Segmentes mit E/A-Verhalten in Seitneigeeinstellung. 2. Während der Exspiration schaut die Patientin abwärts (Mobilisationsphase)

7.5.10 Seitneigemobilisation im Sitz mit Atmungstechnik für ein Ein-Aus-Segment

(Bild 7.40 und 7.41). Die Patientin sitzt im Reitsitz am Bankende. Der Behandler steht direkt hinter ihr. Zur Rechtsneigungsmobilisation legt der Behandler seine rechte Hand in Höhe des Segmentes an die rechte Thoraxseite und schiebt sie ein wenig nach links. Der Daumen weist schräg aufwärts in Richtung auf den Dornfortsatz des unteren Partnerwirbels. Die Patientin wird weich bis an diese Hand geneigt (s. Bild 7.23). Dabei nähern sich Daumen und Dornfortsatz. Unterhalb des eingestellten Segmentes bleibt der Rumpf aufrecht. Die Einstellung entspricht damit der Untersuchungsstellung (s. Kap. 7.3.7). Die Patientin atmet langsam ein und aus. Bei Seitneigungseinstellung eines „Ein-Aus-Segmentes" steigert sich die aufrichtende Spannung während der Einatmung und läßt bei der Ausatmung nach.

Behandlungsablauf: Die Patientin wird aufgefordert, stirnwärts zu blicken und langsam, lange und tief einzuatmen (s. Bild 7.40). Danach senkt sie den Blick bodenwärts und atmet ruhig und geräuschlos aus. Die Entspannung äußert sich in einem Absinken des Thorax über der haltenden Hand (s. Bild 7.41). Dieses Absinken darf nicht passiv unterstützt werden, allein die Schwerkraft ist die mobilisierende Kraft. Der Behandler führt lediglich an der Schulter und verhindert ein Abweichen nach vorn oder hinten.

> Hochschauen – Einatmen / Hinunterschauen – Ausatmen – Sinken lassen

Fehler:

1. Die Ausatmung wird zu stark betont, die Patientin preßt und die auftretende Allgemeinspannung löscht die mobilisierende Wirkung der segmenteigenen Entspannung.
2. Harter Fixationsdruck am Dornfortsatz des unteren Partnerwirbels erzeugt Abwehrspannung, wirkt damit ebenfalls dem Mobilisationsmechanismus entgegen.
3. Der Behandler drückt von der Schulter passiv in die Seitneigung und löst damit Widerstand aus.
4. Fehlerhafte Reihenfolge der Aufträge verkürzt die Wirkungszeit der Blickwendung. Die Patientin muß zuerst den Blickwendungs- und dann den Atmungsauftrag erhalten.

7.5.11 Seitneigungsmobilisation im Sitz mit Atmungstechnik für ein Aus-Ein-Segment

(Bild 7.42). Die Patientin sitzt im Reitsitz am Bankende. Der Behandler steht direkt hinter ihr. Zur Rechtsneigungsmobilisation legt der Behandler seine rechte Hand an die rechte Thoraxseite, der Daumen weist schräg aufwärts in Richtung auf den Dornfortsatz des unteren Partnerwirbels. Die Patientin wird weich über diese Hand geneigt (s. Bild 7.23). Dabei nähern sich Daumen und Dornfortsatz. Unterhalb des eingestellten Segmentes bleibt der Rumpf aufrecht. Die Einstellung entspricht damit der Untersuchungsstellung (s. Kap. 7.3.7). Die Patientin atmet langsam ein und aus. Bei Seitneigeeinstellung eines sog. „Aus-Ein-Segmentes" steigert sich die aufrichtende Spannung am Segment auf der Höhe der Ausatmung und läßt bei ruhiger, nicht verlängerter Einatmung nach. Die Unterschiede sind weniger deutlich tastbar als beim „Ein-Aus-Segment". Die Ausgangsstellung zur Behandlung entspricht der Untersuchung. Untersuchung und Behandlung können direkt ineinander übergehen.

Behandlungsablauf: Die Patientin wird aufgefordert, langsam und lange auszuatmen. In der folgenden ruhigen und nicht verlängerten Einatmung sinkt der Thorax über die haltende Hand ab, unter der Entspannung wirkt die Schwerkraft mobilisierend. Die resultierende Bewegung wird vom Behandler geführt, aber nicht verstärkt. Blickwendungen werden nicht eingesetzt.

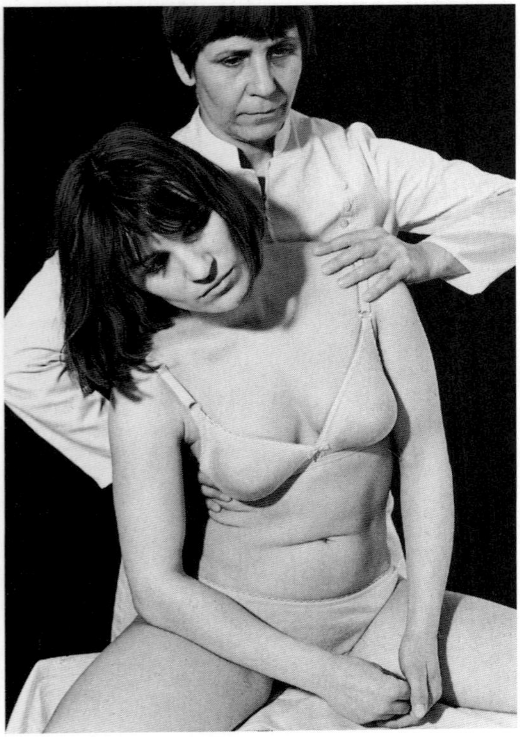

Bild 7.42 Segmental gezielte Mobilisation eines mittleren BWS-Segmentes mit A/E-Verhalten in Seitneigeeinstellung. Verlängerung der Exspirationsphase ohne Blickauftrag

Lange langsam ausatmen – Einatmen – Sinken lassen

Fehler und Hinweise:

1. Das Spannungsverhalten des Segmentes wurde nicht erkannt, dadurch wurde die falsche Atemphase verlängert.
2. Ein Blickwendungsauftrag wirkt bei Aus-Ein-Segmenten störend.
3. Der Behandler schiebt die Patientin in die Seitneigung. Dann kann die haltende Hand die Bewegung im eingestellten Segment nicht bremsen.

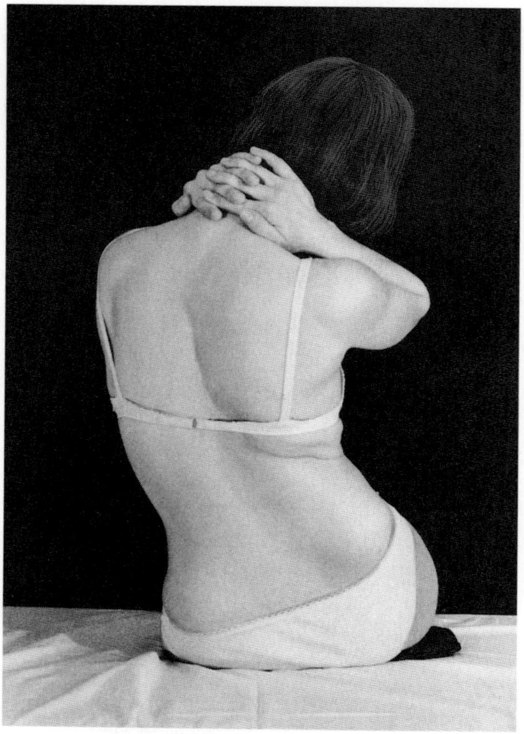

Bild 7.43 Selbstübung der Seitneige mit gleichsinniger Rotation im Sitzen. Nach Spannungseinstellung Inspiration in die linke Seite neben dem Segment

7.5.12 Selbstübung der Seitneige und Rotation im Sitz

(Bild 7.43). Bei einer Störung der Rechtsseitneigung bzw. der Rechtsrotation sitzt die Patientin mit einem Polster unter der rechten Gesäßseite. Die Hände sind im Nacken verschränkt, die Ellbogen nach vorn gerichtet. Die so entstandene Beckenschiefebene gleicht die Wirbelsäule mit einer Rechtsneigung aus. Die Patientin schiebt ihren Schultergürtel soweit nach links, bis der Scheitel der Neigung im gestörten Bereich liegt („zur Seite ausbuckeln") und bringt durch Drehen vom Kopf her nach rechts das Scheitelsegment in Vorspannung. Diese ist als Spannungsgefühl den meisten Patienten erkennbar.

Übungsablauf: Die Patientin schaut unter ihren Armen durch nach schräg rechts unten und folgt dem Blick mit Kopf- und Schulterdrehung bis an das Segment im Scheitelpunkt der Neigung. Sie kann nun:

1. Rhythmisch weich in die Rechtsrotation spannen und entspannen, als aktiv repetitive Mobilisationsübung.
2. Sie kann die Blickwendung nach rechts halten und wiederholt gezielt in das Segment auf der Buckelungsseite hineinatmen, in die Region der gefühlten Vorspannung.

> Seitlich ausbuckeln – Blick zur Gegenseite – Atmung in den Segmentbuckel leiten

7.6 Mobilisation des dorsolumbalen Überganges

Der dorsolumbale Übergangsbereich ermöglicht durch den Oberrand des Psoasansatzes bei Th12 und L1 spezielle Mobilisationtechniken, die diesen Muskel einsetzen. Wir führen 2 Beispiele für die Rotationsmobilisation an.

7.6.1 Rotationsmobilisation der untersten BWS in Seitlage mit Psoasfixation

(Bild 7.44). Bei einer Rechtsrotationsblockierung von Th12 legt sich die Patientin in Linkslage, hat den rechten Arm gebeugt auf der Körperseite abgelegt, das rechte Bein in Knie und Hüfte gebeugt und den Fuß auf dem Knie des fast gestreckten linken Beines abgelegt. Der Behandler steht oder sitzt am Bankrand seitlich vor dem Becken der Patientin und trägt das angebeugte Knie. Der Oberschenkel liegt fest seinem Rücken an. Der Behandler kann mit der linken Hand im dorsolumbalen Segment den Spannungsverlauf kontrollieren.

Behandlungsablauf: Die Patientin spannt kräftig in Hüftbeugungsrichtung mit ihrem rechten Oberschenkel gegen den Behandler. Unter ständig gehaltenem Druck (Psoasspannung zur Fixierung der LWS) schaut sie nach

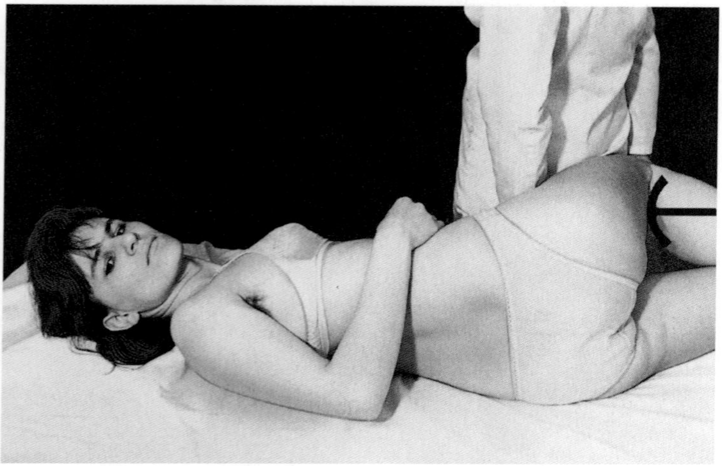

Bild 7.44 Rotationsmobilisation der untersten BWS-Segmente mit Psoasfixation der LWS. Der Beugedruck des obenliegenden Beines wird nie aufgegeben, die Augen bleiben nach rechts (hinten) gerichtet

oben zur Decke, wobei Kopf und Oberkörper nach rechts rotieren. Die Segmenteinstellung wird von oben durch den Blick gesichert, von unten durch die Psoasspannung. Die Patientin atmet mehrmals ruhig und langsam ein und aus. Die einseitige Psoasfixation der LWS ermöglicht die mobilisierende Blickwendungsmobilisation des oberhalb liegenden Segmentes Th12. Die Druckerhöhung des Oberschenkels gegen den Behandler muß vor allem in der Ausatmung immer erneut gefordert werden. Die Mobilisationswirkung äußert sich in zunehmendem Absinken des Oberkörpers nach hinten.

Hüftbeugespannung – Blick zur Decke – langsame Atmung

Bei guter Mitarbeit der Patientin kann der Behandler den Haltedruck gegen den Oberschenkel der Patientin am Ende der Ausatmung mehrmals rhythmisch erhöhen. Das erzeugt eine zusätzliche, repetitive Mobilisationswirkung von kaudal her.

7.6.2 Selbstübung der Rotation der untersten BWS in Seitlage

(Bild 7.45). Die Patientin liegt zur Übung der Rechtsdrehung auf der linken Seite. Das untere, linke Bein ist nur gering gebeugt, das obere, rechte Bein wird in der Hüfte etwa rechtwinklig gebeugt und auf einem Polster auf der Unterlage abgelegt, so daß es nicht in der Hüfte adduziert ist. Die Patientin schiebt die Finger der linken Hand unter das Knie, zwischen Knie und Polster, und stützt die Handwurzel gegen die Vorderseite des Oberschenkels direkt oberhalb der Kniescheibe. Ihren rechten Arm legt die Patientin angebeugt auf der Körperseite ab.

Übungsablauf: Gegen den Widerstand des gestreckten linken Armes drückt die Patientin den rechten Oberschenkel kräftig in die Beugung und hält den Druck für die Dauer der Übung unverändert fest, ohne dabei das Knie von der Unterlage zu heben. Die Patientin schaut nun zur Decke und leicht nach hinten (rechts). Sie atmet langsam ein und aus. Vor allem während der Ausatmung muß sie bewußt an das Halten des Kniedruckes denken, weil es in dieser Phase schwierig ist.

Lagerung – Hüftbeugespannung – Blick zur Decke – langsame Atmung – Hüftbeugespannung halten

Fehler:

1. Ungenügende Psoasspannung in der Ausatmung führt die Rotationseinstellung in die LWS hinunter.
2. Die Hand liegt nicht unter, sondern auf dem Knie. Das Bein wird nicht in die exakte Hüftbeugerichtung gespannt, sondern auch in die Abduktion. Die Tensorspannung provoziert Schmerz.

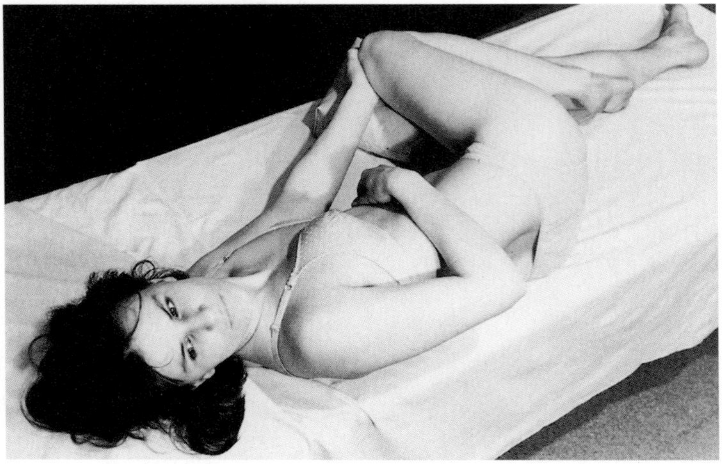

Bild 7.45 Selbstübung der Rotation für die untersten Thorakalsegmente in Seitlage. Die Patientin drückt das rechte Knie zur Unterlage auf das Kissen und gegen die eigene Hand in die Hüftbeugerichtung

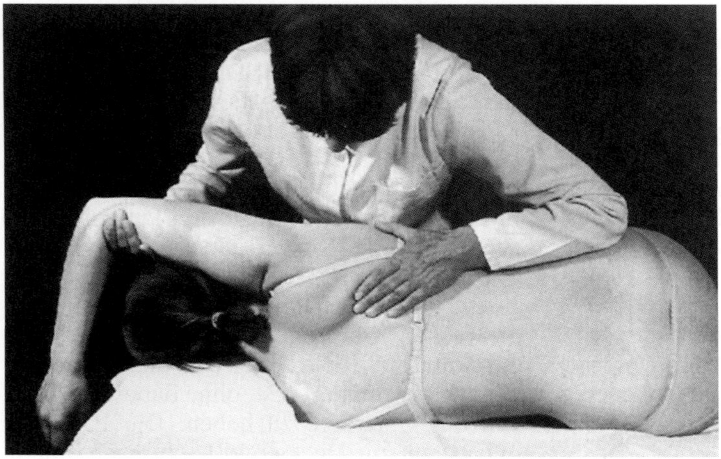

Bild 7.46 Gezielte Mobilisation einer oberen Rippe rechts nach Vorbereitung durch PIR. Die Patientin legt ihren Arm entspannt auf die Hand des Behandlers, er führt ihn nach dorsal

7

7.7 Mobilisation der Rippen

Untersuchung und Behandlung der Rippen werden erst sinnvoll, wenn die BWS-Segmente frei beweglich sind. Hier wird die Behandlung der Rippengelenke von der 2. Rippe an abwärts beschrieben. Die erste Rippe folgt in Kapitel 7.8. zusammenhängend.

7.7.1 Mobilisation der 2.–5. Rippe in Seitlage nach postisometrischer Relaxation

(Bild 7.46). Bei rechtsseitiger Rippenfunktionsstörung liegt die Patientin auf der linken Seite. Der rechte Arm liegt eleviert auf der Kopfseite, der Unterarm hängt oberhalb über den oberen Bankrand herab. Der Behandler steht vor ihr und legt seine rechte Hand in die Ellbeuge des gehobenen Armes und die linke auf die gestörte Rippe mit Palpation am Angulus costae. Er führt den rechten Arm soweit nach dorsal, daß an der Rippe gerade die beginnende Spannung fühlbar wird. Damit ist die Untersuchungsstellung erreicht (s. Kap. 7.3.10), die Untersuchung und Behandlung können direkt ineinander übergehen.

Behandlungsablauf: Die Patientin drückt ihren rechten Ellbogen mit langsam zunehmendem Druck genau nach vorn in die Hand des Behandlers. Wenn die Ausbucklungsspannung unter den tastenden Behandlerfingern am Angulus costae erkennbar wird, sind

Richtung und Kraft richtig und bleiben nun für 10–30 s unverändert. Danach atmet sie tief ein und löst den Armdruck. Die Ausatmung folgt automatisch. Sobald der Entspannungsgewinn erkennbar wird, führt der Behandler den Arm weiter nach dorsal, immer bis an die beginnende Spannung am Angulus costae. Mehrere Atemzüge folgen, solange in der Ausatmung noch ein Weiterführen möglich ist. Dann beginnt ein neuer Zyklus mit Armdruck der Patientin.

> Drücken – Einatmen – Entspannen – Ausatmen – Weiterführen

Fehler:

1. Der geführte Ellbogen wird nicht getragen, die Patientin kann deshalb nicht entspannen.
2. Der Ellbogen wird so stark nach dorsal geführt, daß die Patientin gegenspannt und in eine lumbale Lordose ausweicht.

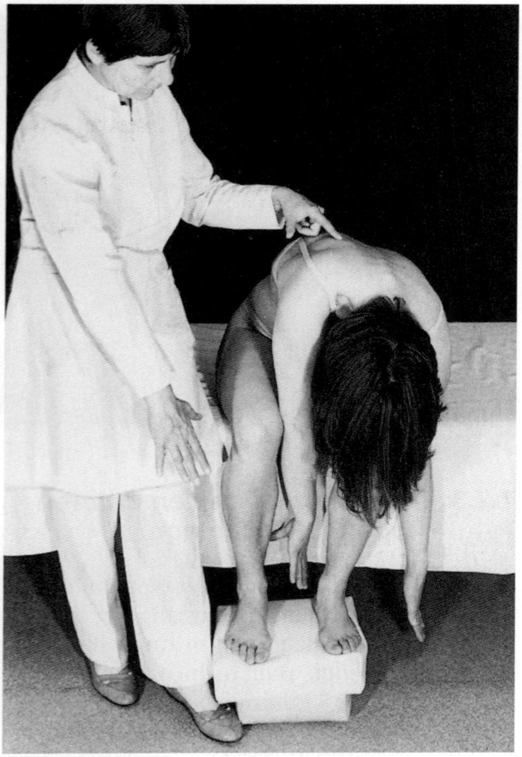

Bild 7.47 Selbstübung für die oberen Rippen rechts im Sitzen, gezielte Inspiration in den zur Störung neigenden Bereich

7.7.2 Selbstübung bei Funktionsstörungen der 2.–5. Rippe im Sitzen

(Bild 7.47). Die Patientin sitzt vorgebeugt mit leicht gespreizten Beinen. Bei rechtsseitiger Störung hängt der rechte Arm zwischen den Beinen, der linke neben dem linken Bein herab. Die Patientin läßt die linke Schulter absinken und dreht den Kopf ein wenig nach rechts. Der Behandler legt einen Finger auf den Angulus costae der gestörten Rippe als Führungswiderstand in der Einübungsphase.

Übungsablauf: Die Patientin buckelt den gestörten Bereich aus, indem sie den rechten Arm einwärts dreht und dann gezielt in diesen Angulus costae hinein einatmet. Sie verstärkt die Wirkung durch weitere Innenrotation des rechten Armes und „Verlängern" der gespreizten gestreckten Finger beider Arme. In der Ausatmungsphase sinkt die linke Schulter weiter abwärts.

Über den Schultergürtel übertragen diese Bewegungen die Spannung in die gestörte Region und wirken mobilisierend. Sobald die Patientin die Spannungseinstellung verstanden hat, führt sie die Übung zu Hause mit je fünf Atemzügen je Übung aus.

> Spannung einstellen – Atmung in die Rippe leiten – Finger verlängern

Fehler und Hinweise:

Wenn sich die Patientin zu stark nach links neigt, bringt sie die Spannung in die untere BWS. Die Wirkung geht verloren. Dann ist es manchmal günstiger, den gegenseitigen linken Arm zwischen den Beinen und den rechten (gleichseitigen) daneben hängen zu lassen.

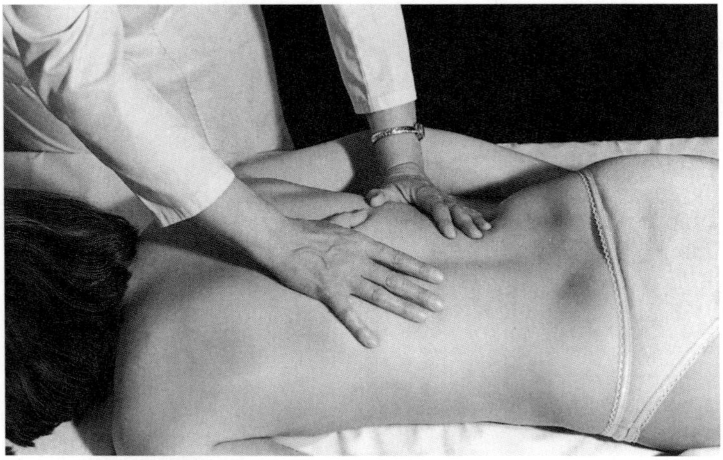

Bild 7.48 Passiv mobilisierender Druck gegen eine untere Rippe nach kaudal. Der Behandler steht auf der gleichen Seite, beide Daumen liegen im kranialen Interkostalraum. (Für den Mobilisationsdruck nach kranial steht der Behandler auf der Gegenseite und die Daumen liegen im kaudalen Interkostalraum)

7.7.3 Drucktechnik an den unteren Rippen in Bauchlage

(Bild 7.48). Bei Schmerz, Verspannung und verminderter Atmungsbewegung der unteren Rippen legt sich die Patientin zur Behandlung entspannt auf den Bauch. In dieser Stellung war die aktive Atmungsbewegung in den Interkostalräumen geprüft worden (s. Kap. 7.2.3). Der Behandler steht seitlich neben ihr.

Behandlungsablauf: Bei vorzeitigem Ende der Einatmungsbewegung einer Rippe steht der Behandler bei einer rechtsseitigen Störung auf der Gegenseite (links) unterhalb, legt beide Daumen weich gegen den unteren Rippenrand und drückt kranialwärts. Der Druck kann gegen die Atmung verstärkt werden.

Bei vorzeitigem Ende der Ausatmungsbewegung steht der Behandler auf der gleichen Seite oberhalb und legt beide Daumen weich gegen den oberen Rippenrand. Der Druck ist kaudalwärts gerichtet und kann gegen die Einatmung verstärkt werden (Bild 7.48).

7.8 Untersuchung und Behandlung der ersten Rippe

Die erste Rippe hat in Funktion, Funktionspathologie, Untersuchung und Behandlung eine deutliche Sonderstellung. Ihre anatomische Zugehörigkeit zum Thorax fordert ihre Besprechung in diesem Kapitel. Ihre engen Beziehungen zur HWS sollen durch ihre gesonderte Besprechung hier direkt vor dem HWS-Kapitel zum Ausdruck kommen.

7.8.1 Orientierende Untersuchung der 1. Rippe im Sitzen

(Bild 7.49). Die Patientin sitzt aufrecht. Der Behandler steht hinter ihr und stützt sie mit dem Körper ab. Zur Prüfung der rechten Seite wird die rechte Hand auf die rechte Schulter gelegt, der Daumen tastet sich zum Dorn C7. Die andere Hand faßt den Kopf von links mit den Fingern auf dem Scheitel und dreht ihn soweit nach links, bis am Dorn C7 ein Bewegungsbeginn erkennbar wird. Die HWS ist jetzt durch Linksrotation für die Rechtsseitneige verriegelt. Wird dann der Kopf weich nach schräg rechts vorn gelegt, zeigt die Neigungsbewegung das Nachgeben des zervikodorsalen Bereiches an.

Für die Gegenseite wird in vertauschter Handfunktion untersucht. Zu erwarten ist die Symmetrie des Bewegungsausschlages und ein weiches Herüberlegen der Halsseite auf die haltende Hand.

Asymmetrie und Widerstand gegen die Bewegung weisen hin auf:
- Funktionsstörung der 1. Rippe auf der Neigungsseite.
- Verspannung der seitlichen und dorsalen Halsmuskulatur auf der Neigungsgegenseite (Mm. scaleni, M. levator scapulae, M. serratus posterior superior).
- Gestörte Seitneigungsbeweglichkeit der zervikodorsalen Segmente.

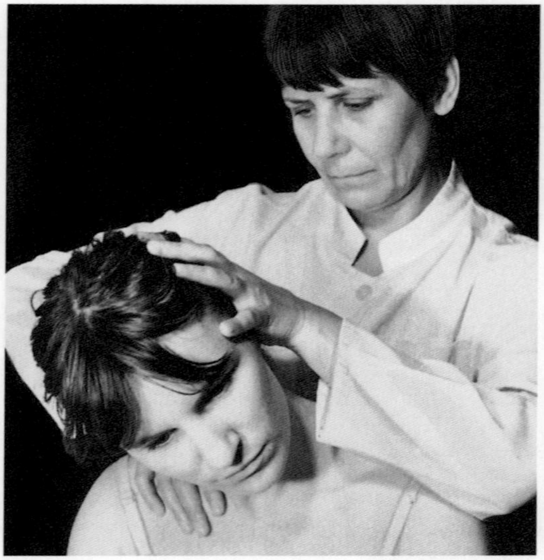

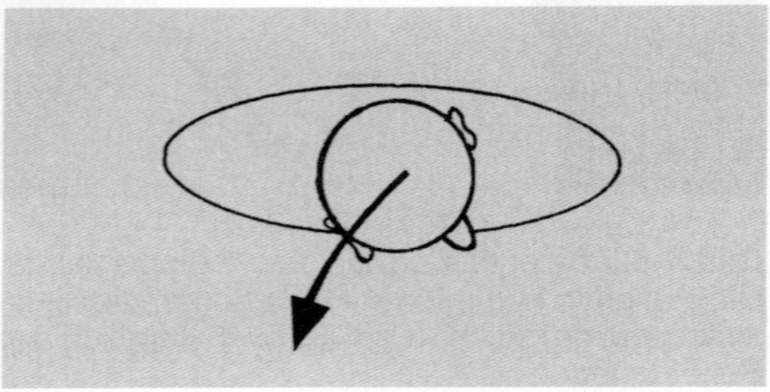

Bild 7.49 Orientierende Untersuchung der 1. Rippe rechts durch schräges Herüberlegen des linksgedrehten Kopfes nach rechts ohne Endefederung. Die Schemazeichnung unter dem Bild zeigt Kopfdrehstellung und Bewegungsführung des Scheitels im Blick von oben

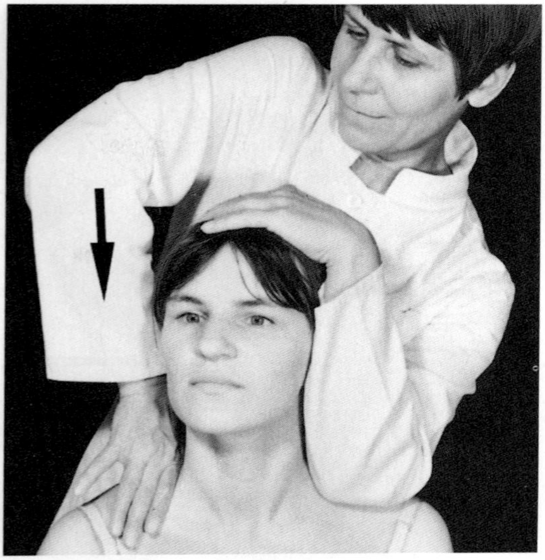

Bild 7.50 Federungsprüfung der 1. Rippe rechts. Das Zeigefingergrundgelenk liegt tastend auf dem dorsomedialen Ende der Rippe. Repetitives Einstellen der Spannung und Aufgeben wirkt gezielt mobilisierend

7.8.2 Gezielte Federungsprüfung der 1. Rippe im Sitzen

(Bild 7.50). Die Patientin sitzt aufrecht. Der Behandler steht hinter ihr und stützt sie mit dem Körper ab. Die Radialkante des leicht gebeugten Zeigefingergrundgelenkes der rechten Hand legt sich von hinten oben her auf das dorsale Ende der rechten 1. Rippe. Der Unterarm stellt sich von dorsal kommend nahezu senkrecht auf. Der linke Ellbogen legt sich auf die linke Schulter direkt neben die Basis des Halses, Unterarm und Hand stützen Hals und Kopf seitlich, die Finger liegen auf dem Scheitel und drehen und neigen den Kopf gering nach rechts.

Ein zarter Federungsschub aus dem rechten Ellbogen und Schultergürtel nach kaudal etwa in Richtung auf das gegenseitige Hüftgelenk zu wird von der Zeigefingerkante auf die Rippe übertragen und wieder gelöst. Harter Widerstand der Strukturen unter dem Zeigefinger spricht für Funktionsstörung. Die andere Seite wird mit vertauschter Handfunktion untersucht.

Fehler:

1. Der Federungsschub wird zu heftig ausgeführt, die untere HWS wird in die Seitneige geschoben und verfälscht das Ergebnis.
2. Schmerzhafte Druckpunkte, vor allem der dazwischen liegenden Muskulatur, erzeugen Abwehrspannung. Ein schmerzloser Kontaktpunkt muß durch Verschieben gesucht werden.

7.8.3 Passiv repetitive Federungsmobilisation der 1. Rippe

Die Federungsuntersuchung der 1. Rippe kann unmittelbar in die rhythmisch repetitive

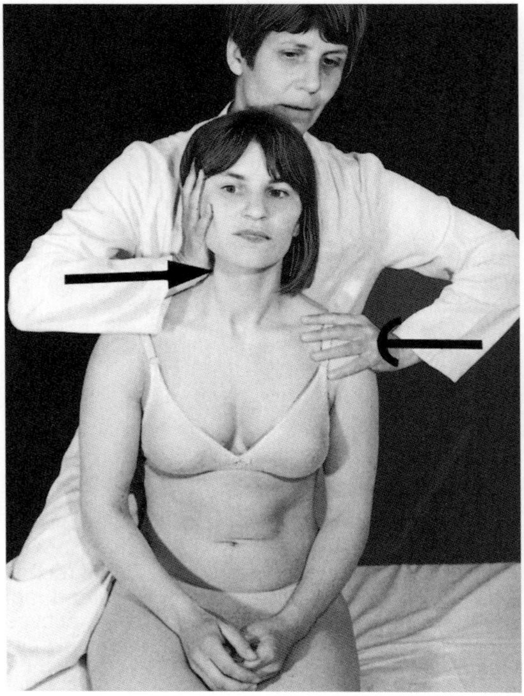

Bild 7.51 Mobilisation der 1. Rippe durch rhythmischen seitlichen Druck des Behandlers an der Halsseite gegen den haltenden Widerstand der Patientin (Mobilisation durch direkten Muskelzug)

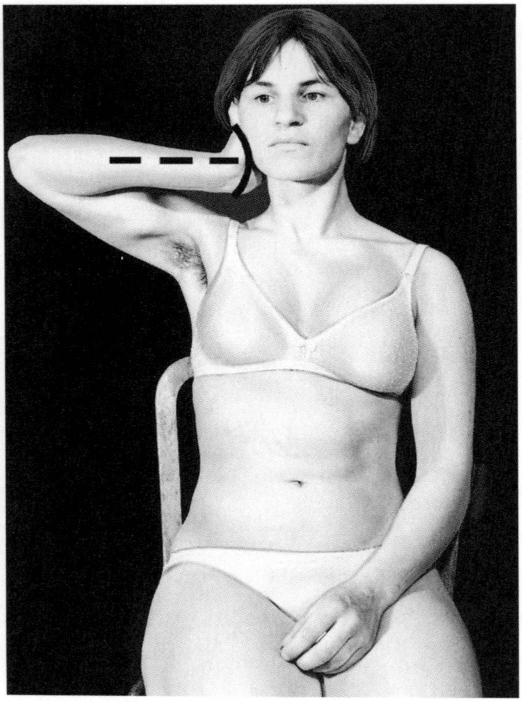

Bild 7.52 Selbstübung für die 1. Rippe rechts. Die Patientin hält mit der Hand gegen die Halsseite und drückt mit dem Kopf rhythmisch zur Seite dagegen

Behandlung übergehen (s. Bild 7.50). Bei funktionspathologischem Widerstand wird die im vorausgegangenen Abschnitt beschriebene Ausgangsstellung und Spannungseinstellung aufgesucht und dann nachgelassen und wieder aufgenommen in 3 bis 5 Wiederholungen, die zur Mobilisation führen.

Hinweise:
Die Hand-Unterarm-Einstellung darf während der Behandlung nicht verändert werden und die Druckrichtung zur gegenseitigen Hüfte gilt auch hier.
Das Loslassen der Spannung ist mindestens so wichtig wie die Spannungsaufnahme am Widerstand.
Die Überlagerung der 1. Rippe durch muskuläre Schmerzpunkte kann diese Behandlung verhindern. Dann ist die Muskelzugmobilisation vorzuziehen (s. Kap. 7.8.4).

7.8.4 Rhythmische Muskelzugbehandlung der 1. Rippe im Sitzen

(Bild 7.51). Die Patientin sitzt aufrecht. Der Behandler steht hinter ihr und stützt ihren Rumpf und Kopf mit dem Körper ab. Zur Mobilisation der rechten 1. Rippe legt der Behandler die maximal dorsalflektierte Handwurzel von dorsolateral in Höhe von C7 an die Halsbasis und stützt den angelehnten Kopf und Hals mit den weit gespreizten Fingern von der rechten Seite her. Die linke Hand stabilisiert den Thorax seitlich an der linken Schulter (s. Bild 7.51).

Behandlungsablauf: Die Patientin wird aufgefordert, gegen den dosierten Behandlerdruck von rechts gegen Kopf und Hals gleichgroßen Widerstand zu leisten. Der Behandler steigert diesen Druck ganz langsam bis zu mäßiger Kraft. Damit ist die HWS stabilisiert. Nach der Aufforderung, keine Bewegung zuzulassen, steigert und vermindert der Behandler rhythmisch 3- bis 5mal den seitlichen Druck gegen Kopf und Hals nach links. Die Spannung der stabilisierenden Skaleni mobilisiert die 1. Rippe rhythmisch kranialwärts.

Die Wirkung dieser Technik verstärkt sich, wenn eine Relaxation der Mm. scaleni vorausging. Die linke Seite wird mit vertauschter Handfunktion mobilisiert.

Fehler:

1. Der Behandler hat der Patientin das Festhalten des Kopfes nicht verständlich erklärt oder den Druck zu plötzlich gesteigert. Es kommt zu möglicherweise schmerzhaften Kopfbewegungen beim ersten Seitneigedruck. Die weitere Behandlung ist dann gestört.
2. Die Patientin kann sich dem Druckrhythmus des Behandlers nicht anpassen. Dann sollte sie den Seitneigedruck gegen den gehaltenen Widerstand des Behandlers ausüben und so den Rhythmus selbst bestimmen.

7.8.5 Selbstübung mit Muskelzugmobilisation der 1. Rippe

(Bild 7.52). Die Patientin sitzt aufrecht, angelehnt. Zur Behandlung der rechten 1. Rippe hebt sie den gebeugten rechten Ellbogen zur Seite und stützt die rechte Hals- und Kopfseite mit der Handfläche und den weit gespreizten Fingern ab. Der Daumenballen liegt unter dem Mastoid.

Übungsablauf: Zuerst werden Kopf und Hals durch langsame gegensinnige Druckerhöhung des Armes (nach links) und des Kopfes (nach rechts) stabilisiert. Anschließend mindern und erhöhen Kopf und Arm diesen gegensinnigen Druck rhythmisch repetitiv etwa 3- bis 5mal. Die Patientin kann selbst entscheiden, ob sie den Druck mehr vom Arm oder vom Kopf her auslöst. Sie soll Bewegungen dabei vermeiden. Der rhythmische Spannungswechsel in den Mm. scaleni mobilisiert die Rippe. Die linke Seite wird gegensinnig behandelt.

8 Untersuchung und Behandlung der Halswirbelsäule und der Kopfgelenke

8.1 Vorbemerkungen zur funktionellen Anatomie

- Sonderstellung der HWS innerhalb des Rumpfes
- Durchgangsregion zwischen Kopf und Thorax
- 3 Unterabschnitte: eigentliche HWS und ihre Übergänge zum Kopf und zum Thorax
- Besonderheiten des zervikokranialen Überganges
- Besonderheiten des zervikodorsalen Überganges
- Besonderheiten der zervikalen Beweglichkeit und ihrer Untersuchung

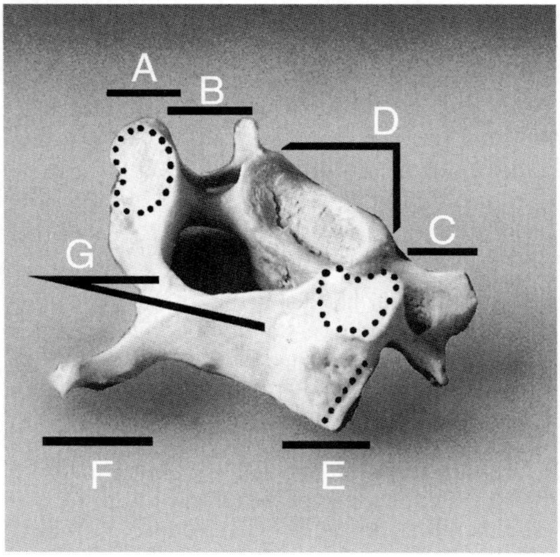

Bild 8.1 Halswirbel schräg von hinten oben gesehen. A = linke obere Gelenkfläche (punktiert umrandet), B = linker Querfortsatz, C = rechter Querfortsatz mit Foramen der A. vertebralis, D = Wirbelkörper mit Aufsicht auf die querovale Deckplatte (auf der die Bandscheibe liegt) und auf deren seitlich hochgezogene Kanten, E = oberer und unterer Gelenkfortsatz liegen in einem Massiv unmittelbar übereinander, F = der Dornfortsatz, entspringt vom Bogen (G)

Die Halswirbelsäule hat in vieler Beziehung eine Sonderstellung. Schon äußerlich setzt sich ihr Abschnitt vom übrigen Rumpf deutlich ab. Die deskriptive Anatomie rechnet 7 Wirbel zur Halswirbelsäule, davon ähneln sich nur der 3.-7. Wirbel. Der 1. (Atlas) und 2. Wirbel (Axis) fallen völlig aus dem Rahmen. Funktionell anatomisch lassen sich innerhalb der HWS 3 Regionen unterscheiden, die in der Untersuchung und Behandlung ihre eigenen Regeln haben. Schon bei der orientierenden Untersuchung wird deshalb der zervikale Wirbelsäulenabschnitt in 3 Etagen untersucht. Die Segmente der mittleren HWS (C3 bis C6) entsprechen dem für die zervikalen Bewegungssegmente und die Halswirbel typischen Bauplan und Funktionsverhalten. Zum zervikokranialen Übergang gehören die als Kopfgelenke bezeichneten bandscheibenlosen ersten beiden Bewegungssegmente und das Übergangssegment C2/3 mit Baubesonderheiten gegenüber der mittleren HWS. Unterhalb von C6 geht die HWS im Merkmal Gelenkbau langsam in die typisch thorakale Form über. Die Funktion der Kopfbewegungen läuft unterschiedlich weit in die obere BWS (Th2/3 oder sogar Th3/4).

8.1.1 Anatomische Besonderheiten der Halswirbelsäule

(Bild 8.1). Die zervikalen *Spinalnervenwurzeln* tragen, im Gegensatz zu denen der übrigen Wirbelsäule, die Ordnungszahl des *darunter*liegenden Wirbels. Die Wurzel zwischen Okziput und Atlas heißt deshalb nicht Okzipitalwurzel, sondern C1, und die Wurzel zwischen C7 und dem 1. Thorakalwirbel erhielt die Bezeichnung C8. Diese Wurzel versorgt ein gleichnamiges Segment mit Dermatom, Myotom und Enterotom, hat aber keinen gleichnamigen Wirbel. Damit bestehen auch 8 zervikale *Bewegungssegmente* (s. Bild 5.2 links). Wegen dieser Besonderheit wäre es

8

verwirrend, würden die zervikalen Bewegungssegmente wie in der übrigen WS nach der dort austretenden Nervenwurzel gekennzeichnet. Es ist unmißverständlich, wenn die beiden benachbarten Wirbel genannt werden. Das Bewegungssegment zwischen Kopf und Atlas erhält die Bezeichnung Okziput/C1, abgekürzt O/C1 oder C0/1, das unterhalb C7 heißt C7/Th1.

Eine weitere Besonderheit der Halswirbelsäule ist die Beziehung der mittleren und oberen HWS zur *A. vertebralis.* Diese tritt von kaudal in das Foramen processus transversarii von C6 ein und verläuft, durch diese Foramina geführt, aufwärts bis C2. Hier biegt sie in einer Schleife nach lateral zum Foramen transversarium des Atlas. Oberhalb davon zieht sie nach dorsal-medial, hinten um die Massa lateralis des Atlas herum, in das Foramen magnum des Hinterhauptes. Diese „Atlasschleife" scheint eine Längenreserve der Vertebralarterie zu sein, die bei ungestörter Atlasbeweglichkeit die Längsspannung der Arterie bei Kopfdrehung mindert.

Zwischen Kopf und Thorax verlaufen einige anatomische Strukturen ohne Beziehungen zur Zervikalregion. Der M. sternocleidomastoideus verläuft vom Thorax zum Kopf ohne Ansätze an der HWS. Er zieht den Kopf nach vorn, wodurch die untere HWS anteflektiert wird und durch den Ansatz am Mastoid hinter der queren Bewegungsachse der Kopfgelenke werden diese retroflektiert. Der X. Hirnnerv zieht durch die Halsweichteile zum Thorax und nur sein rekurrierender Ast kehrt zum Kehlkopf zurück. Die Trachea und der Ösophagus verlaufen, unmittelbar vor den Wirbelkörpern liegend und dadurch vor bewegungsbedingten Zerrungen gut geschützt, vom Kopf zum Thorax. Die Aufhängung des Kehlkopfes einerseits am Zungenbein und damit am Unterkiefer und an der Schädelbasis und andererseits als Vertäuung zum Sternum vermitteln die Kehlkopfeinstellung bei Atmung und Artikulation und dabei die Verbindung der Ventilation als thorakaler Funktion mit dem orofazialen System. Im pathologischen Falle können diese Durchgangsfunktionen gestört werden und über reflektorische Wirkungen und Muskelfunktionsstörungen pathogenetische Verkettungen mit der HWS zeigen.

Die Aufgaben der Zervikalregion und der HWS sind:
- das Tragen und Führen des im Verhältnis zur grazilen Wirbelkonstruktion relativ schweren Schädels in allen Körperpositionen;
- die Gewährleistung einer sehr großen Beweglichkeit für den Kopf;
- die Schutzfunktion für das Rückenmark mit seinen vitalen Zentren und für die A. vertebralis.
- Funktion als Durchgangsregion im geschützten Durchlaufen von inneren Organen und Nerven und Muskeln zwischen Kopf und Thorax

Aus dem Tragen des schweren Schädels ergibt sich die Vulnerabilität der HWS und ihrer Muskulatur, die den positiven und negativen Beschleunigungen der modernen Verkehrstechnik in besonderem Maße ausgesetzt sind. Die Muskulatur der HWS bremst die passiven, häufig abrupten Bewegungen durch Eigenreflexe und sekundäre Willküraktivierungen ab und wird dabei oft überfordert. Bei traumatisierenden Kräften werden Muskulatur und inerte Weichteilgewebe über ihre Zerreißgrenze belastet. Jedes Schädeltrauma wird von zervikalen Gewebsschädigungen begleitet [9]. Deshalb sollte jedes Schädeltrauma mit klinischen Erscheinungen, vor allem wenn sich diese erst nach einem freien Intervall von Stunden oder wenigen Tagen einstellen, und jedes Beschleunigungstrauma auch als HWS-Trauma untersucht werden – zumindest in Bezug auf Weichteil-Gewebsschädigungen.

Einige *morphologische Besonderheiten* der HWS haben unmittelbare Beziehung zur Funktion, zum pathogenetischen Potential und zu den Untersuchungs- und Behandlungsmethoden. Die queroval geformten *Bandscheiben* der Segmente C2/3 bis C6/7 sind durch kammartig hochgezogene Seitenkanten der Deckplatte des unteren Wirbelkörpers (s. Bild 8.1 D) lateral verschmälert und aufwärts gekrümmt. Hier haben die benachbarten Wirbelkanten engen Kontakt. Gleichzeitig ist die Vorderkante der Deckplatte des unteren Wirbels abgerundet, es entsteht gewissermaßen eine Gleitbahn, die translatorische Scherbewegungen nach ventral begünstigt, seitliche Bewegungen und Rotationen aber eher hemmt. Die Beugebewegung des Halses wird dadurch begünstigt.

Die *Gelenkflächen* (s. Bild 8.1 A, E) sind stark nach vorn gekippt, in der mittleren HWS stärker. Sie stehen um 55°–65° gegen die Deckplattenebene geneigt [15]. Die Gelenkspalte unterhalb des 3. Halswirbels stehen fast frontal. Im Segment C2/3 haben sie meistens einen dorsalen Öffnungswinkel von weniger als 180°. Möglicherweise hängt damit die besondere Funktion und Funktionspathologie dieses Segmentes zusammen.

Die Gelenkflächenstellung (s. Bild 5.2)
- begünstigt Ante- und Retroflexion. Sie führt dabei zu einer anteroposterioren Wirbelkörperverschiebung (Scherbewegung des Bandscheibenraumes);
- behindert die Seitneige und die Rotation, die als gekoppelte Bewegungen gemeinsam auftreten [8];
- ermöglicht passive seitliche Verschiebungen als gelenkspielähnliche Bewegungen.

Der *Querfortsatz* entspringt unterhalb des Foramen intervertebrale (s. Bild 5.2 links) mit zwei Spangen, zwischen denen die Öffnung (das For. processus transversarii) für den Durchtritt der A. vertebralis frei bleibt (s. Bild 8.1 B, C). Die Querfortsätze sind rinnenförmig gestaltet, in der Rinne läuft der durch das Foramen intervertebrale tretende Spinalnerv. Intervertebralforamen und Querfortsatz weisen schräg nach vorn außen. Die Querfortsätze bieten vielen Muskeln Ansatzmöglichkeiten (z. B. M. levator scapulae, Mm. scaleni, M. iliocostalis cervicis). Vielleicht sind deshalb die gut palpierbaren Strukturen um die Querfortsätze meistens sehr empfindlich und auf Druck schmerzhaft. Sie eignen sich darum nicht gut für den haltenden Kontakt bei der Untersuchung und Behandlung. Die haltende Hand soll auch bei lateralem Bewegungsdruck von schräg hinten an den Wirbel gelegt werden, denn Dorn- und Gelenkfortsätze (s. Bild 8.1 E, F) ermöglichen die fixierende Palpation gut. Der *Wirbelbogen* der Halswirbelsäule geht palpatorisch unmerklich in den Gelenkfortsatz über. Eine Hand kann ihn bequem von hinten über den Dorn hinweg von einem Gelenkfortsatz zum anderen umgreifen. Dadurch wird die segmentale Untersuchung der zervikalen Bewegungssegmente sehr präzise möglich.

Die *Dornfortsätze* der Halswirbelsäule von Axis abwärts sind schräg nach abwärts gerichtet. Der Atlas trägt keinen Dorn, nur einen kleinen Höcker am hinteren Bogen, der in der Tiefe nicht tastbar ist. Die Dornfortsätze sind individuell gestaltet, meistens am Ende verdickt oder sogar gespalten. Sie dienen Muskeln direkt oder über das Lig. nuchae als Ansatz. Der Dorn von Axis ist der breiteste und als kranialster Dornfortsatz unterhalb des Hinterhauptes gut palpierbar. Er überdeckt den kleinen Dorn von C3 so weit, daß dieser oft nicht palpiert werden kann. In der unteren HWS werden die Dorne schmaler und länger. Sie gleichen sich allmählich der thorakalen Form an. Der am stärksten vorspringende Dorn dieser Region (Vertebra prominens) gehört meistens zu C7, manchmal aber zu Th1. Der Dorn C7 bleibt auch bei voller Rückbeuge tastbar, während sich der von C6 so an ihn anschmiegt, daß er während der Retroflexion in der Tiefe zu verschwinden scheint. Das ist für die Zählung der Brustwirbel von Bedeutung [10].

8.1.2 Funktionelle Anatomie der zervikokranialen Bewegungssegmente

Als *Kopfgelenke* werden die ersten beiden Bewegungssegmente der Wirbelsäule zusammengefaßt. Sie haben tragende Synovialgelenke und keine Bandscheiben. Sie haben eine Sonderstellung innerhalb der Halswirbelsäule [20]. Zwischen dem 2. und 3. Halswirbel liegt das kranialste Bewegungssegment mit einer Bandscheibe. Dieses Bewegungssegment C2/3 hat die geringste Beweglichkeit in der Halswirbelsäule für die Ante- und Retroflexion. Möglicherweise wirkt es als Puffer zwischen der eigentlichen Halswirbelsäule und den stark beweglichen Kopfgelenken. Als Übergangssegment kann es sowohl zu den Kopfgelenken als auch zur mittleren HWS gerechnet werden. Die Aufklärung seiner Funktionsstörungen kann erhebliche Schwierigkeiten bereiten. Ist die Funktion von C2/3 eingeschränkt, kann dies die Bewegungstests nahezu aller Etagen der HWS einschließlich des zervikodorsalen Überganges störend beeinflussen. So wird verständlich, weshalb Blockierungen dieses Segmentes so häufig am akuten steifen Hals beteiligt sind [19]. Vielleicht hängt mit dieser Besonderheit die sehr individuelle, von der übrigen HWS meistens abweichende Gelenkspaltstellung zusammen.

Für die palpatorische Orientierung an den Kopfgelenken eignen sich der markante, meistens mittelständige Axisdorn und die Querfortsatzspitzen des Atlas zwischen Mastoid und Unterkiefer. Manchmal ist der C1-Querfortsatz auch von dorsal unterhalb des Okziputs bzw. des Mastoids tastbar.

Die Bewegungen verteilen sich unterschiedlich auf die beiden Segmente. Während sie an der Vor- und Rückbeuge etwa gleichmäßig beteiligt sind, übernimmt bei der Rotations-Seitneige-Synkinese C1/2 die Rotation und C0/1 die Seitneige. Daraus resultiert bei passiver Kopfseitneige die tastbare Bewegung des C2-Dornes zur konvexen Seite.

Der 1. Wirbel, der Atlas, ist ein Ring ohne Wirbelkörper (Bild 8.2). Seine wichtigsten Bestandteile sind die beiden seitlichen Knochenmassive, die Massae laterales, die vorn durch den kurzen und flachen vorderen Bogen und hinten über den um den Spinalkanal herumlaufenden schlanken runden dorsalen Bogen miteinander verbunden werden. Von der Massa lateralis geht seitlich die vordere Spange des Querfortsatzes ab, die hintere Spange entspringt vom dorsalen Bogen und verläuft in der Verlängerung des Bogens nach vorn seitlich zur Querfortsatzspitze, der einzigen gut tastbaren Struktur des Atlas.

Die Massae laterales tragen oben und unten Gelenkflächen. Die oberen Gelenkflächen für die *Atlas-Kondylen-Gelenke* steigen nach seitlich, vorn und hinten halbschalenförmig an. Beide zusammen ließen sich zu einer querliegenden ovalen Schale ergänzen. Die schaukelstuhlähnlichen Kondylen des Okziput passen sich in diese variable Hohlform ein [16]. Die Gelenke beider Seiten wirken wie ein Gelenk, weshalb bei Bewegungsstörungen kein Bezug auf eine Seite möglich ist. Die Gelenkform erlaubt Bewegungen in der Sagittal- und Frontalebene. Rotationsbewegungen sind vom Gelenkbau benachteiligt und werden durch Bänder soweit eingeschränkt, daß nur am Ende der Kopfdrehung eine federnde Rotationsbewegung bis 5° möglich ist [2, 8].

Bei Vorbeuge gleiten die okzipitalen Kondylen in den Schalen der Atlasgelenkflächen nach dorsal, bei Rückbeuge nach ventral. Bei Seitneigung im Atlanto-Okzipital-Gelenk liegt die sagittale Bewegungsachse deutlich oberhalb der Kondylen, sie verläuft etwa durch die Nase. Die Kondylen bewegen sich deshalb gegenüber dem Atlas zur Neigungsgegenseite [5, 7, 8], wie die Schädelbasis und das Kinn. Diese Bewegungen des Segmentes sind in allen Kopfstellungen möglich. Sie werden nicht durch Kopfdrehung gesperrt.

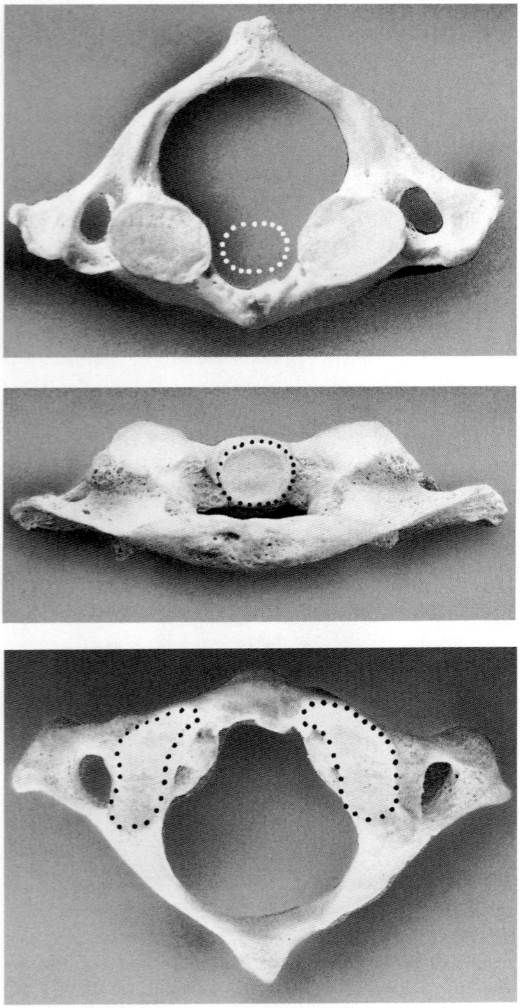

Bild 8.2 Atlas in drei Ansichten. oben = Unterseite des Wirbels (punktiert: Lage des Dens axis), Mitte = Blick von hinten (punktiert: Gelenkfläche für den Dens axis), unten = Oberseite mit den Gelenkflächen für die Hinterhauptkondylen (punktiert)

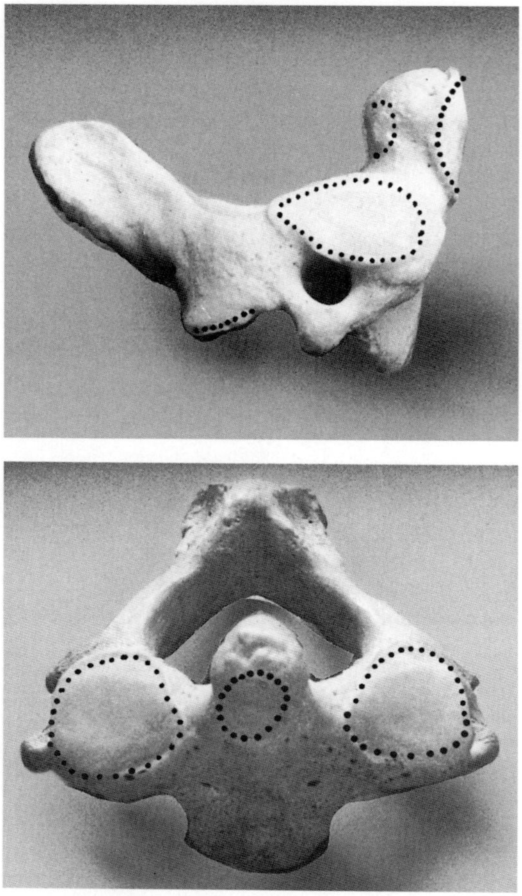

Bild 8.3 Axis in zwei Ansichten. oben = von der Seite, unten = von vorn gesehen. Die 6 Gelenkflächen des Wirbels sind, soweit sichtbar, an ihren Rändern punktiert

8

Das Bewegungssegment C1/2 umfaßt vier atlantoaxiale Gelenke: zwei Gelenke tragen den Atlas und zwei Gelenke führen ihn bei der Rotation um den Dens. An der Rückseite des vorderen Atlasbogens liegt eine Gelenkfläche für den Kontakt mit der Vorderseite des Dens axis. An der Rückseite des Axiszahnes liegt eine Gelenkfläche für die Gelenkverbindung mit dem Atlasquerband (Bild 8.3).

Die tragenden oberen Gelenkflächen des Axis liegen auf den seitlichen Gelenkfortsätzen wie Schultern neben dem Wirbelkörper und oberhalb der Querfortsätze. Von vorn betrachtet fallen die Gelenkspalte zwischen C1 und C2 von innen nach außen ab. Die darüberliegende Massa lateralis des Atlas hat in dieser Ansicht die Form eines Prismas. Sie schiebt sich auf beiden Seiten wie ein Keil zwischen die Hinterhauptkondylen und die Axisschultern.

Die *Kopfrotation* ist die wichtigste Funktion des Bewegungssegmentes C1/2. Die ersten 20° Rotation auf beiden Seiten laufen nur in diesem Segment ab. *Ante- und Retroflexion* sind zwischen Atlas und Axis gut möglich [11]: Bei der Anteflexion gleitet der vordere Atlasbogen am Dens axis abwärts. Sein unterer Rand drückt sich gegen den Dens, der obere löst sich. Ein straffes Atlasquerband verhindert stärkeres, röntgenologisch meßbares Abwinkeln. In Retroflexion gleitet der vordere Atlasbogen am Dens aufwärts zur Spitze hin. Wenn die Kopfanteflexion aus aufrechter Körperposition durchgeführt wird, dann hängt der Kopf mit dem Atlas auf dem Atlasquerband, das sein volles Gewicht tragen und auf den Dens axis übertragen muß.

Seitneigebewegungen zwischen Atlas und Axis wurden bisher nicht röntgenologisch belegt.

Die Lastübertragung des Kopfes erfolgt über die breit seitlich neben dem Foramen magnum liegenden Kondylen auf die Massae laterales des Atlas und von diesen auf die seitlichen Gelenke des Axis. Erst hier wird dann der Druck nach median auf den Wirbelkörper und die Bandscheibe C2/3 weitergegeben. Die seitlich liegenden Gelenke kombinieren so die Lastübertragung mit großer Beweglichkeit.

Die Stabilität dieser Gelenkkonstruktion wird durch spezielle Bandverbindungen gewährleistet. Der vordere und hintere Atlasbogen werden durch flächige Bindegewebszüge, Membranae atlanto-occipitales anterior et posterior, mit dem Okziput verbunden. Nach kaudal schließt sich an den vorderen Atlasbogen das vordere Längsband an und sichert das Segment C1/2. Die Densspitze ist durch ein kurzes Band gewissermaßen am Vorderrand des Foramen magnum aufgehängt und im gegebenen Abstand gehalten. Es überspringt beide Kopfgelenksegmente. Dorsal vom Dens axis liegt das Lig. cruciforme, dessen kräftige quere Fasern als Lig. transversum atlantis von einer Massa lateralis atlantis zur anderen verlaufend den Dens axis in festem

Kontakt mit dem vorderen Atlasbogen halten und bei Kopfvorbeuge das Kopfgewicht tragen. Die schwächeren longitudinalen Fasern des Bandes verlaufen aufwärts zum Unterrand des Klivus und abwärts zur Rückseite des Wirbelkörpers C2. Sie halten das Querband in seiner Position im Gelenkkontakt zum Dens axis. Besondere Bedeutung wird den Ligg. alaria für die Begrenzung der Rotation C1/2 beigemessen. Sie steigen von den Seiten der Densspitze zu den Seitenrändern des Foramen magnum auf. Die Membrana tectoria deckt diese Bänder zum Spinalkanal hin ab. Die Strukturschädigung der Bänder bedeutet verminderte Stabilität der Kopfgelenke [2] für eine oder mehrere Bewegungsrichtungen. Sie kann bei C1/2 (eine typische Lokalisation der Rheumatoidarthritis an der Wirbelsäule) bis zur Luxation einer Massa lateralis nach vorn (Querband) mit akutem Schiefhals und Wirbelkanaleinengung führen.

Die tiefen Muskeln der Wirbelsäule sind im Kopfgelenkbereich als gut definierte Einzelmuskeln ausgebildet. Sie gewährleisten die Feinbewegungen dieser Segmente. Sie sind stark mit Rezeptoren ausgestattet und an der normalen propriozeptiven Information über die Kopfstellung zum Rumpf, an der Steuerung der Statik und im Falle der häufigen pathologischen Spannungsvermehrung an der Funktionspathologie der Kopfgelenke beteiligt. Bei liegendem Patienten sind die tiefen subokzipitalen Muskeln in Kopfanteflexion über dem darunterliegenden Atlasbogen palpatorisch erreichbar.

8.1.3 Funktionelle Anatomie der zervikodorsalen Übergangssegmente

Wenn man die Halswirbelsäule funktionell als den Abschnitt definiert, der die Kopfhaltung und die Kopfbewegungen durchführt, dann muß man die obersten Thorakalsegmente einbeziehen. Die Anhaftung der Rippen definiert zwar jeden Brustwirbel eindeutig. An den übrigen anatomischen Merkmalen zeigen sich aber allmählichere Übergänge. Die Gelenkfacetten stellen sich unterhalb von C6 steiler. Der Querfortsatz von C7 steht bereits seitlich und nicht mehr schräg nach vorn gerichtet, er ist kräftiger. Der Dornfortsatz ist bei C7 deutlich verlängert und am Ende ungeteilt, der thorakalen Form angenähert und die folgenden oberen Brustwirbeldorne stehen stärker nach dorsal, weniger stark nach abwärts gerichtet als die tieferen Brustwirbel.

Diesen Formbesonderheiten entspricht eine allmähliche Bremsung der Kopfbewegungen innerhalb des zervikodorsalen Überganges, dessen anatomische Grenzen sich deshalb nur willkürlich ansetzen lassen. Ungestörte aktive Bewegungen des Kopfes setzen sich je nach Beweglichkeit des Untersuchten bis Th2/3 oder sogar Th3/4 fort. Hier liegt klinisch die kaudale Grenze des zervikodorsalen Übergangbereiches. Das gilt für die Rotation, Anteflexion und manchmal noch weiter hinunter für die Retroflexion.

Anatomisch, funktionell und klinisch ist die erste Rippe in den zervikodorsalen Übergang fest eingebunden. Sie verläuft in einem engen Bogen von der Oberkante des 1. Thorakalwirbels nach vorn zum Manubrium sterni. Der dorsale Teil des Rippenbogens wird vom Oberrand des M. trapezius überlagert. Seitlich liegt die Rippe der Palpation gut zugänglich im seitlichen Halsdreieck. Der vordere Teil wird einschließlich der kostosternalen Verbindung vom Schlüsselbein überlagert. Die 1. und 2. Rippe bieten den Mm. scaleni bogenförmig auf beiden Seiten um die HWS herum Ansätze für die Stabilisierung und Bewegung der HWS. Eine schräge Seitneigebewegung bei verriegelter HWS ist deshalb ein ziemlich zuverlässiger Test für die Funktionsstörungen der 1. Rippe.

Die am häufigsten gestörte Bewegungsrichtung der zervikodorsalen Region ist die Retroflexion. Ausgeprägte Retroflexionseinschränkungen sind oft mit einer kyphosierten Neutralhaltung im zervikodorsalen Übergang verbunden. Funktionspathologisches Verhalten des zervikodorsalen Überganges – unter Einschluß von Funktionsstörungen der 1. und 2. Rippe – ist einerseits mit Funktionsstörungen des zervikokranialen Überganges, vielleicht über die Mm. scaleni, und andererseits mit solchen von Handwurzel und Ellbogen verkettet. Über der 1. Rippe dorsal liegt bei ihrer Funktionsstörung oft ein ausgeprägter Triggerpunkt im M. trapezius, der seinen Schmerz zum Hinterkopf überträgt. Der von der 1. Rippe ausgehende Schmerz liegt in der Schulter oder vorn unter dem Sternoklavikulargelenk und medial davon, ähnelt also dem des M. subclavius.

8.1.4 Beweglichkeitsprüfung

Die Übersichtsuntersuchung läßt sich als *pauschale aktive Gesamtbewegung* in allen Richtungen beobachten. Beachtet werden Bewegungsablauf, Bewegungsausmaß und Symmetrie. Die Retroflexion und Rotation zeigen am häufigsten diagnostisch brauchbare Abweichungen. *Passive orientierende Gesamtbewegungen* können von der Neutralstellung her geführt oder am Ende der aktiven Bewegung beginnend weitergeführt werden. Beachtet werden Ausschlag und der Spannungsverlauf am Bewegungsende.

Als Weiterführung lassen sich passive Bewegungen für die drei Etagen einstellen, die einen Störbefund näher eingrenzen können. Die Informationen der orientierenden Untersuchung weisen den Weg zur gezielten Untersuchung.

8.1.4.1 Anteflexion

Kopfnicken, d. h. das Heranziehens des Kinns an den Hals, führt zu einer umschriebenen maximalen Anteflexion der Kopfgelenkregion, wenn die Augen-Ohr-Ebene horizontal bleibt. Mit zunehmender Neigung des Kopfes wird die obere Halswirbelsäule weiter einbezogen. Bei voller Kopfanteflexion, wenn das Kinn zur Fossa jugularis geführt wurde, ist die mittlere HWS maximal anteflektiert, Kopfgelenke und zervikodorsaler Übergang sind nicht in der ihnen möglichen Endstellung. Vorschieben des Kopfes bringt die unterste HWS und den zervikodorsalen Übergang isoliert in Anteflexion. Die obere HWS wird dabei zwangsläufig lordosiert. Bei Wurzelkompressionen der unteren Zervikalwurzeln wird deshalb der Kopf häufig nach vorn verschoben gehalten.

Die Anteflexion wird durch Band- und Muskelspannung begrenzt. Einschränkungen der Anteflexion, mit oder ohne Schmerz, sind meistens durch muskuläre Verspannungen und Fixationen (bei Stabilitätsverlust) bedingt. Artikuläre Funktionsstörungen der Anteflexion lassen sich im Segment C0/1 nachweisen. Zur Prüfung dieser Funktionsbewegung wird der Kopf gegen den von dorsal gehaltenen Atlas passiv anteflektiert. Das Gelenkspiel des Segmentes (und damit seine Hypermobilität) wird durch Dorsalverschiebung des Kopfes gegen den dorsal abgestützten Atlas untersucht.

8.1.4.2 Retroflexion

Bei ökonomisch gut koordinierter aktiver *Rückbeuge der Halswirbelsäule* verlagert sich das Kopfgewicht nach hinten. Dabei wandert das Kinn im Bogen nach aufwärts-rückwärts. Dieser Bewegungsablauf verteilt die Bewegungsbelastung der Retroflexion auf alle Segmente bis in die obere BWS und ist damit für die Einzelsegmente am schonendsten.

Wird das Kinn bei aktiver Kopfrückbeuge nach vorn-oben geführt, entsteht eine isolierte *Retroflexion der obersten Segmente.* Wenn der Kopf bei wenig angehobenem Kinn nach hinten verschoben wird, entsteht eine Streckung oder sogar *Retroflexion des zervikodorsalen Überganges.* In den Segmenten C5/6 bis Th2/3 (Th3/4) ist daher passiv eine nahezu segmentale Retroflexionsuntersuchung durch Verschiebung der aufrechten HWS über indirekten Kontakt am oberen Partnerwirbel möglich. So entsteht eine gelenkspielähnliche, translatorische Segmentbewegung nach dorsal mit sehr kleinen Bewegungsausschlägen.

Die aktive Rückbeuge wird durch die Spannung der vorderen Halsweichteile begrenzt. Im einzelnen Segment kann es am Bewegungsende zum „Facettenschluß" der Gelenke und zum Gegeneinanderdrücken der Bögen und Dornfortsätze kommen.

Die Summe von *Vor- und Rückbeuge* in der HWS unterhalb C2 ist im Erwachsenenalter bei C5/6 am größten [14], die Winkelgrade werden mit dem Alter kleiner. In den Segmenten C0/1 und C1/2 wurde diese Summe mit je 10–18° gemessen [1, 11]. Bei Kindern liegen größere Meßwerte und andere Verteilungen vor [13].

Artikuläre Funktionsstörungen der Retroflexion finden sich vor allem im zervikodorsalen Übergang. Passive segmentale Funktionsuntersuchung, vorrangig als segmentale, gelenkspielähnliche Dorsalverschiebung weist den Befund nach.

Die Retroflexionsuntersuchung C0/1 weicht vom üblichen Verfahren der Retroflexionsuntersuchung ab. Sie kann nicht in Kopfsagittalstellung geprüft werden. Dagegen läßt sich eine Endfederung in Retroflexionsrichtung (Kinn nach vorn ziehen) bei Kopfrotationsstellung hinter dem Mastoid palpieren. Das Segment C0/1 ist durch die Rotationseinstellung in Rotationsgegenrichtung zur Seite geneigt. So lassen sich Seitenunterschiede der Endespannung erkennen. Die pathologische Härte der Endespannung ist häufiger links, d. h. in Rechtsrotation, zu palpieren.

8.1.4.3 Rotation

Die aktive Kopfdrehung setzt sich bei aufrechter Haltung bis in die obere BWS fort. Dadurch ergibt sich eine Diskrepanz der Gesamtrotationsausschläge zwischen der Rotation allein in der anatomischen Halswirbelsäule (z. B. bei Fixation Th1) und der freien Kopfrotation.

Die ersten 10–20° aktiver Kopfdrehung von der Neutralstellung nach rechts und links laufen im C1/2-Segment ab. Das entspricht den häufigen kleinen Alltagskopfbewegungen beim Lesen und orientierenden Vorwärtsschauen. Die übrige Halswirbelsäule ist dadurch vor den für sie belastenden Rotationsbewegungen geschützt.

Bei der *Untersuchung der Gesamtrotation* ist der passive Ausschlag nur wenig größer als der aktive. Die Gesamtrotation beträgt auf jeder Seite etwa 60–80°. Das Segment C1/2 ist daran mit 20–40° beteiligt [12]. Oberhalb von 80° liegt beim Erwachsenen der Bereich der Hypermobilität [18]. Bei jungen erwachsenen Männern lag der Normbereich (jeweils 5 % der Extremwerte oben und unten ausgeschlossen) bei 60–95°, bei jungen Frauen zwischen 70–100° [4]. Bei 10jährigen Kindern war der Bereich der Rotation größer. Bei Ausschluß von je 20% der Extremwerte am unteren und oberen Ende der Meßwertskala umfaßte der Normwertbereich bei Knaben 75–90°, bei Mädchen 80–90°. Oberhalb davon lagen 20% der Meßwerte als Hypermobilitätsbereich, der bis 105° reichte [17].

Zur Untersuchung der *Rotationsbewegungen in der oberen HWS* wird der Kopf in Vorbeuge gebracht und die untere HWS dabei durch Band- und Muskelspannung gesperrt. Bewegungsasymmetrien sind dann auf die obersten Segmente zu beziehen.

In Kopfrückbeuge wird dagegen die obere Halswirbelsäule gesperrt und der *zervikodorsale Übergang* aufgerichtet. Rotationsbewegungen um dessen vertikale Achse weisen bei Asymmetrie auf zervikodorsale Störungen hin, manchmal verfälscht von Störungen des Segmentes C2/3.

Artikuläre Funktionsstörungen der Rotation sind mit Ausnahme des Segmentes C0/1 in allen zervikalen Segmenten möglich, finden sich aber besonders häufig bei C1/2 und C2/3. Kopfdrehungen von 30° bis 60° sperren die Segmente von C1/2 abwärts und erleichtern dadurch die gezielte Untersuchung und Behandlung von C0/1. Erst in der Rotationsendstellung des Kopfes führt eine zusätzliche passive Rotationsbewegung zu einem am Atlasquerfortsatz tastbaren federnden Nachgeben. Im Falle einer Funktionsstörung C0/1 fühlt sich das Bewegungsende am Kopf abrupt hart an und in der Grube über dem C1-Querfortsatz fehlt die nachgebende Bewegung, das Gewebe verstreicht nicht, der Muskelansatz des M. sternocleidomastoideus am Mastoid bleibt gespannt. Dann müssen die anderen Richtungen des Segmentes untersucht werden. Da die Rotationsfederung C0/1 schwierig ist, empfehlen wir sie dem noch wenig Geübten nicht.

Auch unter beibehaltener Kopfmittelstellung können Rotationsbewegungen in Teilen der Halswirbelsäule durch Muskelzugkräfte auftreten. Bei Lastheben mit einem Arm im Sitzen konnte Jirout eine Rotation der unteren Halswirbel zur Gegenseite röntgenologisch nachweisen [6]. Die Asymmetrie der Muskelkräfte an der Schulter zieht häufiger und stärker in die Linksrotation und hemmt die Rechtsrotation der unteren HWS. Bei manuellem Halten des Kopfes in Mittelstellung kam es bei Blickwendung des Untersuchten nach rechts (oder links) zu einer Rotationsstellung des Axis nach links (oder rechts), d. h. zu einer Rotationsstellung des Segmen-

8

tes C1/2 in der Blickrichtung [3]. Das zeigt die Abhängigkeit der Rotation von Muskelkräften.

8.1.4.4 Lateroflexion

Zwischen Rotation und Seitneige besteht in der ganzen HWS eine feste Synkinese, unabhängig von Beugung oder Streckung. Bei der Untersuchung ist sie am besten am Dornfortsatz von C2 zu erkennen: Bei Kopfseitneige nach rechts weicht der Dorn nach links aus. Demnach dreht sich C2 bei Kopfseitneigung gegenüber der Sagittalebene in Neigungsrichtung. Die unterhalb liegenden Bewegungssegmente werden unterschiedlich weit in die Rotation mitgenommen, bei Rechtsneigung etwa bis C5, bei Linksneigung bis in die obere BWS. Das wird als latente Skoliose bezeichnet [5]. Die Rotation von Axis ist immer die stärkste in der Reihe. Im Gegensatz zu S. Werne, der eine Summation der Gelenkbewegungen von kaudal nach kranial annahm, erklärt Jirout diese Synkinese als Zugwirkung der Weichteile vom Kopf her auf die Dornfortsätze von C2 und von dort weiter nach abwärts [5]. Das korreliert damit, daß bei der Seitneige die Schädelbasis zur Neigungsgegenseite ausweicht und den C2-Dorn mitnehmen kann, während der Doppelkeil des Atlas relativ zum Schädel in die Neigungsseite gleitet.

8

Wegen dieser gleichsinnigen Bewegungskopplung muß die HWS zur *Verriegelung* gegensinnig zur Neigung gedreht werden (beispielsweise bei der Untersuchung der 1. Rippe).

Ganz anders sind die Verhältnisse in den Kopfgelenken. Wenn bei Seitneige der Kopf nicht gedreht wird, dreht sich Axis gewissermaßen unter dem Atlas weg in die beschriebene Rotation. Atlas kommt gegenüber C2 in eine gegensinnige Rotationsstellung, obwohl er in der Sagittalebene blieb. Die Rechtsneigung mit Rechtsdrehung von Axis im Raum führt damit zu einer Linksrotation des Segmentes C1/2.

Tastübung am eigenen Körper bei *Kopfseitneige rechts:*

- der Dornfortsatz C2 weicht tastbar nach links aus
- Schlußfolgerung: Der Wirbel C2 ist im Raum (gegenüber dem Kopf) nach rechts rotiert;
- der sagittal gehaltene Kopf ist mit dem Wirbel C1 im Segment *C1/2 relativ linksrotiert.*

Die Rechtsneigung C0/1 ist daher mit einer Linksrotation von C1/2 fest gekoppelt und bei primärer Rotation von C1/2 entsteht immer eine gegensinnige Seitneige von C0/1 [8]. Wird der Kopf etwa 60° nach rechts gedreht, ist die Neigung von C0/1 nach links schon nahezu in Endstellung und der Untersucher nimmt nur noch die Endefederung wahr. Dagegen läßt sich der Kopf um das Segment C0/1 nach rechts in eine relativ große Seitneige führen, die aus den Neigungswinkeln beider Seiten zusammengesetzt ist. Diese Synkinese wird in der Praxis sowohl zur Untersuchung der Seitnickung C1/2 bei sagittal gehaltenem Kopf und bei der Endefederungsuntersuchung C0/1 in Seitneige bei entgegengesetzt gedrehtem Kopf ausgenutzt.

8.1.5 Literatur

[1] Brocher JEW (1955) Die Occipito-Cervical-Gegend. Thieme, Stuttgart

[2] Dvorák J, Hayek J, Zehnder R (1987) CT-Functional Diagnosis of the Rotatory Instability of the Upper Cervical Spine. Part 2. An Evaluation on Healthy Adults and Patients with Suspected Instability. Spine *12*: 726–731

[3] Gaymans F, Lewit K (1975) Mobilisation techniqes using pressure (pull) and muscular facilitation and inhibition. In: Lewit K, Gutmann G (Hrsg) Funktionelle Pathologie des Bewegungssystems. Rehabilitacia VIII, Suppl 10–11, Obzor, Bratislava. S. 47–51

[4] Hinzmann JL (1989) Untersuchung der Beweglichkeit an jungen Erwachsenen im Alter von 18 bis unter 23 Jahren – Messungen von Gelenk- und Wirbelsäulenbewegungen mit Lot- bzw. Kompaßwinkelmesser. Inaug-Diss Med Humboldt-Univ Berlin.

[5] Jirout J (1968) Die Rolle der Axis bei Seitneigung der Halswirbelsäule und die „latente Skoliose". Fortschr Röntgenstrahlen Nukl med *109*: 74–81

[6] Jirout J (1969) Röntgenbewegungsdiagnostik der Halswirbelsäule und der Kopfgelenke. Manuel Med *7*: 121–128

[7] Jirout J (1970) Die Kippung der Halswirbel in der sagittalen Ebene bei Seitneigung der Halswirbelsäule. Fortschr Röntgenstrahlen Nukl med *112*: 793–797

[8] Kapandji IA (1985) Funktionelle Anatomie der

Gelenke. Bd 3 Rumpf und Wirbelsäule. Enke, Stuttgart
[9] Leichsenring F (1964) Pathologisch-anatomische Befunde in der Halswirbelsäulenregion bei verstorbenen Patienten mit Schädeltraumen. Dt Med Wschr *89*: 1469–1475
[10] Lewit K (1992) Manuelle Medizin. 6. Aufl. JA Barth, Leipzig, Heidelberg
[11] Lewit K, Krausová L (1964) Messungen der Vor- und Rückbeuge in den Kopfgelenken. Fortschr Röntgenstr Nucl Med *99*: 538–543
[12] Lewit K, Krausová L (1967) Mechanismus und Bewegungsausmaß in den Kopfgelenken bei passiven Bewegungen. Zschr Orthop Grenzgeb *103*: 323–333
[13] Markuske H (1978) Wert und Grenzen der funktionellen Röntgendiagnostik der Halswirbelsäule. Dtsch Ges wesen *33*: 2449–2452
[14] Penning L (1964) Nonpathologic and pathologic relationships between the lower cervical vertebrae. Am J Roentg *91*: 5: 1036–1050
[15] Putz R (1981) Funktionelle Anatomie der Wirbelgelenke. (Reihe: Normale und pathologische Anatomie, Bd XLIII). Thieme, Stuttgart
[16] Rude J (1981) Zur Morphologie der Okzipitalkondylen und Gelenkmechanik des oberen Kopfgelenkes. Manuel Med *22*: 101–106
[17] Ruhm B (1991) Untersuchungen zur Beweglichkeit zehnjähriger Kinder in ausgewählten Gelenken und Wirbelsäulenabschnitten und zur Häufigkeit der konstitutionellen Hypermobilität unter Anwendung von Lot- und Kompaßwinkelmeßinstrumenten. Inaug-Diss Med Martin-Luther-Universität Halle-Wittenberg
[18] Sachse J (1986) Untersuchung der Überbeweglichkeit (Hypermobilität). Beiheft mit Diareihe ÄF/D-R 31 der Akademie für Ärztliche Fortbildung Berlin
[19] Spišák J F(1972) Bedeutung des Segmentes C2-3 im klinischen Bild des akuten Tortikollis. Manuel Med *10*: 133–135
[20] Wolff H-D (1988) Die Sonderstellung des Kopfgelenkbereichs: Grundlagen, Klinik, Begutachtung. Springer, Berlin Heidelberg New York London Paris Tokyo

8.2 Isometrische und passive Spannungstests zur Schmerzprüfung

- Diagnostisches Ziel und Indikation der isometrischen Spannungstests
- Technische Besonderheiten
- Aussagen und Konsequenzen der Untersuchung

Wie der Name sagt, darf bei isometrischer Anspannung keine Bewegung zugelassen werden. Der Behandlerwiderstand soll nur mäßig stark sein, und der Patient muß wissen, daß er sich lediglich gegen die Behandlerhand stützen und sie nicht wegdrücken soll.

Isometrische Spannung der Muskulatur gegen Widerstand kann Schmerzen der kontraktilen Fasern und schmerzhafte Läsionen in den Faszien und Muskelansätzen aufdecken. Weil dabei Druckerhöhungen in der Längsachse der Wirbelsäule entstehen, können auch Läsionen im Zwischenwirbelbereich und Stabilitätsminderungen der Wirbel zu Schmerz führen. Die Gelenke werden bei adäquater Prüfungstechnik kaum bewegt, sie können dann als Schmerzursache vernachlässigt werden. Die Technik muß sich in der Ausführung dem Zustand des Patienten anpassen.

Diese Provokationsuntersuchung ist indiziert bei Verdacht auf einen myogenen Schmerz und auf stabilitätsmindernde Strukturkrankheiten. Deshalb sei diese Prüfung bei jedem steifen Hals, bei Zwangshaltung und nach jedem HWS- und Schädel-Trauma als erste Untersuchung empfohlen, da sie die Weichen für das weitere Vorgehen stellt. Führen die Tests zur Schmerzprovokation, werden die passiven Bewegungsuntersuchungen anschließend sehr vorsichtig durchgeführt oder sogar zugunsten der weiteren Strukturdiagnostik unterlassen.

Die *passive Anteflexionsspannung* prüft bei gehaltener Spannung die Stabilität der Atlas-Axis-Verbindung (Atlasquerband), und die Palpation der verspannten tiefen subokzipitalen Strecker lokalisiert Verspannung und Schmerzpunkte über dem dorsalen Atlasbogen.

Technik, Ausgangsstellung: Die Patientin sitzt entspannt und bequem auf fester Unter-

8

lage, der Behandler steht hinter ihr und stützt sie mit dem Körper ab. Nacheinander werden die Hände an Kopf und Hals so angelegt, daß die Patientin gegen den Druck der Behandlerhände Widerstand leisten kann, ohne dabei zu wackeln (s. 8.2.1 bis 8.2.4).

Schmerz bei der isometrischen Prüfung in ein oder zwei Richtungen ist Hinweis auf:
- *Läsionen oder schmerzhafte Verspannungen in einem Muskel, dessen Zugrichtungen der schmerzhaften Spannung entspricht, oder in seinen Ansätzen am Knochen;*
- mögliche Fraktur (Röntgenkontrolle!) mit Beziehung zu einem in der schmerzhaften Richtung ziehenden Muskel.

Schmerz bei isometrischer Anspannung in (fast) allen Spannungsrichtungen ist dringlicher Hinweis auf:
- Gewebsläsionen und Kontinuitätstrennung (Bandscheibe) im Bewegungssegment, destruktiv oder traumatisch;
- Stabilitätsminderung der knöchernen Wirbelstrukturen;
- ausgedehnte Läsionen von Weichteilstrukturen um die HWS (z. B. Beschleunigungstraumen);
- ängstliche Patienten mit der Furcht, die Untersuchung könne Schmerz provozieren. Angepaßt schonende Untersuchung baut den Schmerz ab.

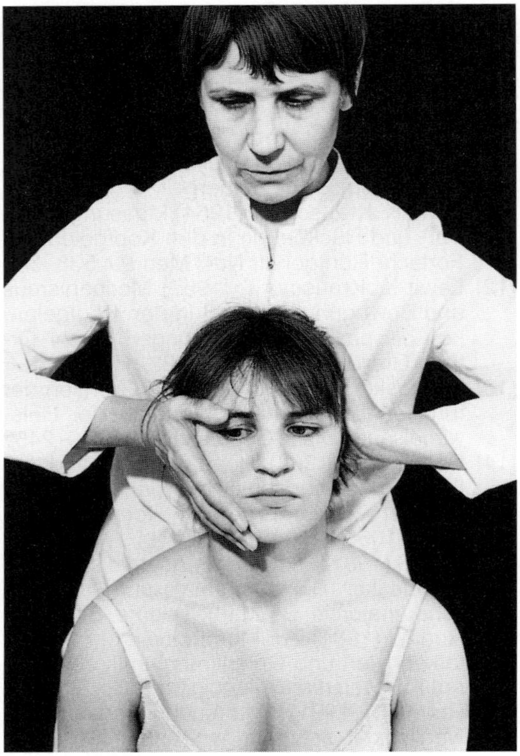

Bild 8.4 Isometrische Anspannung der Rechtsrotation mit rotationsseitigem Halt an Kinn und Gesichtsseite und gegenseitig am Hinterkopf. Der Kopf wird zur Stabilisierung am Körper des Behandlers abgestützt

8

8.2.1 Isometrische Rotationsspannung

(Bild 8.4). Der Widerstand zur isometrischen Rotationsspannung wird mit einer Hand rotationsseitig am Kinn und Jochbogen, mit der anderen gegenseitig am Hinterkopf der Patientin gegeben. Die Arme des Behandlers können dabei weich auf den Schultern der Patientin abgestützt werden.

Bei isometrischer Rotationsspannung aktive (schmerzhafte) Muskeln:
- die Mm. sternocleidomastoideus, scalenus anterior der Rotationsgegenseite,
- die Mm. scalenus posterior, levator scapulae, splenius capitis et cervicis, longissimus capitis der Rotationsseite.

8.2.2 Isometrische Seitneigungsspannung

(Bild 8.5). Der Widerstand zur isometrischen Seitneigespannung wird von einer Hand gegeben, die gleichzeitig am Hals und Kopf der Patientin dorsolateral schienend anliegt. Die andere Hand stabilisiert die Gegenschulter von lateral. Zusätzlich wird der Kopf vom Körper des Behandlers abgestützt und stabilisiert.

Bei isometrischer Spannung in Seitneigerichtung aktive (schmerzhafte) Muskeln:
- Mm. scaleni (alle), sternocleidomastoideus, trapezius, levator scapulae und alle Nackenmuskeln der Neigungsseite.

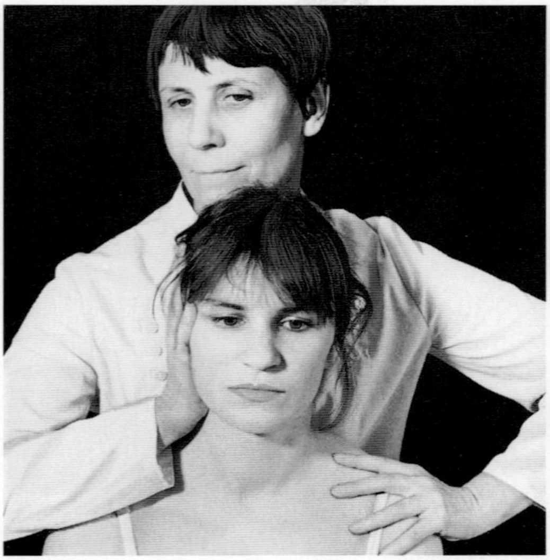

Bild 8.5 Isometrische Anspannung der Rechtsseitneige mit Halt am Hals und Kopf auf der Neigungsseite und stabilisierender Halt an der gegenseitigen Schulter

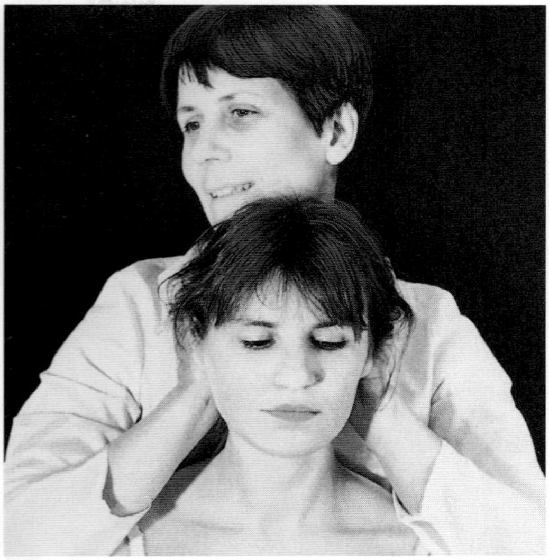

Bild 8.6 Isometrische Anspannung der Retroflexion mit Halt am Okziput

8.2.3 Isometrische Retroflexionsspannung

(Bild 8.6). Der Widerstand zur isometrischen Retroflexionsspannung wird mit beiden Händen am Okziput gegeben. Die Ellbogen des Behandlers stützen von vorn den Schultergürtel der Patientin, die am Behandler sicher angelehnt sitzt.

Bei isometrischer Spannung in Retroflexionsrichtung aktive (schmerzhafte) Muskeln:
- alle dorsal liegenden Muskel mit Streckfunktion beidseitig, tiefe Nackenstrecker (M. erector spinae) und oberflächliche (Mm. splenii, trapezius, levator scapulae);
- M. sternocleidomastoideus als Strecker der obersten HWS beidseitig.

8.2.4 Isometrische Anteflexionsspannung

(Bild 8.7 und 8.8). Zum Widerstand gegen die isometrische Anteflexionsspannung werden beide Hände unter dem Kinn angelegt (Bild 8.7). Die Unterarme des Behandlers liegen auf den Schultern der angelehnten Patientin.

Bei diesem isometrischen Anteflexionstest aktive (schmerzhafte) Muskeln:
- tiefe Halsbeuger beidseitig (Mm. longus colli et capitis, Mm. scaleni);
- oberflächliche Halsbeuger beidseitig (infrahyoidale und suprahyoidale Gruppe);
- manchmal M. sternocleidomastoideus beidseitig.
- Es ist vorteilhaft, bei Schmerzhaftigkeit dieses Tests den Anteflexionstest 8.2.5 anzuschließen.

Für eine etwas andere Spannungsrichtung der Anteflexion werden beide Behandlerhände auf die Stirn der Patientin als Widerstand angelegt und die Ellbogen zur Stabilisierung auf die Schultern der Patientin gestützt (s. Bild 8.8). Die Spannung betrifft vor allem die Beuger der unteren HWS (M. sternocleidomastoideus). Dabei wird der Kopf eigentlich nach vorn gezogen. Zwangsläufig neigt die Patientin dazu, das Kinn vorzuschieben, es kommt zu einer aktiven Reklination der Kopfgelenke. Schmerzhaftigkeit kann deshalb von den tiefen subokzipitalen Muskeln ausgehen, die untersucht werden sollten (s. 8.2.6).

8

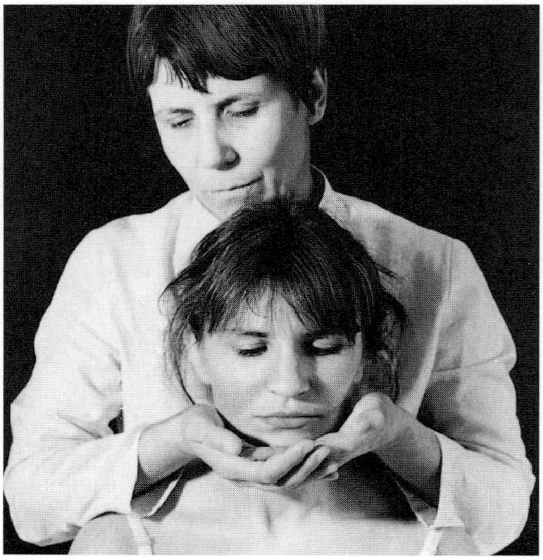

Bild 8.7 Isometrische Anspannung der Anteflexion mit Halt unter dem Kinn

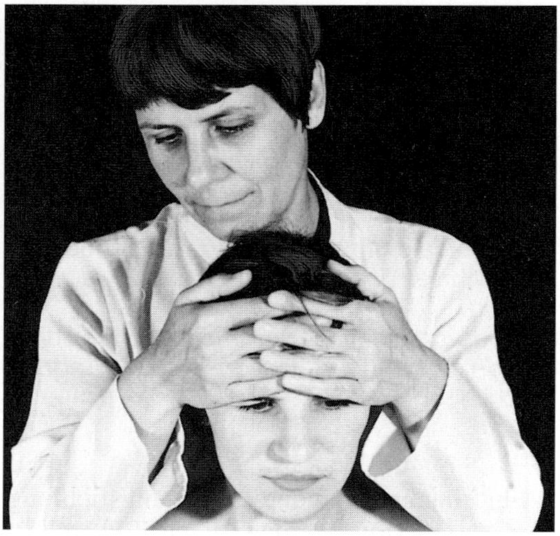

Bild 8.8 Isometrische Anspannung der Anteflexion mit Halt an der Stirn

Bei diesem isometrischen Anteflexionstest kommen als Schmerzursache in Betracht:
- beidseitig M. sternocleidomastoideus, Mm. scalenus anterior et medius;
- schmerzhafter dorsaler Atlasbogen mit verspannten tiefen subokzipitalen Streckmuskeln (folgt Untersuchung der Nackenstrekker in Anteflexion, s. 8.2.6);
- schmerzhafte Funktionsstörungen der Kopfgelenke.

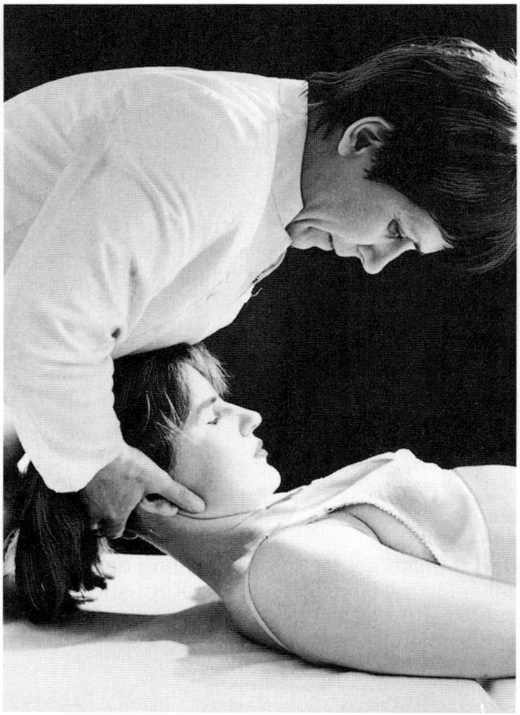

Bild 8.9 Gehaltene Anteflexionslagerung des Kopfes zur Prüfung auf Muskel- und Bandschmerz und zur Palpationsuntersuchung der tiefen subokzipitalen Nackenstrecker

8

8.2.5 Anteflexionstest in Rückenlage als Schmerzprovokationstest

(Bild 8.9). Die Patientin liegt entspannt auf dem Rücken, der Behandler steht am Kopfende. Er nimmt den Kopf in beide Hände und führt ihn passiv nach vorn in die Anteflexion mit angezogenem Kinn. In dieser Stellung wird der Kopf mindestens 10 s gehalten. Der nach Latenz auftretende Schmerz wird dem Lig. transversum atlantis zugeordnet. Das ist vorwiegend bei Hypermobilität der Kopfgelenkregion (bei Kindern) oder entzündlich-struktureller Erkrankung irritiert.

Sofortschmerz im Anteflexionstest ist Hinweis auf:
- Stabilitätsminderung im Atlas-Axis-Bereich;
- Anteflexionsblockierung der Kopfgelenke.

Latenzschmerz im Anteflexionstest ist Hinweis auf:
- Atlasbogenschmerz (folgt Untersuchung der Nackenstrecker in Anteflexion, s. 8.2.6);
- Bandschmerz C1/2, Lig. transversum atlantis;
- (rheumatische) Entzündung im atlanto-axialen Bereich, z. B. Grisel-Syndrom nach eitriger Tonsillitis bei Kindern.

8.2.6 Palpation der tiefen subokzipitalen Nackenstreckmuskeln

Verspannungen in den tiefen subokzipitalen Extensoren über dem dorsalen Atlasbogen können Ursache des in Anteflexion auftretenden Schmerzes sein. Häufiger wird bei ihrer Aktivierung während der Kopfreklination und im Anspannungstest (s. 8.2.3) Schmerz provoziert.

Die Patientin liegt wie beim Anteflexionstest entspannt auf dem Rücken, der Behandler am Kopfende hebt den Kopf in die Anteflexion und palpiert mit Zeigefinger oder Mittelfinger die Weichteile beidseits unterhalb des Okziput über dem Atlasbogen (s. Bild 8.9). Die Verspannungen begleiten Blockierungen des Segmentes C0/1 und treten als Teil einer muskulären Inkoordination (unökonomische Statik) und vor allem bei Hypermobilität auf.

8.3 Orientierende Untersuchung im Sitzen

Die orientierende Untersuchung der HWS verbindet die aktive Bewegung der Patientin mit der passiven Weiterführung der Bewegung durch den Behandler bis zum Endanschlag. Werden in der Gesamtbewegung des Kopfes Einschränkungen festgestellt, kann durch Etagenprüfung die Region eingegrenzt werden, die vermutlich die Bewegungsstörung verursacht. Dort erfolgt dann die gezielte segmentale Untersuchung.

Bei allen orientierenden Untersuchungen sitzt die Patientin. Die Untersuchung ist am besten möglich, wenn beide Füße bei rechtwinklig gebeugten Hüft- und Kniegelenken auf dem Boden oder einer festen Unterlage stehen. Zusätzlich kann der Behandler die Patientin von hinten mit seinem Körper abstützen. Eine Kyphosierung thorakal oder zervikodorsal bedingt eine HWS-Lordose mit Bewegungsminderung, kann also Funktionsstörungen vortäuschen und soll so gut wie möglich durch die Stützung von hinten aufgerichtet werden.

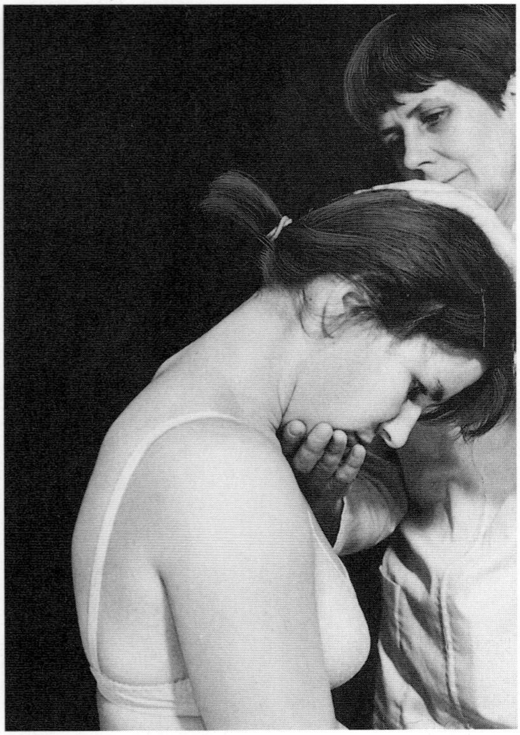

Bild 8.10 Nach aktivem Bewegungsbeginn wird die Anteflexion des Kopfes vom Hinterkopf her passiv weitergeführt

8.3.1 Anteflexion aktiv und passiv

(Bild 8.10). Bei der *aktiven Anteflexion* wird der Bewegungsablauf betrachtet, d. h. ob sich alle Segmente an der Vorbeugebewegung beteiligen oder ob eine Region steilgestellt oder sogar lordosiert bleibt. An solchen Stellen zeigt die Palpation der Mittellinie dorsal, ob das Lig. nuchae verkürzt angespannt tastbar ist. Bei freier Beweglichkeit sollte das Kinn

8

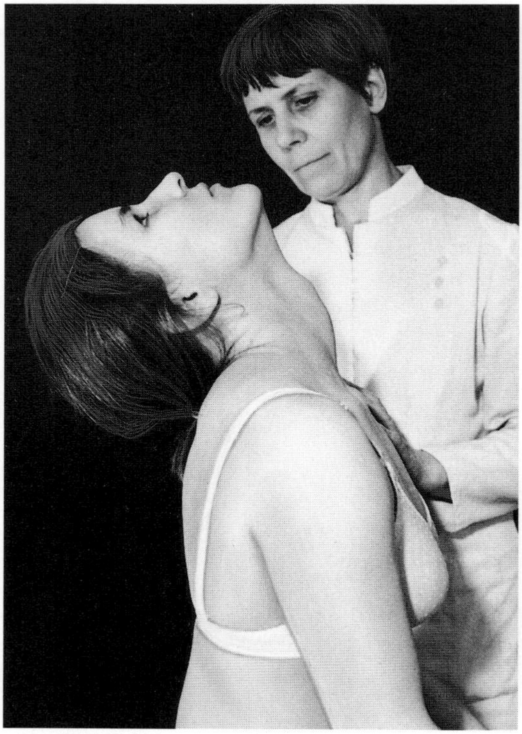

Bild 8.11 Aktive Retroflexion der HWS. Harmonische Synkinese von Kopf und HWS wird in der bogenförmigen Kinnbewegung nach hinten oben sichtbar. Bei Einschränkung oder Schmerz folgt die passive Prüfung in Etagen

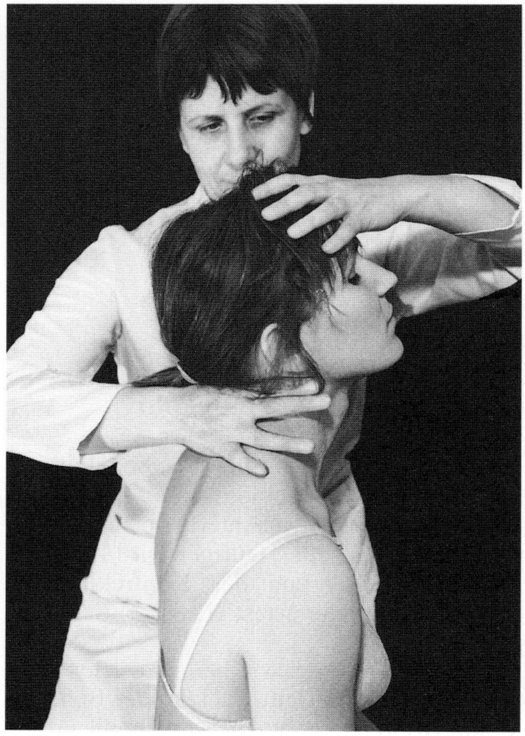

Bild 8.12 Passive Retroflexion der oberen HWS durch Führung an der Stirn

bis an das Sternum herangeführt werden können. Ist das nicht möglich, schließt sich die *passive Prüfung* des hemmenden Widerstandes an. Der Behandler legt eine Hand unter das Kinn der Patientin und schiebt mit der anderen Hand am Hinterkopf weich in die weitere Anteflexion. Die Bewegung ist durch Band- und Muskelspannung begrenzt. Vorzeitige Spannungserhöhung spricht für reflektorische Schmerzhemmung, Funktionsstörung, verkürzte Muskulatur oder verkürztes Lig. nuchae.

Behinderte Anteflexion ist Hinweis auf:
- Funktionsstörung der Anteflexion (C0/1);
- Verspannung der kurzen Nackenstrecker;
- Verkürzung der Nackenmuskulatur oder des Lig. nuchae;
- Hypermobilität der Kopfgelenkregion mit Bandschmerz und Abwehrspannung.

8.3.2 Retroflexion aktiv und in drei Etagen passiv

(Bild 8.11 bis 8.13). Die Patientin beugt den Kopf aktiv zurück. Der Behandler steht seitlich und betrachtet den Bewegungsablauf (s. Bild 8.11). Die Bewegung muß bis in die obere BWS laufen. Störungen des Bewegungsablaufes lassen sich am Anheben des Kinns ohne Rückführung des Kopfes erkennen. Zervikodorsale Unbeweglichkeit ist sichtbar und tastbar. Dann folgt sofort die gezielte segmentale Untersuchung.

Wenn die Patientin Schmerzen während der Retroflexionsbewegung angibt, muß die passive Untersuchung in drei Etagen angeschlossen werden: Nacheinander stützt der Behandler mit der Daumen-Zeigefinger-Gabel einer Hand die Bögen C3, dann C6 und schließlich Th1 ab. Bei Abstützen der ober-

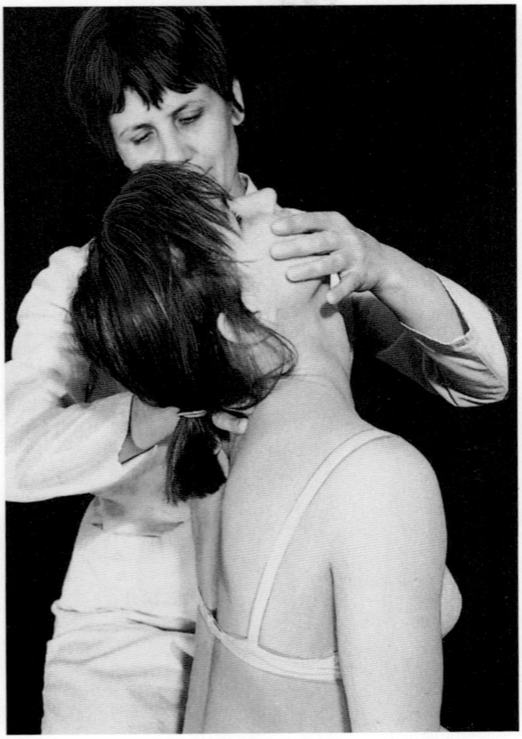

Bild 8.13 Passive Retroflexion der unteren HWS durch Führung am Kinn. Die flach aufgelegte Tasthand des Arztes beurteilt die zervikodorsale Region

sten HWS wird der Kopf der Patientin von der Stirn her in die Reklination geführt (s. Bild 8.12). Schon für die *mittlere HWS* mit Abstützen bei C6 ist es vorteilhaft, die Rückbeuge vom Kinn her zu führen (s. Bild 8.13). Ein weiches Heranlegen der oberhalb der Hand liegenden HWS-Segmente an die haltende Hand wird erwartet. Steifigkeit und Schmerz bei der Prüfung einer Etage können die Untersuchung der nächsttieferen Etage durch Abwehrspannung unmöglich machen und führen zur segmentalen Untersuchung.

Für den *zervikodorsalen* Übergangsbereich werden die palpierenden Finger flach quer über die Dorne C6 bis Th3 aufgelegt, der Kopf wird immer vom Kinn her geführt und eher *nach dorsal geschoben* als rekliniert. Auch hier soll die Region die Bewegung weich nachgebend aufnehmen. Rigides „Stehenbleiben" verlangt die segmentale Untersuchung der Funktion.

Behinderte Retroflexion ist Hinweis auf:
- Funktionsstörung der HWS, vor allem:
  - Kopfgelenkregion,
  - zervikodorsaler Übergang,
  - Muskelverspannung,
  - Atlasbogenschmerz.

Zeigt die aktive Rückbeuge eine muskuläre Hemmung aus bewußter oder unbewußter Furcht vor Schwindel, soll keine passive Bewegung in diese Richtung durchgeführt werden.

Ängstliche Abwehr bei der Retroflexion ist Hinweis auf:
- Schwindel;
- radikuläre Kompression;
- Strukturschädigung an der WS oder in der (ventralen) Muskulatur.

8.3.3 Rotation mit aufrechter Kopfhaltung

(Bild 8.14). Die Patientin sitzt, der Behandler steht hinter ihr und legt den rechten Zeigefinger von links an das Kinn der Patientin. Der linke Arm stützt sich mit dem Ellbogen auf die Patientenschulter und die Fingerspitzen legen sich locker auf die Haare über dem Scheitel, der Daumen von hinten an das Hinterhaupt. Nach Auftrag dreht die Patientin den Kopf nach rechts. Abweichen des Kopfes aus der Achse während der Bewegung wird beachtet und am Ende der erreichte Rotationswinkel geschätzt. Danach führt der Behandler mit dem Zeigefinger am Kinn weich bis zur passiven Endespannung. Der Handkontakt am Hinterkopf verhindert Ausweichbewegungen nach hinten und zur Seite. Zur Bewegung in die Gegenrichtung wechseln die Behandlerhände Anlage und Funktion.

Zur Beurteilung dienen die Bewegungsausschläge im Seitenvergleich und Unterschiede im Endwiderstand der passiven Endrotation. Der Kopf darf nicht nach hinten ausweichen!

Rotationsasymmetrie ist Hinweis auf:
- Funktionsstörungen in der HWS;
- Muskelverspannung.
- Grobe Einschränkungen weisen eher auf die oberste HWS hin.

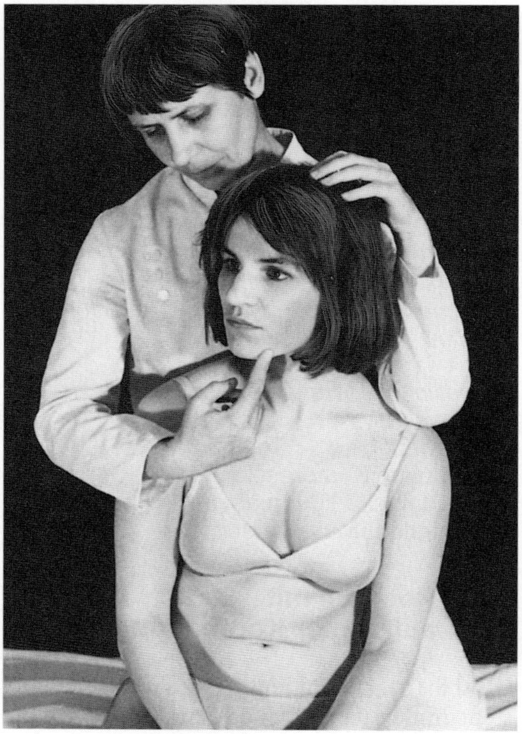

Bild 8.14 Orientierend aktive Rotation der HWS mit passiver Weiterführung. Der tastende Finger am Kinn beurteilt den Endewiderstand

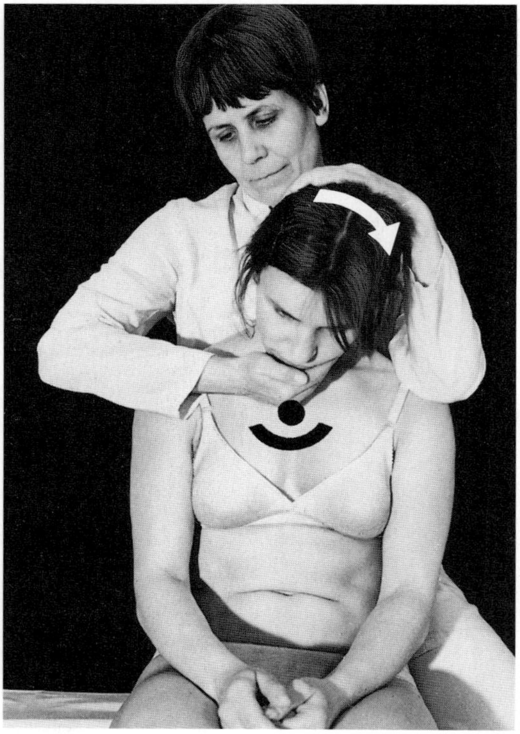

Bild 8.15 Orientierende Untersuchung der Rotation in der obersten HWS (Kopfgelenke) aus maximaler Kopfanteflexion. Die Hand am Hinterkopf führt die Bewegung

8.3.4 Rotation mit abgestützter Kopfanteflexion

(Bild 8.15). Die Patientin senkt ihren Kopf nach vorn und beugt dabei die HWS maximal. In dieser Stellung ist die Beweglichkeit der unteren HWS durch Bandspannung begrenzt. Die Patientin wird von hinten mit dem Körper des Behandlers gestützt. Zur Prüfung der Rechtsrotation liegt die rechte Hand des Behandlers unverrückbar am Sternum der Patientin. Der Unterarm hält von vorn festen Kontakt an der Patientenschulter. Diese Hand stützt das Kinn der Patientin ab. Die andere Hand nimmt weich Kontakt an der rechten Hinterhauptseite und führt den Kopf leicht ziehend in die Linksseitneige mit Rechtsrotation. Es wird die Funktionsfähigkeit einer Kombinationsbewegung geprüft. Der größte Bewegungsausschlag dieser Bewegung liegt am Hinterhaupt. Das Kinn bewegt sich kaum in der Schale der Behandlerhand. Zur Prüfung der Gegenseite greifen die Hände um.

Die Prüfung verdeutlicht Funktionsstörungen in der Kopfgelenkregion. Am Bewegungsende sind häufig Muskelanspannungen auf der Rotationsseite sichtbar (Neigungsgegenseite).

Fehler:

1. Die maximale Anteflexion wird bei der Prüfung aufgegeben. Dadurch kann die Rotation in die mittlere HWS weiterlaufen. Das Kinn behält dann keinen Kontakt zur stützenden Behandlerhand.
2. Diese Ausweichbewegung wird nicht bemerkt, wenn der Behandler seine Hand nicht am Sternum fixiert, sondern das Kinn mit der Hand bewegt.

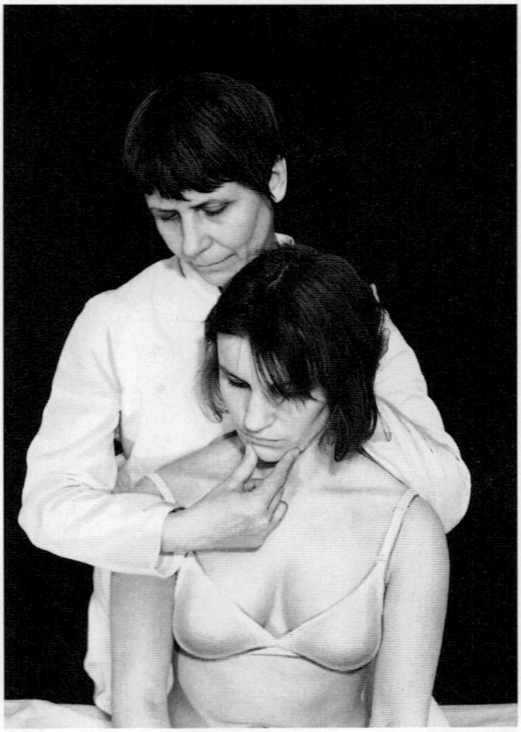

Bild 8.16 Orientierende Untersuchung der Kopfrotation mit angezogenem Kinn, hier nach rechts

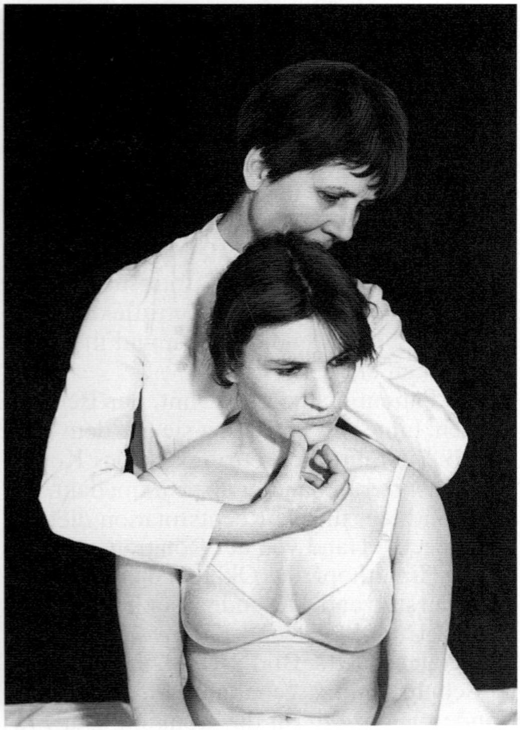

Bild 8.17 Orientierende Untersuchung der Kopfrotation mit angezogenem Kinn, vergleichend nach links (s. Bild 8.16)

Asymmetrie der Bewegungskombination aus der Anteflexion ist Hinweis auf:
- Funktionsstörung der Kopfgelenkregion (Seitneige/Rotation),
- Verspannung mit Verkürzung der Nackenmuskulatur.

8.3.5 Rotation bei angezogenem Kinn

(Bild 8.16 und 8.17). Die Patientin sitzt entspannt, vom Behandler von hinten abgestützt. Der Behandler hält das Kinn der Patientin zwischen Daumen und Zeigefinger einer Hand und nimmt mit der anderen Hand Kontakt am Hinterkopf (s. Bild 8.16). Er zieht das Kinn an den Hals heran und erreicht eine isolierte Anteflexion der Kopfgelenke bei aufgerichteter, nicht anteflektierter übriger HWS. Mit geringem Führungsdruck am Kinn rotieren die Finger den Kopf nacheinander zur einen und zur anderen Seite bis an den Endwiderstand heran. Die Hand am Hinterkopf verhindert Ausweichbewegungen (s. Bild 8.17). Bei dieser Technik ist ein Umgreifen nicht erforderlich. Wer nur durch Zug in die Rotation seitengleiche Führung erreicht, muß umgreifen.

Asymmetrie des Rotationswinkels und der Härte des Endwiderstandes weisen auf Funktionsstörungen des Segmentes C2/3 hin und sollen durch gezielte Untersuchung gesichert werden.

Fehler:

Zu kraftvolle Rotationsführung verleitet zum Auflösen der Vornickung.

Rotationsasymmetrie bei angezogenem Kinn ist Hinweis auf:
- Funktionsstörung des Segmentes C2/3;
- Verspannung der Nackenmuskulatur.

8

8.3.6 Rotation in Retroflexion des Kopfes

(Bild 8.18). Die Retroflexion hemmt die Rotationsbewegung der oberen HWS. In Retroflexionsstellung des Kopfes läßt die Prüfung der Rotation um die (senkrechte) Körperlängsachse deshalb Rückschlüsse auf die Funktion des zervikodorsalen Überganges zu. Die Indikation für diese Untersuchung ist streng zu stellen, d. h. die Retroflexion muß vorher untersucht worden sein und ihre Verträglichkeit erwiesen haben.

Die Patientin sitzt entspannt, der Behandler steht hinter ihr und stützt sie mit dem Körper ab. Sie führt die Retroflexion des Kopfes aktiv aus. Der Behandler übernimmt dann den Kopf und legt für die Rechtsrotation die pronierte rechte Hand von der Rotationsseite her an den Hinterkopf, das Okziput dabei mit dem Daumen stützend. Die andere supinierte Hand schient Unterkiefer und Kinn von der Rotationsgegenseite (s. Bild 8.18). Die Unterarme in Schubrichtung gehalten, schieben beide Hände gleichzeitig in die Rotation. Zur Prüfung der Gegenrichtung greifen die Hände um, indem sie von der Supinations- zur Pronationsstellung bzw. umgekehrt wechseln. Beurteilt wird die Symmetrie der Rotationswinkel, nicht der Endwiderstand.

Fehler:

Am Rotationsende wird die Bewegung „weitergedrückt". Dabei entsteht eine Seitneige, der Kopf gerät aus der Achse.

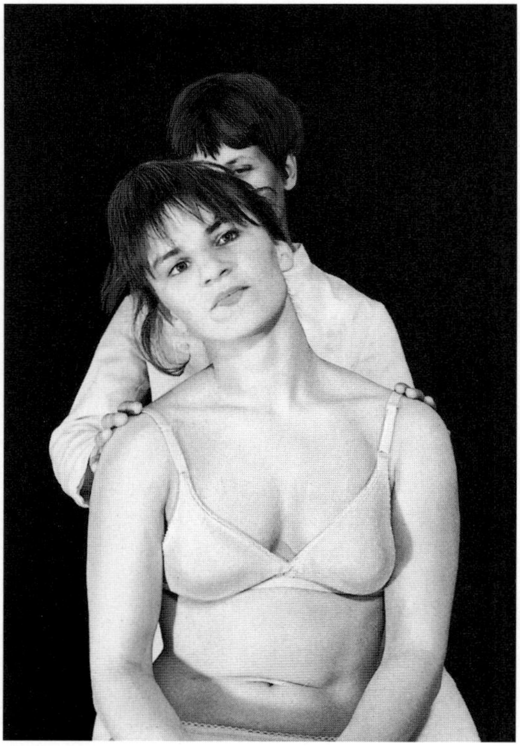

Bild 8.19 Orientierende Inspektion von Ablauf und Ausmaß der aktiven Seitneige. Bei Asymmetrie und Einschränkung folgt die passive Prüfung in Etagen

8

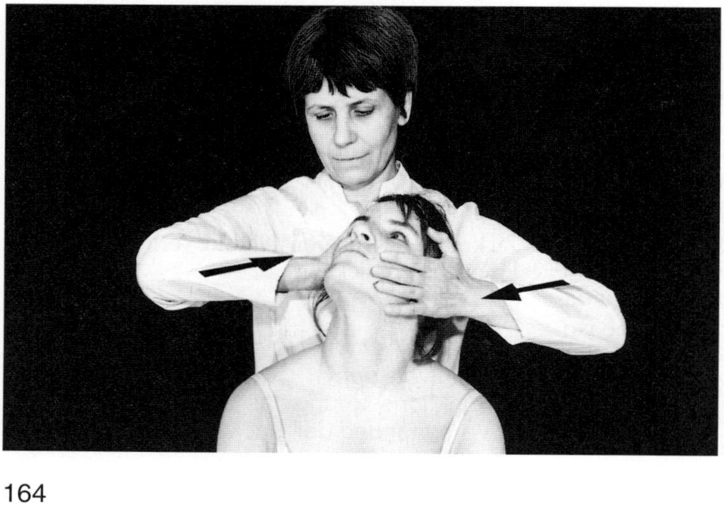

Bild 8.18 Orientierende Rotationsuntersuchung des zervikodorsalen Überganges in Retroflexionseinstellung. Sie wird weich schiebend von den großflächig angelegten Behandlerhänden geführt. Die Hand am Hinterkopf stützt das Okziput mit dem Daumen von unten

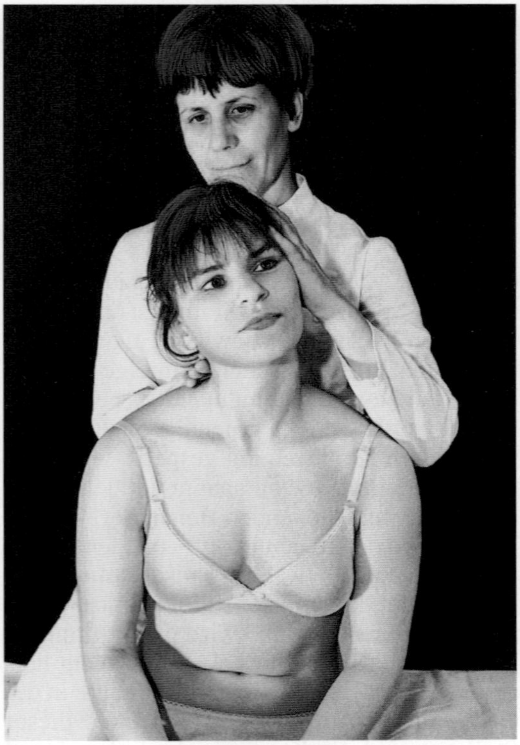

Bild 8.20 Passive Seitneige der oberen Etage der HWS mit Abstützung von C2 und Bewegungsführung am Kopf

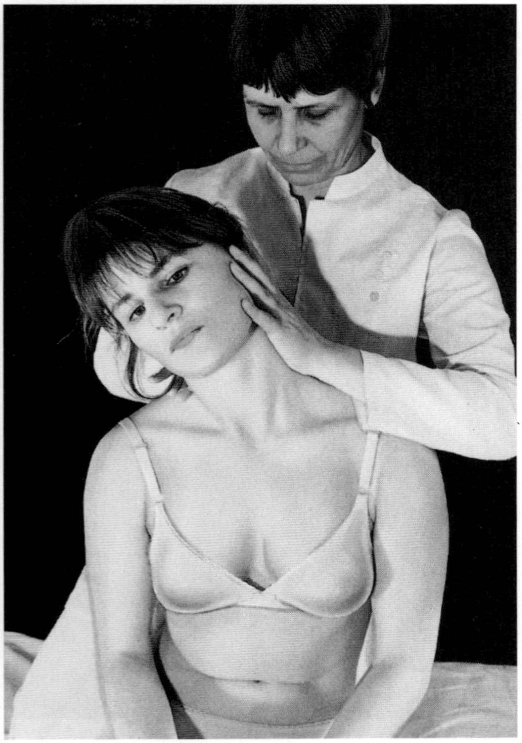

Bild 8.21 Passive Seitneige der zervikodorsalen Etage mit Abstützen von Th1 und Schienung der oberen HWS durch die führende Hand. Im vorliegenden Fall vergrößert sich das Bewegungsausmaß bei geschienter HWS deutlich im Vergleich zur aktiven Gesamtneigung (s. Bild 8.19)

Rotationsasymmetrie in Retroflexion ist Hinweis auf:
- Funktionsstörung der zervikodorsalen Region;
- Funktionsstörung der oberen Rippen;
- Muskelverspannung;
- manchmal beeinflußt eine C2/3-Störung diese Prüfung.

8.3.7 Seitneige aktiv und in drei Etagen passiv

(Bild 8.19 bis 8.21). Die Patientin sitzt und neigt den Kopf aktiv zur einen und dann zur anderen Seite. Der Behandler steht hinter ihr und betrachtet die Bewegung und schätzt das Ausmaß (s. Bild 8.19). Mit den Fingerspitzen auf ihren Schultern vergewissert er sich tastend, daß keine Ausweichbewegungen auftreten. Harmonischer Bewegungsablauf und symmetrischer Ausschlag werden erwartet. Bei eingeschränkter Beweglichkeit einer Seite schließt sich die passive Untersuchung in 3 Etagen an.

Zur *passiven Etagenuntersuchung* sitzt die Patientin, von hinten durch den Behandler abgestützt. Nacheinander legt der Behandler die Zeigefingerkante einer Hand von dorsolateral an den Wirbelbogen von C2, an den Wirbelbogen C5 und schließlich die Schwimmhaut von der Seite an den Wirbel Th1 mit dem Daumen an der Seite des Dornfortsatzes. Mit der anderen Hand neigt er den Kopf über die tastende Hand, bis die Bewegung dort tastbar wird (s. Bild 8. 20). Weiches Absinken der HWS über der haltenden Hand wird erwartet. Steifigkeit und Schmerz sprechen für die Funktionsstörung der untersuchten Etage.

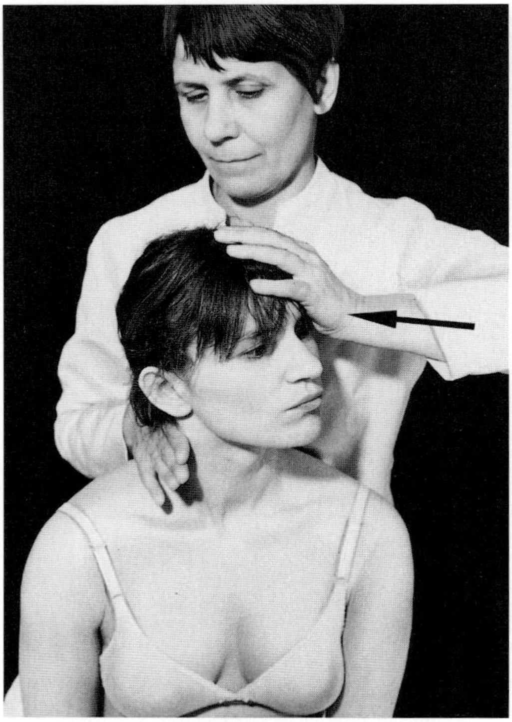

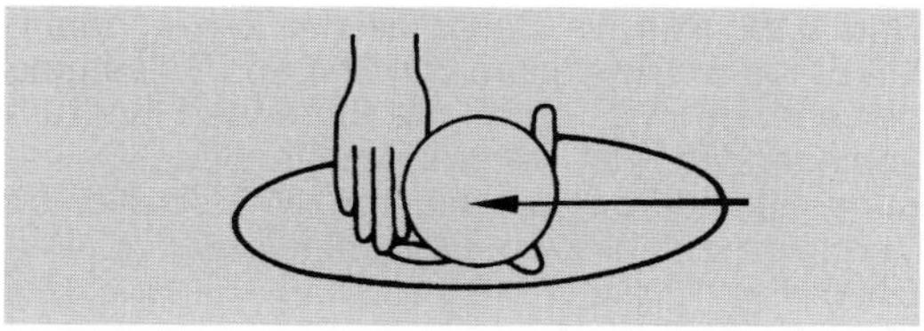

Bild 8.22 Orientierende Untersuchung des Segmentes C0/1 mit den Komponenten Seitneige und Retroflexion. Der 45° zur linken Seite gedrehte Kopf wird passiv ganz zart über die Radialkante der tastenden Hand gelegt, die genau sagittal in der Grube unterhalb des Okziput liegt

Schmerz der höheren Etage hemmt die Seitneige darunter. Deshalb sollte die führende Hand mit dem Daumenballen die darüberliegenden Segmente von laterodorsal schienen. Die übrigen Finger führen die Seitneige (s. Bild 8.21).

Fehler:

1. Die stützende Hand liegt über schmerzhaften Strukturen (Querfortsätze).
2. Zu großer Krafteinsatz erzeugt Abwehr.

Behinderte Seitneige ist Hinweis auf:
- Funktionsstörungen der Lateralflexion (in allen Etagen möglich);
- Verspannung der seitlichen Halsmuskeln.

8.3.8 Gedrehte Seitneige C0/1

(Bild 8.22). Ziel der Untersuchung ist es, Hinweise auf Störungen von Seitneige und Retroflexion zu erhalten. Dazu wird in in eine Richtung in der Mitte zwischen Seitneige und Retroflexion bewegt. Damit nur C0/1 beweglich bleibt, werden die Segmente von C1/2 abwärts durch Kopfdrehung gesperrt.

Die Patientin sitzt entspannt und lehnt sich an den dahinter stehenden Behandler. Dessen linke Hand führt den Kopf von der linken Stirnseite her in etwa 45° Linksrotation. Die Hand bleibt liegen, der Ellbogen ist abgespreizt. Die rechte Hand wird nun sagittal gehalten an die Halsseite gelegt und dann heraufgeschoben, bis die Zeigefingerkante in der Grube unter dem Okziput liegt. Aus dieser Stellung wird der Kopf von der linken Hand zart in Richtung zur rechten Schulter über den Zeigefinger gelegt. Normalerweise ist eine kleine weiche Absinkbewegung über dem Zeigefinger tastbar. Steifigkeit, die die tastende Hand beiseite zu schieben scheint, weist auf Funktionsstörung hin.

Weiche Neigungsbewegung bei gedrehtem Kopf ist Hinweis auf:
- freie Funktion von Seitneige und Retroflexion C0/1

8.3.9 Verweis zur orientierenden Untersuchung der 1. Rippe

Die erste Rippe hat enge funktionelle und pathogenetische Beziehungen zum zervikodorsalen Übergang und damit zur HWS. Sie wird deshalb in der Praxis gemeinsam mit der HWS untersucht.

Wegen der anatomischen Zugehörigkeit zum Thorax haben wir die Techniken der 1. Rippe dort zusammengefaßt (s. Kap. 7.8).

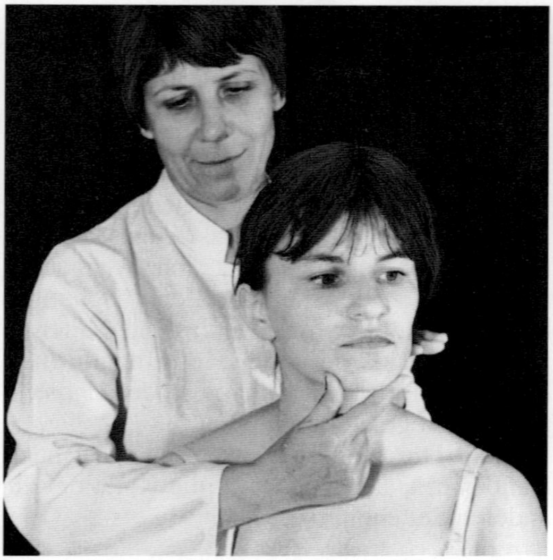

Bild 8.23 Segmental palpierende Untersuchung von C1/2 in Linksrotation, am Kinn geführte Bewegung

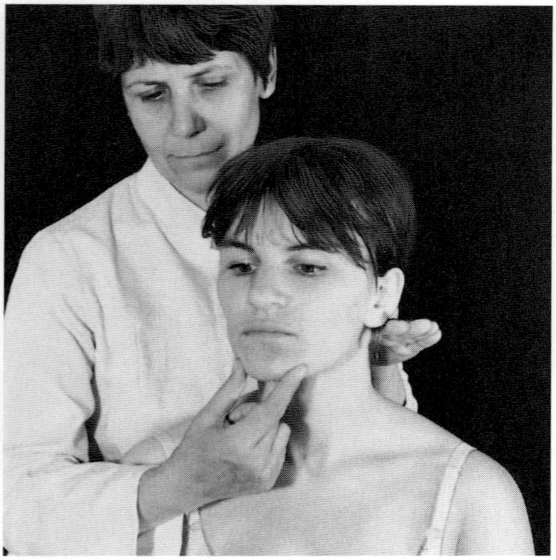

Bild 8.24 Segmental palpierende Untersuchung von C1/2 in Rechtsrotation, zum Vergleich mit der Gegenseite (Bild 8-23)

8.4 Segmentale Rotationsuntersuchung – Kopfgelenke, Halswirbelsäule, zervikodorsaler Übergang

Die Rotation des Kopfes läßt sich im Liegen nicht, im Sitzen gut untersuchen. Die posturale Muskelspannung im Sitzen muß dann in Kauf genommen werden. Wie bei der orientierenden Untersuchung sitzt die Patientin aufrecht mit gutem Bodenkontakt ihrer Füße. Sie wird vom Behandler von hinten abgestützt und die BWS dabei aufgerichtet. Die Rotationsuntersuchung gibt für die Segmente C1/2 bis C4/5 die wichtigsten diagnostischen Informationen, gefolgt von der Lateralverschiebung. Zervikodorsal sind die Verschiebetechniken zuverlässiger als die Rotationsprüfung.

8.4.1 Rotationsuntersuchung im Segment C1/2 im Seitenvergleich

(Bild 8.23 und 8.24). Die Patientin sitzt aufrecht, der Behandler steht hinter ihr. Er umfaßt mit der Daumen-Zeigefinger-Gabel einer Hand von einem Gelenkfortsatz zum anderen dorsal den Bogen von Axis, um ihn tastend zu halten. Die andere Hand führt die Kopfrotation bis an die tastbar beginnende Spannung unter der haltenden Hand, zunächst in einer Richtung mit weichem Daumendruck gegen das Kinn (s. Bild 8.23), dann in der anderen Richtung mit sanftem Zeigefingerzug am Kinn (Bild 8.24).

Die Rotationswinkel und der Endwiderstand werden im Seitenvergleich beurteilt. Asymmetrie ist Zeichen einer Rotationsblockierung Atlas/Axis in Richtung des härteren Endwiderstandes und des kleineren Rotationswinkels.

Hinweis:

- Die Schwimmhaut (am Dorn) und die Basis von Daumen und Zeigefinger eignen sich nur unvollkommen zur Palpation. Bei Unsicherheit im Befund kann die Palpationshand mit den Spitzen von Daumen und Zeigefinger von dorsal an die Gelenkfortsätze angelegt werden wie bei der Sequenzuntersuchung von C2-6 (Kap. 8.4.2.). Dann wird die Rotation gegen den tastenden Daumen geführt. Für die Gegenseite muß umgegriffen werden.

8

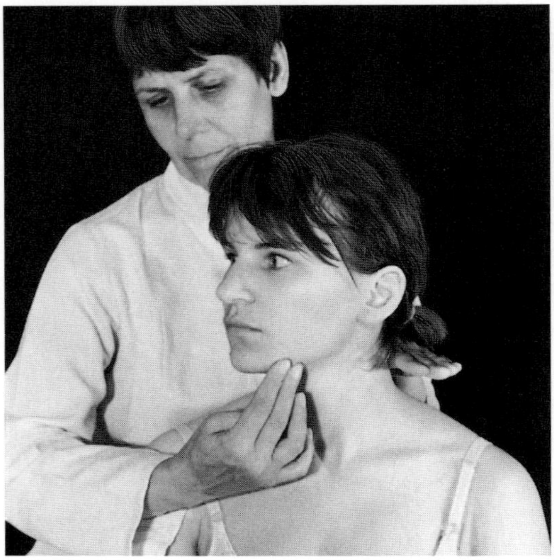

Bild 8.25 Segmental palpierende Untersuchung der Rechtsrotation in den Segmenten C2-6 als Sequenzuntersuchung, im Bild ist C5/6 dargestellt. Der Bewegungszuwachs gegenüber C1/2 (s. Bild 8.24) ist deutlich erkennbar

8.4.2 Rotationsuntersuchung der Segmente C2-6 als Sequenzvergleich

(Bild 8.25). Die Patientin sitzt aufrecht, vom Behandler von hinten abgestützt. Die tastend haltende Hand liegt mit den Fingerspitzen von Daumen und Zeigefinger von dorsal an den Gelenkfortsätzen des kaudalen Partnerwirbels, zuerst an C2. Auf der Rotationsendstellung C1/2 aufbauend (s. Bild 8.24), werden die darunterliegenden Segmente nacheinander nun in dieser Richtung als Sequenz (im Reihenfolgevergleich) fortlaufend untersucht. Dann folgt nach Umgreifen die andere Seite.

Es ist günstig, jeweils in die Richtung zu untersuchen, auf der der Daumen der haltenden Hand liegt. Die Endespannung wird eingestellt und bewertet. In jedem Segment wird der Zuwachs des Rotationswinkels in der Kopfstellung geschätzt. Der Daumen der tastend haltenden Hand verschiebt sich nach Erreichen der Endespannung um einen Wirbel (ein fingerbreit) kaudalwärts, der Zeigefinger folgt. Das ist meist nur bis C6 möglich. Der Zeigefinger der anderen Hand führt den Kopf am Kinn bis an die Spannungsgrenze (s. Bild 8.25). Es wird ein etwa gleicher Bewegungszuwachs von Segment zu Segment erwartet. Fehlender Bewegungszuwachs spricht für Blockierung. In manchen Fällen ist sogar eine Abnahme des Rotationsausschlages am gestörten Segment zu beobachten, wenn eine schmerzhafte Blockierung reflektorisch muskulär geschützt wird. Die tastend haltende Hand nimmt als zusätzliche Information auch hier die Härte der Spannung in der Endstellung des Segmentes auf.

Nach Durchlaufen einer Seite wird nach Händewechsel gleichsinnig die Rotation zur anderen Seite untersucht.

Fehler:

1. Palpierende Hand und führende Finger üben zu starken Druck aus, die Spannung am Bewegungsende wird nicht tastbar oder sie wird als reflektorische Abwehrspannung vorzeitig vorgetäuscht.
2. Eine Hyperlordose der HWS durch fehlerhafte Sitzhaltung der Patientin oder zu starken Druck der palpierenden Hand wird nicht beachtet.
3. Zu starker Zug des führenden Fingers zieht den Kopf in die Seitneige. Dadurch wird ein Verriegelungsmechanismus erzeugt.

8.4.3 Rotationsuntersuchung der zervikodorsalen Region

(Bild 8.26). Die Rotation C6 bis Th2 wird *während aktiver Kopfrotation* untersucht, ist daher stärker von aktiven Muskelkräften abhängig als die passive Untersuchung und zur Blockierungsdiagnose des Segmentes sehr unsicher. Diese Untersuchung eignet sich zur Befundbestätigung bei bekannter Blockierung im Segment vor der Entscheidung für eine Rotationsmobilisation.

Die Rechtsrotation eines Wirbels trägt seinen Dorn nach links, die Linksrotation trägt ihn nach rechts. Die Bewegung geht vom Kopf aus und schreitet von kranial nach kaudal fort. Die Differenz zwischen Nachbar-

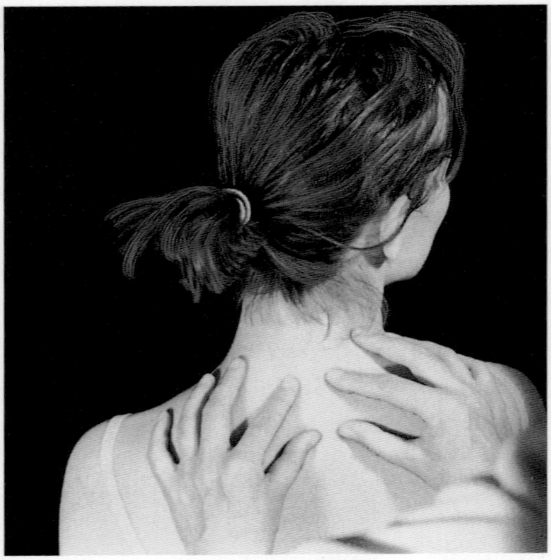

Bild 8.26 Rotationsuntersuchung zervikodorsal durch Palpation und Beobachtung der Bewegung von zwei benachbarten Dornfortsätzen. Im Bild wird das Segment C7/Th1 in Rechtsrotation untersucht. Als Zeichen der Beweglichkeit ist der Dorn C7 nach links vorgelaufen

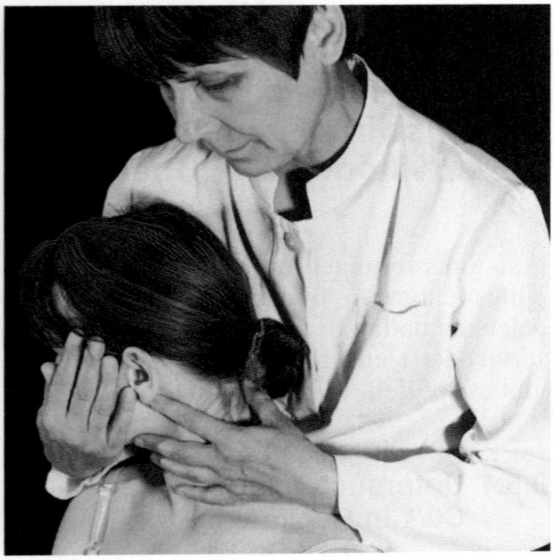

Bild 8.27 Rotationsfederung C0/1 aus maximaler Rechtsrotation des leicht nach vorn geneigten Kopfes, Palpation im Winkel zwischen Mastoid und Unterkiefer

dornen wird von den tastenden Fingern wahrgenommen.

Die Patientin sitzt frei aufrecht. Der Behandler steht hinter ihr und legt die Zeigefinger rechts und links von C6 neben den Dorn und die Daumen rechts und links von C7. Die Patientin dreht nach Aufforderung den Kopf aktiv nacheinander nach rechts und links (s. Bild 8.26). Der Rotationsunterschied bei den Hin- und Herbewegungen wird zwischen den Daumen und Zeigefingern wahrgenommen. Bei Rechtsrotation wird ein Vorlauf des oberen Dornes nach links erwartet. Die Befunde werden im Seitenvergleich und in der Sequenz bewertet.

8.4.4 Rotationsfederung C0/1 aus der Endrotationsstellung der Halswirbelsäule

(Bild 8.27). Die Patientin sitzt aufrecht und an den hinter ihr stehenden Behandler angelehnt. Dieser führt den Kopf aus leichter Vorbeuge mit beiden Händen in maximale Rechtsrotation und läßt ihn etwas nach vorn sinken. Die Kopfgelenkregion erscheint dadurch leicht nach links geneigt. Die folgende Federungsprüfung ist nur möglich, wenn die beschriebene Stellung abwehrfrei zu erreichen ist. Der Behandler legt den palpierenden linken Zeigefinger in den Winkel zwischen Mastoid und aufsteigendem Unterkieferast links, d. h. über den linken Querfortsatz des Atlas. Die Finger der rechten Hand liegen an der linken Gesichtsseite (Jochbein) und üben einen kleinen weichen Federungszug nach rechts im Sinne der Rechtsrotation aus. Über dem Querfortsatz C1 verstreicht die Grube etwas, der Tastbefund einer Federungsbewegung wird erhoben. Unverändert bleibende Spannung spricht für eine Funktionsstörung im Segment C0/1.

Fehler:

1. Der Federungszug wird mit zu großem Bewegungsausschlag durchgeführt.
2. Der palpierende Finger wird zu weit kaudal in den Halsweichteilen aufgesetzt.
3. Durch Zug am Unterkiefer täuscht dessen Bewegung eine Federung vor.

8

8.5 Segmentale Untersuchung der Ante- und Retroflexion – Kopfgelenke, Halswirbelsäule, zervikodorsaler Übergang

Funktionsstörungen in den sagittalen Bewegungsrichtungen finden sich in den Kopfgelenken und in der untersten HWS mit dem zervikodorsalen Übergang. Für beide Bereiche gibt es spezielle Untersuchungstechniken.

8.5.1 Untersuchung der Anteflexion C0/1 in Rückenlage

(Bild 8.28). Dieses ist die einzige segmentale Anteflexionsuntersuchung in der HWS. Die Patientin liegt auf dem Rücken. Der Behandler steht oder sitzt am Kopfende. Eine Handfläche legt er entspannt unter den Hinterkopf der Patientin auf die Bank. Daumen und Zeigefinger dieser Hand stützen von kraniodorsal beidseits den Atlasquerfortsatz ab. Die andere Hand wird mit dem Handteller auf die Stirn gelegt. Die Schwimmhaut zwischen Zeigefinger und Mittelfinger liegt auf der Nasenwurzel, die Fingerspitzen befinden sich auf den Jochbögen. Mit dieser Hand führt der Behandler den Kopf der Patientin ohne Stellungsänderung der stützenden Finger am Atlas in die Anteflexion. Die Bewegung läuft in einem Bogen kinnwärts (Pfeil in Bild 8.28) um eine Achse, die knapp oberhalb des Atlas in der Nähe der stützenden Fingerspitzen liegt.

Beginnende Spannung, von den stützenden Fingerspitzen wahrgenommen, zeigt das Ende der Bewegung an. Am Ende wird ein weiches einmaliges Federn an der Stirn oder den Jochbögen ausgelöst und zwischen den beiden gegeneinander arbeitenden Händen wahrgenommen. Harter Endwiderstand ohne weiches Nachgeben spricht für Funktionsstörung. Eine Seitendifferenzierung ist selten möglich.

Fehler

1. Statt mit den Fingern palpierend zu stützen, drücken sie fixierend und reizen den Atlasbogen schmerzhaft. Die Bewegung wird reflektorisch gehemmt. Diese Gefahr entsteht vor allem, wenn der Kopf nicht in die Anteflexion geführt, sondern nach dorsal gedrückt wird.
2. Über der Nasenwurzel bzw. im Augenbrauenbereich bestehende Schmerzpunkte können von der bewegenden Hand irritiert werden, was zusätzliche Spannung erzeugt.
3. Die Hand am Gesicht erzeugt durch ungünstige Lage Abwehr.

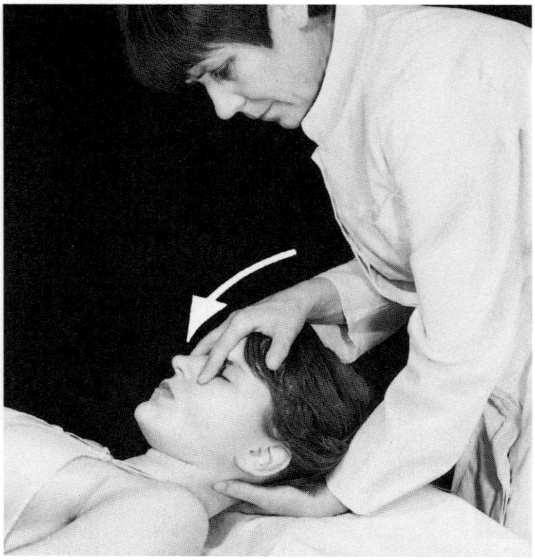

Bild 8.28 Anteflexionsuntersuchung C0/1. Der Atlas wird von dorsokranial abgestützt, die Hand an der Stirn führt die Bewegung

Hinweise:
- Bei sofort auftretendem hartem Endwiderstand ist eine Störung im orofazialen System möglich. Läßt der Widerstand nach, wenn die Flexionsbewegung vom Kinn her geführt wird, ist die gezielte Untersuchung des orofazialen Systems indiziert.
- Anteflexionsblockierungen C0/1 werden von Verspannungen der tiefen subokzipitalen Muskeln begleitet und manchmal vorgetäuscht. Falls Behandlungstechniken geplant sind, die nicht automatisch diese Muskeln relaxieren, sollten die Muskeln vorher untersucht (s. 8.2.6) und bei starker Ausprägung der Störung auch behandelt (s. 8.7.3) werden.

8

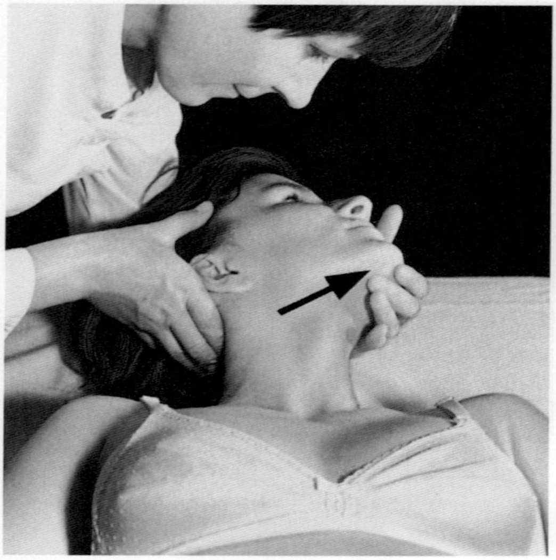

Bild 8.29 Retroflexionsuntersuchung zwischen Okziput und Atlas bei spannungsfrei rotiertem Kopf. Die linke Hand am Kinn führt das Kinn in Pfeilrichtung nach vorn bis an die Endespannung der Retroflexion. Die rechte palpiert rechts unter dem Okziput. Aus dieser Einstellung heraus folgt die Endefederung mit leichtem Druck gegen das Kinn stirnwärts

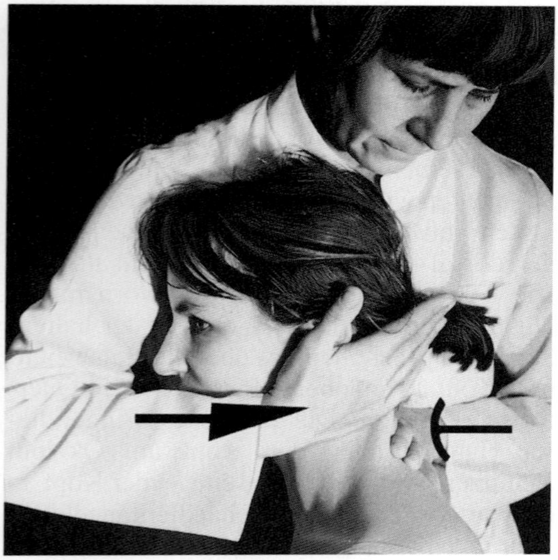

Bild 8.30 Untersuchung der Retroflexion in der unteren HWS durch Dorsalverschiebung im Sitzen (C5-Th2). Der obere Partnerwirbel wird über Weichteilkontakt von vorn-lateral gegen den gehaltenen unteren Partnerwirbel nach dorsal verschoben.

8.5.2 Untersuchung der Retroflexion C0/1 in Rückenlage

(Bild 8.29). Die Patientin liegt entspannt auf dem Rücken, der Behandler steht oder sitzt seitlich rechts am Kopfende und legt die weitgespreizte linke Hand an die linke Gesichtsseite vom Unterkiefer bis zur Schläfe, ein oder zwei Finger entlang des Unterkiefers, die Fingerspitzen unterhalb des Kinns. Das Okziput liegt auf dem linken Handgelenk und Unterarm. Die Hand rotiert den Kopf so weit nach links, daß gerade noch keine Spannung im rechten M. sternocleidomastoideus auftritt. Die Rotation soll mindestens 30°, höchstens 60° betragen und die Halsmuskulatur entspannt bleiben. Durch Führung des Kinns nach vorn mit den darunterliegenden Fingern der linken Hand wird der Kopf in die Retroflexion geschoben (Pfeilrichtung Bild 8.29). Die rechte Hand kann dabei helfen, tastet aber vor allem in der Grube unter dem Okziput das Bewegungsende. Die Endfederung entsteht durch zarten Druck von unten gegen das Kinn kranialwärts. Das teilt sich der tastenden Hand als weiches Nachgeben mit. Harter Anschlag ohne Federung spricht für Funktionsstörung.

Fehler:

1. Die Rotationseinstellung ruft Muskelspannung hervor, die den Befund verstärkt.
2. Statt der Retroflexion wird die Rotation verstärkt.

8.5.3 Untersuchung der Dorsalverschiebung C5-Th2 im Sitzen

(Bild 8.30). Zwischen C1 und C5 sind Retroflexionsstörungen praktisch nicht nachweisbar. Deshalb wird die Untersuchung der Dorsalverschiebung nur für den zervikodorsalen Übergang beschrieben. Zur segmentalen Untersuchung wird hierbei nicht die anguläre Bewegung benutzt, sondern eine gelenkspielähnliche Technik.

Die Patientin sitzt aufrecht. Der Behandler steht seitlich etwas vor der Patientin und stützt sie mit seinem Körper ab. In den zervikalen Segmenten wird der untere Partnerwirbel von hinten mit der Zeigefinger-Daumen-Gabel der dorsal liegenden Hand haltend umfaßt. Die vorn liegende Hand wird von vorn mit der Ulnarkante über den Zeigefinger der haltenden Hand geschoben, bis über die Halsweichteile Kontakt am oberen Partnerwirbel (Querfortsatz) entsteht. Die gestreckten Finger dieser Hand können den Kopf am Okziput abstützen. Auf der Gegenseite ist der Kopf an die vordere Schulter des Behandlers angelehnt, ohne eine Seitneige zuzulassen. Leichtes Aufrichten des Behandlers führt zu einer weichen Traktion am oberen Partnerwirbel und richtet gleichzeitig die HWS auf. Das erleichtert die Verschiebebewegung oder macht sie überhaupt erst möglich. Die Ulnarkante dieser Hand verschiebt dann den oberen Partnerwirbel nach dorsal. Die Finger am unteren Partnerwirbel tasten die kleine Bewegung, die bis an die Endespannung geführt wird.

Die nach kaudal folgenden Segmente werden untersucht, indem sich beide Hände jeweils um einen Wirbel kaudalwärts verschieben. Da am Thorakalwirbel die Fingergabel sehr spitz zugreifen müßte, ist es hier vorteilhaft, den unteren Dorn mit dem quer darübergelegten Zeigefinger zu halten und die Verschiebebewegung damit interspinal zu tasten.

Harter Anschlag oder fehlende Verschiebebewegung sprechen für Funktionsstörung. Traumatisch entstandene, schmerzhafte muskuläre Bewegungshemmungen kommen auch in den höheren Segmenten vor.

Fehler und Hinweise:

1. Die Dorsalbewegung wird nicht am oberen Partnerwirbel, sondern vom Kopf her geführt.
2. Beugung der Finger im Nacken lordosiert die HWS und erschwert die Bewegung.
3. Bei fehlender Traktion ist die Dorsalverschiebung erschwert.

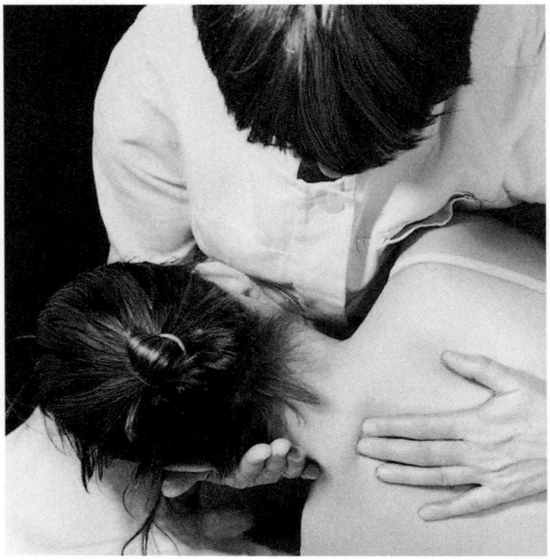

Bild 8.31 Untersuchung der Retroflexion der unteren HWS durch Dorsalverschiebung C5-Th2 in Seitlage. Kopf und Hals mit dem oberen Partnerwirbel werden nach dorsal getragen, Gegenhalt am unteren Partnerwirbeldorn

8.5.4 Untersuchung der Dorsalverschiebung C5-Th2 in Seitlage

(Bild 8.31). Die Patientin liegt entspannt auf einer Seite am vorderen Bankrand, der Behandler steht vor ihr. Die von hinten kommende Hand hebt den Kopf an und trägt ihn zunächst. Die von vorn kommende Hand tastet sich von unten mit dem Kleinfinger und der Ulnarkante am vorderen Trapeziusrand ein und verschiebt die Weichteile in Höhe des oberen Partnerwirbels nach dorsal bis zum Kontakt am Querfortsatz. Der abgespreizte Daumen und der gestreckte Zeigefinger stützen den Kopf von unten ab und strecken die HWS, der Unterarm trägt den Kopf. Jetzt kann die andere Hand die Tragefunktion aufgeben und von hinten den Dornfortsatz (und Bogen) des unteren Partnerwirbels umfassen. Sie tastet am oberhalb liegenden Interspinalraum. Die unter Hals und Kopf liegende Hand verschiebt mit den Weichteilen den oberen Partnerwirbel nach dorsal. Die HWS darf dabei nicht rekliniert (lordosiert) werden. Der tra-

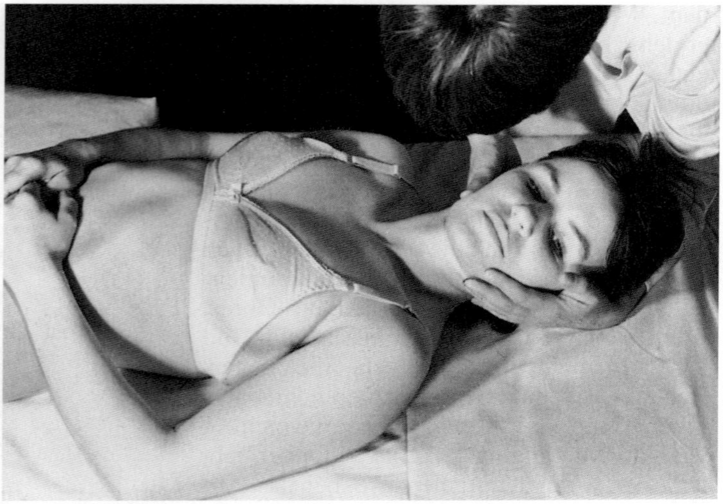

Bild 8.32 Prüfung der Seitneigefederung C0/1 nach rechts in spannungsfreier Linksrotationseinstellung

gende Unterarm kann auf dem aufgesetzten Knie abgestützt werden.

Das Kopfgewicht und die schlechtere Kontrolle der Kontaktfindung über die Halsweichteile erschweren diese Untersuchung. Zu jeder Kontaktnahme der bewegenden Hand am nächsten Segment muß die tastende Hand vom Segment zunächst wieder den Kopf tragen, d. h. ein einfaches Wandern der Hände nach kaudal wie im Sitzen ist nicht möglich. Für den Lernenden ist die Untersuchung im Sitzen einfacher. Vorteile im Liegen sind die bessere Entspannung und die Möglichkeit, sofort in die Behandlung mit PIR überzugehen.

Fehler:

1. Die Finger der bewegenden Hand beugen sich um den Nacken und rufen eine Lordose hervor.
2. Der Behandler trägt nicht das volle Gewicht des Kopfes, die Patientin hält ihren Kopf selbst und entspannt nicht.

8.6 Segmentale Seitneigeuntersuchung – Kopfgelenke, Halswirbelsäule, zervikodorsaler Übergang

8.6.1 Seitneige C0/1 in Rückenlage

(Bild 8.32). Die Patientin liegt entspannt auf dem Rücken mit einem flachen Polster unter dem Kopf. Der Behandler steht oder sitzt seitlich am Kopfende. Bei Rechtsneige liegt seine linke Hand weit gespreizt an der ganzen linken Kopfseite vom Unterkiefer bis zur Schläfe. Die rechte Hand liegt über Schläfe und Ohr der anderen Seite und dreht den Kopf weich nach links. Die Drehbewegung wird beendet, wenn Spannung im M. sternocleidomastoideus auftritt. Diese spannungsfreie Rotationsstellung ist Ausgangsstellung für die Neigungsuntersuchung. Je nach Konstitutionstyp und in Abhängigkeit von bestehenden Funktionsstörungen liegt der erreichbare Rotationswinkel zwischen 30° und 60°. Die Rotation ist erforderlich, um C1/2 und darunter folgende Segmente zu sperren.

Der Federungstest wird als Neigung zur obenliegenden Seite, im beschriebenen Fall als Rechtsneigefederung, durchgeführt. Dazu greift die rechte Hand jetzt näher an das Seg-

8

ment. Wenn der Behandler mehr seitlich hinter dem Hinterkopf der Patientin steht (sitzt), legt er den Zeigefinger hinter das Mastoid unterhalb der Okzipitalschuppe in die Grube über dem Atlasquerfortsatz, die Daumenspitze kann auf dem Unterkiefer angelegt werden (s. Bild 8.32). Steht oder sitzt der Behandler mehr am Kopfende über dem Scheitel der Patientin, kann die tastende Hand auch den Kopf weich umfassen. Der Daumenballen liegt dann seitlich oberhalb des Ohres, die tastenden Finger hinter dem Mastoid (Bild 8.49). In beiden Fällen geht die Untersuchungsbewegung von der unteren, hier also linken, Hand aus. Sie hebt den Kopf weich ein wenig in Neigung nach rechts an und erlaubt der Region der Kopfgelenke dabei das Absinken. Die rechte Hand tastet das Nachgeben im Segment C0/1 oder Starre dieser Region. Wenn keine Federung und kein Nachgeben zu tasten sind, spricht das für Funktionsstörung. Sie wird dokumentiert als Blockierung der Seitneige zur obenliegenden Seite.

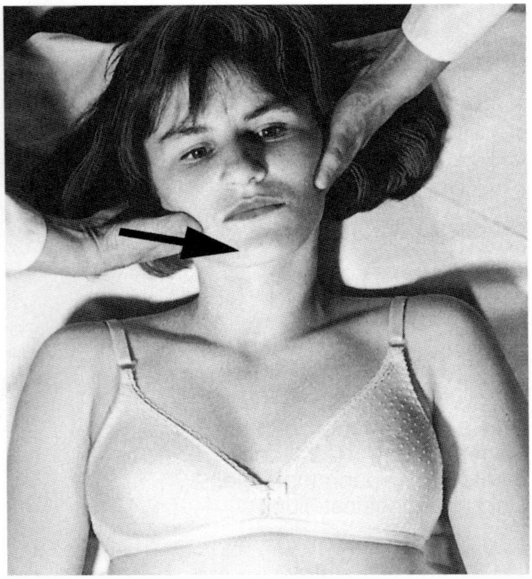

Bild 8.33 Seitneigeuntersuchung C1/2 („Seitnicken"). Durch geringen Verschiebedruck der rechten Hand nach links gegen C1 entsteht eine segmentale Rechtsneigungsbewegung und die übrige HWS bleibt gestreckt

Fehler und Hinweise:

1. Wird mit zu starkem Führungsdruck gearbeitet, läuft die Seitneige in die HWS weiter. Die resultierende Bewegung kann nicht mehr auf das Segment C0/1 bezogen werden.
2. Funktionsstörungen des Segmentes C0/1 sollen den Untersucher zur sorgfältigen Überprüfung auch des Segmentes C2/3 veranlassen, da zwischen beiden Segmenten enge Beziehungen zu bestehen scheinen.
3. Ein Ausweichen in die Retroflexion darf nicht zugelassen werden.

8

8.6.2 Seitneige C1/2 in Rückenlage („Seitnicken")

(Bild 8.33). Die Patientin liegt entspannt auf dem Rücken, falls nötig mit flachem Poster unter dem Kopf. Der Behandler steht am Kopfende. Er legt die Finger beider Hände weich und schalenförmig unter den Kopf. Die Daumen liegen am Unterkiefer und halten den Kopf in Mittelstellung und geringer Anteflexion. Die Zeigefinger umschließen von beiden Seiten den Atlasbogen. Die Rechtsseitneige wird von der rechten Hand geleitet, durch einen Druck gegen C1 nach links. Dieser Druck schient gleichzeitig die darunter liegenden HWS-Segmente in Streckung. Die linke Hand nimmt den Bewegungsimpuls auf und hält am Kopf oberhalb des Ohres gegen, so daß sich der Kopf gegenüber der gestreckten HWS nach rechts neigt. Die Bewegung läuft um eine Achse, die durch die Nase und die Kopfgelenke geht. Die Stirn bewegt sich nach rechts, das Kinn nach links (s. Bild 8.33). Zur Prüfung der Linksseitneigung wird gegensinnig gearbeitet. Die Neigungswinkel und die Endespannung werden verglichen. Asymmetrie spricht für Funktionsstörung C1/2, dokumentiert als Blockierung zur Seite der geringeren Neigung.

Wahrscheinlich wird mit dieser Untersuchung die Fähigkeit des Segmentes C1/2, bei Seitneige in die Rotationssynkinese auszuweichen, geprüft. Dieser Tatbestand ist derzeit die einzige röntgenologisch dokumentierbare artikuläre hypomobile Funktionsstörung eines Wirbelsäulensegmentes.

Fehler und Hinweis:

Der Kopf darf nicht in die Neigung gezogen werden, weil dann die Neigung in tieferen Segmenten erfolgt. Die Einstellung der Kopfgelenke wird durch Druck am Kinn und Mastoid (C1) von der Neigungsseite her erreicht.

8.6.3 Segmentale Spannungspalpation bei Seitneige im Sitzen und in Rückenlage

Die Patientin sitzt aufrecht, die Fußsohlen müssen Bodenkontakt haben (ohne Bild). Der Behandler steht hinter ihr und stützt sie mit dem Körper ab, auch den Kopf. Für die Rechtsseitneigung schient der rechte Zeigefinger den unteren Partnerwirbel am Bogen von dorsolateral rechts, in den Kopfgelenken beginnend. Die linke Hand umfaßt großflächig den Kopf links seitlich vom Okziput bis zur Stirn und legt Kopf und HWS über die tastend haltende Hand in die Seitneige bis an die beginnende Spannung. In dieser Stellung soll die Patientin langsam und lange, ruhig und nicht forciert atmen. Während der Ventilationsphasen läßt sich über dem rechten Zeigefinger jedesmal ein Spannungswechsel der segmentalen Muskulatur spüren (s. Kap. 4.4.3).

Die Neigungseinstellung läuft von Segment zu Segment. Die rechte Hand schiebt sich von Wirbel zu Wirbel weiter nach kaudal. Die linke Hand wandert gleichzeitig segmentweise abwärts und schient mit Handwurzel und Daumenballen die darüberliegenden Segmente an ihren Wirbelbögen von laterodorsal und legt sie mit dem Kopf weich in die Seitneige nach rechts.

Der Übende muß lernen, das segmentspezifische Spannungsverhalten (tiefe kurze Muskeln) vom Spannungsverhalten der oberflächlichen, langen Muskelschichten – bei Einatmung Spannungserhöhung, bei Ausatmung Spannungsverminderung – zu unterscheiden, d. h. es zu erkennen. Dabei ist im Sitzen ein zusätzliches Phänomen hilfreich: während der segmentalen Spannungszunahme richtet sich die oberhalb des eingestellten Segmentes liegende Halwirbelsäule mit dem Kopf ein wenig auf und während der Spannungsminderung sinkt sie ab.

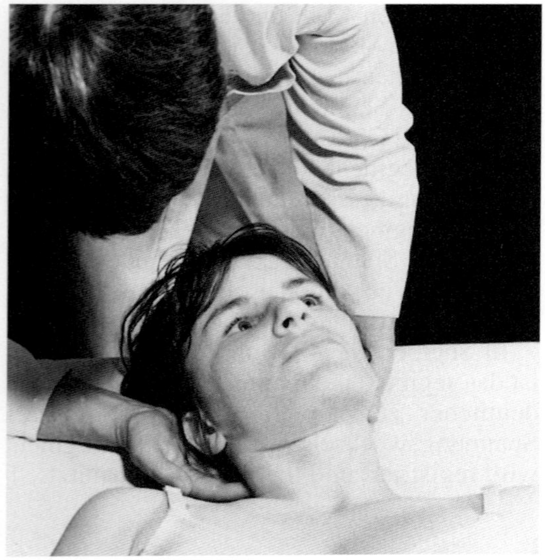

Bild 8.34 Spannungspalpation bei gestörter Seitneige während der Atemphasen in einem HWS-Segment. Der tastende Zeigefinger liegt am Bogen des oberen Partnerwirbels

Weil die posturale Spannung der oberflächlichen langen Muskeln im Liegen nachläßt, ist es manchmal empfehlenswert, die Palpationswahrnehmung des segmentalen Atemverhaltens in Rückenlage zu schulen.

(Bild 8.34). *Die Patientin liegt entspannt auf dem Rücken,* der Behandler steht am Kopfende. Er legt die linke Hand schalenförmig links unter das Okziput, der Daumenballen liegt in der Grube zwischen Mastoid und Unterkiefer. Die Zeigefingerspitze der rechten Hand liegt zunächst am Bogen C2. Die Rechtsseitneige wird von hier durch einen geringen Druck gegen den gehaltenen Bogen eingeleitet, die linke Hand führt den Kopf darüber in Seitneige bis an die tastende Hand. Der Kopf wird nicht rotiert. Die Patientin atmet einige Male verlangsamt ruhig ein und aus. Das segmentale Spannungsverhalten zeigt sich nach zwei bis drei Atemzügen. Die Prüfung wandert dann segmentweise weiter nach kaudal. Der Vorteil der Untersuchung im Sitzen, die zusätzliche Information des anspannenden Aufrichtens und entspannenden

Absinkens von Kopf und HWS oberhalb des untersuchten Segmentes, entfällt im Liegen.

Das Segment C2/3 verhält sich fast immer als Ein-Aus-Segment. Außerdem findet man meistens bei C5/6 ein besonders ausgeprägtes Aus-Ein-Segment. Meistens wechselt das atemabhängige Spannungsverhalten von Segment zu Segment. Es begegnen aber auch individuelle Spannungsmuster mit unregelmäßigem Wechsel oder vorwiegendem E/A- oder A/E-Verhalten.

In Segmenten mit einer Funktionsstörung ist das segmentale Spannungsverhalten meist deutlicher zu palpieren. Der Verlauf des Spannungswechsels im gestörten Segment wird registriert und therapeutisch genutzt.

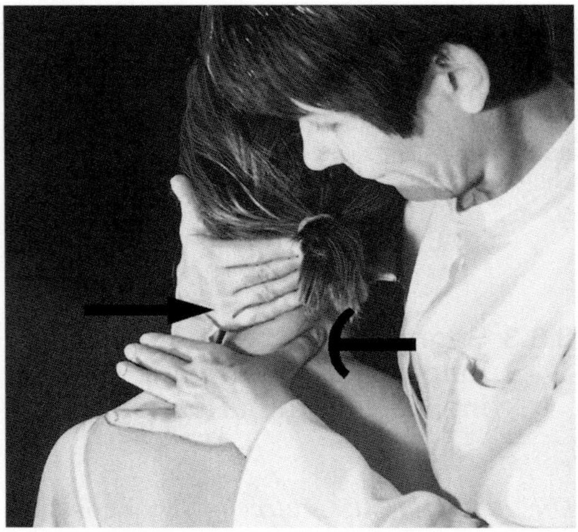

Bild 8.35 Untersuchung der segmentalen Lateralverschiebung an der HWS im Sitzen. Der untere Partnerwirbel wird gabelförmig umgriffen und vom Daumen rechts gehalten. Nach Kontaktaufnahme der oberen Hand von links dorsolateral am oberen Partnerwirbel Verschiebung auf den Daumenhalt zu

8.6.4 Lateralverschiebung C2/3-C6/7 im Sitzen

(Bild 8.35). Während der Lateralverschiebung in einem Zervikalsegment laufen Translationsbewegungen beider Wirbelgelenke ab, deren Widerstand und Ausmaß bei der Durchführung getastet werden. Die Translationsbewegungen entsprechen den Abläufen bei Seitneigungs- und Rotationsbewegungen. Die Patientin sitzt aufrecht. Zur Verschiebung nach rechts steht der Behandler rechts seitlich und stützt die Patientin mit dem Körper ab. Mit der linken Fingergabel wird der untere Partnerwirbel umgriffen und tastend gehalten. Dabei ist der Daumenkontakt an Gelenk- und Dornfortsatz des unteren Partners (auf der rechten Seite) besonders wichtig. Mit der rechten Hand greift der Behandler von vorn her um die Patientin, legt die Ulnarkante auf den linken Zeigefinger und sucht dorsolateral an Bogen und Dornfortsatz des oberen Partnerwirbels Kontakt. Die gestreckten Finger stützen gleichzeitig den Kopf etwas von unten her und verhindern die Seitneige nach links.

Die Testbewegung wird durch einen weichen Traktionszug eingeleitet, der die Lordose der HWS aufrichtet und dadurch die Verschieblichkeit der Segmente erleichtert. Mit der ulnaren Handkante wird der obere Partnerwirbel gegen den unteren, der vom Daumen der anderen Hand tastend gegengehalten wird, nach rechts verschoben. Die schiebende Hand bleibt dabei gestreckt, die Bewegungsrichtung entspricht einem Streichen auf den gegenseitigen Daumen zu. Die Bewegung ist klein, aber weich und kraftlos möglich.

Zur Untersuchung der Verschiebung nach links tritt der Behandler auf die linke Seite der Patientin und führt sie in vertauschter Handfunktion aus.

Fehlende Bewegung, harter Anschlag am Daumen sprechen für eine Funktionsstörung des Segmentes, die in gleicher Technik unmittelbar behandelt werden kann.

Fehler:

1. Die Hände, besonders die am unteren Wirbel, drücken zu stark und lordosieren die HWS. Die Bewegung ist nicht mehr tastbar.
2. Beide Hände liegen am selben Wirbel, z. B. der Daumen der unteren Hand verläuft schräg aufwärts: eine Bewegung ist nicht möglich.
3. Wird der Halte- und der Verschiebedruck vorwiegend auf den Dornfortsatz übertragen, entspricht die Translation derjenigen bei Rotation zur Seite der schiebenden Hand. Sie wird zur weniger vorteilhaften angulären Bewegung.

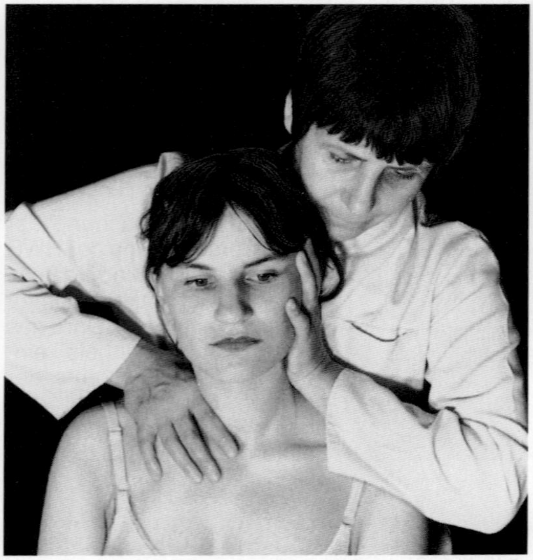

Bild 8.36 Untersuchung der Lateralverschiebung zervikodorsal bei angelehnt sitzender Patientin. 1. Ausgangsstellung. Der obere Partnerwirbel wird mitsamt HWS und Kopf von der linken Hand geschient, der untere wird bewegt (s. folgendes Bild)

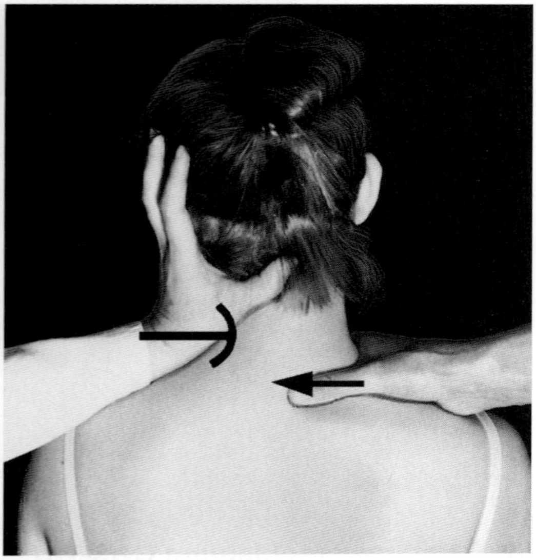

Bild 8.37 Untersuchung der Lateralverschiebung zervikodorsal bei angelehnt sitzender Patientin. 2. Detail der Hände: Haltefunktion der linken Hand am oberen Partnerwirbel, schiebende Federung der rechten Hand gegen den unteren Partnerwirbel

8.6.5 Lateralverschiebung zervikodorsal im Sitzen

(Bild 8.36 und 8.37). Die Patientin sitzt aufrecht, der Behandler steht hinter ihr und stützt sie mit dem Körper ab. Die linke Hand nimmt mit der Handwurzel seitlich Kontakt in Höhe des oberen Partnerwirbels. Der Daumenballen wird quer dorsolateral über den Bogen und an den Dorn des oberen Wirbels gelegt. Die Finger dieser Hand stützen die HWS von seitlich und hinten und richten sie auf (s. Bild 8.36). Die Schwimmhaut der rechten Hand legt sich seitlich-hinten um den Bogen des unteren Wirbels, der Daumen weist unter Verschiebung eines Weichteilpolsters auf den unteren Dornfortsatz hin. Daumen und Schwimmhaut drücken den unteren Partnerwirbel federnd nach seitlich links (s. Bild 8.37).

Fehlende Federung und harter Widerstand (Anschlag) sprechen für Funktionsstörung. Wenn der Verschiebeimpuls den unteren Partnerwirbel nach links verschiebt (und dabei etwas nach rechts rotiert), entspricht das im Segment einer Lateralverschiebungsstörung des oberen Partners nach rechts. Dokumentiert wird die Störungsrichtung, nicht die Verschieberichtung.

Zur Untersuchung des nächst tieferen Segmentes gleiten beide Hände auf den Schultern etwas nach außen und suchen dann den Wirbelkontakt.

Zur Untersuchung der Gegenrichtung vertauschen nur die Hände ihre Funktion.

Fehler:

1. Die Handwurzel liegt nicht exakt am oberen Partnerwirbel, das Segment ist nicht eingestellt.
2. Die Daumenspitze drückt gegen einen Schmerzpunkt seitlich am Dornfortsatz des unteren Wirbels und erzeugt Abwehrspannung. Der Schub muß deutlicher von der Schwimmhaut ausgehen.
3. Der Kopf wird zur Seite geneigt, eine Funktionsstörung der Kopfgelenke erzeugt Abwehrspannnung.

8

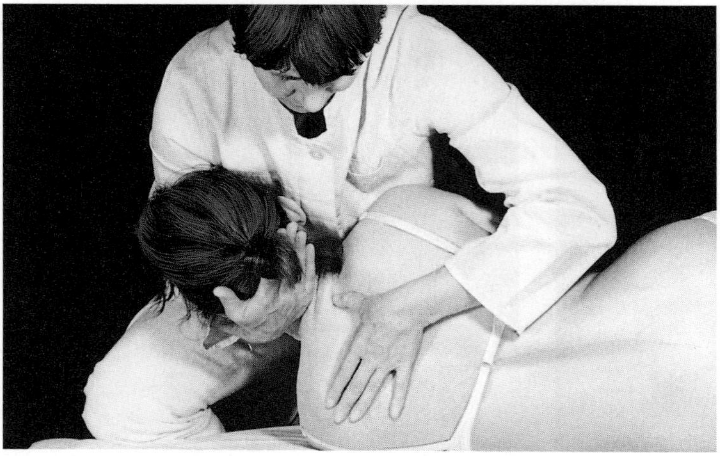

Bild 8.38 Untersuchung der Lateralverschiebung der HWS und (hier) zervikodorsal in Seitlage. Der linke Daumen ist weich haltend am Dorn des unteren Partnerwirbels eingehängt. Die Ulnarkante der anderen Hand bewegt den oberen Partnerwirbel dagegen deckenwärts

8.6.6 Lateralverschiebung C2/3-Th2 in Seitlage

(Bild 8.38). Die Patientin liegt zur Verschiebungsuntersuchung nach rechts auf ihrer linken Seite am vorderen Bankrand. Der Behandler steht vor ihr und beugt sich etwas über sie. Mit der linken Hand hebt er ihren Kopf an, richtet die Halswirbelsäule auf und legt die rechte Hand von unten her mit der Ulnarkante und dem Kleinfingergrundgelenk laterodorsal an den Bogen des oberen Partnerwirbels. Die Finger bleiben gestreckt. Die rechte Hand mit abgespreiztem Daumen und der Unterarm tragen Hals und Kopf, die Ellbeuge liegt vor der Stirn. Sobald der Kopf im Gleichgewicht liegt, umgreift die linke Hand mit der Fingergabel von hinten den Bogen des unteren Partnerwirbels zum tastenden Halten der Halswirbel. Bei C7 bis Th2 wird der Dorn mit dem Daumenendglied weich von der obenliegenden Seite gehalten (s. Bild 8.38). Der linke Unterarm stützt den Thorax von hinten.

Nach Aufrichten der zervikalen Lordose führt die rechte Hand die Verschiebebewegung zur obenliegenden Seite aus. Der Kopf muß mitgetragen werden. Deshalb ist es günstig, die Bankhöhe sehr hoch einzustellen oder bei niedriger Bank den Ellbogen am rechten Knie anzulegen, das der Behandler hierzu auf die Bank legt.

Zur Prüfung der Linksverschiebung müssen Patientin und Behandler die Stellung wechseln, die Hände tauschen ihre Funktion.

Hinweise:
- Die Untersuchung der HWS ist in dieser Position schwieriger als im Sitzen. Die Untersuchung des zervikodorsalen Überganges ist einfacher.
- Fehlende Lateralverschieblichkeit und vorzeitiger harter Anschlag sprechen für artikuläre Funktionsstörung.
- Freie Segmentverschieblichkeit bei vorher deutlich eingeschränkter orientierender Seitneige spricht für muskuläre Verspannung.

Fehler:

1. Die HWS wird nicht aufgerichtet, sondern lordosiert gehalten.
2. Statt der Lateralverschiebung wird durch Anheben des Kopfes eine Seitneige durchgeführt.

8.7 Traktionen und Weichteilbehandlungen an der Halswirbelsäule

Bei allen Syndromen mit ausgeprägter muskulärer Verspannung (beispielsweise akuter Schiefhals mit Zwangshaltung, Radikulärsyndrom) sind Traktionen und Muskelentspannungstechniken angezeigt.

8

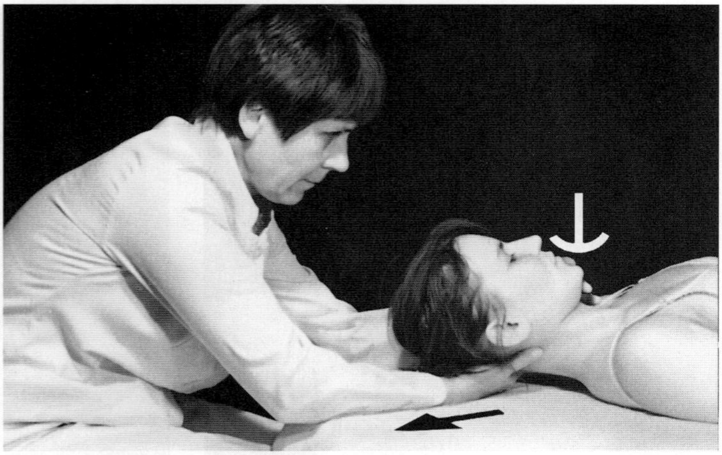

Bild 8.39 Ungezielte Traktionsbehandlung der HWS in Rückenlage. Eine Hand führt die Traktion am Okziput aus, die andere hält das Kinn von vorn, sie zieht nicht mit

8.7.1 Traktion in Rückenlage

(Bild 8.39). Die Patientin liegt entspannt auf dem Rücken, der Kopf am oberen Bankrand. Der Behandler steht oder sitzt am Kopfende. Er legt eine Hand unter den Kopf der Patientin. Daumen und Zeigefinger schmiegen sich in die Grube kaudal vom Okziput. Sie führen die Traktion aus. Die andere Hand liegt von vorn auf dem Kinn und drückt den Kopf in die ziehende Hand, zieht selbst aber nicht. Die Handfläche liegt an der Gesichtsseite, die Handwurzel kann sich gegen den Jochbogen stützen. Eine Lordose muß *immer vermieden* werden. Bestehende Zwangshaltungen werden respektiert. Die Zugkraft entsteht, indem der Behandler sein Gewicht nach hinten verlagert. Die Traktion wird auf der Höhe der Spannung einige Sekunden gehalten und dann sehr langsam und gleichmäßig nachgelassen. Verstärkt sich der Schmerz unter der Traktion, muß man nach einer ernsten pathomorphologischen Krankheit fahnden.

Fehler:

1. Die Hand am Kinn zieht den Kopf in die Lordose.
2. Eine Zwangshaltung wird passiv „korrigiert" und geradegerichtet. Das erzeugt Schmerz, verstärkt die reflektorische Abwehrspannung und verhindert die Traktionswirkung am Segment.

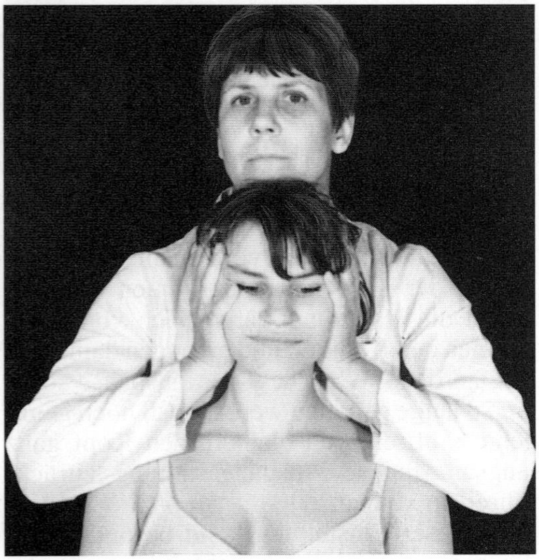

Bild 8.40 Ungezielte Traktionsbehandlung der HWS im Sitzen, bei Schonhaltung wird die Kopfeinstellung angepaßt

8.7.2 Traktion im Sitzen

(Bild 8.40). Die Patientin sitzt aufrecht und entspannt an den Behandler angelehnt, der hinter ihr steht. Die Hände des Behandlers stützen mit den Handwurzeln und Daumen den Kopf der Patientin unterhalb des Okziputs und der Mastoide ab. Die Finger liegen weich seitlich an den Kopfseiten, die Metakarpalen-

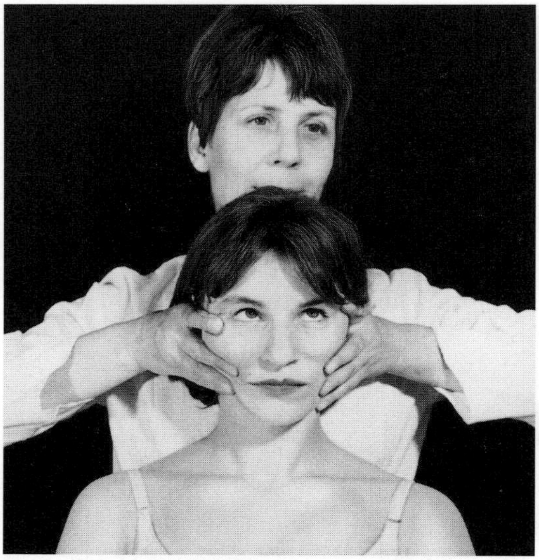

Bild 8.41 Relaxation der tiefen subokzipitalen Nackenstrecker im Sitzen. 1. Anspannungsphase mit Blick aufwärts und verlängerter Einatmung

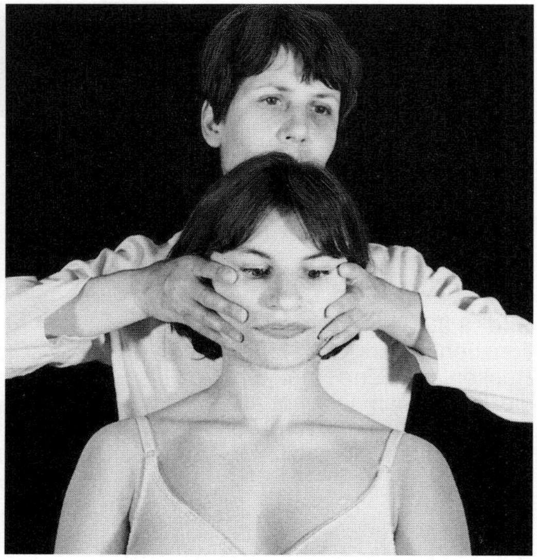

Bild 8.42 Relaxation der tiefen subokzipitalen Nackenstrecker im Sitzen. 2. Entspannungsphase mit weiterem Heranziehen des Kinns (Vornicken) durch Blickwendung nach unten während der Ausatmung

köpfchen unterhalb der Jochbogen. Die Ellbogen stützen sich von vorn an die Schultern. Druck der Ellbogen nach unten (hinten) hebelt die Hände aufwärts (nach vorn). Sie nehmen den Kopf mit und erzeugen damit den Zug an der HWS. Die Traktionsphase sollte nur so lange gehalten werden, daß noch genügend Kraftreserven bleiben, den Kopf ganz langsam in die Ausgangsstellung zurückführen zu können.

In dieser Einstellung kann besonders gut die geeignete Traktionsrichtung ausgetestet werden. Zuerst wird in der Richtung der Schonhaltung gezogen, danach wird die Anteflexion, die Seitneige, die Rotation jeweils für einige Sekunden verstärkt und die Stellung gesucht, in der die Patientin die deutlichste Erleichterung hat. Diese Richtung wird dann zur Therapie genutzt, auch wenn sie in Rückenlage ausgeführt wird.

Bei fehlenden radikulären Zeichen kann die Traktion durch eine PIR vorbereitet werden: Die Patientin zieht ihren Kopf „wie eine Teleskopantenne“ mit geringer Spannung ein. Nach 10–30 Sekunden Haltezeit wird zur Lösung der Spannung aufgefordert und der Traktionszug gleichmäßig beibehalten. Diese PIR-Traktion wirkt gut gezielt auf das Segment C2/3, dessen Funktionsstörungen am häufigsten einen steifen Hals verantworten.

Fehler:

1. Aufrichten der Zwangshaltung erzeugt Schmerz und Abwehrspannung.
2. Zu starke Anspannung in der isometrischen Phase der PIR erzeugt Schmerz.
3. Eine Wurzelbedrängung war vor der PIR-Anspannung nicht erkannt worden und provoziert Schmerz.

8.7.3 Relaxation der tiefen Nackenstrecker im Sitzen

(Bild 8.41 und 8.42). Die Patientin sitzt mit dem ganzen Rücken entspannt an den Behandler angelehnt. Dieser legt die Daumenballen beidseits von unten her an das Okziput. Die Mittelfinger liegen auf den Jochbögen und der Gesichtsseite, ziehen das Kinn heran und führen so ihren Kopf an den Behandler angelehnt in die Vornickung.

Behandlungsablauf: Die Patientin wird veranlaßt, zur Decke zu blicken und langsam und lange einzuatmen (s. Bild 8.41). Dabei verhindert der Behandler die Kopffolgebewegung. Anschließend blickt die Patientin zum Boden und atmet geräuschlos entspannt aus (s. Bild 8.42). Durch die Blickwendung wird der Entspannungsgewinn aktiv in die Vornickung eingestellt. Der Behandler führt die Bewegung, indem er sich zusammen mit der an ihn angelehnten Patientin ein wenig nach hinten verlagert und ihren Kopf unverändert an sich gelehnt hält.

Fehler:

Der Behandler hält den Kopf nicht in Vornickung, sondern führt Kopf und Hals in weitere Anteflexion. Das passiert vor allem, wenn der Behandler sich während der Ausatmung über die Patientin beugt oder sich zu weit zurücklehnt. Die Anteflexion wird in die untere HWS verschoben und erreicht nicht mehr die subokzipitale Muskulatur.

Kinn heranziehen nach oben schauen – einatmen abwärts schauen – ausatmen Kinn im Weggewinn weiter zurückziehen.

8.7.4 Selbstübung zur Relaxation der tiefen Nackenstrecker

(Bild 8.43 und 8.44). Die Patientin sitzt aufrecht und lehnt Rücken und Kopf an. Sie führt ihren Kopf mit den Händen in die Vornickung, „Kinn an die Binde", nicht in die Vorbeuge.

Übungsablauf: Die Patientin blickt nach oben (s. Bild 8.43) und atmet langsam und lange ein. Anschließend blickt sie „zum Kinn" und atmet entspannt und geräuschlos aus (s. Bild 8.46). Das Kinn zieht den Kopf mit zunehmender Muskelentspannung in weitere Vornickung. Das Okziput darf den Kontakt zur Anlehnfläche nicht verlieren. Die Patientin muß sogar das Gefühl haben, als wan-

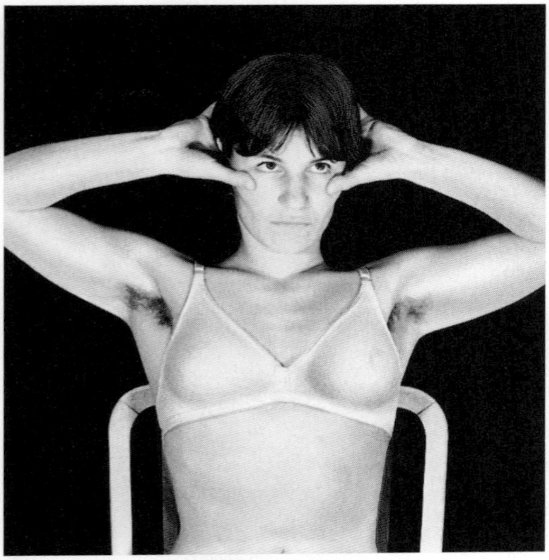

Bild 8.43 Selbstübung zur Relaxation der tiefen subokzipitalen Nackenstrecker im Sitzen. 1. Anspannungsphase mit Blick aufwärts und langsam verlängerter Einatmung

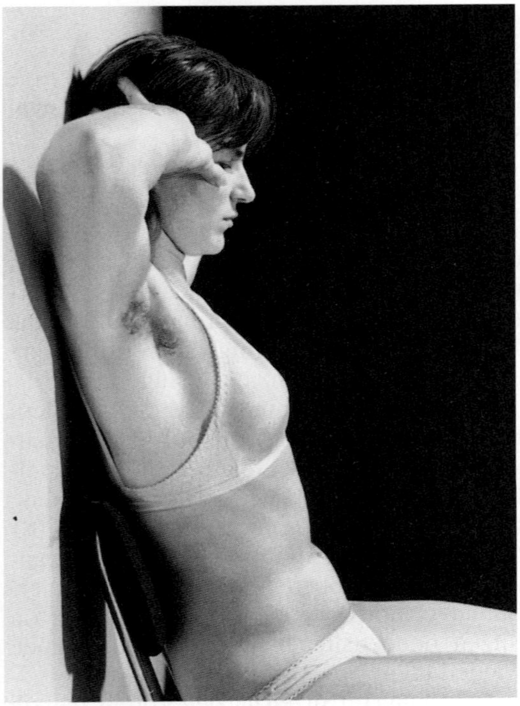

Bild 8.44 Selbstübung zur Relaxation der tiefen subokzipitalen Nackenstrecker im Sitzen. 2. Entspannungsphase mit Blickwendung abwärts und Ausatmung

8

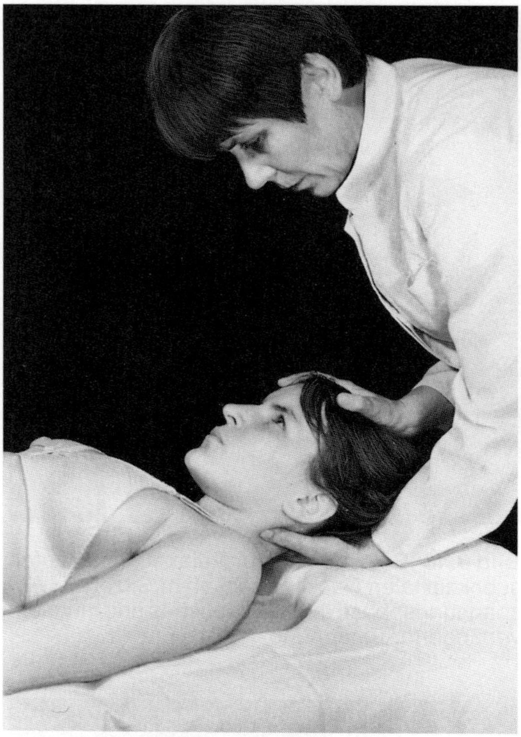

Bild 8.45 Segmental gezielte Mobilisation C0/1 in Anteflexion. 1. Anspannungsphase mit stirnwärts gerichtetem Blick

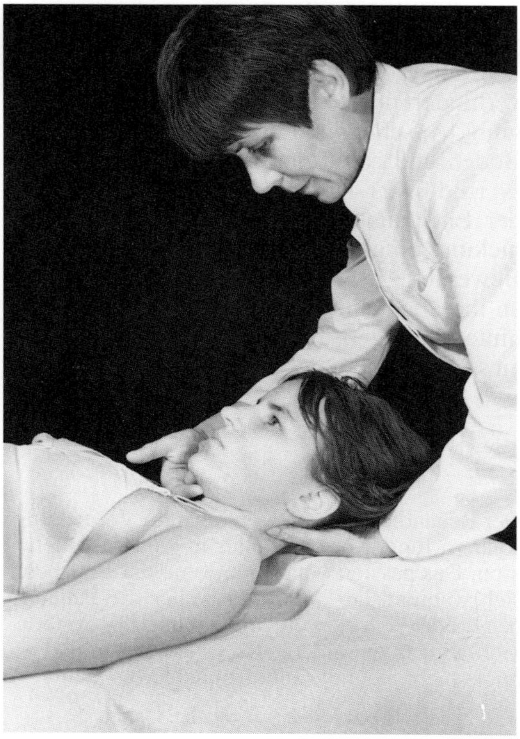

Bild 8.46 Segmental gezielte Mobilisation C0/1 in Anteflexion. 2. Mobilisationsphase, Fingerkontakt fordert Blickwendung in Richtung Kinn während der Ausatmung

dere der Hinterkopf an der Wand aufwärts, um die Vorneigung zu verhindern. Es ist vorteilhaft, am Ende der Ausatmung eine kleine Pause vor der nächstfolgenden Einatmung einzulegen. 3–5 Atemzüge genügen.

Zieht die Patientin im Sitzen die Schultern hoch, kann die Übung nur im Liegen durchgeführt werden. Dabei reicht die Kopfeinstellung durch den Blick, wie bei der Selbstübung für die Anteflexion des Segmentes C0/1 (s. Bild 8.47). wenn die Patientin den Spannungsablauf im oberen Nackenbereich gut erfühlen gelernt hat, kann sie die Übung im Sitzen ohne haltende und führende Hände wiederholen.

Die Übung im Sitzen hat den Vorteil, daß sie in fast jedem Raum durchführbar ist, z. B. auch in den Arbeitspausen. Das hat Bedeutung für alle Berufe mit langanhaltender statischer Schultergürtelbelastung (Bildschirmarbeiter).

8.8 Behandlung des Segmentes Okziput/Atlas

Das Segment kann als Schlüsselsegment für die Lösung von artikulären Funktionsstörungen der Kopfgelenke, ja der ganzen Halswirbelsäule angesehen werden. Wenn mehrere Richtungen gestört sind, wird immer zuerst die Störung der Anteflexion gelöst, gefolgt von der Seitneige links und dann der Retroflexion links.

8.8.1 Anteflexionsmobilisation in Rückenlage

(Bild 8.45 und 8.46). Es ist aus mehreren Gründen vorteilhaft, die Behandlung der HWS mit der Mobilisation einer gestörten Anteflexion von C0/1 zu beginnen:

- Die Patientin lernt in angenehmer Stellung die Blick-Atmungs-Techniken und automatisiert sie leichter.
- Immer werden gleichzeitig die tiefen subokzipitalen Nackenstrecker relaxiert.
- Unter den Funktionsstörungen C0/1 werden die Anteflexionsstörungen am häufigsten übersehen und sind dann Ursache therapeutischer Fehlschläge.

Die Patientin liegt entspannt auf dem Rücken, der Behandler steht oder sitzt am Kopfende. Er legt den Kopf in eine Hand und stützt mit Zeigefinger und Daumen beidseits den Querfortsatz des Atlas von dorsokranial ab. Die Handwurzel der anderen Hand legt sich weich von oben an die Stirnhöcker und führt den Kopf in die Vornickung bis zur beginnenden Spannungspalpation der abstützenden Finger unter dem Atlas heran. Die beiden Hände arbeiten dabei gegenläufig. Die erreichte Stellung entspricht der bei der Untersuchung des Segmentes C0/1 in Anteflexion (s. Kap 8.5.1). Die Therapie kann deshalb unmittelbar aus der Untersuchung hervorgehen.

Behandlungsablauf: Die Patientin schaut aufwärts (stirnwärts) und atmet langsam und lange ein (s. Bild 8.45). Dann schaut sie abwärts „unter das Kinn", „zum Kehlkopf", und atmet entspannt, ohne Nachdruck oder Geräusch aus (s. Bild 8.46). Bei richtiger Ausführung drückt die Blickfolgebewegung automatisch das Segment aktiv in zunehmende Anteflexion, die der Behandler am Atlasbogen tastet und abstützt. Bei der nachfolgenden erneuten Einatmung wird der Kopf in der erreichten Anteflexionsstellung an der Stirn oder einfacher von vorn am Kinn mit einem Finger gehalten, der vorher die Blickwendung unter das Kinn steuerte.

Hochschauen – Einatmen // unter das Kinn schauen – Ausatmen – Anteflexion C0/1 ggf. vom Behandler mobilisierend an die Spannung geführt

Hinweise:
- Wenn die Patientin den Blick nicht zum Kehlkopf zu richten weiß, zeigt der Behandler ihr die Richtung durch Fingerberührung an.
- Entsteht durch den Blick zur Stirn zu starke Retroflexionsspannung oder gar Retroflexionsbewegung, soll nur nach schräg aufwärts zur Decke geblickt werden.
- Druck des Kinns gegen den Kehlkopf (Patientin kann dann nicht entspannen) zeigt die mangelhafte Stützung des Atlas von dorsal an. Die am Atlas haltende Hand muß etwas nach vorn aufwärts geschoben werden, der Atlas also von der Unterlage entfernt werden.

8.8.2 Selbstübung der Anteflexion in Rückenlage

(Bild 8.47). Diese Übung ist bei rezidivierenden Blockierungen der Anteflexion C0/1 und bei Verspannung der tiefen subokzipitalen Muskeln angezeigt. Die Patientin lernt, die Ausgangsstellung mit vorgenicktem Kopf einzunehmen. Dazu unterlagert sie den Kopf weit oben am Hinterkopf mit einem flachen Polster. Das Kinn wird angezogen und die HWS sinkt zur Unterlage hin ab, ohne aufzuliegen. Eine Fixation des Atlas wie bei der Fremdbehandlung erfolgt nicht. Das bedeutet, daß diese Selbstbehandlung keine reine Mobilisationswirkung hat und vorwiegend der Entspannung der subokzipitalen Muskeln, damit der freieren Beweglichkeit und so der Rezidivprophylaxe dient.

Übungsablauf: Die Patientin blickt zur Decke und atmet langsam und lange ein. Der Blick wird nur wenig über die Augenebene gehoben. Eine Rückbeuge des Kopfes, für die Patientin am ehesten an der Aufwärtsbewegung des Kinns merkbar, darf nicht auftreten. Es folgt der Abwärtsblick während der Ausatmung, er muß „unter das Kinn" geführt werden (s. Bild 8.47). Nach kurzer Pause folgt die nächste Einatmung. 3–5 Atemzüge genügen. Die Übung wird noch wirksamer, wenn die Patientin jeweils während des Spannungs-

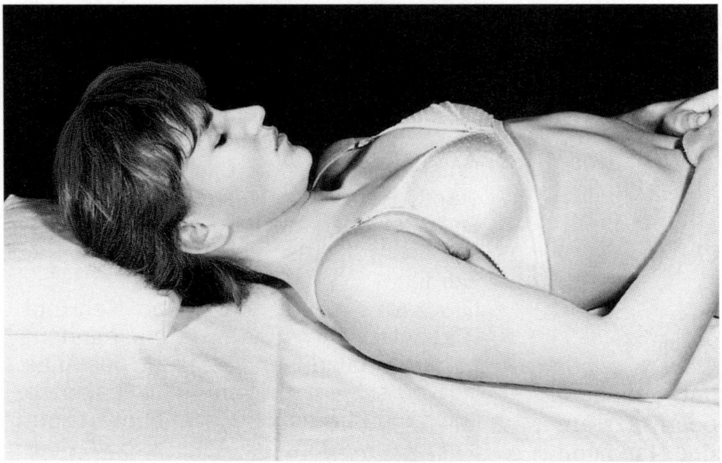

Bild 8.47 Selbstübung für die Anteflexion C0/1, Hinterhaupt unterpolstert, im Bild mobilisierende Phase mit Blickrichtung unter das Kinn

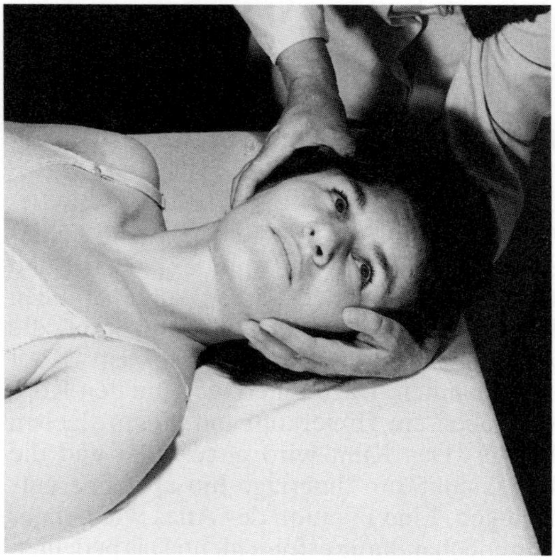

Bild 8.48 Segmental gezielte Mobilisation C0/1 in Seitneige. 1. Anspannungsphase mit deckenwärts-aufwärts gerichtetem Blick und langer Einatmung

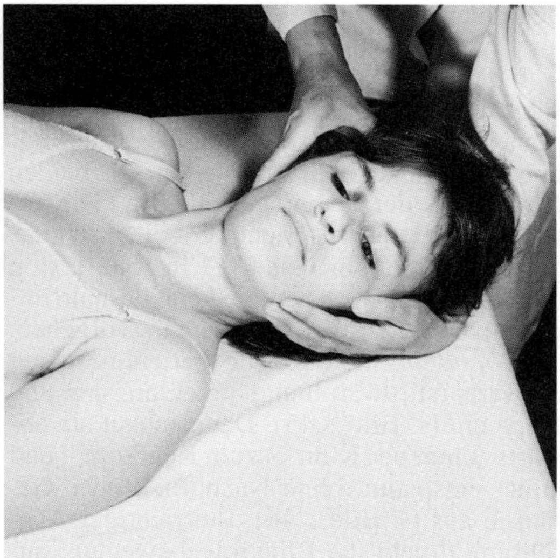

Bild 8.49 Segmental gezielte Mobilisation C0/1 in Seitneige. 2. Mobilisationsphase mit Blickwendung deckenwärts-fußwärts während der Ausatmung, die HWS sinkt nach unten durch

wechsels im zervikokranialen Bereich die Ellbogen kaudalwärts gegen die Unterlage drückt und damit den Schultergürtel fixiert.

Wie im Sitzen kann die Patientin den Kopf mit den Händen führen (s. Bild 8.44). Dazu sollten die Arme an den Ellbogen unterpolstert werden, damit die Schultern nicht während der Einatmung hochgezogen werden.

8.8.3 Seitneigungsmobilisation C0/1 in Rückenlage

(Bild 8.48 und 8.49). Die Seitneigungsmobilisation C0/1 in spannungsfreier Kopfrotation folgt, falls erforderlich, der Anteflexionsmobilisation. Die Patientin liegt entspannt auf dem Rücken, der Behandler steht (sitzt) zur Behandlung der Rechtsneigung rechts seitlich

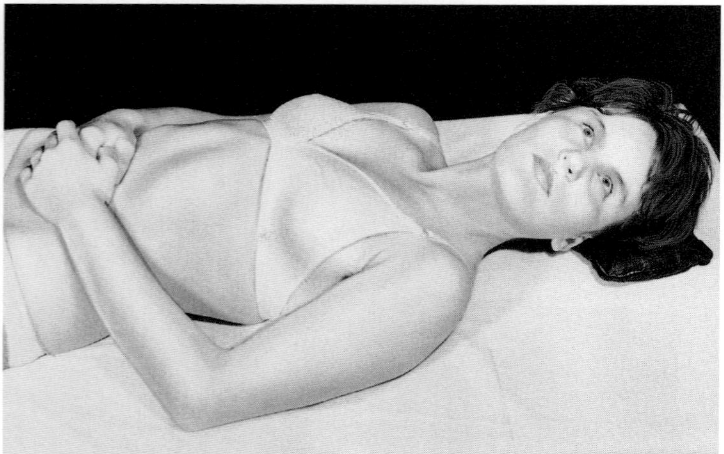

Bild 8.50 Selbstübung für die Seitneigung C0/1, hier nach rechts, während der Anspannungsphase (Einatmung) mit stirnwärts gerichtetem Blick. Es folgt die Entspannungsphase (Ausatmung) mit Blickwendung kinnwärts (zur Selbstübung in Retroflexion bleibt der Blick auch während der Ausatmung aufwärts gerichtet – s. Kap 8.8.6)

am Kopfende. Er legt den Hinterkopf der Patientin auf das Handgelenk seiner weit geöffneten linken Hand, in der die linke Gesichtsseite ruht. Nun wird der Kopf so weit nach links gedreht, daß der rechte M. sternocleidomastoideus gerade noch nicht gespannt ist. Die HWS sinkt etwas zur Unterlage durch. Die Fingerspitzen der rechten Hand palpieren hinter dem Mastoid der obenliegenden rechten Seite. Die Stellung entspricht der Seitneigungsuntersuchung. Deshalb kann die Behandlung unmittelbar ohne Änderung der Ausgangsstellung angeschlossen werden.

Behandlungsablauf: Die Patientin blickt nach oben zur Stirn und atmet langsam und lange ein (s. Bild 8.48). Dann blickt sie fußwärts und atmet ohne Nachdruck geräuschlos aus (s. Bild 8.49). Der Entspannungsgewinn wird, meistens erst nach 2–3 Atemzügen tastbar, einfühlsam von haltender und tastender Hand in die Seitneige geführt. Die HWS sinkt weiter ab.

Hochschauen – Einatmen abwärts schauen – Ausatmen Seitneige C0/1 mobilisierend vom Behandler an die Spannung geführt

Fehler und Hinweise:

1. Der Kopf wird zu weit rotiert; die Spannung des M. sternocleidomastoideus und eine nicht sichere Endstellung des Segmentes hemmen die Behandlungswirkung.
2. Die Patientin hebt beim Abwärtsblick den Kopf, um wirklich zu den Füßen zu schauen, die Entspannung bleibt aus. Blickauftrag anders formulieren.
3. Forcierte Ausatmung stört die Entspannung.

8.8.4 Selbstübung der Seitneige in Rückenlage

(Bild 8.50). Die Patientin liegt entspannt auf dem Rücken und hat ein flaches Polster hoch unter den Hinterkopf gelegt. Ideal ist ein keilförmiges Polster, das nach leichter Linksdrehung des Kopfes zur Behandlung der Rechtsseitneige auch die linke Gesichtsseite stützt. Durch diese Lagerung wird die bequemste Kopfrotationsstellung unterstützt. Die HWS sinkt etwas zur Unterlage durch.

Übungsablauf: Die Patientin schaut zur Stirn und atmet langsam und lange ein (s. Bild 8.50). Dann blickt sie in Fußrichtung und atmet geräuschlos und entspannt ohne Nachdruck aus. Sie wiederholt nach kurzer Pause jeweils 3–5 Atemzüge. Die Entspannung läßt die HWS weiter durchsinken, die Seitneige nach rechts nimmt zu.

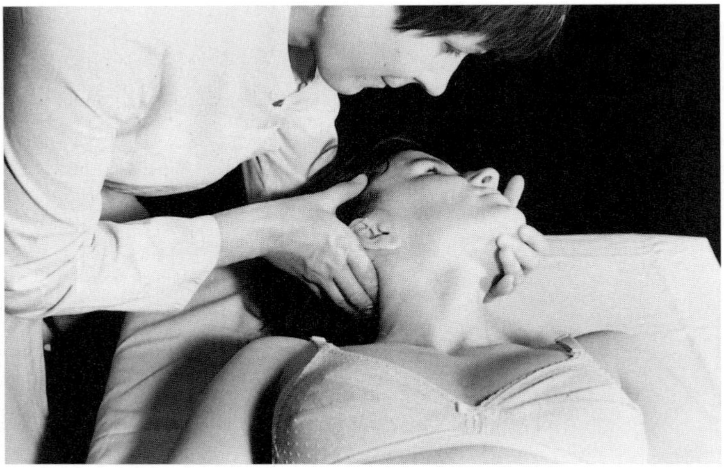

Bild 8.51 Segmental gezielte Mobilisation C0/1 in Retroflexion aus spannungsfrei rotierter Ausgangsstellung. Die Patientin hebt den Blick über die Augenebene und atmet mehrmals langsam und ruhig ein und aus

Hinweis: Wenn die Patientin diese Übungsausführung beherrscht, kann es vorteilhaft sein, auch die vielleicht notwendige Anteflexionsübung (s. Kap. 8.8.2) in Rotationseinstellung auszuführen zu lassen. In Rotationsstellung nach links wird die Blickwendungs-Atmungs-Technik mehrmals wiederholt, danach in Rotationsstellung nach rechts. Der Blick nach unten geht im Unterschied zur reinen Seitneigeübung wieder „unter das Kinn".

Die Kombination von Anteflexion und Seitneige, später auch Retroflexion für die häuslichen Übungen kann erst der erfahrenen Patientin zugemutet werden. Für die Lernphase ist das Vorgehen in Einzelschritten, d. h. in unterschiedlichen Ausgangsstellungen, zuverlässiger.

8

8.8.5 Retroflexionsmobilisation in Rückenlage

(Bild 8.51). Die Patientin liegt entspannt auf dem Rücken, der Behandler steht oder sitzt seitlich rechts am Kopfende. Bei einer Retroflexionsstörung C0/1 rechts legt er die weitgespreizte linke Hand an die linke Gesichtsseite vom Unterkiefer bis zur Schläfe, ein oder zwei Finger am Unterkiefer entlang, die Fingerspitzen unterhalb des Kinns. Das Okziput liegt auf dem linken Handgelenk und Unterarm. Die Hand rotiert den Kopf so weit nach links, daß gerade noch keine Spannung im rechten M. sternocleidomastoideus auftritt. Die Fingerspitzen schieben das Kinn vorwärts, während der Hinterkopf liegen bleibt und bringen damit die Kopfgelenke in Reklination, ohne die HWS zu retroflektieren. Die Fingerspitzen der rechten Hand palpieren unter und hinter dem Mastoid der rechten Seite die Segmentspannung, deren Beginn die korrekte Einstellung anzeigt. Die Stellung entspricht der Endespannung bei der Untersuchung der Retroflexion C0/1. Die Untersuchung kann deshalb direkt in die Behandlung übergehen, wenn Anteflexion und Seitneige vorher schon normale Beweglichkeit erreicht haben.

Behandlungsablauf: Die Patientin blickt nach oben zur Stirn und atmet langsam und lange ein. Dann wird sie aufgefordert, ohne Nachdruck und geräuschlos den Atem abströmen zu lassen und dabei den Blick nach oben nicht zu lösen. Oft wandern die Augen automatisch abwärts. Das soll die Patientin aber vermeiden, um auch während der Ausatmungsrelaxation eine mobilisierende Wirkung beizubehalten. Durch Entspannungsgewinn kann der Behandler den Kopf etwas weiter in die Reklination führen, ehe wieder Spannung unter der tastenden Hand entsteht. Meistens reichen drei Atemzüge.

Hochschauen – Einatmen //
weiter Hochschauen – Ausatmen //
Reklination C0/1 mobilisierend
vom Behandler an die Spannung geführt.

Hinweise:

- Wird in der Ausatmungsphase der Blick nicht oben gehalten oder entsteht durch Blickwendung abwärts sogar Anteflexionsspannung, verhindert das den Retroflexionszuwachs. Die Patientin muß zum Festhalten der Blickrichtung besonders aufgefordert werden und notfalls den Blick wenigstens nur zur Mittelstellung zurückführen.
- Hat die Patientin Schwierigkeiten, den Blick-Atmungs-Wechsel zu erlernen, ist es einfacher, eine PIR-Technik einzusetzen. Die Patientin soll mit dem Kinn gegen die Behandlerfinger isometrisch abwärts drücken. Den Lösungsauftrag gibt der Behandler am besten am Ende einer Ausatmung und führt den Kopf dann während der Einatmung (ohne Auftrag dazu zu geben!) wieder bis an die beginnende Spannung.
- Bei Spannungsgefühl oder Schmerz aus verspannten tiefen Halsbeugern oder suprahyoidalen Muskeln ist diese Ausgangsstellung gut geeignet für die PIR dieser Muskeln. Die Zunahme der Retroflexion im Segment wird dann nicht angestrebt. Sie ergibt sich aber häufig nach erfolgreicher Entspannung.

8.8.6 Selbstübung der Retroflexion in Rückenlage

Die Patientin liegt entspannt auf dem Rücken und lagert ihren Hinterkopf auf einem Kissen, das wie bei der Einstellung der Seitneigeselbstübung keilförmig gestaltet ist und bei Übung der rechten Seite den Kopf in Linksrotation unter der linken Gesichtsseite stützt (s. Kap. 8.8.4 Bild 8.50). Die HWS wird nicht unterlagert.

Übungsablauf: Die Patientin schaut stirnwärts und hält den Blick oben, während sie mehrmals langsam und lange fließend und ohne Pressen ein- und ausatmet.

8.9 Rotationsmobilisation im Sitzen – Kopfgelenke, Halswirbelsäule, zervikodorsal

Als Beispiele für die Behandlung von artikulären Funktionsstörungen in der Rotationsrichtung wird hier für die drei zervikalen Regionen jeweils die wirksamste Behandlungsdurchführung beschrieben. Jede der drei Techniken folgt einem anderen technischen Prinzip.

8.9.1 Mobilisation der Rotation C1/2 und C2/3

(Bild 8.52 und 8.53). Die Patientin sitzt entspannt aufrecht, der Behandler steht hinter ihr und stützt sie mit dem Körper ab. Zur Behandlung einer Rechtsrotationsstörung C1/2 wird der Dornfortsatz von C2 mit dem linken Daumen von links seitlich tastend gehalten oder der Bogen des Wirbels C2 wird mit Zeigefinger und Daumen der linken Hand von Gelenkfortsatz zu Gelenkfortsatz weich umfaßt. Die rechte Hand führt nun den Kopf langsam in die Rechtsrotation bis zum tastbaren Spannungbeginn am Segment. Diese Einstellung wird mit der Fingerspitze am Kinn seitlich links gehalten. Sie entspricht der Stellung bei der Rotationsuntersuchung C1/2 (s. Kap. 8.4.1). Deshalb ist die Untersuchungsstellung zur unmittelbaren Überleitung in die Behandlung geeignet.

Behandlungsablauf: Die Patientin erhält den Auftrag, nach oben zu schauen und langsam und lange einzuatmen (s. Bild 8.52). Anschließend schaut sie abwärts und atmet entspannt ohne Nachdruck und Geräusch aus (s. Bild 8.53). Die palpierende Hand am Wirbel C2 nimmt den Spannungswechsel bei Ein- und Ausatmung wahr. Nach 2 bis 3 Atemzügen läßt die eingestellte Rotationsspannung nach. Der Entspannungsgewinn ermöglicht eine weitere Rotation nach rechts. Die Zeigefingerspitze führt diese Bewegung am Kinn, bis die palpierende Hand am Wirbel C2 erneut die Spannung wahrnimmt. Die Linksrotationsstörungen werden gegensinnig mit vertauschter Handfunktion behandelt.

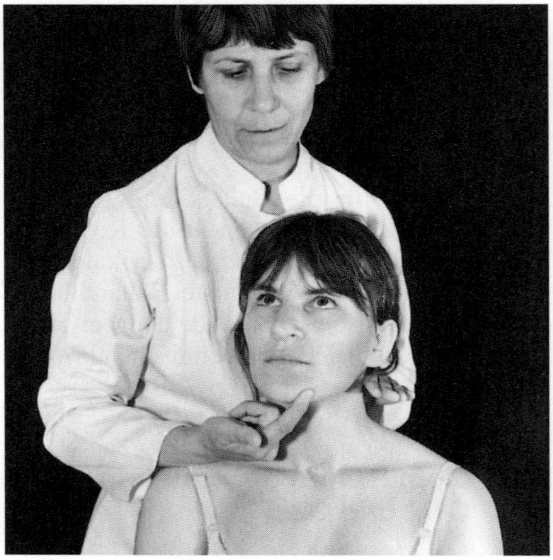

Bild 8.52 Segmental gezielte Mobilisation C1/2 oder C2/3 in Rotation (rechts) im Sitzen. 1. Anspannungsphase mit Blickwendung aufwärts und langsamer Inspiration

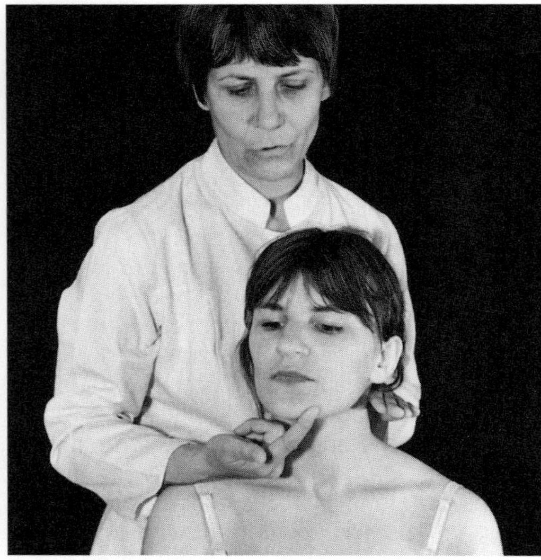

Bild 8.53 Segmental gezielte Mobilisation C1/2 oder C2/3 in Rotation (rechts) im Sitzen. 2. Entspannungsphase mit Blickwendung abwärts und Exspiration

Soll das Segment C2/3 behandelt werden, liegt die tastend haltende Hand am Dornfortsatz oder am Bogen des Wirbels C3. Die Rotationsspannung wird an das Segment herangeführt und dann in gleicher Weise wie am Segment C1/2 behandelt.

8

Aufwärts schauen – Einatmen
abwärts schauen – Ausatmen
die Rotation von C1/2 bzw. C2/3 wird
vom Behandler mobilisierend an die
Spannung geführt.

Fehler:

1. Die Patientin und ihr Kopf werden nicht ausreichend abgestützt. Die dadurch erforderliche Haltungsspannung verhindert die Relaxation.
2. Die vertikalen Blickfolgebewegungen der Patientin laufen als Retroflexion und Anteflexion über das behandelte Segment hinaus in tiefere Segmente der HWS. Dann muß der Ausschlag der Blickbewegungen nach oben und unten verkleinert werden.
3. Die Patientin atmet sehr hastig oder preßt bei der Atmung. Das läßt sich nur durch beruhigendes Erklären korrigieren oder es fordert eine andere Behandlungstechnik.

8.9.2 Mobilisation von Rotationsstörungen der Halswirbelsäule

(Bild 8.54 und 8.55). Die Patientin sitzt entspannt aufrecht. Der Behandler steht hinter ihr und stützt sie und ihren Kopf mit dem Körper ab. Zur Behandlung einer gestörten Rechtsrotation wird der Dorn des unteren Partnerwirbels von links mit dem linken Daumen tastend gehalten, oder der Wirbelbogen wird weich umfaßt. Die Finger der rechten Hand liegen links seitlich am Kinn und führen den Kopf in die Rechtsrotation bis zur tastbaren Segmentspannung. Diese Ausgangsstellung für die Behandlung entspricht der Einstellung bei der Rotationsuntersuchung der HWS (s. Kap. 8.4.2) und deshalb kann man aus der Untersuchung bei Nachweis einer Blockierung unmittelbar in die Behandlung übergehen.

Behandlungsablauf: Die Patientin erhält den Auftrag, den Blick in Augenhöhe nach links zu wenden und langsam und lange einzuatmen, während der Behandler durch Halten am Kinn den Kopf an der Linksdrehung hindert (s. Bild 8.54). Dann soll die Patientin

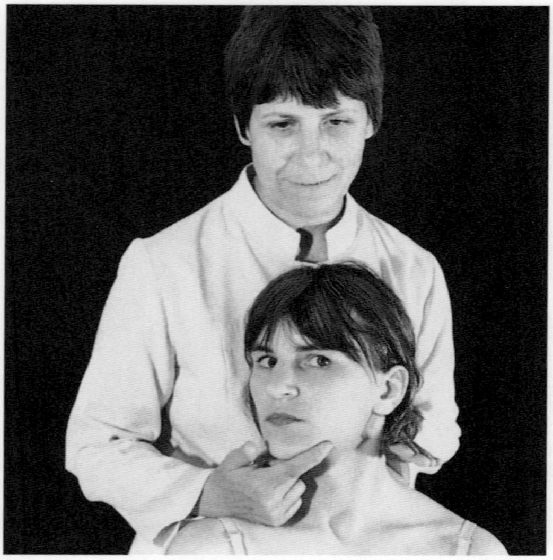

Bild 8.54 Segmental gezielte Mobilisation der HWS in Rotation (rechts) im Sitzen. 1. Anspannungsphase mit horizontaler Blickwendung zur Gegenseite (links) bei Fingerhalt am Kinn.

den Blick nach rechts in die zu mobilisierende Rotationsrichtung wenden und ruhig und entspannt ausatmen. Am günstigsten gibt der Behandler mit einem Finger der rechten Hand Führungshilfe (s. Bild 8.55). Er beendet die Bewegung, wenn die Rotationsspannung im tastend gehaltenen Segment ankommt. Mit dieser Blickführung verhindert der Behandler ein „Durchlaufen" der Spannung in tiefere Segmente. Der Blick wird dann an einem Gegenstand im Raum fixiert. Der Behandler wartet einige Atemzüge ab, solange noch ein weiterer Entspannungsgewinn zustande kommt. Dann erst folgt die nächste Blickwendung nach links als erneute Anspannungsphase.

Von manchen Patienten werden Blickwendungen oder ihr häufiger Wechsel nicht gut verstanden. Dann ist es besonders vorteilhaft, nach der Anspannungsphase und nach Blickeinstellung in Mobilisationsrichtung durch mehrmaliges sehr langsames und ruhiges Hin- und Heratmen jeweils in der Ausatmung weiteren Entspannungsgewinn zu erzielen. Der Patient kann diesen Rotationszuwachs selbst fühlen. Möglicherweise ist der gleiche von den Atemphasen abhängige Wechsel einer leichten Lordosierung und Begradigung der HWS dafür verantwortlich, der auch bei den Rotationsstörungen der Kopfgelenke so behandlungswirksam ist (s. Kap. 8.9.1). Zur Behandlung einer Linksrotationsstörung wird gegensinnig vorgegangen.

> Zur freien Seite schauen – einatmen
> zur gestörten Seite schauen – Ausatmen.
> Mobilisierende Segmentspannung
> über den Blick zum Behandlerfinger
> einstellen.

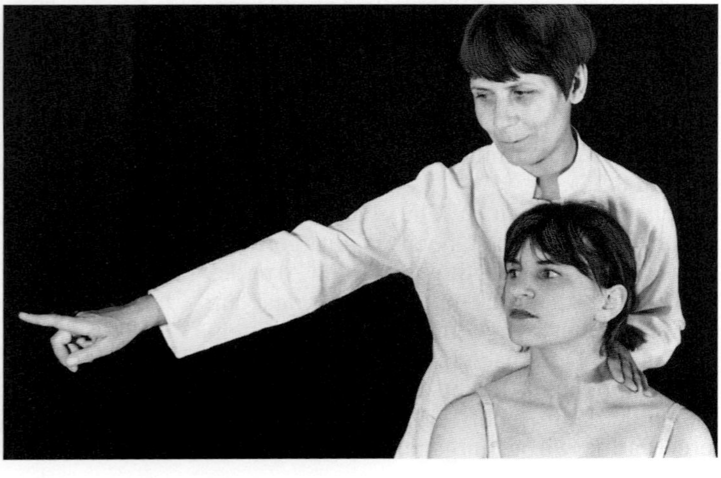

Bild 8.55 Segmental gezielte Mobilisation der HWS in Rotation (rechts) im Sitzen. 2. Mobilisationsphase mit geführter Blickwendung zur Mobilisationsseite

Fehler:

1. Die Patientin wendet den Blick zu weit zur Mobilisationsseite und hemmt die Entspannung.
2. Der Blick wird nicht in der Horizontalebene der Augen geführt, Folgebewegungen mit Anteflexion (Blick zu tief) oder mit Retroflexion (Blick zu hoch) können die Rotationsmobilisation stören.
3. Die Patientin bewegt isoliert die Augen und hält den Kopf gerade, d. h., sie entspannt nicht. Empfehlung: Kopf entspannt an den Behandler anlehnen lassen.
4. Der Behandler fixiert hart am Segment oder liegt mit dem Handkontakt auf einem Schmerzpunkt und provoziert dadurch Schmerz und Abwehrspannung.
5. Die Blick- und Atemaufträge erfolgen ungenau oder in falscher Reihenfolge. Statt die Mobilisation zu erleichtern wird sie erschwert.

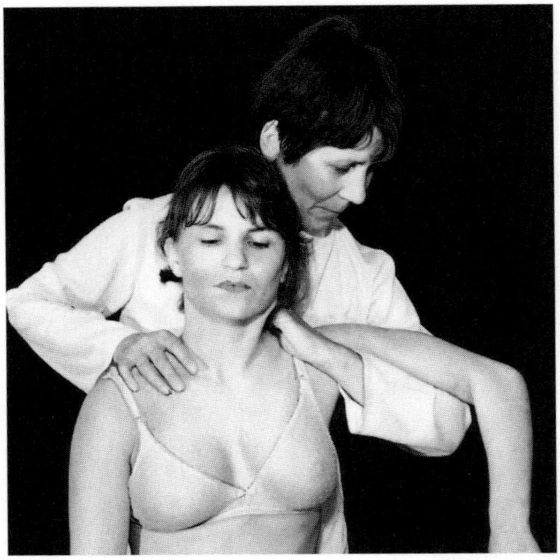

Bild 8.56 Segmental gezielte Mobilisation im zervikodorsalen Übergang in Rotation (rechts) und Seitneige durch rhythmischen Muskelspannungswechsel. 1. Ausgangssituation: Die Patientin drückt den abduziert gehaltenen Arm mehrmals abwärts gegen den Behandlerarm

8.9.3 Mobilisation zervikodorsaler Rotationsstörungen

(Bild 8.56 und 8.57). Die Patientin sitzt aufrecht. Zur Behandlung einer Rechtsrotationsstörung hebt sie den linken Arm schräg nach vorn seitlich etwa bis zur Horizontale. Der Ellbogen ist gebeugt. Der Behandler greift mit seinem linken Arm unter dem Oberarm durch und hängt sich mit Zeige- und Mittelfinger der linken Hand von rechts am Dornfortsatz des oberen Partnerwirbels ein. Die Patientin kann nun den Arm auf dem Behandlerarm ablegen. Der Behandler legt die rechte Hand auf die rechte Patientenschulter (s. Bild 8.56). Der rechte Daumen wird gebeugt von links an den Dornfortsatz des unteren Partners angehakt und hält ihn mit geringem Zug nach rechts fest (s. Bild 8.57).

Behandlungsablauf: Die Patientin wird aufgefordert, ihren Oberarm mit geringer Kraft in ruhigem Rhythmus auf den Arm des Behandlers zu drücken. Da dieser fest am oberen Partnerwirbel eingehängt ist, entsteht ein Zug am Dorn nach links, d. h. ein Mobilisationsimpuls zur Rechtsrotation. Der rechte Behandlerdaumen hält der Bewegung am unteren Partnerwirbel entgegen.

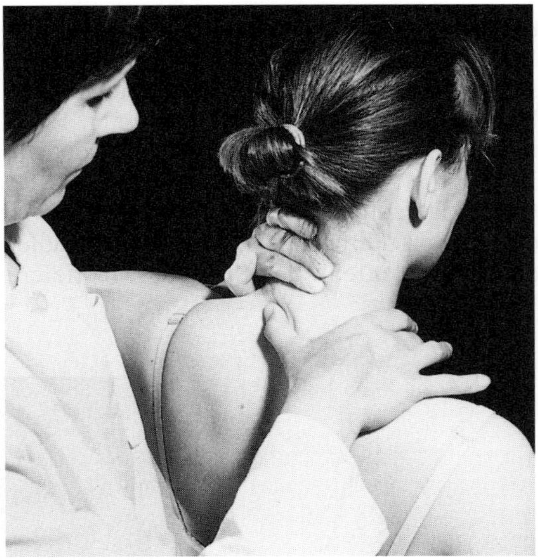

Bild 8.57 Segmental gezielte Mobilisation im zervikodorsalen Übergang in Rotation (rechts) und Seitneige. 2. Zur Detaildarstellung ist der Behandler von der Patientin zurückgetreten: Der rechte Daumen hält den unteren Partnerwirbeldorn von der linken Seite, die Finger liegen auf der Schulter. Der linke Zeigefinger ist von der rechten Seite am oberen Partnerwirbeldorn eingehängt und überträgt den Druck der Patientin auf den Dorn, zieht ihn in Rechtsrotation

8

Diese repetitive Mobilisation ist durch den Ansatz an den kurzen Hebelarmen gut gezielt, wegen der kurzen Hebel verführt sie aber zur Härte. Die Patienten müssen in der Regel zu weicherem Armdruck aufgefordert werden.

Fehler:

1. Der Arm wird zu tief gehalten, die Muskelspannung erreicht die zervikodorsale Region nicht.
2. Der Patient bewegt den Arm vor jedem Abwärtsdruck nach oben, er „nimmt Anlauf". Die segmentgerichtete Bewegung geht verloren.
3. Der Behandler hält den unteren Partnerwirbel unzureichend fest, die Rotation läuft über das Segment hinweg weiter.

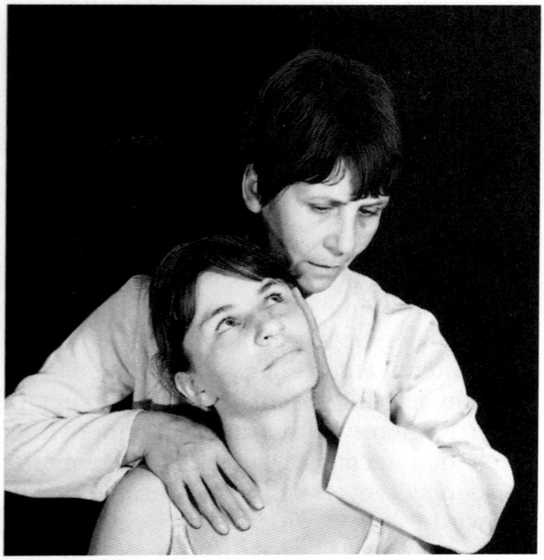

Bild 8.58 Segmental gezielte Mobilisation der HWS in Seitneige (rechts) in einem E/A-Segment (s. Kap. 8.10.1). Anspannungsphase mit aufwärts gerichtetem Blick und langsamer verlängerter Einatmung. In der Entspannungs-Mobilisations-Phase schaut die Patientin abwärts und atmet entspannt aus. Zur Behandlung eines A/E-Segmentes (s. Kap. 8.10.2) erhält die Patientin keinen Blickauftrag und sie verlängert nur die Ausatmung

8.10 Behandlung der Halswirbelsäule und der zervikodorsalen Übergangsregion bei Bewegungsstörungen der Seitneige

Bei Seitneigestörungen der HWS ist die Behandlung im Sitzen die Methode der Wahl. Wenn der Behandler die Patientin gut abstützt, wirkt die posturale Spannung weniger störend, aber die Schwerkraft kann trotzdem als mobilisierende Kraft vorteilhaft genutzt werden.

Im Liegen muß der Behandler den Entspannungsgewinn passiv in die Weiterführung der Seitneige umsetzen. Damit sind mehr Fehlermöglichkeiten gegeben. Wenn die Patientin aber zur Hochatmung neigt, sollte die Behandlung im Liegen immer bevorzugt werden.

8.10.1 Seitneigemobilisation zervikaler Ein-Aus-Segmente (Einatmungsspannung)

Seitneigebehandlung im Sitzen: (Bild 8.58). Die Patientin sitzt aufrecht, mit Kopf und Körper bequem an den Behandler angelehnt, der hinter ihr steht. Bei Störung der Rechtsseitneige hält die rechte Zeigefingerkante oder der rechte Daumen den unteren Partnerwirbel am Bogen von rechts dorsolateral. Die linke Hand legt die HWS durch Führung am Kopf und den oberen Halswirbeln in die Seitneige nach rechts über die tastend haltende Hand. In dieser Stellung erfolgte schon die Spannungspalpation, bei der die Störung und die inspiratorische Spannungszunahme des Segmentes erkannt wurden (s. Kap. 8.6.3). Die Behandlung kann deshalb unmittelbar aus der Untersuchung hervorgehen.

Behandlungsablauf: Die Patientin erhält den Auftrag, nach oben zu schauen und langsam und lange einzuatmen (s. Bild 8.58). Danach schaut sie zum Boden und atmet ruhig und ohne Geräusch aus. Der Entspannungsgewinn zeigt sich in einem Absinken der HWS über der tastend haltenden Hand. Die Schwerkraft stellt die Seitneige jeweils neu ein und mobilisiert dadurch.

E/A-Segmente: Hochschauen – Einatmen
Abwärtsschauen – Ausatmen
mobilisierendes Absinken des Kopfes in die Seitneige durch die Schwerkraft.

Die *zervikodorsalen Segmente* verhalten sich in der Regel als Ein-Aus-Segmente. Weil in dieser Region die Retroflexionsblockierungen überwiegen, unterbleibt der Blick nach unten während der Ausatmung, der die Flexionsrichtung mobilisierend bevorzugt. In dieser Region wird der untere Partnerwirbel durch den rechten Daumen geschient, der laterodorsal gegen den Dornfortsatz geschoben wird.

zervikodorsale E/A-Segmente:
Hochschauen – Einatmen
Blick bleibt oben – Ausatmen
mobilisierendes Absinken von Kopf und Hals in die Seitneige-Extension.

Seitneigebehandlung im Liegen: (Bild 8.59). Die Patientin liegt entspannt auf dem Rücken. Der Behandler steht oder sitzt am Kopfende der Bank. Zur Behandlung der Rechtsseitneige legt er den Kopf der Patientin auf seine linke Hand und schient mit dem rechten Zeigefinger den Bogen des unteren Partnerwirbels von laterodorsal. Er führt den Kopf in die Seitneige des Segmentes, bis die Spannung am haltenden Zeigefinger tastbar wird. Während einiger Atemzüge wird das Spannungsverhalten des Segmentes kontrolliert (s. Kap. 8.6.3). Diese Untersuchungsstellung ist damit identisch mit der Behandlungsstellung und beide können unmittelbar ineinander übergehen.

Behandlungsablauf: Blick und Atmungsablauf entsprechen dem im Sitzen. Bei nachlassender Spannung während der Ausatmung führt die linke Behandlerhand den Kopf in weitere Rechtsseitneige (3- bis 5mal), bis kein Entspannungsgewinn mehr auftritt und kein Widerstand mehr erkennbar ist.

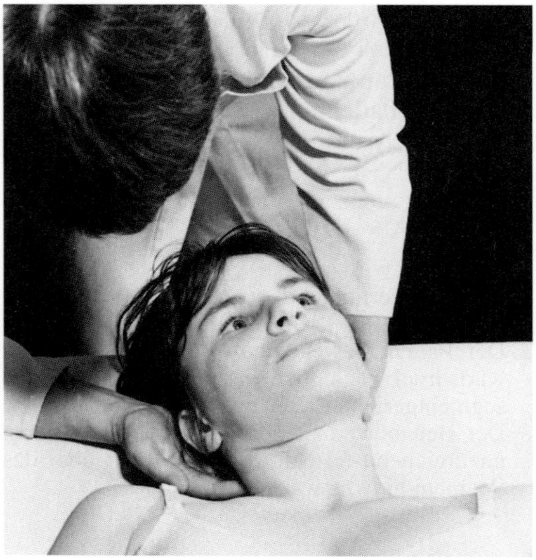

Bild 8.59 Segmental gezielte Mobilisation der HWS in Seitneige (rechts) in Rückenlage. Für ein E/A-Segment wird Blickauftrag gegeben (s. Kap. 8.10.1) und die Inspiration verlängert, für ein A/E-Segment wird ohne Blickauftrag die Exspiration verlängert (s. Kap. 8.10.2). Passive Lagerung in die neue freie Seitneigestellung

E/A-Segmente im Liegen:
Hochschauen – Einatmen
Abwärtsschauen – Ausatmen
mobilisierende passive Spannungseinstellung der Seitneige im gestörten Segment.

Fehler:

1. Körper und Kopf der Patientin werden im Sitzen nicht ausreichend abgestützt. Die posturale Spannung hemmt die segmentale Entspannungswirkung.
2. Der Kopf wird nicht weich über die tastend haltende Hand gelegt, sondern in die Seitneige gedrückt. Es entsteht unvermeidbar Gegenspannung.
3. Ein schmerzhaftes Nachbarsegment wird nicht von der Handwurzel der Führungshand geschient. Die Entspannung bleibt aus.
4. Das Spannungsverhalten des Segmentes wurde nicht erkannt. Die Behandlung bleibt dann wirkungslos, wenn während der Behandlung der Spannungsverlauf nicht mehr beachtet wird.

8.10.2 Seitneigemobilisation zervikaler Aus-Ein-Segmente (Ausatmungsspannung)

Behandlung im Sitzen: Die Ausgangsstellung entspricht der Behandlung der Ein-Aus-Segmente (s. Bild 8.58). Die Patientin sitzt aufrecht, mit Kopf und Körper entspannt an den Behandler angelehnt, der hinter ihr steht. Bei Störung der Rechtsseitneige hält die rechte Zeigefingerkante oder der rechte Daumen den unteren Partnerwirbel am Bogen von rechts dorsolateral. Die linke Hand legt die HWS durch Führung am Kopf und Schienung der oberen Halswirbel in die Seitneige nach rechts über die tastend haltende Hand. In dieser Stellung erfolgte schon die Spannungspalpation, bei der die Störung und die exspiratorische Spannungszunahme des Segmentes erkannt wurden (s. Kap. 8.6.3). Die Behandlung kann unmittelbar aus der Untersuchung hervorgehen. Voraussetzung ist der richtig erkannte Spannungsverlauf des Segmentes, da die exspiratorische Spannungsverstärkung meistens weniger deutlich ist als eine inspiratorische Spannungszunahme.

Behandlungsablauf: Die Patientin erhält keinen Blickauftrag. Nach ruhiger Einatmung wird sie aufgefordert, langsam und lange auszuatmen, als wolle sie „eine Kerze zum Flackern bringen". Anschließend atmet sie „ganz normal ein". Durch die verlängerte Ausatmung ist die nachfolgende Einatmung automatisch vertieft. Die Entspannung des Segmentes während der Einatmung wird aber nicht behindert, sie läßt den Kopf zur eingestellten Seite, nach rechts, absinken und fördert die Mobilisation der Seitneige.

> A/E-Segmente: Aus-aus-ausatmen
> Einatmen
> mobilisierendes Absinken der HWS
> in die Seitneige.

Seitneigebehandlung im Liegen: (Bild 8.59). Die Patientin liegt entspannt auf dem Rücken. Der Behandler steht oder sitzt am Kopfende der Bank. Zur Behandlung der Rechtsseitneige legt er den Kopf der Patientin auf seine linke Hand und schient mit dem rechten Zeigefinger den Bogen des unteren Partnerwirbels von laterodorsal. Er führt den Kopf in die Seitneige des Segmentes, bis die Spannung am haltenden Zeigefinger tastbar wird. Während einiger Atemzüge wird das Spannungsverhalten des Segmentes kontrolliert (s. Kap. 8.6.3). Die Untersuchungsstellung ist damit identisch mit der Behandlungsstellung und beide können unmittelbar ineinander übergehen.

Behandlungsablauf: Die Atmungsführung ohne Blickauftrag entspricht der Behandlung im Sitzen. Während der verlängerten Ausatmung wird die Spannungszunahme am Segment fühlbar, während der anschließenden ruhigen Einatmung das Nachgeben des Segmentes, das dann in kleinen Schritten erlaubt, die Seitneige jeweils bis an die wieder auftretende Segmentspannung zu vergrößern. Eine Behandlung umfaßt 3–5 Atemzüge.

Fehler:

Die gleichen Schwierigkeiten und Fehlermöglichkeiten wie bei der Behandlung von Ein-Aus-Segmenten können die Behandlung stören. Die Gefahr, daß der Behandler vorzeitig in die Neigung drückt und das entspannte Absinken stört, ist beim Aus-Ein-Segment eher noch größer. Zu große Seitneigungslagerung in Rückenlage geht über die segmentale Einstellung hinaus und hindert die Segmentbehandlung. Blickauftrag aufwärts während der Einatmung hindert die Entspannung dieser Atemphase.

8.10.3 Selbstübung der Seitneige im Sitzen

(Bild 8.60). Die Patientin sitzt aufrecht, der Rumpf kann angelehnt werden. Bei einer Störung der Rechtsseitneige greift sie mit Zeigefinger und Mittelfingerspitze der linken Hand über den Dorn des unteren Partnerwirbels zu seiner rechten Seite und hält dort stützend, während sie Kopf und Halswirbelsäule darüber nach rechts neigt (s. Bild 8.60).

Der Behandler hat zuvor im rezidivierend gestörten Segment den Spannungsverlauf

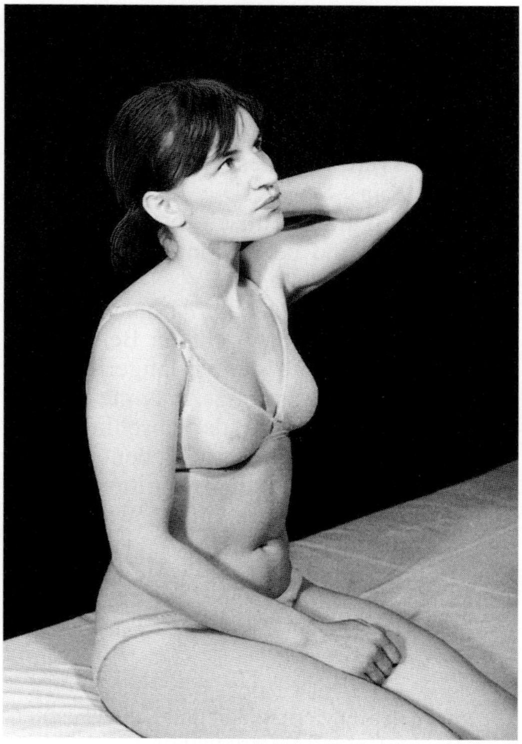

Bild 8.60 Selbstübung der Seitneige in der HWS im Sitzen. Die Patientin umgreift mit Zeige- und Mittelfinger der linken Hand den Dorn des unteren Partnerwirbels, hält ihn von rechts und lehnt den Kopf sanft darüber. Geübt wird hier ein E/A-Segment in Rechtsneige, die Anspannungsphase mit Blickwendung aufwärts ist dargestellt

8

während der Atmung ermittelt und leitet die Patientin zur Selbstübung an. Das Absinken im Segment während der Entspannungsphase wird von der Patientin meistens erkannt und bringt eine größere Zielsicherheit bei der Segmenteinstellung.

Übungsablauf der Seitneige eines Ein-Aus-Segmentes: In der beschriebenen Ausgangsstellung blickt die Patientin zur Decke und atmet langsam und lange ein (s. Bild 8.60). Dann wendet sie den Blick abwärts und atmet ruhig strömend ohne Geräusch aus. Bei guter Entspannung sinkt der Kopf bei 3- bis 5maligem Wechsel jeweils in der Ausatmungsphase weiter nach rechts. Bei Linksneigestörung des gleichen Segmentes wird die Übung gegensinnig ausgeführt.

Übungsablauf der Seitneige für ein Aus-Ein-Segment: In der gleichen, oben beschriebenen Ausgangsstellung atmet die Patientin nach ruhiger Inspiration langsam und *lange aus* durch leicht gespitzte Lippen, aber ohne Geräusch, und läßt anschließend die Einatmung durch die Nase „einfach kommen" (s. Kap. 8.10.2). Der Kopf sinkt in der relaxierenden Einatmungsphase ab, solange die Entspannung noch einen Weggewinn bewirkt, meistens bis zu 5 Atemzügen.

Hinweise:

- Selbst wenn die Patientin den Segmentkontakt nicht exakt gefunden hat, führt der Atemwechsel in gehaltener Seitneigeeinstellung die Entspannung zum Segment.
- Die Patientin blickt bei individuell lebhaften Blickfolgebewegungen leicht zu weit nach oben und unten und ruft allgemeine Retroflexions- und Anteflexionsbewegungen der HWS hervor. Die Seitneigeentspannung wird gestört.
- Wenn die Patientin die Einatmung unter Hochziehen der Schultern verlängert oder die Ausatmung pressend forciert, muß vor der Selbstübung ihre Ventilation korrigiert werden.
- Alternative Ausgangsstellung: Bei einer Störung der Rechtsseitneige in der oberen und mittleren HWS kann die Patientin auch mit der Ulnarkante ihrer rechten Hand den Bogen des unteren Partnerwirbels dorsolateral abstützen, während sich die Finger kaudalwärts auf die Dorne der unteren HWS legen und den Arm entspannt tragen. Die Patientin legt dann den Kopf über die Handkante nach rechts und führt die Atmung dem Segmentverhalten entsprechend.

8.10.4 Lateralverschiebung an der Halswirbelsäule, repetitiv im Sitzen

(Bild 8.61). Die Patientin sitzt entspannt aufrecht, der Behandler steht zur Lateralverschiebung nach rechts auf ihrer rechten Seite

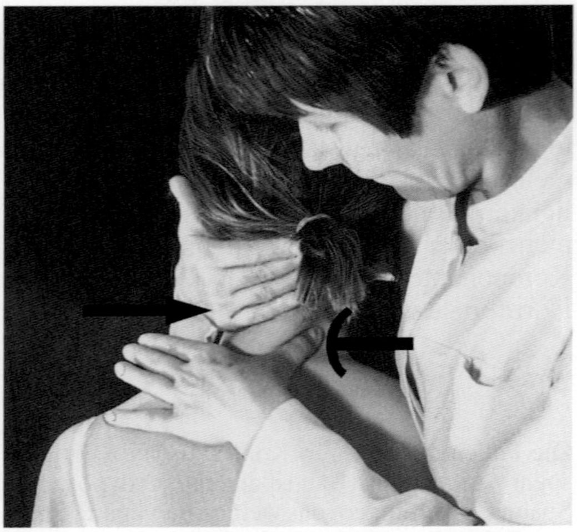

Bild 8.61 Segmental gezielte Mobilisation in der HWS in Lateralverschiebung nach rechts im Sitzen. Gegen den am unteren Partner haltenden Daumen der linken Hand verschiebt die rechte Hand mit ihrer Ulnarkante (wie in Untersuchungsstellung) unter leichter Traktion den oberen Partner von der linken Bogenseite her nach rechts

und stützt ihre Schulter mit dem Sternum ab. Seine linke Hand hält mit gestreckt gespreiztem Daumen und Zeigefinger den Bogen des unteren Partnerwirbels, wobei der Daumen vom Gelenkfortsatz bis zum Dornfortsatz auf der rechten Seite anmodelliert wird. Die rechte Hand legt der Behandler mit der Ulnarkante auf den linken Zeigefinger und nimmt so von dorsolateral links Kontakt an Gelenkfortsatz und Dornfortsatz des oberen Partnerwirbels. Die übrigen Finger schmiegen sich an die linke Seite von Hals und Okziput. Diese Ausgangsstellung entspricht der Untersuchungsstellung (s. Kap. 8.6.4), die deshalb bei einer Funktionsstörung unmittelbar in die Behandlung übergehen kann.

Behandlungsablauf: Die Bewegung beginnt mit einer weichen Traktion durch die rechte Hand. Die HWS wird dabei aufgerichtet und die Verschiebebewegung nach lateral rechts erleichtert. Mit der Ulnarkante der rechten Hand wird dann der obere Partnerwirbel nach rechts, auf den Oberrand des linken Daumens zu verschoben, ohne das Segment zur einen oder anderen Seite zu neigen. Auch der Bewegungsablauf entspricht der Untersuchung. Bei segmental erhöhtem Widerstand oder verkleinerter Verschiebestrecke wird die Bewegung mehrmals wiederholt von der Ausgangsstellung in die tastbare Spannung geführt, ohne dabei Kraft einzusetzen. In manchen Fällen scheint auch hier das wiederholte Aufnehmen und betonte Weggehen von der Spannung besser mobilisierend zu wirken als das repetitive Drücken dagegen.

Traktion – Lateralverschiebung
Spannung passiv repetitiv aufnehmen
und nachlassen

Fehler:

1. Die Bewegung wird nicht durch eine Traktion eingeleitet, oder die Traktion wird wieder aufgegeben. Die Verschiebebewegung wird erschwert.
2. Die tragenden Finger werden bei der Traktion gebeugt, dadurch wird der Kopf rekliniert und die Verschiebebewegung eingeschränkt.
3. Die Finger werden zu stark von dorsal gegen die HWS gestützt, diese dadurch lordosiert und die Bewegung eingeschränkt.

Hinweise:
- Tritt unter der Verschiebebewegung Schmerz auf, muß die Handlage zur Vermeidung von Druckschmerzpunkten überprüft werden. In den Arm übertragener Schmerz unter der Verschiebung kann durch eine Wurzelbedrängung im Foramen bedingt sein und verbietet dann mobilisierende Maßnahmen in diesem Segment vor eindeutiger diagnostischer Klärung.
- In etwas gewandelter Technik ist die rhythmisch repetitive Lateralverschiebung besonders geeignet zur Behandlung überdauernder (reflektorischer?) segmentaler Muskelverspannungen bei chronischen Schmerzsyndromen. Dabei wird die Endespannung des Segmentes nicht eingestellt, die Bewegung bleibt im spannungsfreien Raum um die Neutralstellung.

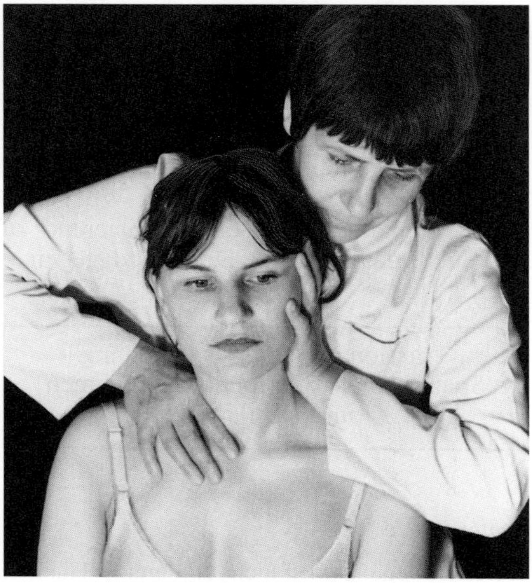

Bild 8.62 Segmental gezielte Mobilisation im zervikodorsalen Übergang in Lateralverschiebung nach rechts im Sitzen. Wie bei der Untersuchung schiebt die rechte Hand am unteren Partner gegen den Halt der linken Hand am oberen. (Detail der Handhaltung s. Bild 8.37)

8.10.5 Lateralverschiebung zervikodorsal, repetitiv im Sitzen

(Bild 8.62). Die Patientin sitzt entspannt aufrecht und an den hinter ihr stehenden Behandler gelehnt, der Kopf und Rumpf mit dem Körper abstützt. Zur Behandlung einer Störung der Lateralverschiebung nach rechts liegt die linke Behandlerhand mit dem Daumenballen und der Handwurzel am oberen Partnerwirbel von links dorsolateral und die Handfläche und die Finger stützen Hals und Kopf seitlich. Die rechte Hand legt der Behandler mit der Schwimmhaut von rechts lateral in Höhe des unteren Partnerwirbels an und schiebt die Daumenspitze von rechts seitlich gegen dessen Dornfortsatz. Durch Zurücklehnen der Patientin mit Anlehnen des Kopfes wird der zervikodorsale Übergang aufgerichtet. Die Ausgangsstellung entspricht damit der Untersuchungsstellung (s. Kap. 8.6.5) und die Untersuchung kann bei festgestellter Funktionsstörung unmittelbar in die Behandlung übergehen.

Behandlungsablauf: Gegen den von links gehaltenen oberen Partnerwirbel verschiebt die rechte Hand mit dem Daumen-Schwimmhaut-Kontakt den unteren Partnerwirbel kraftlos nach links und läßt wieder los. Das wird mehrmals wiederholt, bis die freie Beweglichkeit erreicht wird. Das entspricht im Segment einer Rechtsverschiebung mit einer Komponente Linksrotation (Druck an der Dornfortsatzspitze).

Fehler:

Die Patientin hält ihren Kopf aktiv aufrecht oder sogar vorgebeugt. Bandspannung und posturale Spannung verhindern das weiche Bewegungsspiel, die Behandlung wird behindert und manchmal schmerzhaft.

8.10.6 Lateralverschiebung zervikodorsal in Seitlage

(Bild 8.63) Zur Behandlung einer nach rechts gestörten Lateralverschiebung legt sich die Patientin auf die linke Seite am vorderen Bankrand. Der Kopf ist weit oben unterpolstert. Der Behandler steht vor ihr in Höhe des Kopfes. Mit der linken Hand hebt er ihren Kopf ein wenig an und legt die rechte Hand von unten her mit dem Kleinfingergrundgelenk laterodorsal an den oberen Partnerwirbel. Die Finger bleiben gestreckt. Die Handfläche mit abgespreiztem Daumen und der Unterarm tragen den Kopf, schieben ihn in Vornickung und richten dadurch die Halswirbelsäule auf, die rechte Ellbeuge liegt vor der Stirn. Der Ellbogen kann bei niedriger Bank an das zur Erleichterung am Bankrand aufgestützte Knie angelehnt werden. Sobald der Kopf im Gleichgewicht liegt, verläßt die linke Hand den Kopf und greift im zervikalen Bereich mit der Fingergabel von hinten um den Bogen des unteren Partnerwirbels zum tastenden Halten. Bei C7 bis Th2 wird der Dorn mit dem Daumenendglied weich von der obenliegenden Seite gehalten (s. Bild 8.63). Der linke Unterarm stützt den Thorax von hinten. Diese Ausgangsstellung entspricht der Untersuchung (s. Kap. 8.6.6), die deshalb bei gestörter Segmentverschiebung

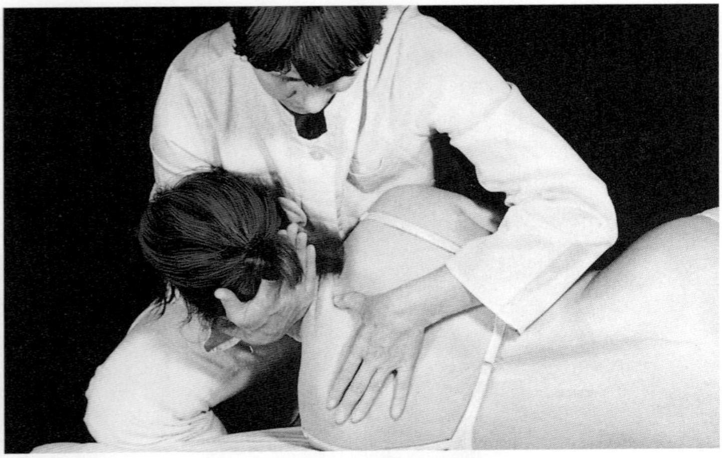

Bild 8.63 Segmental gezielte Mobilisation der HWS und des zervikodorsalen Überganges in Lateralverschiebung nach rechts in Seitlage. Der linke Daumen hält tastend den Bogen oder Dorn des unteren Partnerwirbels von der obenliegenden Seite (hier etwa Th1). Die rechte Hand trägt Kopf und Hals und hat von der unteren Seite Kontakt an Bogen und Dorn des oberen Partnerwirbels und verschiebt ihn zur obenliegenden Seite (Repetition der Untersuchungsbewegung)

unmittelbar in die Behandlung übergehen kann.

Behandlungsablauf: Die rechte ulnare Handkante schiebt den oberen Partnerwirbel durch eine supinierende Bewegung zur obenliegenden Seite nach rechts. Der rechts am unteren Partnerwirbeldorn liegende linke Daumen hält gegen, wodurch eine genau segmentale Bewegung zustande kommt, die repetitiv bis an die Spannung geführt und wieder aufgegeben wird. Drei bis fünf Wiederholungen reichen meistens zur Mobilisation. Zur Behandlung der Gegenrichtung müssen Patientin und Behandler ihre Stellungen wechseln. Die Bewegung läuft mit vertauschter Handfunktion gegensinnig ab.

Durch die Kontakte an den kurzen Hebeln und die im Liegen völlige Entspannung der Patientin wirkt diese Behandlung am besten isoliert auf ein Segment und ist deshalb auch bei schmerzhaft hypermobilen Nachbarsegmenten zuverlässig verwendbar (s. Hinweise in Kap. 8.10.4).

Fehler:

1. Die HWS wird nicht aufgerichtet gehalten: In Lordose ist kein exakter Segmentkontakt möglich und die Verschiebebewegung wird behindert.
2. Daumen und Zeigefinger der haltenden Hand drücken spitz (hart) am Dorn und provozieren Schmerz. Abwehrspannung hemmt die Bewegung.

8.11 Behandlung der Sagittalbewegungsstörungen zervikodorsal

Im zervikodorsalen Übergang ist die Störung der Retroflexion der typische funktionspathologische Befund. Die segmentalen Bewegungseinschränkungen werden mit Hilfe von Verschiebetechniken nach dorsal aufgedeckt und behandelt. Die Behandlung ist im Sitzen und Liegen möglich, die für den jeweiligen Patienten am besten geeignete Technik wird beim Therapieansatz schnell erkennbar.

8.11.1 Zervikodorsale Dorsalverschiebung im Sitzen

(Bild 8.64). Die Patientin sitzt aufrecht. Der Behandler steht seitlich, stützt ihre Schulter mit dem Körper und lehnt ihren Kopf an seine vorn liegende Schulter. In den zervikalen Segmenten (etwa von C5 abwärts) umfaßt er den Bogen des unteren Partnerwirbels mit der Fingergabel der hinteren, tastenden Hand. Die andere Hand nimmt an der gegenüberliegenden Halsseite von ventral Kontakt. Die ulnare Handkante wird auf den Zeigefinger der Tasthand gelegt und auf ihm als Leitschiene nach dorsal geführt, bis die Handfläche über die Verschiebung der oberflächlichen Weichteile der Halsseite Kontakt am oberen Partnerwirbel spürt. Damit ist die Ausgangsstellung

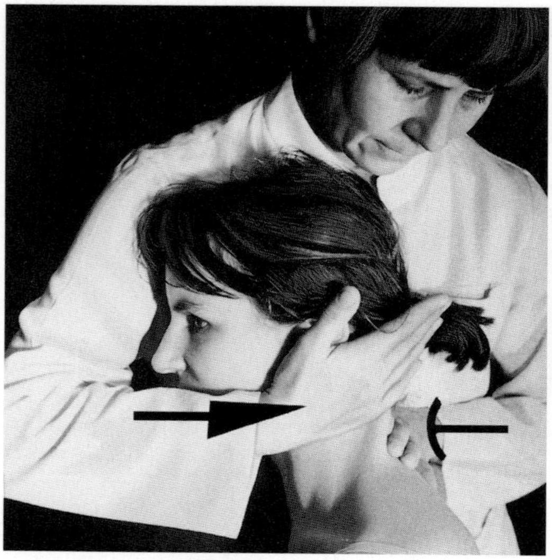

Bild 8.64 Repetitive, segmental gezielte Mobilisation der Retroflexion in der unteren HWS durch Dorsalverschiebung im Sitzen (bis Th2). Der obere Partnerwirbel wird über Weichteilkontakt von vorn-lateral gegen den gehaltenen unteren Partnerwirbel nach dorsal verschoben bis an die Endespannung, die dann repetitiv wieder aufgegeben wird. Die am unteren Dorn tastenden Finger steuern die Bewegung

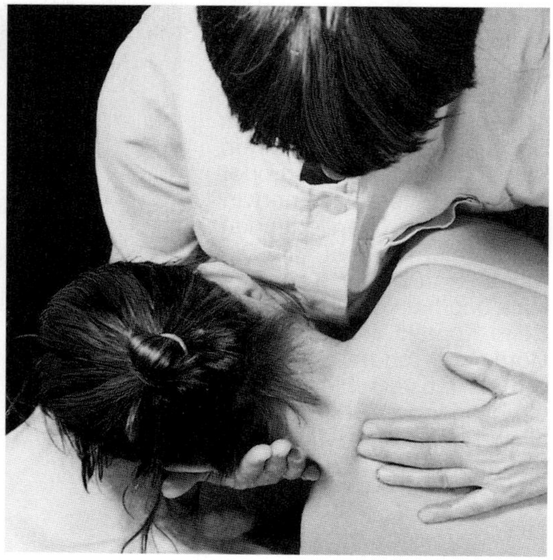

Bild 8.65 Repetitive, segmental gezielte Mobilisation der Retroflexion der unteren HWS durch Dorsalverschiebung in Seitlage. Kopf und Hals mit dem oberen Partnerwirbel ruhen auf der rechten Hand und werden nach dorsal getragen, tastender Gegenhalt am unteren Partnerwirbeldorn. Repetitiv wird die Endespannung eingestellt und wieder aufgegeben.

erreicht. Sie entspricht der Untersuchung (s. Kap. 8.5.3) und kann deshalb unmittelbar daraus hervorgehen. Wie bei der Untersuchung liegt der palpierende Finger der hinteren Hand in den thorakalen Segmenten quer auf dem unteren Dorn und interspinal.

Behandlungsablauf: Die Bewegung beginnt mit einer leichten Traktion am Kopf durch die von vorn kommende Hand und die Behandlerschulter. Dann folgt die kleine Verschiebung des oberen Partnerwirbels nach dorsal bis zur tastbaren segmentalen Spannung. Diese Spannung wird mehrmals repetitiv aufgegeben und wieder eingestellt, bis die Beweglichkeit frei ist.

Fehler:

1. Die Traktion wird ungenügend ausgeführt. Die Verschiebebewegung ist nicht optimal möglich.
2. Die Halswirbelsäule wird lordosiert gehalten und damit die Verschieblichkeit eingeschränkt.

8.11.2 Zervikodorsale Dorsalverschiebung in Seitlage

(Bild 8.65). Die Patientin liegt auf der (linken) Seite so weit am vorderen Bankrand, daß sie sich noch sicher fühlt. Unter ihrem Kopf liegt weit oben ein Polster. Der Behandler steht vor dem Kopf der Patientin und hebt ihn mit der linken Hand ein wenig an. Dann legt er die rechte Hand von unten her mit dem Kleinfingergrundgelenk und der Ulnarkante seitlich vor den vorderen Trapeziusrand in Höhe des oberen Partnerwirbels. Die Finger bleiben gestreckt. Die rechte Ellbeuge liegt vor der Stirn. Die Handfläche mit abgespreiztem Daumen und der Unterarm tragen den Kopf, schieben ihn in Vornickung und richten dadurch die Halswirbelsäule auf. Der Ellbogen kann bei niedriger Bank an das zur Erleichterung am Bankrand aufgestützte Knie angelehnt werden. Sobald der Kopf im Gleichgewicht liegt, verläßt die linke Hand den Kopf und übernimmt mit zwei Fingerspitzen oder

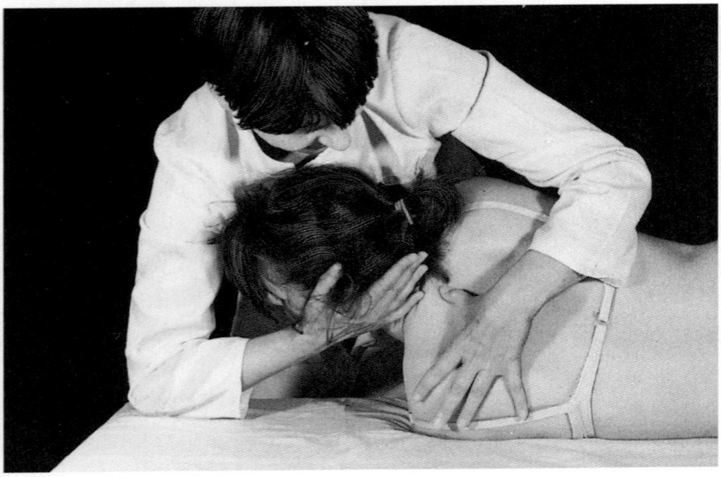

Bild 8.66 Segmental gezielte Mobilisation durch Dorsalverschiebung und Seitneige nach PIR im zervikodorsalen Übergang in Seitlage. Die Finger der rechten Hand zeigen in Mobilisationsrichtung (Endstellung). Die Patientin hat vorher den Kopf zur Unterlage hin gedrückt und den Druck wieder gelöst

dem quer gelegten Zeigefinger das tastende Halten des unteren Partnerwirbeldornes. Diese Ausgangsstellung ist mit der Untersuchungssituation identisch (s. Kap. 8.5.4), weshalb die Untersuchung bei getasteter Bewegungsstörung unmittelbar in die Behandlung übergehen kann.

Behandlungsablauf: Die Kopf und Hals tragende (rechte) Hand verschiebt die Weichteile vor dem oberen Partnerwirbel soweit nach dorsal, bis dieser folgt und die Bewegung und Spannung der Dorsalverschiebung interspinal von den linken Fingern getastet wird. Dann wird mehrmals repetitiv diese Spannung aufgegeben und wieder eingestellt, bis die Beweglichkeit frei ist.

Fehler und Hinweise:

1. Die Dorsalverschiebung wird nicht von der ulnaren Handkante auf den Wirbel, sondern vom Unterarm auf den Kopf übertragen. Dadurch wird nur eine Lordosierungsbewegung hervorgerufen.
2. Schon allein die Beugung der tragenden Finger und der Hand kann die Lordose verstärken und die Verschiebebewegung verhindern. Die Hand arbeitet am besten mit der Vorstellung einer „Tortenschaufel".
3. Bei zu niedriger Bank arbeitet der Behandler entspannter, wenn er den tragenden Unterarm am aufgestützten Knie anlehnt.

8.11.3 Zervikodorsale Dorsalverschiebung mit Seitneige in Seitlage

(Bild 8.66). Sind Seitneige und Dorsalverschiebung im gleichen Segment des zervikodorsalen Überganges gleichzeitig eingeschränkt, wird am besten mit einer Kombination von Seitneigeeinstellung mit Gegenrotation und Dorsalverschiebung behandelt. Bei einer Seitneigestörung nach rechts mit Retroflexion legt sich die Patientin auf die linke Seite und soweit an den vorderen Rand, daß sie sich noch sicher fühlt. Der Behandler steht vor ihr in Kopfhöhe. Mit der linken Hand hebt er ihren Kopf ein wenig an und legt die rechte Hand von unten her mit der Ulnarkante (dem Kleinfingergrundgelenk) lateral vor den Trapeziusrand an den oberen Partnerwirbel. Die Finger bleiben gestreckt. Die Handfläche mit abgespreiztem Daumen trägt den Kopf, schiebt ihn in Vornickung und richtet dadurch die Halswirbelsäule auf, die rechte Ellbeuge liegt vor der Stirn. Der Ellbogen kann auf der Unterlage aufgestützt werden. Sobald der Kopf im Gleichgewicht liegt, verläßt die linke Hand den Kopf und greift im zervikalen Bereich mit der Fingergabel von hinten um den Bogen des unteren Partnerwirbels zum tastenden Halten. Bei C7 bis Th2 wird der untere Partnerdorn von dorsal und seiner rechten Seite her mit dem Daumen gegengehalten. Nun schiebt die rechte Hand Kopf und Hals nach dorsal bis zur beginnenden

8

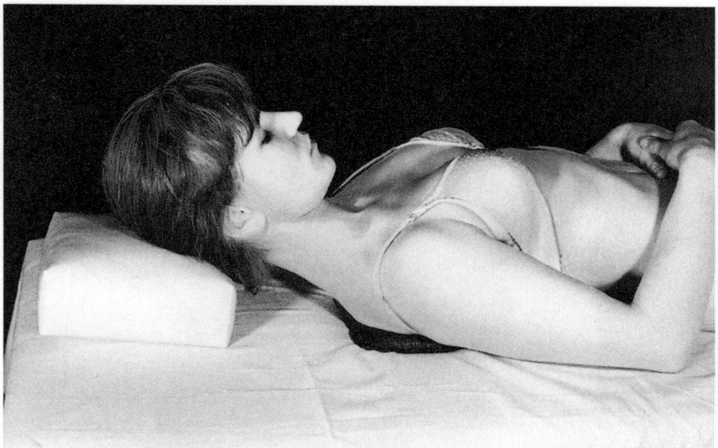

Bild 8.67 Selbstübung bei rezidivierenden Extensionsstörungen im zervikodorsalen Übergang in Rückenlage. Das flache dunkle Polster stützt mit seiner oberen Kante den unteren Partnerwirbeldorn ab. Der Kopf ist mit einem etwas höheren Polster unterlagert. Die Patientin drückt den Kopf rhythmisch, geführt vom Kinn, gegen die Unterlage

Spannung im Segment. Soweit entspricht die Einstellung der Untersuchung der Dorsalverschiebung und ihrer Behandlung in Seitlage (s. Bild 8.65), die in der folgenden Technik weitergeführt werden kann.

Behandlungsablauf: Die Patientin erhält den Auftrag, den Kopf etwas zur Unterlage zu drücken (in die Hand zu legen). Sobald im eingestellten Segment leichte Muskelanspannung tastbar wird, ist die geforderte Minimalkraft erreicht. Nach 10–30 s Haltezeit soll die Anspannung gelöst werden. Der Behandler führt den oberen Partnerwirbel weiter nach dorsal bis wieder Spannung im Segment auftritt. Der Ellbogen bleibt dabei auf der Unterlage und verschiebt sich dort nur. Die Bewegung der Hand wird schaufelförmig, dadurch wird der darüberliegende HWS-Abschnitt zur Unterlage rotiert und im Segment entsteht eine Seitneige zur oberen, rechten Seite zusammen mit dem Dorsalschub (s. Bild 8.66). Der Ablauf wird 3- bis 5mal wiederholt.

Fehler:

1. Der Behandler verkrampft den tragenden Arm und drückt gegen den Patientenhals.
2. Der Behandler überträgt die Bewegung nicht von der Hand her wie eine Schaufel, sondern vom Oberarm gegen die Stirn und rekliniert dadurch die HWS.

8.11.4 Selbstübung der zervikodorsalen Dorsalverschiebung in Rückenlage

(Bild 8.67). Die Patientin legt sich entspannt auf den Rücken auf einer festen Unterlage (Bank, Teppich, Tisch). Ein festes, flaches Polster liegt mit dem oberen Rand unter dem Dornfortsatz des unteren Partnerwirbels. Ein zweites etwas höheres Polster liegt unter dem Hinterkopf.

Übungsablauf: Aus der Ausgangsstellung zieht die Patientin unter Anleitung des Behandlers das Kinn „an die Binde“. Die HWS sinkt zur Unterlage hin durch. Dadurch richtet sich der zervikodorsale Übergang auf und im Segment entsteht eine Dorsalbewegung. Die Patientin lernt, das Heranziehen des Kinns weich und rhythmisch zu wiederholen. Dabei tastet der Behandler am Segment den Spannungsablauf und ermittelt die Polsterhöhe unter dem Kopf, bei der der Bewegungseffekt am Segment am deutlichsten ist. Dann kann die Patientin die Übung zu Hause selbständig durchführen.

Fehlermöglichkeiten gibt es kaum. Bei zu niedrigem Kopfpolster kann das Kinn beim Anziehen belästigend gegen den Kehlkopf drücken.
Für Patienten mit starker BWS-Kyphose ist die Übung ungeeignet. Dann sollte im Sitzen geübt werden (s. 8.11.5).

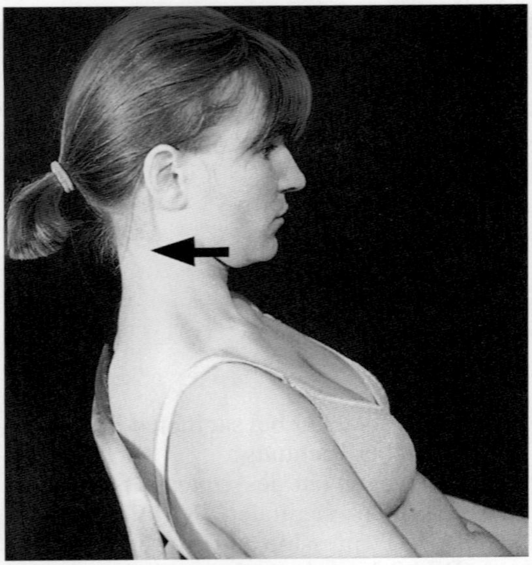

Bild 8.68 Selbstübung bei rezidivierenden Extensionsstörungen im zervikodorsalen Übergang im Sitzen. Der untere Partnerwirbeldorn wird von der Stuhllehne abgestützt. Rhythmische Kopfbewegung, vom Kinn geführt, nach dorsal

8.11.5 Selbstübung der zervikodorsalen Dorsalverschiebung im Sitzen

(Bild 8.68). Die Patientin sitzt aufrecht. Eine hohe Stuhllehne oder ein Polster an der Wand werden genutzt, um den unteren Partnerwirbel des übungsbedürftigen Segmentes von hinten abzustützen. Die Patientin zieht das Kinn „an die Binde" und verschiebt dann den Kopf wie auf einer Schiene nach hinten. Dabei richtet sich die HWS auf und im Segment entsteht eine Dorsalbewegung bis zur Endespannung. Die Patientin fühlt das als Druckzunahme des Polsters gegen den Dornfortsatz des abgestützten Wirbels und der Behandler kontrolliert den Verlauf tastend und korrigiert bei Bedarf. Repetitives Lösen und Wiederherstellen der Spannung erhalten die Beweglichkeit des Segmentes.

8

9 Untersuchung und Behandlung des Kiefergelenkes und seiner Muskeln

- Funktionelle Anatomie
- Untersuchung aktiver Bewegungen
- Untersuchung passiver Bewegungen
- Behandlung des Kiefergelenkes
- Untersuchung und Behandlung der Muskelstörungen

Die Muskulatur des Kiefergelenkes verbindet ihre Funktion so weitgehend mit der der Halswirbelsäule, daß die Überschneidung der funktionellen Pathologie nicht verwundern kann. Die Nackenmuskulatur hat ihre Gegenspieler in den tiefen Halsbeugern (M. longus colli und M. longus capitis) und in den oberflächlichen Halsbeugern, welche sich in die suprahyale und infrahyale Muskelgruppe unterteilen lassen. Sie rufen gleichzeitig in Antagonismus zur Kaumuskulatur die Depression des Unterkiefers hervor. Wenn die oberflächlichen ventralen Halsmuskeln als Halsbeuger ein Gegengewicht gegen (verspannte) Nackenmuskeln aufbauen müssen, brauchen sie die neutralisierende Fixationsspannung der Kaumuskulatur [5, 6]. Diese enge Verflechtung macht es erforderlich, die Untersuchung und die therapeutischen Konsequenzen von gestörter Funktion im orofazialen System im Zusammenhang mit der Funktionsuntersuchung und Funktionsbehandlung der Wirbelsäule zu besprechen.

9

9.1. Vorbemerkungen zur funktionellen Anatomie

Essen und Sprechen sind die wichtigsten Funktionen, an denen die Kiefergelenke beteiligt sind, dazu kommen viele andere Bewegungen (z. B. Mimik, Mundpflege, Rasieren, Spielen von Blasinstrumenten). Beim Essen sind Beißen und Mahlbewegungen grundverschiedene motorische Abläufe. Wie im Bewegungssegment der Wirbelsäule sind bei jeder Kieferbewegung beide Gelenke betroffen und auch nur bei sagittalen Bewegungen in gleicher Richtung.

Die Bewegungen des Unterkiefers setzen sich aus den sagittalen Richtungspaaren Adduktion-Depression und Protrusion-Retrusion (Bild 9.1) und aus den seitlichen Bewegungen, die bei den Mahlbewegungen vorherrschen, zusammen.

9.1.1. Das Kiefergelenk

Die anatomische Form des Gelenkes und ein Discus articularis ermöglichen eine große Verschiebestrecke des Kieferköpfchens in sagittaler Richtung [13, 14]. Die Gelenkfläche des Os temporale bildet einen Abhang, an dem das Kieferköpfchen in der Nähe der hinteren Endstellung in Ruhe hängt. Der Diskus teilt die Gelenkhöhle in zwei isolierte Kammern. Er ist dorsal durch Bindegewebszüge am Os temporale angeheftet und von vorn kann er durch den oberen Anteil des M. pterygoideus lateralis vor dem Zurückgleiten bewahrt werden [14].

Bei Kieferöffnung gleitet das Kieferköpfchen gegenüber dem Diskus nach vorn und senkt sich, vor dem Tragus gut tastbar, nach unten und dreht sich dabei nach vorn. Gleitet eine Seite stärker nach vorn als die andere, dann weicht das Kinn bei der Mundöffnung oder der Protrusion zur Gegenseite ab. Manchmal ist dieses Abweichen nur in einer kurzen Phase der Mundöffnung erkennbar. Sie fordert immer die Untersuchung des Gelenkes und der Muskulatur.

Bei erhöhtem Auflagedruck gegen den Diskus wird das Gleiten des Köpfchens erschwert und dadurch der Diskus nach vorn gedrängt, wodurch die dorsale Verankerung gelockert

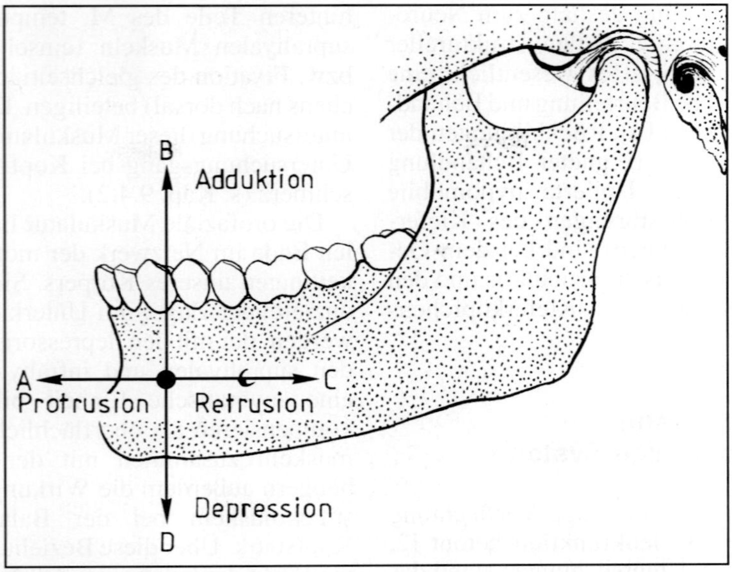

Bild 9.1 Bewegungsrichtungen des Unterkiefers und die dabei wirkenden dynamischen Muskelkräfte. Bei einigen Bewegungen werden auch die statischen (neutralisierenden) Muskeln genannt, wenn ihnen besondere klinische Bedeutung zukommt:
A Protrusion: M. pterygoideus lateralis, pars inferior, M. masseter;
B Adduktion: M. masseter, M. pterygoideus medialis, M. temporalis, M. pterygoideus lateralis, pars superior (statisch zur Fixation des Diskus);
C Retrusion: M. temporalis (hintere Anteile), M. pterygoideus lateralis, pars superior (statisch zur Fixation des Diskus);
D Depression: M. pterygoideus lateralis pars inferior, Platysma, M. mylohyoideus, M. geniohyoideus, M. digastricus venter anterior.
Neutralisierend statisch: M. stylohyoideus, M. digastricus venter posterior, infrahyoidale Muskeln.

wird. Sobald der Diskus vom Kieferköpfchen bei der Mundöffnung nach vorn mitgenommen wird, bildet er vor ihm einen Wulst, den das Kieferköpfchen mit hörbarem Geräusch überwindet [7, 14]. Das zeigt eine bereits strukturelle Dysfunktion des Gelenkes an, ist aber nicht irreversibel.

Die dauerhafte Funktionsfähigkeit des Gelenkes ist am besten gesichert, wenn die Okklusion der Zähne keine Störungen, vor allem keine vorzeitigen Okklusionskontakte aufweist, wenn die Muskulatur symmetrisch und koordiniert den Unterkiefer bewegt, z. B. beim Öffnen die Inzisivusmitte in der Medianebene führt, und wenn während der Ruhe der Unterkiefer in der Schwebe ohne Okklusionskontakt gehalten wird, die Zähne also nicht zusammengebissen werden und auch in der Nacht nicht „knirschen". Diese Faktoren sind therapeutisch beeinflußbar.

Bei der Beschäftigung mit den klinischen Störungen des orofazialen Systems stand anfangs das Kiefergelenk im Zentrum der Aufmerksamkeit. Costen bezog seine Beobachtungen auf die Dysfunktion des Kiefergelenkes [1]. Die Beziehungen zur Zahnmedizin sind in kausaler Beziehung eng: vorzeitige Okklusion, auch durch nicht sachgerechte zahnärztliche Versorgung, Okklusionsstörungen durch Gebißdefekte, erkrankte Weisheitszähne stehen in Zusammenhang mit Kiefergelenkdysfunktionen [4, 5].

Die klinischen Erscheinungen weisen nicht immer eindeutig und zuverlässig auf das Gelenk hin. Der Schmerz wird oft in den äußeren Gehörgang projiziert und deshalb dem Ohrenarzt zuerst vorgetragen. Bei entzündlicher Komponente kann der Gehörgang sogar zuschwellen. Der Schmerz kann eine Trigeminusneuralgie des 3. Astes imitieren

(Costen-Syndrom) und deshalb zum Neurologen führen. In allen Fällen struktureller Gelenkerkrankungen ist es wesentlich, eine kieferorthopädische Beurteilung und Behandlung zu veranlassen [14]. Rückbildungen der Pathologie sind bei geeigneter Behandlung wahrscheinlich [11]. Isolierte hypomobile artikuläre Funktionsstörungen des Kiefergelenkes (Blockierungen) sind bei dem Gelenkbau mit einem Discus articularis und den großen Exkursionen des Kieferköpfchens eher selten zu erwarten.

9.1.2. Die Muskulatur des orofazialen Systems

In der Literatur wird die enge Verflechtung der Muskel- und Gelenkfunktion betont [2, 14]. In den älteren Untersuchungen stand das Gelenk im Vordergrund der pathogenetischen Überlegungen. Nun setzt sich immer mehr die Vorstellung durch, daß die Dysfunktion der orofazialen Muskulatur und die Störung ihrer Steuerung den artikulären Dysfunktionen vorausläuft und sogar die Beschwerden direkt verantwortet. Experimentelle Schmerzauslösung im M. masseter führte zu Zahnschmerz, Kiefergelenkschmerz, Gehörgangschmerz [9]. Das steht im Einklang mit den vielseitigen möglichen Störeinflüssen auf das orofaziale System, die von einfachen mechanischen Okklusionsstörungen über motorische und reflektorische Beeinflussungen (Kopfgelenkstörungen, Ventilationsdysfunktion, Dysbalance der zervikalen Statik) bis zu allgemeinen Spannungserhöhungen der Kaumuskulatur unter psychischen Belastungen reichen. Mit zunehmend präziserer Muskelfunktionsdiagnostik zeigte sich, daß die Muskulatur selbst häufiger den Schmerz auslöst als das Kiefergelenk [2, 14].

Die wichtigsten Muskeln für die sagittalen Unterkieferbewegungen werden in Bild 9.1 genannt. Die adduzierenden Kaumuskeln stehen den Depressoren (Mundöffnern), d. h. der suprahyalen Gruppe, gegenüber (Bild 9.2). Protrusion und Retrusion werden selten doppelseitig durchgeführt, sie sind einseitig Teil der Mahlbewegung, an der sich der M. pterygoideus lateralis, pars inferior (einseitige Protrusion mit Schub zur Gegenseite), die hinteren Teile des M. temporalis und die suprahyalen Muskeln (einseitige Retrusion bzw. Fixation des gleichseitigen Kieferköpfchens nach dorsal) beteiligen. Die Palpationsuntersuchung dieser Muskulatur gehört in den Untersuchungsgang bei Kopf- und Nackenschmerz (s. Kap. 9.4.2).

Die orofaziale Muskulatur liegt am kranialen Ende im Netzwerk der motorischen Verkettungen unseres Körpers. Sie kann als adduzierender Zügel am Unterkiefer aufgefaßt werden, der mit den depressorischen Kräften, den suprahyalen und infrahyalen Muskeln, eine myotatische Einheit bildet. Letztere kompensieren als oberflächliche Halsbeugemuskeln zusammen mit den tiefen Halsbeugern außerdem die Wirkung der Nackenstreckmuskeln bei der Balancierung der Kopfstatik. Über diese Beziehung erklärt sich vielleicht die Erfahrung, daß Nackenschmerz manchmal solange rezidiviert, bis der Faktor einer orofazialen Dysfunktion erkannt und ausgeschaltet wurde. Andererseits bietet die Kaumuskulatur einen Gegenhalt bei Aktivitätsvermehrung der suprahyalen Muskeln, die als Kompensation schwacher tiefer Halsbeuger auftritt. Sie greift damit in die gestörte Kopfstatik ein:

Das Gleichgewicht zwischen ventralen und dorsalen stabilisierenden Muskeln ist an der oberen HWS meistens zugunsten der Extensoren verschoben. Die aufrechte Kopfhaltung bedarf aber der gezügelten Stabilisierung der HWS, um den Kopfschwerpunkt über dem Wirbelkörper C7 als Basis zu halten, d. h. die Aktivierung aller Muskelgruppen [8]. Die tiefen Halsbeuger (Mm. longus colli et capitis, Mm. recti capitis medialis et lateralis) neigen zur Aktivitätsminderung. Die supra- und infrahyalen Muskeln können kompensatorisch als Halsbeuger arbeiten, wenn der Unterkiefer am Oberkiefer festgehalten wird. Damit übernimmt die Kaumuskulatur statische Funktionen (Bild 9.2 und 9.3). Sekundäre Verspannungen und Triggerpunkte in der Kaumuskulatur lösen dann möglicherweise Schmerzen im Gesicht und um das Kiefergelenk aus (s. Kapitel 9.4.2 [9, 11, 12, 14]).

Die vielfältigen Beziehungen von Muskelfunktion und Kiefergelenk begründen die Empfehlung, mobilisierende Gelenkbehandlungen nie isoliert anzuwenden, sondern immer mit Muskelrelaxationen zu verbinden. Wegen dieser engen Verflechtungen sind die

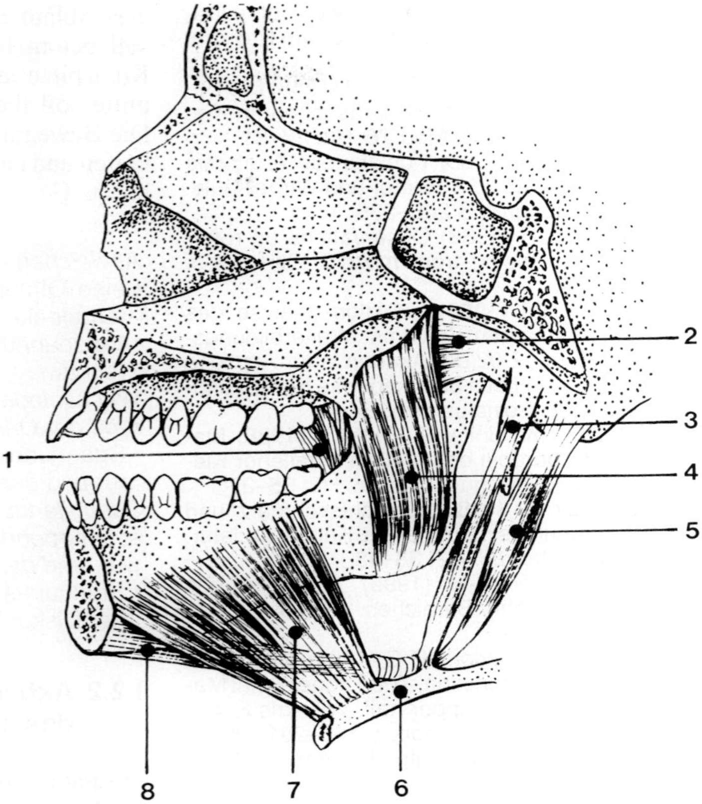

Bild 9.2 Einige Muskeln des orofazialen Systems, schematisiert, von der Innenseite gesehen:
1 M. masseter
2 M. pterygoideus lateralis
3 Proc. styloideus mit M. stylohyoideus
4 M. pterygoideus medialis
5 Venter posterior des M. digastricus
6 rechte Hälfte des Os hyoideum
7 M. mylohyoideus
8 Venter anterior des M. digastricus (M. geniohyoideus verläuft ähnlich, nicht dargestellt)

wichtigsten Funktionsprüfungen *aktive Testbewegungen des Unterkiefers.* Die Kaumuskulatur soll die Mundöffnung so weit erlauben, daß die Untersuchte drei Knöchel ihrer subdominanten Hand zwischen die Schneidezähne legen kann [14]. Bei Schmerz und Verspannung in der Kaumuskulatur ist das nicht möglich.

Die Spannungsbeziehungen der Unterkiefermuskulatur sind in manchen Fällen sogar sichtbar. Bei Ventilationsstörungen wandern Kehlkopf und Zungenbein während der Einatmung kaudalwärts und zeigen die inspiratorische Spannungszunahme der infrahyalen Muskulatur an. Außerdem kann sich der Mund während der Einatmung öffnen und die Spannungsminderung der Kaumuskulatur anzeigen. Während der Ausatmung wird dagegen der Mund geschlossen, oft in gespannte Okklusion gebracht, als Zeichen der exspiratorischen Spannungsvermehrung der Kaumuskulatur. Dabei werden oft auch die Zunge und der Mundboden aufwärts gegen den Gaumen verschoben (dorsale suprahyale Muskeln).

9.1.3. Literatur

[1] Bermann HO (1988) Das Costen-Syndrom. Manuel Med *26*: H2: 32–34

[2] Eschler J (1972) Elektromyographische und mechanische Untersuchungen der Unterkieferbewegungen bei funktionellen Kiefergelenkerkrankungen und ihre Bewertung. In Groß D, Witzleb E (Hrsg) Therapie über das Nervensystem, Bd X. Hippokrates, Stuttgart, S. 325–347

[3] Gelb H (1980) Multidisciplinary management of the craniomandibular syndrom. NY State Dent Journ *46*: 190

[4] Gelb H, Taste J (1975) A two-year clinical dental evaluation of 200 cases of chronic headache: The craniocervical-mandibular syndrom. J Am Dent Assoc *91*: 1230

[5] Goldstein DF, Kraus SL, Williams WB, Glasheen-Wray M (1984) Influence of cervical posture on mandibular movement. J Prosthetic Dentistry *52*: 421

9

[6] Janda V (1986) Some aspects of extracranial causes of facial pain. Journ Prosthet Dentistry 56: No 4
[7] Jend-Rossmann I, Jend H-H (1988) Die Bedeutung von Funktionsgeräuschen im Kiefergelenk. Manuel Med *26*: H2: 27–31
[8] Kapandji IA (1985) Funktionelle Anatomie der Gelenke. Bd 3 Rumpf und Wirbelsäule. Enke, Stuttgart, S 208–236
[9] Kellgren JH (1938) Observations on referred pain arising from muscle. Clin Sci *3*: 175–190
[10] Köllner H-J (1983) Funktionsanalyse des stomatognathen Systems. Weiterbildungsfilm ÄF 0742-02 der Akademie für Ärztliche Fortbildung (jetzt bei Akademie für Gesundheits- und Sozialberufe), Berlin
[11] Sandführ K, Linke M, Wittek J (1988) Manuelle Therapie entzündlich befallener Kiefergelenke. Manuel Med *26*: H2: 35–37
[12] Schimek JJ (1988) Gesichtsschmerz und Triggerpunktsyndrome der Kaumuskulatur. Manuel Med *26*: H2: 38–43
[13] Schumacher G-H (1995) Anatomie des Kiefer-Gesichts-Bereiches. 4. Aufl. Ullstein Mosby, Berlin
[14] Travell J G, Simons D G (1984) Myofascial Pain and Dysfunction. The Trigger Point Manual. Vol 1 The upper half. Williams & Wilkins, Baltimore London, p 165–281 (dtsch. Ausgabe in Vorbereitg. Fischer, Stuttgart 1997)

9.2 Untersuchung des Gelenkes und der Beweglichkeit

Aktive Bewegungen weisen als orientierende Untersuchungen bei Abweichungen von der Norm sowohl auf Störungen des Kiefergelenkes als auch auf Funktionsabweichungen der bewegenden Muskeln hin.

Die Region des Kiefergelenkes ist der Palpationsuntersuchung zugänglich. Eine passive Beweglichkeitsprüfung mit Endefedern ist bei Lateralverschiebung des Unterkiefers möglich, falls der Kopf gut fixiert ist. Die volle Mundöffnung und die Protrusion erlauben die Endefederungsprüfung nicht.

9.2.1 Aktive Mundöffnung

Die Patientin sitzt angelehnt und entspannt, der Behandler steht vor ihr und beobachtet den Ablauf der Bewegungen. Die Patientin soll betont langsam den Mund öffnen. Die Kinnspitze oder besser die Schneidezahnmitte soll die Medianebene nicht verlassen. Die Bewegung soll gleichmäßig langsam ablaufen und keine ruckartig schnelleren Phasen haben. Geräusche im Gelenk sind nicht hörbar.

Abweichen nach rechts weist hin auf:
- eine Öffnungshemmung des rechten Kiefergelenkes,
- Verspannung der retrudierenden Muskeln rechts.

Wechselnde Mittellinienabweichung während der Öffnung weist hin auf:
- Spannungsasymmetrien der Kaumuskulatur und der Mundöffner.

Schnellende Unterkieferbewegungen, schnappende oder knackende Geräusche während der Mundöffnung weisen hin auf:
- Strukturläsion im Kiefergelenk mit Störung der Diskusfixation im Gelenk.

9.2.2 Aktives Vorschieben des Unterkiefers

Die Patientin sitzt angelehnt und entspannt, der Behandler steht vor ihr und beobachtet den Ablauf ihrer Bewegungen. Die Patientin soll betont langsam den Unterkiefer nach vorn schieben. Während der einleitenden Öffnungsbewegung und der folgenden kleinen Vorwärtsverschiebung wird die Einhaltung der Medianebene durch die Schneidezahnmitte bzw. das Kinn bewertet. Die Unterkieferschneidezähne sollen deutlich vor die Oberkieferschneidezähne gebracht werden. Das Ergebnis ähnelt dem bei Mundöffnung, manchmal verdeutlicht sich die Abweichung.

Kinnabweichen nach rechts weist hin auf:
- rechtsseitige Störung der Gelenkbeweglichkeit,
- asymmetrische Muskelspannung mit rechts höherer Spannung der retrudierenden Muskeln.

9.2.3 Messung der aktiven Mundöffnung

Die Patientin sitzt angelehnt und entspannt, der Behandler steht vor ihr. Sie öffnet den

Mund so weit sie kann und legt die Knöchel des 2.–4. Fingers ihrer subdominanten (linken) Hand übereinander zwischen die Zähne. Ist das möglich, zeigt es große Beweglichkeit an.

Deutliche Verkleinerung des Schneidezahnabstandes ($2^1/_2$ Finger oder weniger) weist hin auf:

- Funktionseinschränkung des Kiefergelenkes
- allgemeine oder umschriebene Verspannung der (adduzierenden) Kaumuskeln.

9.2.4 Beobachtung der Ruhehaltung

Im Sitzen und Liegen wird das Gesicht der Patientin betrachtet, ob die Gesichtsmuskeln entspannt sind, ob der Unterkiefer locker in kleinem Abstand der Zahnreihen hängt oder diese fest aufeinander liegen (Okklusion). Das kann durch leichtes Anheben des Unterkiefers oder durch Befragen der Patientin ermittelt werden. Die Patientin gibt außerdem darüber Auskunft, ob die Zunge an den Gaumen gepreßt ist. Der Behandler palpiert den Mundboden auf seinen Spannungszustand.

Selbstbeobachtung: Die Patientin wird auf diese verschiedenen Zeichen hingewiesen und angeregt, sie möglichst oft am Tage selbst zu überprüfen und ggf. zu korrigieren. Die Zahnreihen sollen in aufrechter wie in liegender Position einige Millimeter voneinander schwebend entfernt gehalten werden. Die Zunge soll entspannt auf ihrem Grund liegen, vom harten Gaumen entfernt, die Zungenspitze kann etwas aufgebogen hinter den oberen Schneidezähnen anliegen. Die Kaumuskeln sind entspannt. Die Selbstbeobachtung und damit die Korrektur ist vor allem in psychisch belastenden Situationen wertvoll.

9.2.5 Palpation

Die Region des Kiefergelenkes wird palpiert und auf Gewebsverhärtungen und Schwellungen abgetastet. Vor allem die Region direkt vor dem Köpfchen und hinter dem Köpfchen auf dem Tragus oder vom Gehörgang her sind häufig auffällig. Manchmal ist bei Gelenkentzündungen der Gehörgang zu-

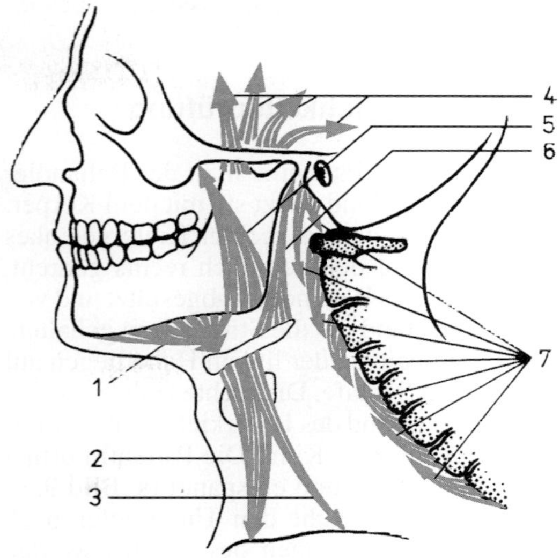

Bild 9.3 Muskuläres Gleichgewicht zwischen der Kaumuskulatur und den oberflächlichen Halsbeugern bei Leistungsminderung der tiefen Halsbeuger

1. M. mylohyoideus
   M. geniohyoideus
   M. hyoglossus
   M. digastricus, vorderer Bauch
2. M. sternohyoideus
   M. thyreohyoideus
   M. sternothyroideus
3. M. omohyoideus
4. M. temporalis
5. M. masseter
   (auf der Innenseite liegt parallel der M. pterygoideus medialis)
6. M. stylohyoideus
   M. digastricus, hinterer Bauch
7. tiefe Halsbeuger (M. longus colli und M. longus capitis)

9

geschwollen. Oft scheinen Palpationsveränderungen allerdings allein auf Muskeln zurückzugehen, die am Köpfchen verlaufen. Die Palpation der Muskelverspannungen wird in Kapitel 9.5 beschrieben.

Die Bewegungen des Kiefergelenkes lassen sich seitenvergleichend palpieren. Dazu sitzt die Patientin. Der Behandler steht hinter ihr und stützt sie mit dem Körper. Auf den Tragus beider Seiten legt er je einen Finger und palpiert die Verschiebebewegung des Kieferköpfchens nach vorn während die Patientin den Mund langsam öffnet. Asymmetrien im Bewegungsbeginn lassen sich besonders gut erkennen.

9.2.6 Beweglichkeitsprüfung

(Bild 9.4). Die Patientin sitzt, der Behandler steht hinter ihr und stützt sie mit dem Körper. Zur Untersuchung des rechten Kiefergelenkes wird der Kopf deutlich nach rechts gedreht, am Körper des Behandlers abgestützt und von der linken Hand um die Stirn herum gehalten. Die Fingerspitzen der linken Hand liegen auf der rechten Schläfe. Die rechte Hand legt sich an den Unterrand des Unterkiefers auf der linken Seite bis zum Kinn. Die Patientin öffnet den Mund etwas und entspannt (s. Bild 9.3). Der Behandler zieht den Unterkiefer nach rechts. Mitbewegungen des Kopfes werden von der linken Hand und durch das Abstützen am Körper verhindert. Der Widerstand am Ende, die Endespannung, wird getastet. Normalerweise ist das Ende eine kurze aber weiche Bremsung.

Zur Untersuchung der linken Seite wird der Kopf nach links gedreht und die Hände tauschen ihre Funktion.

Harte Endespannung ist ein Zeichen für
- Gelenkfunktionsstörung,
- Verspannung des M. pterygoideus lateralis dieser Seite.

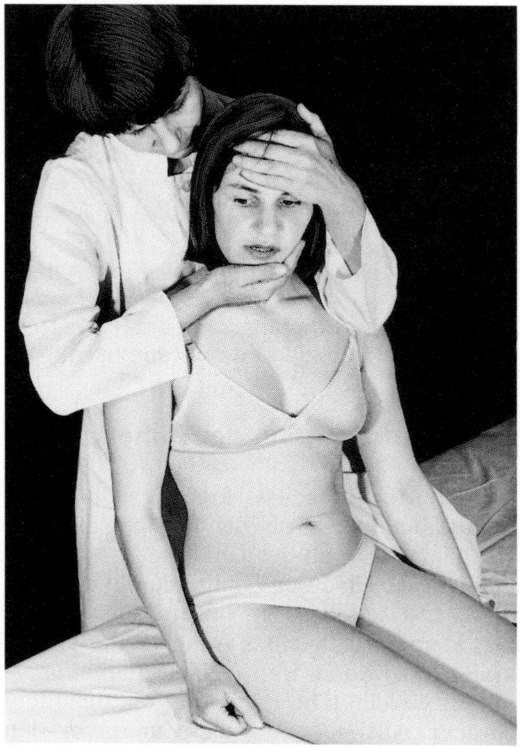

Bild 9.4 Passive Beweglichkeitsuntersuchung des rechten Kiefergelenkes. Der entspannte Unterkiefer wird nach rechts hinten verschoben. Die gleiche Ausgangsstellung ermöglicht die Behandlung und die Dehnbarkeitsprüfung des M. pterygoideus lateralis

9.3 Behandlung des Kiefergelenkes

9

9.3.1 Passive Mobilisation in Untersuchungsstellung

(s. Bild 9.4). Die Patientin sitzt an den Behandler angelehnt, der hinter ihr steht. Ihr Kopf ist nach rechts gedreht. Der Behandler hält den Kopf mit der linken Hand über die Stirn hinweg zur rechten Schläfe fest in dieser Stellung. Wie bei der Untersuchung öffnet die Patientin den Mund etwas und entspannt den Unterkiefer. Der Behandler legt die rechte Hand an die linke Unterkieferseite und zieht das Kinn zur rechten Seite und nach hinten mit tastend weichem Druck. Das entspricht der Untersuchungsstellung, die deshalb unmittelbar in die Behandlung übergehen kann.

Behandlungsablauf: In der Ausgangsstellung wird der Unterkiefer tastend nach rechts dorsal geführt und die Spannung repetitiv mehrmals erhöht und wieder nachgegeben. Dabei soll das Bewegungsende tastbar weicher werden.

9.3.2 Mobilisation nach postisometrischer Relaxation

(s. Bild 9.4). Die Patientin sitzt an den hinter ihr stehenden Behandler angelegt. Ihr Kopf ist nach rechts gedreht, wenn das rechte Gelenk behandelt werden soll. Der Behandler greift mit der linken Hand über die Stirn hinweg zur rechten Schläfe und hält den Kopf in dieser

Stellung fest. Wie bei der Untersuchung öffnet die Patientin den Mund etwas und entspannt. Der Behandler legt die rechte Hand an die linke Unterkieferseite und zieht das Kinn nach rechts hinten mit tastend weichem Druck. Das entspricht der Untersuchungsstellung, die deshalb unmittelbar in die Behandlung übergehen kann.

Behandlungsablauf: Die Patientin wird aufgefordert, das Kinn zart gegen die Behandlerhand nach links zu drücken und den Druck mindestens 10 s (bis 30 s) zu halten. Der Behandler verhindert die Bewegung, fordert am Ende der Zeit zur Ausatmung auf und anschließend zum Lösen der Spannung und Einatmung. Die Entspannung bringt eine Minderung der Endespannung (Entspannungsgewinn) mit sich und damit einen geringfügig größeren Weg zum Ende. Die Behandlung wird 3- bis 5mal durchgeführt.

Dorsalverschiebung passiv einstellen /
Kinn aktiv zur Gegenseite drücken –
Ausatmen /
Spannung lösen – Einatmen /
Passiv weiter nach dorsal
an die Spannung führen

Diese Behandlung ist gleichermaßen wirksam, wenn der Endewiderstand bei der Dorsalverschiebung des Kieferköpfchens durch Verspannung des M. pterygoideus lateralis erhöht ist.

Wir ziehen diese einseitige Behandlung dem doppelseitigen Vorgehen in Rückenlage mit Dorsalschub vom Kinn her vor, weil sie sich auf die gehemmte Seite beschränkt und die Fixation des Kopfes viel besser ermöglicht.

9.4 Muskelverspannung und Maximalpunkte – Untersuchung und Behandlung

Bei Schmerzen, die mit Kiefergelenksfunktionsstörungen zusammenhängen, steht die Verspannung in der Kaumuskulatur als Verursacher im Vordergrund. Dabei kann die Muskulatur ganz allgemein verstärkt gespannt sein (Mineralhaushaltstörungen, psychische Verspannung, Trismus) oder nur in einem oder mehreren Muskeln eine umschriebene Spannungserhöhung bestehen.

9.4.1 Allgemeine Verspannung

Bei allgemeiner Spannungserhöhung der Kaumuskulatur ist das Öffnen des Mundes behindert, der Schneidezahnabstand bei offenem Mund kleiner und manchmal schmerzhaft. Der Abstand der Schneidezähne wird mit dem Dazwischenlegen der übereinanderliegenden Fingerknöchel der subdominanten Hand geprüft. Passen die Knöchel des 2.–4. Fingers dazwischen, ist die Muskeldehnbarkeit groß. Weniger als $2^1/_2$ Knöchel zeigen Verspannung an.

Die Behandlung allgemeiner Spannungserhöhungen läßt sich am besten von der Patientin selbst zu Hause durchführen. Zur Vorbereitung empfiehlt sich feuchte Wärme: Am Waschbecken sitzend werden zwei Schwämme mit heißem Wasser vollgesaugt und beidseits auf Schläfe und Gesichtsseite (M. temporalis und masseter, s. Bild 9.5) ausgedrückt. Anschließend wird die Stirn des leicht reklinierten Kopfes in einer Hand abgestützt, der Mund entspannt geöffnet und der Zeigefinger der anderen Hand hinter den unteren Schneidezähnen eingehängt und der Unterkiefer dabei nach vorn und abwärts gezogen. Während der Ausatmung wird der Abwärtsdruck des Fingers etwas erhöht. Bei der folgenden Einatmung sinkt der Unterkiefer etwas ab. Der Finger hält diesen Entspannungsgewinn der Unterkieferstellung für die nächste Ausatmung.

Manchen Patienten gelingt das Absenken des Unterkiefers selbst während der Einat-

9

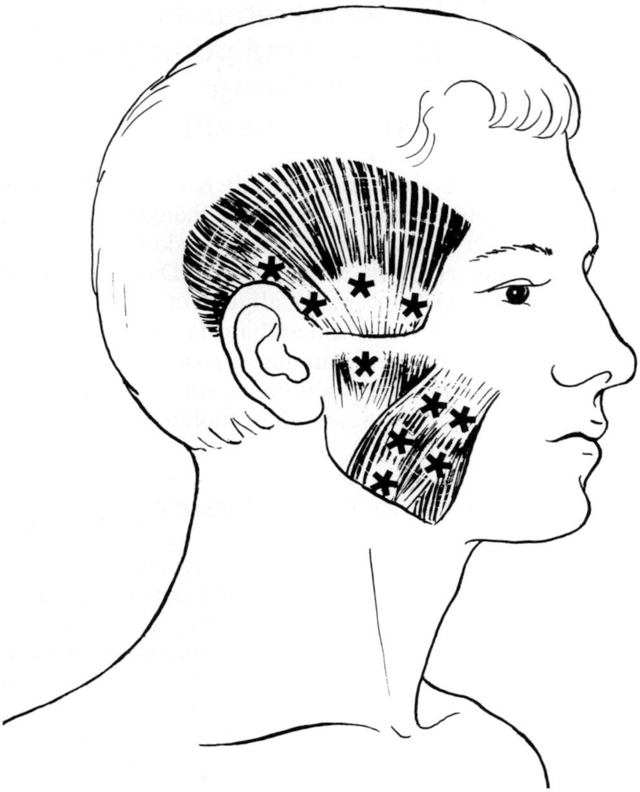

Bild 9.5 M. temporalis und M. masseter mit oberflächlichem und tiefem Anteil, die * zeigen häufige Lokalisationen schmerzhafter Verspannungen

mung nicht gut. Dann kann ein leichtes aktives Mundöffnen in dieser Atemphase das weitere Absinken unterstützen und zur Ausgangsstellung für die nächste Spannungsphase führen.

9.4.2 Umschriebene Verspannungen und Triggerpunkte

9

(Bild 9.5 und 9.6). Umschriebene Verspannungen der Kaumuskulatur mit Schmerzmaximalpunkten oder myofaszialen Triggerpunkten (s. Kap. 10.1.1) unterhalten die Dysfunktion im Arthron der Kiefergelenke und den Schmerz in unterschiedlichen Gesichtsregionen. Gestörter Ablauf der Mundöffnung weist als orientierende Untersuchung auf sie hin. Durch Palpation werden sie lokalisiert. Das Schmerzprojektionsfeld gibt Hinweise auf den auslösenden Triggerpunkt, der dann gezielt palpierend untersucht wird.

- Schläfen- und Oberkieferschmerz kommt häufig aus Verspannungen des M. temporalis. Die Maximalpunkte liegen etwa einen Fingerbreit oberhalb des Jochbogens im Muskel. Verspannung in Jochbogennähe in der oberflächlichen und tiefen Schicht des M. masseter übertragen ebenfalls Schmerz in den Oberkiefer und in die Ohrgegend.
- Schmerz in der Region des Kieferköpfchens, des äußeren Gehörganges und der Gegend hinter dem aufsteigenden Unterkieferast (im Gewebe oberhalb der Spitze des C1-Querfortsatzes) wird aus der tiefen Schicht des M. masseter, aus den beiden Mm. pterygoidei hervorgerufen. Die Triggerpunkte werden durch Druck vor und hinter dem Kieferköpfchen und auf der Medialseite des Unterkieferwinkels erreicht und reproduzieren den Schmerz (s. Bild 9.6). Außerdem muß der M. sternocleidomastoideus untersucht werden.
- Schmerz im Unterkieferbereich kann aus Verspannungen in der oberflächlichen Schicht des M. masseter herrühren. Das gilt vor allem für ein Triggerareal in seinem Vorderrand am Unterkiefer.

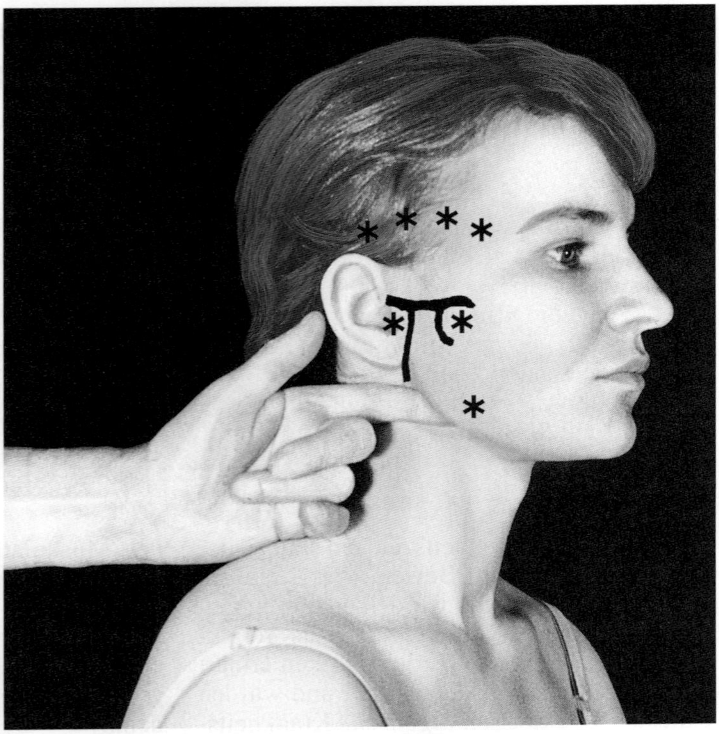

Bild 9.6 Häufige Schmerzmaximalpunkte in den Triggerzonen (*) der Kaumuskulatur im Zusammenhang mit gestörter Unterkiefermotorik. An der Schläfe die Triggerzone des M. temporalis, am Unterkiefer die des M. masseter (oberflächliche Schicht), vor dem Kieferköpfchen die in der tiefen Schicht des M. masseter und im M. pterygoideus lateralis. Der Punkt am Tragus ist meistens der Kiefergelenkkapsel zugeordnet. Eine Triggerzone des M. pterygoideus medialis liegt auf der Innenseite des Unterkiefers und ist vom Kieferwinkel her erreichbar (Palpationsfinger)

- Der Schmerz im Ober- oder Unterkiefer wird dort oft in einzelne Zähne lokalisiert, weshalb zuerst der Zahnarzt aufgesucht wird.

Die Behandlung einzelner muskulärer Verspannungen in der Kaumuskulatur kann mit Wärmeanwendungen eingeleitet werden. Dazu werden Schwämme mit heißem Wasser auf den Schläfen und Gesichtsseiten ausgedrückt. Die wirksamste Hemmung wird mit postisometrischer Relaxation der Muskeln erreicht. Oberflächlich erreichbare Muskeln können auch durch Massage und Selbstmassage behandelt werden.

Wenn es gelungen ist, die schmerzhaften Triggerpunkte zu relaxieren, braucht die Patientin meistens Maßnahmen zur Rezidivprophylaxe. Dazu gehört die Suche nach Störfaktoren in der Steuerung des orofazialen Systems, wie außerhalb im übrigen Bewegungssystem, vor allem im zervikokranialen Bereich und in der Ventilation.

Zur Koordination der Depressoren und Adduktoren des Unterkiefers übt die Patientin vor einem Spiegel das langsame Öffnen und Schließen des Mundes. Auf dem Spiegel ist ein senkrechter Strich angebracht, auf den die Patientin die Gesichtsmitte einstellt, um dann die Kinnmitte darauf entlang zu führen. Die Übung wird täglich einige Minuten mit entspanntem Gesicht in entspannter Situation durchgeführt. Diese Übungen schließen sich am besten an die beschriebenen lokalen Behandlungen der Muskeln an.

Ruheatmung und Ruhehaltung des Unterkiefers und der Zunge werden geprüft und krankengymnastisch korrigiert. Dabei ist die Mitwirkung der Patientin unter den Alltagsbedingungen entscheidend (häufige Selbstkontrolle der Zungenlage und des Zahnkontaktes).

Im orofazialen System ist die mimische Muskulatur fest integriert, sie wirkt auch bei Störungen potenzierend mit. Die allgemeine mimische Entspannung („Hängenlassen" des Gesichts) im Wechsel mit mimischer Aktivität (Grimassieren, Lächeln) bewirkt Spannungsabbau in der Muskulatur wie der Psyche.

Auf diesem Gebiet liegt umfangreiches klinisches Wissen vor, wir wollen nur anregen, sich damit zu beschäftigen.

10 Reflektorische Krankheitszeichen in Beziehung zu Funktionsstörungen der Wirbelsäule

- RAK als orientierende Spannungszeichen, die weitere Untersuchungen indizieren können.
- Palpatorisch und anders erfaßbare RAK als Lokalisationsmöglichkeit für schmerzhafte Krankheiten.
- RAK in der Differenzierung zwischen Innerer Krankheit und Krankheit des Bewegungssystems, zwischen Strukturkrankheit und Funktionsstörung.
- RAK und autonome Steuerung.
- RAK als Angriffsort der Behandlung.
- RAK und Schmerz.

Reflektorische Krankheitszeichen sind an der Körperdecke und im Bewegungssystem am besten zugänglich. Sie wurden an diesen Geweben zuerst beschrieben und als reflektorisch durch gestörte Nerventätigkeit erklärt [6]. Sie sind häufig schmerzhaft und wurden daher als reflektorisch-*algetische* Krankheitszeichen (RAK) benannt [10]. Eingehende Darstellungen betrafen RAK bei inneren Krankheiten [10, 11, 28, 32, 38]. Reflektorische Gewebsveränderungen finden sich auch bei Erkrankungen des Bewegungssystems selbst. Das erklärt sich einerseits aus der segmentalen Verbindung des gestörten Bewegungssegmentes zu der in Mitleidenschaft gezogenen Muskulatur, andererseits aber, besonders an Extremitätengelenken, durch den Funktionszusammenhang des Gelenkes und seiner Muskulatur im Arthron. Experimentelle Reizung tiefer Muskel- und Periost-Strukturen am Rumpf erbrachte „schlecht lokalisierte" segmentale Reaktionen, dagegen gut lokalisierte Reaktionen bei Reizung der Muskulatur und Gelenke an den Extremitäten [15].

Die Differenzierung von Primärerkrankung und reflektorischen Folgeerscheinungen kann manchmal schwierig werden. Das gilt vor allem, wenn artikuläre Funktionsstörungen eines Wirbelsäulenabschnittes in der Muskulatur dieses Abschnittes reflektorische Verspannungen hervorrufen, die ihrerseits wieder auf die Funktion der Wirbelsäule zurückwirken. Reflektorische Beeinflussungen der Muskulatur wurden bei Wirbelsäulenfunktionsstörungen elektromyographisch nachgewiesen [17, 18, 43]. Die weitere Wissenssammlung mit physiologischen, vor allem elektrophysiologischen Methoden ist von großem, unmittelbar klinischem Interesse, denn:

RAK geben dem Untersucher wertvolle Hinweise:
- auf die Lokalisation einer bisher noch unbekannten Störung,
- auf die Reagibilität des Nervensystems,
- auf die Richtigkeit der eingeschlagenenen Therapie oder
- auf die mangelhafte Beeinflussung des Krankheitsgeschehens,
- auf progrediente Krankheitsprozesse und mögliche diagnostische Irrtümer.

10.1 Reflektorische Krankheitszeichen als klinische Befunde in der medizinischen Praxis

Für den Gebrauch in der Praxis sind drei Gruppen reflektorisch-algetischer Krankheitszeichen nutzbar, die nicht an instrumentelle Voraussetzungen, nur an das Können des Untersuchers gebunden sind:
- durch spezielle Bewegungstests faßbare reflektorische Verspannungen (Spannungszeichen),

- tastbare RAK (Verspannungen an Haut und Muskeln),
- durch andere Methoden erhobene autonome Phänomene

10.1.1 Spannungsvermehrung einzelner Muskeln als reflektorische Krankheitszeichen

Besonders leicht lassen sich umschriebene Spannungserhöhungen innerhalb eines Muskels erkennen. Sie schließen mehrere Phänomene ein, die diagnostisch oder therapeutisch genutzt werden können.

- Der häufigste Befund ist eine palpierbare *Spannungserhöhung* in einem kleinen Areal innerhalb des entspannten Muskels (Muskelhärte, Muskelschwiele [6], Myogelose [21, 37], Myofibrose, Hartspann [33], myalgic spot, trigger point [42]).
- Bei passiver Verlängerung des Muskels spannt sich das Muskelbündel, in dem das verspannte Areal liegt, früher an als der übrige Muskel. Es wird als Bündel tastbar (taught band [42]).
- Diese Muskelbündel haben eine erhöhte Erregbarkeit, d. h. eine erniedrigte Aktivierungsschwelle. *Muskeleigenreflexe im gestörten Muskel (im gestörten Segment) sind deshalb meistens lebhafter* [10]. Bei zarter Willküranspannung lassen sich bei guter Mitarbeit der Patientin die betroffenen Muskelbündel isoliert aktivieren und dadurch relaxieren. Das ist therapeutisch vorteilhaft.
- Die umschriebene Verspannung kann so stark sein, daß die *Verlängerungsfähigkeit des Muskels* bei aktiven und passiven Bewegungen eingeschränkt ist, und so das dem Gelenk mögliche Bewegungsausmaß nicht erreicht wird (reflektorische oder funktionelle Verkürzung [1]).

Die reflektorische Spannungserhöhung bei artikulären Funktionsstörungen der Wirbelsäule kann einen ganzen Muskel betreffen. Das wird mit der Sherringtonschen reziproken Innervation der Antagonisten erklärt. Eine spinale Dysbalance führt in antagonistischen Muskeln auf der einen Seite zur Hemmung und im Gegenspieler zur allgemeinen Spannungserhöhung. Die so verspannten Muskeln sind meistens in ihrer Verlängerungsmöglichkeit begrenzt und schränken die Beweglichkeit der betroffenen Gelenke und Rumpfabschnitte ein. Diese Verspannungen sind tastbar und lassen sich im Bewegungstest am vorzeitigen harten Ende der passiven Bewegung erkennen. Sie liefern wertvolle orientierende Tests für Funktionsstörungen des Bewegungssystems (Spannungszeichen) wie das Patrick-Zeichen, die gebeugte Adduktion der Hüfte, die Lasègue-Probe. Die orientierende Kopfrotation in Anteflexion kann durch Muskelspannung eingeschränkt sein. Die Seitneigeprüfung der Mm. scaleni und der Verkürzungstest des M. levator scapulae mit Palpation am Schulterblatt können bei pathologischem Ergebnis auf die untere HWS hinweisen.

Obwohl Spannungsvermehrungen diagnostisch mehr interessieren, auch leichter faßbar sind, sollen *reflektorisch entstandene Hypotonien* einzelner Muskeln hier nicht übergangen werden. Palpatorisch sind Spannungsminderungen viel schlechter erkennbar als umschriebene Spannungserhöhungen. Erst wenn sich trophische Störungen dazugesellen und der Muskel an Masse verliert, atrophisch wird, ist der Zustand leichter erkennbar. Das setzt allerdings ausgeprägte pathologische Vorgänge voraus, die zu starker Nozizeption führen. Bekannte Beispiele sind die Atrophie des M. vastus medialis bei Kniegelenksschädigungen und die Atrophie des M. deltoideus bei Schultergelenkserkrankungen.

Man muß davon ausgehen, das reflektorische Hypotonien von Einzelmuskeln oder Faserbündeln in Muskeln häufiger vorkommen als wir bisher wissen. Vielleicht sind die *Abschwächungen von Fremdreflexen* (z. B. Bauchhautreflex [10]) im gestörten Segment so erklärbar.

10.1.2 Tastbare reflektorische Krankheitszeichen

In den verschiedenen Schichten der Körperdecke und der Muskulatur [8] werden die Widerstände gegen Druck, Zug und Verschiebung, die Abhebbarkeit der Haut und die Gewebsdicke palpiert. Durch Vergleich mit der Gegenseite und mit den benachbarten Regionen der gleichen Gewebsschicht erhalten die Tastbefunde mit höherer Spannung Bedeutung. Sie werden unter dem Oberbegriff Gewebsspannung gewertet [38]. Die Dokumentation sollte die betroffenen anatomischen Strukturen und die Körperregion benennen. Die verbreitete Zuordnung solcher Befunde zu Krankheitsbezeichnungen („Migränezone") oder zu erkrankten Organen („Blasenzone") ist einem sachlichen Umgang mit diesen Phänomenen nicht dienlich, auch wenn sie in der Massageliteratur noch anzutreffen ist [29, 41].

Die Differenzierung der tastbaren Spannung mit Termini wie *Tonus, Turgor, Quellung* wird erschwert durch sehr unterschiedliche Interpretation dieser Bezeichnungen. Sie tragen daher nicht zur Verständigung bei und sind entbehrlich. Wir bevorzugen die neutrale Bezeichnung Spannung und *Spannungsvermehrung*. Der Untersucher fühlt und bewertet dabei den Widerstand des Gewebes gegen den palpierenden Finger. Für umschriebene Spannungsvermehrungen innerhalb eines Muskels verwenden wir den üblichen Begriff *Verspannung*. Palpierbare pathologische Spannungserhöhungen sind als „Gewebsbefunde" die Grundlage der befundgerechten Massageverfahren und sind der direkten therapeutischen Beeinflussung durch mechanische Einwirkungen zugänglich [4, 7, 19, 29, 36, 41] (s. Kap. 10.4.).

10.1.3 Durch andere diagnostische Verfahren in der Arztsprechstunde erfaßbare Krankheitszeichen

Segmentale Änderung der autonomen Efferenz führen zu lokalisierten autonomen Phänomenen, die wie die palpierbaren Veränderungen der motorischen Efferenz zur Lokalisation (Segmentzuordnung) der ursächlichen Krankheit beitragen.

Piloarrektorenreflexe können auf Kaltreiz (Ausziehen) oder durch mechanischen Reiz und Nadelprüfung verstärkt auslösbar sein. Sie treten lokal, im Halbsegment und auf der Halbseite auf. Patienten haben dabei möglicherweise ein kurzes subjektives Kältegefühl.

Segmental verstärkter *roter Dermographismus* auf Bestreichen läßt sich vor allem am Rücken im Vergleich mit den darunter- und darüberliegenden Anteilen des Dermographismusstreifens erkennen. Der Strich wird im gestörten Bereich breiter und unscharf gegen die Nachbarschaft abgegrenzt.

Auch an normaler Haut können *petechiale Blutungen* ausgelöst werden, wenn man einen bestimmten Unterdruck einwirken läßt (Saugglocke). In stark gestörten Hautarealen entstehen Petechien manchmal schon auf einfachen mechanischen Reiz, z. B. ungewollt bei Massage. Geringere Unterdruckwerte als im ungestörten Hautbereich können Petechien hervorrufen, sogar konfluierende subkutane Blutungen. Beim *Trockenschröpfen* wird das therapeutisch genutzt.

Hauttemperaturveränderungen lassen sich mit der Fingerrückseite am besten erkennen. Im schmerzhaften Areal der Haut sind es meistens erniedrigte Hauttemperaturen, die die Patienten selbst empfinden (das Ischiasbein ist kälter als das andere).

Vermehrte Hautfeuchte läßt sich ebenfalls mit dem Fingerrücken oder mit der Fingerbeere beim Darüberstreichen erkennen. Das Hautareal haftet stärker als die benachbarten.

Die reflektorischen Störungen verändern in den betroffenen Dermatomen die *Wahrnehmung von Hautreizen*. Bei der Sensibilitätsprüfung wird die Empfindung des Patienten *quantitativ verstärkt* (nicht vermindert wie bei Sensibilitätsstörungen) und *qualitativ ins Belästigende verändert*. Ein örtlicher Kaltreiz wird „unangenehm", Bestreichen der Haut mit der Fingerbeere oder dem dicken Kopf der Neurologennadel wird als kratzend oder schneidend empfunden. Gegenüber dem Massierenden wird ungerecht der Vorwurf, mit den Fingernägeln zu kratzen, erhoben. Zarte spitze Reize (Zackenrädchen) werden als unangenehm prickelnd verstärkt empfunden und mit einer zuckenden Ausweichbewegung beantwortet. Solche örtliche Hautempfindlichkeit kann das Tragen enger Kleidungsstücke unmöglich machen. Für die diagnostische Wertung ist wieder der Vergleich mit der Gegenseite und der benachbarten Haut wesentlich.

10.2 Diagnostische Bedeutung und Wertung der reflektorisch-algetischen Krankheitszeichen

Die beschriebenen reflektorischen Krankheitszeichen resultieren aus lokalisierten Veränderungen in den Funktionen des Nervensystems, sowohl im afferenten, wie im efferent motorischen und efferent autonomen Schenkel und in den dazwischenliegenden Schwellen und Umschaltungen. Diese nervösen Funktionsänderungen ihrerseits beruhen auf pathologischen Einwirkungen der lokalisierten Krankheit bzw. Funktionsstörung auf die Rezeptoren des Nervensystems. Daher haben sie diagnostische Bedeutung.

Viele der Zeichen lassen sich ohne Mitwirkung des Patienten und unterhalb der Schwelle der Schmerzprovokation untersuchen. Sie haben so die Bedeutung eines objektiven Kriteriums für das Bestehen eines nozizeptiven Reizes in dem Gebiet, das dem reflektorischen Krankheitszeichen via Nervensystem zugeordnet ist.

Solange eine Organerkrankung für die Rezeptoren als Schädigungsreiz wahrgenommen wird, also noch aktiv ist, werden RAK unterhalten und nach erfolgreicher therapeutischer Beeinflussung wieder neu entstehen. Ihre Intensität spiegelt die Floridität der zugrunde liegenden Krankheit.

Bei Funktionsstörungen der Wirbelsäule können äußere Faktoren wie die Haltungs- und Bewegungsgewohnheiten des Betroffenen genauso wie die innere Bewegungssteuerung zu Rezidiven der Funktionsstörung und der RAK beitragen. Dann ist eine längerfristige Besserung nur durch Analyse des Ursachengefüges und dessen gezielte Behandlung zu erwarten.

10.3 Reflektorisch-algetische Krankheitszeichen als Bindeglied zwischen Wirbelsäule und inneren Organen

Die Beziehungen zwischen inneren Organerkrankungen und Störungen des Bewegungssystems werden seit langem untersucht und an Einzelorganen und in Übersichten dargestellt [5, 9, 16, 20, 24, 25, 31, 32, 34, 38–40].

Das *Bindeglied* zwischen Bewegungssystem und inneren Organsystemen ist das Nervensystem, das beide innerviert. Durch die Bündelung in Spinalwurzeln werden die von je einer Wurzel innervierten Gewebe und Strukturen zu jeweils einem *Segment* zusammengefaßt, das auch in den spinalen Verschaltungen die einlaufende Afferenz mit der austretenden Efferenz verbindet. Bei nozizeptiven Zuflüssen entstehen die reflektorischen Zeichen der Muskelverspannung und der autonomen Phänomene im selben Segment, aus dem der Reiz kam. An deren Lokalisation ist damit nur der Segmentbezug ablesbar, aber nicht zu unterscheiden, ob das Bewegungssystem oder ein inneres Organ erkrankt ist.

Das gleiche gilt für die Schmerzempfindung, die den Patienten zum Arzt bringt [23]. Die Frage, ob ein Schmerz einem inneren Organ (viszeraler Schmerz) oder (und) der Wirbelsäule (somatischer Schmerz) zugeordnet werden muß, kann nur durch gezielte und adäquate Anamnese und Untersuchung beider Organsysteme geklärt werden. Die RAK können allerdings Hinweise in der Richtung zur inneren Krankheit geben, wenn sie mehrsegmental auftreten, sehr lebhaft sind und wenn sog. Halbseitenzeichen nachweisbar sind (s. Tab. 10.1). Darüberhinaus ist die Kombination reflektorischer Zeichen (und Schmerzen) auf einer Rumpfseite und im Bereich der gleichseitigen Schulter immer ein Hinweis auf eine innere Organerkrankung, dem diagnostisch nachgegangen werden sollte.

Weil die reflektorischen Veränderungen vorwiegend im Bewegungssystem liegen, ist die *gegenseitige Beeinflussung beider Systeme vom inneren Organ zum Bewegungs-*

Tabelle 10.1 Funktionsstörungen der Wirbelsäule im Verhältnis zu reflektorisch-algetischen Krankheitszeichen mit diagnostischen Konsequenzen an einigen Beispielen:

Befunde:		**geben Hinweise auf:**		
Blockierung	*Reflektorische Zeichen*	*Primäre Störung*	*Reagibilität des Nervensystems*	*Prognose für die mobilisierende Lokalbehandlung*
monosegmental, schwer, (hart)	lokalisiert, gering bis mäßig	eher Bewegungssystem	stabil bis gering (gedämpft)	gut
monosegmental, leicht	lokalisiert, mäßig bis heftig	eher Bewegungssystem	lebhaft	öfter erfolglos, Indikation für (physiotherapeutische) Allgemeinbehandlung
monosegmental	mehrsegmental ausgedehnt bis halbseitig, heftig bis überschießend	Bewegungssystem (Strukturkrankheit?), oder inneres Organ	überdurchschnittlich lebhaft	schlecht, *zuerst diagnostische Klärung erforderlich*
mehrfach monosegmental, leicht	halbseitig generalisiert, heftig	unsicher	überdurchschnittlich lebhaft, autonome Systemstörung	*nicht indiziert,* Diagnostik der autonomen Regulation
(fehlend bis) mehrsegmental, leicht bis schwer	mehrsegmental ausgedehnt, ausgeprägt bis heftig	eher inneres Organ	keine Schlußfolgerungen möglich	*nicht indiziert,* zuerst diagnostische Klärung
mehrsegmental	mehrsegmental gering	eher Bewegungssystem *nach* einer chronischen inneren Krankheit	stabil bis gering	gut

system hin von vornherein gegeben und seit langem experimentell nachgewiesen [23]. Auffälligkeiten in der Haltung und Bewegung wurden von erfahrenen Klinikern als Hinweise auf innere Organerkrankungen beachtet, beispielsweise Asymmetrien der Atemexkursionen des Thorax, gekrümmte Lage im Bett, Oberkörperneigung zu einer Seite, „Skoliose um das erkrankte Organ herum", Bauchmuskelverspannung und Schmerzpunkte im Bewegungssystem [10].

Wenn bei einer chronischen inneren Krankheit die reflektorische Muskelverspannung lange genug bestanden hat, können die dadurch bewegungsbehinderten Bewegungssegmente der Wirbelsäule eine artikuläre Bewegungsfunktionsstörung (Blockierung) entwickeln, die zunächst Teil der RAK ist. Nach einige Wochen und länger dauernder innerer Organerkrankung werden solche Blockierungen bei der segmentalen Untersuchung der Wirbelsäule als Regelbefunde aufgedeckt. Sie können für das erkrankte Organ typische Muster bilden, die für einige Organe an größeren Patientengruppen untersucht wurden [22, 24–26, 31, 32]. Nach Abklingen der inneren Krankheit bleiben sie bestehen. Meistens sind sie latent vorhanden und werden nur zufällig unter der Untersuchung als „anamnestische Blockierungen" aufgedeckt. Manchmal klagt der Patient weiter über Beschwerden in gleicher Lokalisation und ähnlicher Form. Die Auslösebedingungen haben sich allerdings meistens gewandelt. Ihre Ursache liegt nun in der Wirbelsäulenstörung. Sie verschwinden erst, wenn die Beweglichkeit der Wirbelsäule wiederhergestellt wurde. Laienbehandler konnten aus diesem Zusammenhang heraus ihren Patienten durchaus den Eindruck vermitteln, sie hätten sie nun von ihrer inneren Krankheit geheilt.

Der entgegengesetzte Beeinflussungsweg vom Bewegungssystem zum inneren Organ ist in negativer wie positiver Hinsicht keineswegs gesichert. Es gibt aber Hinweise, daß die günstige Beeinflussung des nozizeptiven Zuflusses zum Segment, z. B. durch die Behandlung funktionsgestörter Wirbelsäulensegmente, die nerval gesteuerten Funktionsstörungen der inneren Organe (Herzfrequenz als Tachykardie, glatte Motorik als Spasmen, Durchblutung als Gefäßengstellung) beeinflussen können [25, 26]. Ob und wieweit Krankheiten dadurch provoziert oder gebessert werden können und welchen Regeln diese Beeinflussung folgt, bedarf noch umfangreicher und kritischer Untersuchungen.

10.4 Bedeutung der reflektorisch-algetischen Krankheitszeichen für die Behandlung und Prognose

(Tabelle 10.1). Die reflektorisch-algetischen Krankheitszeichen sind die Mittler zwischen krankhafter Störung und subjektivem Schmerzempfinden. Das gilt für die Funktionsstörungen der Wirbelsäule und bis zu einem gewissen Grade auch für innere Krankheiten.

Aus diesem Grunde ist es sehr wirksam für die Beschwerden des Patienten, wenn sich die Behandlung symptomatisch allein den reflektorisch-algetischen Krankheitszeichen zuwendet. Viele örtlich ansetzende Behandlungsmethoden wirken auf diesem Wege und bei sachgerechter Indikationsstellung schnell und zuverlässig: feuchte Wärme, Massagen, Trockenschröpfen (Saugglocke), antalgische Reizströme, therapeutische Lokalanästhesie und Trockennadelung. Die reflektorischen Phänomene werden durch diese Behandlung zusammen mit dem Schmerz in die klinische Latenz zurückgedrängt.

Besteht eine innere Organkrankheit über einige Zeit, führen die RAK über die Ruhigstellung des zugeordneten Wirbelsäulenabschnittes zu artikulären Funktionsstörungen, die dann Teil der RAK und nicht selbst Krankheitsursache sind. Solange die Grundkrankheit noch floride ist, wird auch die Funktionsstörung der Wirbelsäule genauso rezidivieren wie die RAK nach symptomatischer Behandlung.

Das schnelle Rezidivieren der RAK und der zugeordneten Blockierungen der Wirbelsäule nach ihrer (symptomatischen) Behandlung ist ein Hinweis auf das Weiterbestehen der (einer) Grundkrankheit. Nicht die Weiterführung der Behandlung, sondern die diagnostische Klärung sind dann angezeigt.

Stellt man bei einem bestimmten Patienten die RAK den aktuellen Blockierungsbefunden in Lokalisation und Ausprägung gegenüber, so ergeben sich daraus *Hinweise:*
- für weitere diagnostische Notwendigkeiten, vor allem zur Differentialdiagnose von Wirbelsäule und innerem Organ;
- für das therapeutische Vorgehen;
- für die Erwartungen, die wir an unsere Behandlungsmaßnahmen knüpfen können.

In der schematischen Übersicht der Tabelle 10.1 wurden einige Beispiele klinischer Befundkombinationen zusammengestellt mit Hinweis auf ihre medizinischen Konsequenzen. Muskuläre Fixationen einer Wirbelsäulenregion mit oder ohne Zwangshaltungen bedürfen immer genauer Klärung und wurden in dieses Schema nicht einbezogen.

Für die Behandlung von Funktionsstörungen im Bewegungssystem gilt gewöhnlich die Reihenfolge: zuerst Gelenkstörung korrigieren, dann Muskelstörungen behandeln. Schmerzhafte Muskulatur mit ihren Triggerpunkten wird in aller Regel interessant, wenn dieser Befund nach Wiederherstellung der Gelenkfunktion weiterbesteht oder wenn von vornherein keine artikuläre Bewegungsstörung bestand [25, 27, 42]. Es ist ein Vorteil der relaxierenden Muskelbehandlungstechniken, daß sie ihre Wirkung auf Gelenk *und* schmerzhafte Muskulatur entfalten. Viele der mobilisierenden Verfahren, die physiologische Hemmungs- und Fazilitationsmethoden anwenden, relaxieren die Muskelverspannung vor der eigentlichen Mobilisation des Gelenkes oder Bewegungssegmentes.

10

10.5 Reflektorisch-algetische Krankheitszeichen in Beziehung zu Schmerz und Schmerzausbreitung

Dem peripheren Befund reflektorischer Krankheitszeichen muß nicht unbedingt ein *Spontanschmerz* des Patienten entsprechen. Das potentiell schmerzauslösende Reizmuster ist modulierbar [30]. Die Nozizeption hat mehrere „Schwellen" zu überwinden, und erst nach Durchlaufen dieser Filter dringt ein kleiner Teil des nozizeptiven Reizmusters aus dem Körper bis zum Bewußtsein vor und wird dort als Unbehagen oder auch als Schmerz interpretiert. So können nozizeptive Reizzuflüsse aus einem Rezeptorenfeld des Bewegungssystems oder eines inneren Organs zwar die Reaktionsschwelle des Rückenmarkes überwinden und RAK auslösen, die zentrale Schmerzschwelle aber möglicherweise nicht überschreiten. Der „Patient" weiß dann nichts von diesen Störungen, sie sind latent, lassen sich jedoch diagnostisch bereits erfassen.

Es besteht eine gewisse *Parallelität* zwischen der Ausprägung der algetisch-reflektorischen Zeichen und der Schmerzhaftigkeit einer Funktionsstörung an der Wirbelsäule [2]. Diese Beziehung ist enger als die zwischen der Ausprägung der auslösenden artikulären Funktionsstörung und der subjektiven Schmerzempfindung. Daraus erklärt sich die zuverlässige Wirksamkeit der symptomatischen Behandlungsmethoden, die direkt an den RAK angreifen, für den Schmerz des Patienten. Unter vorher (s. Kap. 10.4) beschriebenen Umständen kann auch die mobilisierende Behandlung artikulärer Funktionsstörungen in diesem Sinne symptomatische Behandlung sein. Sie erzielt in solchen Fällen nur die Schmerzlinderung, nicht die dauerhafte Funktionswiederherstellung des Bewegungssystems.

Bei einer Strukturkrankheit oder einer Funktionsstörung der Wirbelsäule kann der subjektiv empfundene Schmerz ein streng lokalisierter Rückenschmerz sein, er kann sich von dort kontinuierlich ein Stück ausbreiten, „ausstrahlen", er kann aber auch bis in die weit entfernten Extremitätenenden übertragen werden. Am Schmerzort lassen sich sekundäre RAK nachweisen.

Der Patient zeigt einen eng lokalisierten Schmerz mit einem Finger, den großräumig in eine Extremität übertragenen Schmerz öfter unbestimmt mit der herumfassenden Hand. Der primär vom inneren Organ ausgehende Schmerz ist nie hell und oberflächlich wie der Schmerz des Bewegungssystems. Er wird als dumpf, in der Tiefe lokalisiert, empfunden und eher mit beiden, den Rumpf umgreifenden Händen oder mit der Faust gestisch angedeutet.

Innerhalb des Bewegungssystems kann der Schmerz kraniokaudal, z. B. von den Kopfgelenken in den Schultergürtel übertragen werden. Er kann sich kaudokranial, z. B. vom Sakrum in die untere BWS, von der BWS in den Nacken ausbreiten. Am häufigsten wird die „horizontale" Schmerzausbreitung beobachtet. Sie hält sich meistens an Segmentgrenzen und verläuft um den Rumpf herum, z. B. „interkostal", oder von der unteren HWS in den Arm, von der Lumbosakralregion ins Bein. Den Bereich des intensivsten Schmerzes kann der Patient meistens mit einem Finger verfolgen.

Wenn sich bei segmentaler Schmerzausbreitung neurologische Ausfallszeichen dieses Segmentes nachweisen lassen, Sensibilitätsminderungen, Reflexabschwächungen, Abschwächung segmentzugeordneter Muskeln, dann ist die Diagnose einer Spinalwurzelschädigung genügend sicher. Sie wird auch als *Radikulärsyndrom* bezeichnet. Meistens sind Radikulärsyndrome schwere Krankheitsbilder mit mehrmonatigem Verlauf und ausgeprägten reflektorischen Krankheitszeichen. Es handelt sich zervikal wie lumbosakral um eine *Krankheit mit pathomorphologischer Ursache*. Die Manifestation und Ausprägung der Krankheitserscheinungen hängt dann aber von der spinalen Schwelle, den RAK und Funktionsstörungen der Wirbelsäule und denen der Extremitäten ab. So gibt es Radikulärsyndrome mit neurologischen Ausfällen aber ohne wesentlichen subjektiven Schmerz. Dann sind auch die RAK sehr dezent. Die Betroffenen suchen kaum je den Arzt auf und diese Erkrankungen werden dann mehr zufällig entdeckt.

In der konservativen *Therapie der Radikulärsyndrome* und in der Rehabilitation steht die funktionswiederherstellende Therapie des Bewegungssystems im Vordergrund. Sie ist oft entscheidend für den Verlauf und die spätere Leistungsfähigkeit. Sie darf nur keine zu intensiven Reize anwenden und sollte die strukturell erkrankten Segmente der Wirbelsäule schonen.

Der Schmerz beim Radikulärsyndrom entsteht aus einem Schädigungsreiz (Kompression) an den Rezeptoren der Wurzelhüllen, vorwiegend der Durascheide und wird in den segmentalen Hautbezirk (Dermatom) übertragen. Es ist die gleiche Übertragung (nur bei Durareiz besonders intensiv) wie bei nozizeptiven Reizen aus anderen tiefen somatischen Strukturen oder inneren Krankheiten. Deren segmentale reflektorische Phänomene wurden bereits beschrieben. Dann sind neurologische Ausfälle natürlich nicht möglich. Damit fehlt das auf die Wurzel hinweisende Zeichen.

Für Zustände von segmentalem Schmerz und segmentalen reflektorischen Krankheitszeichen (segmentaler Nozireaktion) ohne neurologische Ausfälle empfahl Brügger den Begriff *„Pseudoradikulärsyndrom"* [3]. Der Begriff ist zwar sprachlich unschön aber praktikabel. Zumindest vermittelt er keine diagnostische Scheinsicherheit.

Die *reflektorische Schmerzübertragung aus viszeralen und tiefen somatischen Strukturen* über segmentale Verbindungswege und in Projektionsfelder innerhalb der zugeordneten Dermatome wurde wiederholt beschrieben [11, 12, 14, 15], ebenso die Löschung experimenteller Übertragungsschmerzen durch lokale Anästhesie des Reizortes wie auch der Übertragungsschmerzareale [12]. Die Ähnlichkeit viszeral entstandener und experimentell von tief-somatischen Strukturen (Interspinalband, Muskeln) ausgelöster Schmerzen wurde beschrieben [23].

Während der Übertragungsschmerz von Muskeln nach Injektion von hypertoner NaCl-Lösung als segmental vermittelt angesehen wurde [14], halten Travell und Simons [42] bei spontan entstandenen Triggerpunkten die Schmerzübertragung für nicht-segmentgebunden.

Die *zentralen Störungen der Muskelkoordination* (motorische Steuerung) haben ursächliche Bedeutung für die Enstehung der artikulären Funktionsstörungen der Wirbelsäule und der Extremitätengelenke [13]. Sie können aber auch direkt belastungsabhängigen Schmerz auslösen, wenn die Dysbalance der Muskulatur mit einem wenig belastbaren Bewegungssystem ohne artikuläre Funktionsstörungen zusammentrifft [35]. Dann ist von vornherein die krankengymnastische Behandlung die primäre Behandlungsindikation.

10.6 Literatur

[1] Baumgartner H, et al (Hrsg 1993) Grundbegriffe der Manuellen Medizin. Terminologie, Diagnostik, Therapie. Springer, Berlin Heidelberg New York London Paris Tokyo Hong Kong Barcelona Budapest
[2] Bourdillon JF, Day EA, Bookhout MR (1992) Spinal Manipulation, 5th Edn. Butterworth-Heinemann, Oxford
[3] Brügger A (1962) Über vertebrale, radikuläre und pseudoradikuläre Syndrome, Teil II: Pseudoradikuläre Syndrome. Acta Rheumatol. 19, Geigy, Basel
[4] Cordes C, Arnold W, Zeibig B (Hrsg) (1986) Physiotherapie, Massage, 5. Aufl. Volk und Gesundheit, Berlin
[5] Fischer H (1971) Beckenschiefstand und Oberbauchbeschwerden. Z Physiotherapie (Leipzig) *23*: 151–157
[6] Froriep R (1843) Die rheumatische Schwiele. Ein Beitrag zur Pathologie und Therapie des Rheumatismus. Verlag des Landes-Industrie-Comptoirs, Weimar
[7] Gläser O, Dalicho AW (1962) Segmentmassage reflektorischer Zonen, 3. Aufl. Thieme, Leipzig
[8] Greenman P E (1984) Schichtweise Palpation. Manuelle Medizin 22: 46-48
[9] Gutzeit K (1957) Die Wirbelsäule aus der Sicht des Internisten. Z ärztl Fortbild *51*: 1064–1069
[10] Hansen K, Schliack H (1962) Segmentale Innervation – Ihre Bedeutung für Klinik und Praxis. Thieme, Stuttgart
[11] Head H (1898) Die Sensibilitätsstörungen der Haut bei Visceralerkrankungen. Hirschwald, Berlin
[12] Hockaday JM, Whitty CWM (1967) Patterns of Referred Pain in the Normal Subject. Brain *90*: 481–496
[13] Janda V (1982) Základy kliniky funkčních (neparetickych) hybnych poruch (Klinische Grundlagen der funktionellen (nichtparetischen) Bewegungsstörungen). Ústav pro dalši vzdéláváni stredních zdravotnickych pracovníkú, Brno
[14] Kellgren JH (1938) Observations on Referred Pain Arising from Muscle. Clin Science *3*: 175–190
[15] Kellgren JH (1939) On the Distribution of Pain Arising from Deep Somatic Structures with Charts of Segmental Pain Areas. Clin Science *4*: 35–46
[16] Kibler M (1958) Das Störungsfeld bei Gelenkerkrankungen und inneren Krankheiten, 3.Aufl. Hippokrates, Stuttgart
[17] Klawunde G, Zeller HJ (1975) Elektromyographische Untersuchungen zum Hartspann des M. iliacus (sagittale Blockierungen im lumboiliosakralen Bereich). Beitr Orthop Traumatol *22*: 420–424
[18] Klawunde G, Zeller HJ (1975) Elektromyographische Untersuchungen bei funktionellen Blockierungen des Iliosakralgelenkes in sagittaler Ebene. In: Lewit K, Gutmann G (Hrsg) Funktionelle Pathologie des Bewegungssystems. Rehabilitacia *8*: Suppl. 10–11. Obzor, Bratislava, S 177–181
[19] Krauß H (1986) Periostbehandlung – Kolonbehandlung. Zwei reflextherapeutische Methoden (nach Vogler), 6. Aufl. Georg Thieme, Leipzig
[20] Kunert W (1975) Wirbelsäule und innere Medizin, 2. Aufl. Enke, Stuttgart
[21] Lange M (1931) Die Muskelhärten (Myogelosen). Ihre Entstehung und Heilung. J F Lehmann, München
[22] Lauche G, Börner H (1993) Manuelle Therapie in der Komplextherapie von Infarktpatienten. Manuel Med *31*: 115–117
[23] Lewis T, Kellgren JH (1939) Observations relating to referred pain, visceromotor reflexes and other associated phenomena. Clin Sci *4*: 47–71
[24] Lewit K (1972) Wirbelsäule und innere Organe. Manuel Med *10*: 37–41
[25] Lewit K (1992) Manuelle Medizin. 6. Aufl. JA Barth, Leipzig, Heidelberg
[26] Lewit K, Abrahamovic M (1976) Kopfgelenkblockierungen und chronische Tonsillitis. Manuel Med *14*: 106–109
[27] Lewit K, Simons DG (1984) Myofascial pain: Relief by post-isometric relaxation. Arch Phys Med Rehab *65*: 452–456
[28] Mackenzie J (1917) Krankheitszeichen und ihre Auslegung, 3. Aufl. Kabitsch, Würzburg
[29] Marquardt H (1976) Reflexzonenarbeit am Fuß, 5. Aufl. Haug, Heidelberg
[30] Melzack R, Wall PD (1965) Pain mechanisms: A new theory. A gate control system modulates input from the skin before it evokes pain perception and response. Science *150*: 3699: 971–979
[31] Metz E-G (1976) Manuelle Therapie in der inneren Medizin. Z Physiother *28*: 83–94
[32] Metz E-G (1986) Rücken- und Kreuzschmerzen – Bewegungssystem oder Nieren? Springer, Berlin Heidelberg New York London Paris Tokyo
[33] Müller A (1926) Lehrbuch der Massage, Band I, 2. Aufl. Marcus & Weber, Bonn
[34] Novotny A, Dvorák V (1972) Funktionsstörungen der Wirbelsäule in der gynäkologischen Praxis. Manuel Med *10*: 84–88
[35] Sachse J (1983) Die konstitutionelle Hypermobilität als Problem in der Rehabilitation von „vertebragenen“ Schmerzsyndromen. Psychiat Neurol med Psychol (Leip) *35*: H.10: 629–633

[36] Sachse J (Hrsg,1992) Massage. Grundlagen und Indikationen, befundgerechte Massagedurchführung nach Anneliese Hamann. Ullstein Mosby, Berlin
[37] Schade H (1921) Untersuchungen in der Erkältungsfrage, III. Über den Rheumatismus, besonders den Muskelrheumatismus (Myogelose). Münch Med Wschr *68*: 95–99
[38] Schildt-Rudloff K (1994 Hrsg) Thoraxschmerz. Ullstein Mosby, Berlin
[39] Schwarz E (1970) Internistische Indikationen der Manipulativen Therapie. Manuel Med *8*: 25–30
[40] Schwarz E (1996) Der Thoraxschmerz aus der Sicht des Internisten. Manuel Med *34*: 18–22
[41] Teirich-Leube H (1964) Grundriß der Bindegewebsmassage, 3. Aufl. Gustav Fischer, Stuttgart
[42] Travell JG, Simons DG (1983/1992) Myofascial Pain and Dysfunction. The Trigger Point Manual. Williams & Wilkins, Baltimore London, Vol I+II
[43] Zeller HJ, Klawunde G (1979) Beitrag zum Einfluß der Manuellen Therapie auf die neuromuskuläre Balance. (Eine neuroelektrophysiologische Studie). Z Physiother (Leipzig) *31*: 263–267

10

11 Indikationen für die mobilisierende Behandlung an der Wirbelsäule

- Gelenkbehandlung als Kausaltherapie oder als symptomatische Therapie (11.1)
- Der Gelenkbefund als Basis der Indikationsstellung für die rein passive Gelenkbehandlung, aktive Behandlung und zusätzliche Kombination mit Hemmung der muskulären Verspannung (11.2)
- Selbstübungen bei rezidivierenden Gelenkblockierungen (11.3)
- Aufgabenverteilung zwischen Arzt und Physiotherapeutin (11.4)
- Kontraindikationen gegen mobilisierende Gelenkbehandlungen und Indikationen zur symptomatischen Behandlung von Gelenkfunktionsstörungen in besonderen Situationen (11.5)

Die mobilisierende Gelenkbehandlung ist eine *streng befundentsprechende Behandlung.* Sie zielt auf die reversibel hypomobile artikuläre Dysfunktion (Blockierung) eines Bewegungssegmentes der Wirbelsäule oder eines Extremitätengelenkes [1].

Die mobilisierende Behandlung von Synovialgelenken ist deshalb *keine Schmerzbehandlung.* Sie wird nicht indiziert aufgrund eines subjektiv empfundenen Schmerzes. Sie ergibt sich auch nicht aus einer Schmerzhaftigkeit, die bei der Untersuchung festgestellt wird. Die Indikation läßt sich aber auch nicht aus einem herkömmlichen Diagnosenregister der Strukturkrankheiten [9] ableiten.

Die Behandlung hypomobiler artikulärer Funktionsstörungen geschieht mit zwei unterschiedlichen therapeutischen Zielvorstellungen, zwischen denen es Übergangsfälle geben kann. Als *Kausaltherapie* werden mobilisierende Gelenkbehandlungen am häufigsten bei Gelenkfunktionsstörungen eingesetzt, die für ein klinisches Krankheitsbild als die entscheidende und obligate Störung verantwortlich sind. *Hier ist die Blockierung zur Krankheitsdiagnose geworden.*

Die Indikation zu *symptomatischer Mobilisationsbehandlung* besteht beispielsweise, wenn bei einer chronischen Strukturkrankheit die begleitenden Blockierungsbefunde als Teil der RAK aufzufassen sind. Es versteht sich von selbst, daß die Grundkrankheit behandelt wird. Unabhängig davon kann die symptomatische Behandlung begleitender Funktionsstörungen die Beschwerden lindern (z. B. chronische Viszeralerkrankung) oder rehabilitative Maßnahmen erleichtern (z. B. bei kindlichen Bewegungsstörungen).

Neben den therapeutischen Zielstellungen kann eine *sekundär prophylaktische Indikationsstellung* für die mobilisierende Gelenkbehandlung bestehen, vor allem im Kindesalter.

11.1 Vom Schmerz zur Behandlungsindikation

Der *Schmerz als Leitsymptom* der reversibel hypomobilen artikulären Funktionsstörung (Blockierung) bringt den Patienten zum Arzt. Der Charakter und die Ausbreitung des Schmerzes führen zur Einordnung in eine lokalisatorische Krankheitsbezeichnung wie „Zervikobrachialsyndrom", Codenummer *723.2* [4] bzw. *M53.1* [2, 3] oder „Lumbago" mit den Codenummern *724.2* [4] bzw. *M54.5* [2, 3]. Erst die weitere Untersuchung des Patienten und seines Bewegungssystems deckt die Ursache des Schmerzmusters auf, die auf einer Strukturkrankheit, aber auch auf einer *Funktionsstörung am Muskel oder am Bewegungssegment der Wirbelsäule* beruhen kann. Dann erst liegt eine Diagnose vor. Aus dieser Untersuchung kann die zuverlässig *diagnostizierte Blockierung als Indikation für die Mobilisation* hervorgehen. Dazu muß der Blockierungsbefund für das klinische Krankheitsbild als entscheidend oder zumindest als wesentlich angesehen werden.

Der Blockierungsbefund als Teil der RAK bei einer aktuellen inneren Erkrankung (s. Kap. 10.3) oder einer Strukturkrankheit des Bewegungssystems ergibt keine Indikation für die kausale Therapie. Seine symptomatische Behandlung ist aber unter bestimmten Voraussetzungen möglich.

Jeder Blockierungsbefund an der Wirbelsäule hat zwei Seiten, die *artikuläre* Gleithemmung und die muskuläre Bewegungsbehinderung. Der *Gelenkfaktor der Blockierung* besteht in einer Störung der Gleitvorgänge zwischen den Gelenkfacetten. Diese Störung ist das eigentliche Substrat für die mobilisierende Behandlung. Das gilt für alle gezielten manualtherapeutischen (chirotherapeutischen) Techniken, sowohl für die passiv repetitiven Mobilisationen und die Manipulationen als auch für die aktiven Methoden mit Bewegungsfazilitation und Muskelrelaxation. Die zusätzliche Bewegungsbehinderung durch *Muskelverspannung* ist bei symptomlosen, latenten Blockierungen gering und kaum wahrnehmbar, bei schmerzhaften Blockierungen kann sie aber im Vordergrund der Bewegungseinschränkung stehen. Dieser Muskelfaktor muß von den rein passiven Gelenkbehandlungen überwunden oder überrumpelt werden. Er kann durch *Muskelrelaxation vor der Mobilisation* so reduziert werden, daß die eigentliche Gelenkbehandlung erleichtert ist. Deshalb wirken die Mobilisationsverfahren mit vorausgehender oder gleichzeitiger Muskelinhibition so schonend auf die segmentalen Funktionsstörungen der Wirbelsäule ein, daß sie als Methoden der ersten Wahl gelten, wo sie möglich sind [8].

11.2 Der Gelenkbefund als Basis für die Indikationsstellung aktiver und passiver Behandlungstechniken

Zur Dokumentation der bei der Beweglichkeitsprüfung erhobenen Befunde empfahl Stoddard [13] die Einteilung in fünf Beweglichkeitsgrade, deren Bedeutung dieTabelle 11.1 zeigt.

Tabelle 11.1 Die Beweglichkeitsgrade nach Stoddard in ihrer Bedeutung für die Manualmedizin

„Grad 0 – Versteifung“
(knöcherne Unbeweglichkeit): keine Therapie.

„Grad 1– Spur von Bewegung“
Manualmedizinische Nomenklatur:
schwere Blockierung
Indikation zur Mobilisation
Techniken: bevorzugt aktive Verfahren
nach Muskelrelaxation.

„Grad 2 – eingeschränkte Bewegung“
Manualmedizinische Nomenklatur:
leichte Blockierung
Indikation zur Mobilisation und Manipulation
Techniken: alle Verfahren möglich, bevorzugt
Therapie mit Muskelrelaxation und Mobilisation

„Grad 3 – normaler Bewegungsausschlag“
keine Therapieindikation

„Grad 4 – gesteigerter Bewegungsausschlag“
Manualmedizinische Nomenklatur: lokale
(segmentale) Hypermobilität
Indikation: Stabilisierung
Kontraindikation gegen jede Maßnahme, die
die Beweglichkeit vergrößert.

Diese Einteilung hat Vorteile für die Dokumentation und für die Informationsübermittlung. Für *rein passiv mobilisierende Gelenkbehandlungen* bestehen erhebliche Indikationsunterschiede bei Funktionsstöungen in den Graden 1 und 2. Seit der Verbreitung der *aktiven Mobilisationstechniken unter Einbeziehung von Muskelrelaxation und Bewegungsfazilitation* hat sich der Indikationsbereich passiver Gelenkbehandlungen erheblich eingeengt [8]. Wenn die Gelenkstörung deutlich von Muskelverspannung überlagert wird, ist eine unmittelbar der Gelenkbehandlung vorausgehende Hemmung und Entspannung der behindernden Muskeln durch massageähnliche „Weichteiltechniken“ oder besser durch Relaxation dringend zu empfehlen. Dadurch werden die Probleme der muskulären Endespannung umgangen und der Kraftaufwand zur Gelenkmobilisation wird minimiert. Oft reicht anschließend die Lagerung an der beginnenden Endespannung oder sogar die aktive Bewegung, beispielsweise durch Blickfolgebewegungen, zur Lösung der Gelenkstörung. Daher sind diese Technikkombinationen besonders bei Gelenkstörungen von Grad 1 indiziert und einsetzbar.

11.3 Indikation für Selbstübungen

Manche Blockierungsbefunde *rezidivieren* nach der Behandlung in kürzeren oder längeren Abständen. Störungsfreie Intervalle von einem Jahr und mehr erfordern keine therapeutischen Überlegungen. Wenn Rezidive in kürzeren Abständen aus unbeeinflußbaren motorischen oder statischen Bedingungen entstehen, die allein keinen Krankheitswert haben (z. B. Schiefebenen), dann können sich die Patienten ihre Beweglichkeit durch *Selbstübungen* oder Selbstmobilisationen erhalten. Da die Patienten diese Übungen jedoch nicht so gezielt durchführen können wie ein geschulter Behandler, sind auch hier die schonendsten Techniken besonders geeignet. Die Indikation zu ihrer Vermittlung ergibt sich aus der Rezidiverwartung nach der erfolgreichen Behandlung der Blockierung und hat ihr Ziel in der *Erhaltung der erreichten freien Beweglichkeit.* Voraussetzung ist die Mitarbeitsbereitschaft der Patienten.

11.4 Indikation zur Behandlung der Gelenkdysfunktion in der Aufgabenteilung zwischen Ärzten und Physiotherapeuten

Die Mobilisationsbehandlungen nach Muskelrelaxation haben in der Art der aktiven und passiven Kraftwirkungen viele Parallelen zu krankengymnastischen Übungsbehandlungen. Das gilt auch für ihre strenge Befundbezogenheit. Auf die gezielte *Verordnung* des manualmedizinisch geschulten Arztes, der damit auch die Verantwortung für die Indikationsstellung übernimmt, können *spezialisierte Physiotherapeuten die verordneten Mobilisationsübungen übernehmen,* Patientenunterweisungen für häusliche Selbstübungen durchführen und die Wirkung und den Verlauf am gestörten Segment beobachten. Sie verantworten dann die technisch korrekte Durchführung.

Die *Aufgabe des Arztes* ist die Untersuchung, Diagnostik, Indikationsstellung und die Probebehandlung zur Reaktionsermittlung. Er wird auch die weitere Gelenkbehandlung mit der Verlaufsbeobachtung in der Regel selbst übernehmen. In bestimmten Fällen verordnet er eine manualtherapeutische krankengymnastische Betreuung mit Hinweisen auf die zu behandelnde gestörte Funktion und auf mögliche Besonderheiten, z. B. in der Reaktionsweise der Patienten.

Die *Physiotherapeuten* führen vor und nach jeder Behandlung eine therapiebezogene Befunderhebung an den gestörten Segmenten durch [11] und erfassen vergleichend den Behandlungsfortschritt – oder auch ihren Fehlschlag. Danach richten sie ihr weiteres Vorgehen ein. Sie betreuen die Patienten mit dem Ziel, die Störung rezidivfrei zu beseitigen. Danach schicken sie sie zum Arzt zurück. Das soll mit entsprechender Information sofort geschehen, wenn der Verlauf eine unerwartete Wendung nimmt oder eine Progredienz der Befunde oder wiederholte Rezidive auftreten.

11.5 Kontraindikationen für mobilisierende Gelenkbehandlungen

- Die noch nicht diagnostizierte Strukturkrankheit (11.5.1)
- Manuelle Therapie bei bekannter Strukturkrankheit (11.5.2 und 11.5.5)
- Schmerz und Abwehrspannung (11.5.3)
- Muskuläre Fixierungen und Zwangshaltungen (11.5.4)
- Manuelle Therapie als symptomatische Behandlung (11.5.5)
- Manuelle Therapie und Hypermobilität (11.5.6)

Wie bei den Indikationen mechanischer Gelenkbehandlungen gibt es auch für die Kontraindikationen *keine Krankheits- oder Dia-*

gnosenliste, die Kontraindikationen für die manualmedizinische Behandlung schlechthin erfassen könnte. Versuche in dieser Richtung führen eher zu einer Liste möglicher Fehldiagnosen, die der Diagnostiker natürlich beachten soll. Kein Arzt wird jedoch eine zum Behandlungszeitpunkt bekannte destruktive Spondylitis, eine frische Fraktur oder andersartige stabilitätsmindernde Zustände der Wirbelsäule oder aktuell progrediente Krankheitsprozesse als Mobilisationsindikation ansehen. *Zwei Problemsituationen* erschweren die Indikationsstellung in der manualmedizinischen Praxis:

1. Situation: Bei Patienten mit akutem oder chronischem Schmerz eine bisher noch *maskierte Strukturkrankheit* zu erkennen. Es gibt im Verlauf einer Krankheit immer einen gewissen Zeitraum, bevor das möglich ist. Bei schleichendem Beginn einer Strukturkrankheit können die von der Grundkrankheit als RAK ausgelösten Funktionsstörungen des Bewegungssystems lange Zeit die einzigen Krankheitszeichen sein (s. 11.5.1).

2. Situation: *Bei bekannter Strukturkrankheit* den Zeitpunkt zu erfassen, zu dem die Behandlung funktionsgestörter Gelenke und Wirbelsäulensegmente Vorteile für die Rehabilitation oder auch für die Beschwerden der Patienten erbringt (s. 11.5.2).

11.5.1 Hinweise auf eine noch nicht diagnostizierte Strukturkrankheit

Die Frühstadien nahezu aller destruktiven Krankheitsprozesse, inneren Krankheiten und der Tumoren des kraniospinalen Raumes haben eine mehr oder weniger lange Phase, in der sie sich der instrumentellen Diagnostik noch entziehen. Da sie in dieser Zeit aber bereits reflektorisch-algetische Krankheitszeichen und damit Schmerzen hervorrufen können, werden die Patienten gegen ihre Beschwerden Hilfe suchen und mit den verschiedenen Mitteln der Medizin auch erhalten. Weil dabei im Rahmen der RAK häufig Wirbelsäulensegmente funktionsgestört sind, können auch Mobilisationsbehandlungen als indiziert angesehen und durchgeführt werden. Die Behandlung kann sogar zunächst mehr oder minder deutliche Schmerzlinderung bringen.

Je deutlicher und anhaltender die Besserung durch solche Funktionsbehandlung gelingt, umso größer ist die Gefahr der *Täuschung des behandelnden Arztes.* Deshalb ist es so wichtig, bei allen neu auftretenden Beschwerden bekannter Patienten und bei allen neuen Patienten den Verlauf nach der Behandlung über längere Zeit ($^1/_2$ Jahr) auch bei Beschwerdefreiheit unter Beachtung der *Rezidivneigung* zu verfolgen. Blockierungen, die nach eindeutiger Lösung ohne äußere Ursache in Wochen oder gar Tagen rezidivieren, müssen eine Ursache haben, die es zu klären gilt. *Progredienz* der Beschwerden und Auftreten neuer Symptome warnen noch nachdrücklicher.

Langsam progrediente Verläufe (z. B. Spinaltumoren) haben den Nachteil, die Aufmerksamkeit einzuschläfern. Bei schnell progredienten Verläufen ist zielbewußt schnelles diagnostisches Handeln nötig. Hier kann sogar das schnelle Reagieren der betreuenden Physiotherapeutin wichtig werden. Wenn bisher wirksame Behandlungsverfahren Abwehrspannung hervorrufen oder sogar schmerzhaft werden (und so die Kontraindikation anzeigen), muß sie eine umgehende Arztkonsultation veranlassen.

11.5.2 Manuelle Therapie bei bekannter Strukturkrankheit

Bei bekannter Strukturkrankheit kann es schwierig sein, den Zeitpunkt zu bestimmen, zu dem mit funktionswiederherstellenden Behandlungsverfahren begonnen werden kann. Er liegt am Übergang vom kurativen in das rehabilitative Stadium der Behandlung. Der abklingende Schub (Stadium decrementi) einer ankylosierenden Spondylarthritis oder einer Rheumatoidarthritis erlaubt neben aktiven zunehmend auch passive Bewegungsbehandlungen, ebenso die belastungsstabil gewordene Wirbelsäulenfraktur.

Zu frühe Belastung kann zur Provokation der Grundkrankheit führen. Es treten wieder Zeichen der Entzündung auf, bei der Spondylarthritis Temperaturerhöhungen, bei der Rheumatoidarthritis Schwellung und Rötung.

Sie zeigen den *absolut zu frühen Zeitpunkt* für Mobilisationsverfahren an. Führt die Behandlungsprobe im Übergangsstadium nur zur Provokation von Muskelverspannungen und autonomen Reaktionen, evtl. auch Schmerz, deutet das auf die *für diesen Zeitpunkt zu starke Dosierung* hin („Katerreaktion"). Wiederholung mit milderer Einwirkung ist möglich. Die Meinungen, wieviel an Reaktion toleriert werden kann, sind sehr unterschiedlich. Im Interesse der Erhaltung von Beweglichkeit wird eine Schmerzverstärkung von 2–3 Stunden für tolerierbar gehalten [14–16]. Wir raten zu möglichst milden Übungen und Mobilisationen. Sie sollten lieber öfter wiederholt werden, an Extremitätengelenken auch mehrmals täglich, z. B. als Selbstübung.

Zu später Beginn der Übungsbehandlung hat den Nachteil, daß die Funktionswiederherstellung zunehmend schwieriger oder unmöglich wird. Die Beurteilung des richtigen Zeitpunktes ist ein spezifisch ärztliches Problem, für das es keine allgemeingültigen Richtlinien geben kann.

11.5.3 Schmerz und Abwehrspannung

Das Symptom Schmerz ist in der Anamnese Leitsymptom für den Untersuchungsgang, es ist bei der Bewegungsuntersuchung, Diagnosefindung und der Indikationsstellung für mobilisierende Gelenkbehandlungen ein wichtiger warnender Faktor. Schmerzprovokation bei passiver Bewegung und in Gelenkendstellung ist oft ein wichtiger Hinweis auf Kontraindikationen. Abgesehen von Provokationstests gilt deshalb für Untersuchung und Behandlung gleichermaßen, daß sie Schmerzen nicht auslösen sollen. Beispielsweise bei der Untersuchung von Spannungsphänomenen (Patrick, gebeugte Adduktion der Hüfte u. a.) führt der Untersucher die Bewegung so gut, daß wenig propriozeptive Reize entstehen und nimmt dadurch die nozireaktive Spannung besser wahr, die vor der Schmerzempfindung auftritt. Der Informationsgehalt dieser Spannungsreaktion ist größer und eindeutiger als der Schmerz.

Bei der gezielten Untersuchung und Behandlung von Funktionsstörungen der Gelenke und Wirbelsäulensegmente ist Schmerzlosigkeit oberstes Gebot. Eine *schmerzauslösende Richtung* oder Spannungseinstellung der Wirbelsäule darf nicht für die Mobilisation und schon gar nicht für die Manipulation (high velocity manipulation) benutzt werden. Das hat nichts mit einer psychischen Schonung empfindlicher Patienten zu tun, sondern mit der Beachtung pathophysiologischer Vorgänge und der schützenden Défense. Während sich die palpierbare Spannung am normalen oder gestörten Bewegungsende auf jeweils das eingestellte Segment beschränkt, läßt sich die Abwehrspannung der Muskulatur bei potentiell schädigenden Bewegungsrichtungen im ganzen WS-Abschnitt tasten. Solche Abwehrspannung wird schon wahrnehmbar, bevor die Patientin Schmerz empfindet und ist ein objektiver Hinweis auf eine Kontraindikation. Die Forderung, die sich daraus ergibt, lautet:

> *Es darf nur diejenige Richtung mobilisierend behandelt werden, die sich abwehrspannungsfrei einstellen läßt. Abwehr gegen die Segmenteinstellung zeigt eine Kontraindikation gegen die Mobilisationsbehandlung – zumindest dieser Richtung – und eine Aufforderung zur Klärung der Ursache.*

Die Sorgfaltspflicht in bezug auf diese technische Kontraindikation gilt für jeden, der die Behandlung vornimmt, für den Arzt wie für die Physiotherapeutin.

11.5.4 Muskuläre Fixierungen und Zwangshaltungen

Ein diagnostisches Problem zwischen Indikation und Kontraindikation sind die *muskulären Fixierungen* eines Wirbelsäulenabschnittes, die vor allem zervikal und lumbal auftreten. Steifer Hals und Hexenschuß sind häufige Patientenklagen. Sie schränken die Beweglichkeit auch für die Patienten erkennbar ein, erlauben aber meistens die neutrale Ruhehaltung. Manchmal kann die Verspannung so ausgeprägt sein, daß die Neutralhaltung nicht mehr eingenommen werden kann. Dann spricht man von *Zwangshaltungen.* Hinter ihnen kann sich sowohl eine harmlose Wirbelsäulenfunktionsstörung – bei erheblicher Reagibilität der Patientin – verbergen als auch eine mehr oder weniger ernste pathomorphologische Krankheit. Die Raumbeengung im For. intervertebrale (HWS) oder im Spinalkanal (LWS) sind besonders häufige Ursachen. *Zwangshaltungen fordern daher immer zu sorgfältiger Strukturdiagnostik auf,* bevor die Bewegungsfunktion behandelt wird.

Ein *akuter Schiefhals* in Zusammenhang mit einem allgemeinen respiratorischen Infekt (auch schon in der Inkubationsphase) reagiert selbst bei erkennbarer segmentaler Blockierung auf deren Behandlung meistens ungünstig, oft mit vorübergehender Schmerzprovokation. In der Infektsaison ist deshalb Vorsicht mit solchen Muskelfixierungen angezeigt. *Der steife Hals nach eitriger Tonsillitis,* vor allem bei Kindern, birgt größere Gefahren. Dabei kann eine Durchwanderungsarthritis des C1/2-Segmentes mit Atlasquerbandlockerung (Grisel-Syndrom) bestehen. Schon die Untersuchung muß sehr schonend erfolgen, um den Kranken Belästigungen zu ersparen. Das gleiche gilt nach Beschleunigungstraumen. Bei Abwehr gegen die Segmenteinstellung besteht die Kontraindikation auch gegen weitere passive Untersuchungsbewegungen bis zur Endespannung, die die Abwehrspannung nur verstärken.

Abwehrspannung und Schmerzprovokation im *Traktionstest* [7] weisen wie die *Schmerzprovokation durch isometrische Anspannung gegen Widerstand* (s. Kap. 3.3.2) auf die Indikation zur weiteren Suche nach einer strukturellen Krankheit hin.

11.5.5 Manuelle Therapie als symptomatische Behandlung

Die Indikationsstellung zur Manuellen Therapie fordert eine *reine Funktionsstörung ohne pathomorphologischen Hintergrund* als Diagnose. Das gilt für die kausale Behandlung und muß in manchen Fällen relativiert werden. Bei bekannter Strukturkrankheit kann die *symptomatische Behandlung der Funktionsstörung* für den Patienten Schmerzerleichterung bringen und kann sogar die Therapie und Rehabilitation der Grundkrankheit erleichtern.

Bei *chronischen Verläufen innerer Krankheiten* wie bei chronisch ischämischer Herzkrankheit, chronischer Cholelithiasis, chronischer Urolithiasis u. a. sind die dem erkrankten Organ zugeordneten Segmente im Rahmen der RAK funktionsgestört (s. Kap. 10.3). Bei gleichzeitiger adäquater Behandlung der chronischen Grundkrankheit kann die Mobilisation der Blockierungen manchen Patienten erhebliche Erleichterung bringen. Dann sollte diese symptomatische Behandlung auch eingesetzt werden [8, 12].

Die *mechanische Spinalwurzelbedrängung* bei zervikalen Forameneinengungen oder bei lumbalen Diskushernien zeichnet sich neben den neurologischen segmentalen Ausfällen durch Kompression der Nervenfasern auch durch eine Vielzahl von Funktionsstörungen in verschiedenen Etagen der Wirbelsäule und an der betroffenen Extremität aus. Da diese für den Schmerz mitverantwortlich sind, führt ihre Behandlung zur Schmerzlinderung und ist deshalb indiziert. Bewegungssegmente mit Abwehrspannung müssen in solchen Fällen besonders zuverlässig geschont werden. Sie dürfen auch bei der Behandlung in der Nachbarschaft nicht in ungewollte Spannung versetzt werden. Das gilt vor allem für das Segment der strukturell geschädigten Bandscheibe.

Während somit die Stadien mit etablierten neurologischen Ausfällen keine Kontraindikation gegen die sachgerechte Behandlung von Funktionsstörungen der Wirbelsäule darstellen, fordert das *vorausgehende Stadium, in dem der Kreuzschmerz zwar schon kompressionsbedingt ist, die Spinalwurzel aber noch nicht geschädigt hat,* äußerste Zurückhaltung. Das Problem liegt hier in der großen Wahrscheinlichkeit, daß in der nächsten Zeit, in Stunden bis Tagen, *im Spontanverlauf die neurologischen Ausfälle des Radikulärsyndroms zu erwarten* sind. Wehe, wenn das in *zeitlichem Zusammenhang* mit manualtherapeutischen Maßnahmen geschieht! Der

Untersucher wird bei diesem Kreuzschmerz von den Zeichen der Durabedrängung, stark pathologisches Lasègue-Zeichen (unter 45°), lumbale Zwangshaltung, painful arc bei der Vorbeuge oder bei der Lasègue-Probe, gewarnt und sollte sogar bei der Untersuchung vorsichtig sein. Die gleiche Gefahr besteht bei zervikalen Zwangshaltungen mit dem auf die Wurzelbedrängung hinweisenden Schmerzpunkt in der Gegend des Angulus costae der 2.–4. Rippe.

Die Kontraindikation ergibt sich in diesen Fällen aus einem *Frühstadium der Strukturkrankheit, in dem sie diagnostisch noch schwer zu erfassen ist.* Die Beachtung der abwehrfreien Bewegung allein schützt deshalb nicht zuverlässig, wenn der zeitliche Zusammenhang von Behandlung und Auftreten der neurologischen Ausfälle als Kausalzusammenhang interpretiert werden könnte.

Heftiger Nackenschmerz oder heftiger Kreuzschmerz mit Zeichen ausgeprägter Muskelabwehrspannung, Zwangshaltungen, Durabedrängung, stark pathologischem Lasègue mahnen zur Vorsicht vor gezielten manualmedizinischen Eingriffen.

11.5.6 Hypermobilität und Manuelle Therapie

Eine weitere Kontraindikation gegenüber mobilisierenden Behandlungen besteht bei *segmentaler Hypermobilität* (HM) [10]. Die Problematik dieser lokalen pathologischen HM liegt in ihrer häufig unmittelbaren Nachbarschaft zu blockierten Bewegungssegmenten (kompensatorische HM [6]) und damit in der ungewollt möglichen Mitbehandlung. Wenn diese Segmente manifest oder latent schmerzhaft sind, werden sie durch Muskelspannung ruhiggestellt, und bei der Untersuchung zeigt sich Schmerzabwehr oder nur Bewegungseinschränkung. Letztere kann als Blockierungsbefund mißdeutet werden. Diese Gefahr besteht vor allem bei schneller Bewegungsführung während der Untersuchung. Kurzes Abwarten bei erreichter Spannung am Ende und langsames Weiterführen deckt dann den großen Bewegungsausschlag auf. Derartige Befunde kommen besonders häufig bei sehr mobilen jungen Frauen mit interskapulärem Rückenschmerz in der mittleren BWS in Retroflexionrichtung auf. Die Behandlung benachbarter Blockierungen fordert hierbei besondere Sorgfalt.

Die *konstitutionelle Hypermobilität* [10] als generalisiert (oder sehr ausgedehnt) vergrößerte Beweglichkeit ist dagegen keine absolute Kontraindikation. Auch ein hypermobiles Bewegungssystem kann segmentale Blockierungsbefunde aufweisen. Mit schonenden Behandlungstechniken sind sie dann auch behandelbar. Allerdings ist die Neigung zur Entwicklung lokaler pathologischer Hypermobilitäten größer. Deshalb besteht hier die besondere Gefahr, daß Schmerzzustände nach der ersten, meist schon in der Kindheit erscheinenden Schmerzattacke chronisch werden. Die Gefahr gilt es durch Untersuchung der motorischen Steuerung zu erkennen und ihr gegebenenfalls durch positive therapeutische Beeinflussung entgegen zu steuern [5].

11.6 Literatur

[1] Baumgartner H, et al (Hrsg 1993) Grundbegriffe der Manuellen Medizin. Terminologie, Diagnostik, Therapie. Springer, Berlin Heidelberg New York London Paris Tokyo Hong Kong Barcelona Budapest

[2] Diagnosenverschlüsselung in der Arztpraxis. Deutscher Ärzte-Verlag, Köln 1995

[3] ICD-10. Internationale Statistische Klassifikation der Krankheiten und verwandter Gesundheitsprobleme. 10. Revision. Band 1 Systematisches Verzeichnis. (Hrsg. Deutsches Institut für medizinische Dokumentation und Information, DIMDI, im Auftrage des Bundesministeriums für Gesundheit) Deutscher Ärzteverlag, Köln, 1995

[4] Internationale Statistische Klassifikation der Krankheiten, Verletzungen und Todesursachen (IKK) der Weltgesundheitsorganisation (WHO), 9. Revision 1975. (Hrsg. Ministerium für Gesundheitswesen der DDR, Berlin 1978)

[5] Janda V, Vávrová M (1996) Sensory Motor Stimulation. In: Liebenson C (Ed) Rehabilitation of the Spine. Williams and Wilkins, Baltimore, pp 319–328

[6] Jirout J (1966) Neuroradiologie. Volk und Gesundheit, Berlin, S. 703
[7] Lewit K (1955) Trakční test. Čas Lék Česk *94*: 60–66
[8] Lewit K (1992) Manuelle Medizin. 6. Aufl. JA Barth, Leipzig, Heidelberg
[9] MSD-Manual der Diagnostik und und Therapie. 4. Aufl. Urban & Schwarzenberg, München Wien Baltimore, 1988
[10] Sachse J (1969) Die Hypermobilität des Bewegungsapparates als potentieller Krankheitsfaktor. Manuel Med *7*: H 4: 77–84
[11] Sachse J (1976) Befunderhebung und Therapiewahl in der Krankengymnastik vertebragener Beschwerden. Zschr Physiother (Leip) *28*: 197–200
[12] Schwarz E (1977) Innere Medizin und Wirbelsäule. Manuel Med *15*: 90–97
[13] Stoddard A (1961) Lehrbuch der osteopathischen Technik an Wirbelsäule und Becken. Hippokrates, Stuttgart
[14] Zicha K (1966) Leitfaden zur Rehabilitation und Therapie bei der rheumatoiden Arthritis. Manuel Med *4*: 13–23
[15] Zicha K (1971) Die rheumatische Wirbelsäule. Manuel Med *5*: 62–65
[16] Zicha K (1971) Manuelle Therapie bei Spondylarthritis ankylopoetica. Manuel Med *5*: 117–120

11

12 Sachwortverzeichnis (mit Glossar)

A

Abwehrspannung 12 f., 32

Afferenz 7, 14, 28, 215
(sensible Informationen, die aus der Peripherie zum Zentralnervensystem fließen und in diesem aufsteigen)

–, interozeptive 15
(sensible Informationen aus Rezeptoren der inneren Organe über Spinalganglienzellen)

–, nozizeptive 15
(sensible Informationen über potentiell schädigende Reize, die von Rezeptoren des ganzen Körpers aufgenommen werden)

–, propriozeptive 7, 14
(somatosensible Informationen aus dem Körperinneren, vor allem über den aktuellen Zustand des Bewegungssystems)

Anamnese 14, 215, 226

Anteflexion 8 f., 13 f., 28, 34, 39
(Bewegung des Rumpfes oder eines Bewegungssegmentes um die quere Achse nach vorn. Synonyme: Inklination, Flexion, Vorbeuge)

Antigravitationsrelaxation (AGR) 34
(Entspannung von Muskeln nach isometrischer Anspannung gegen den Widerstand der Schwerkraft)

Arthron 7, 212

Aus-Ein-Segment 35 f.
(Bewegungssegment der Wirbelsäule, an dem während der Seitneigestellung die dorsal am Segment tastbare Spannung der tiefen Rückenmuskeln am Ende der Ausatmung ansteigt, das Segment richtet sich auf)

B

Barriere 30, 32, 36
(Spannung, die das Ende der möglichen Bewegung anzeigt)

Basislot 52 f.
(das auf die Mitte zwischen die Ossa navicularia der Füße gefällte Lot)

Beckenkinese 51

Beckenschiefstand 49, 58

Beckensynkinese 51, 62

Beckenverwringung 49

Behandlung s. Gelenkbehandlung

Bewegungssegment 3 f., 7 f., 11, 45 f., 146

Bewegungsuntersuchung 8 ff., 22 f., 25

Blickfolgebewegung 36
(Kopf und Körper folgen den Augen reflektorisch in die Blickrichtung)

Blickführung 34
(der Patient folgt dem Finger des Behandlers mit den Augen; geführte Blickwendung)

Blickwendung 32, 35 f.
(Blickrichtungswechsel nach Auftrag, z. B. von rechts nach links)

Blockierung 3, 10 ff., 17, 32 ff., 217, 222 ff., 227 f.
(klinisch erhobener Befund einer reversibel hypomobilen Gelenkfunktionsstörung, d. h. einer therapeutisch behebbaren Bewegungseinschränkung eines Gelenkes oder Bewegungssegmentes in einer oder mehreren Richtungen; 2 Schweregrade)

–, Dokumentation 11
(muß das gestörte Segment, die Richtung und den Schweregrad festhalten, sowie die begleitenden reflektorischen Zeichen)

D

Darmbeinstachel 55

–, hinterer 55
(Spina iliaca posterior superior)

–, vorderer 49, 55
(Spina iliaca anterior superior)

Dermographismus 214

Dokumentation der Blockierung (s. Blockierung)

Dysfunction, somatic 12
(Bezeichnung der Osteopathieschulen für alle reversiblen Bewegungsstörungen ohne Differenzierung, ob artikulär oder muskulär)

Dysfunktion 11

–, hypomobile artikuläre 2, 12 f. (s. auch Blockierung)

E

Ein-Aus-Segmente 35 f.
(Bewegungssegment der Wirbelsäule, an dem während der Seitneigestellung die dorsal am Segment tastbare Spannung der tiefen Rückenmuskeln am Ende der Einatmung ansteigt, das Segment richtet sich auf)

Endegefühl 3, 10, 13, 24 f.
(die palpatorische Wahrnehmung der weicheren oder härteren Endespannung am passiv erreichten Bewegungsende – das Gefühl an der „Barriere")

Endespannung 3, 13, 24 f., 29 ff., 34 ff.
(am Bewegungssegment tastbare Spannungszunahme bei passiver Bewegungsführung, die das Ende – die „Barriere" – des Bewegungsraumes anzeigt)

Endfederung s. Federung

Extension s. Retroflexion

F

Fazilitation 1, 31 ff., 218, 223
(Erleichterung; Methoden zum leichteren Erreichen eines therapeutischen Zieles: an der

12

Muskulatur für deren Aktivierung und Anspannung, an Gelenken für deren Mobilisation)
–, propriozeptive 1
Federung 10, 36, 51, 58, 64
(elastisches, normalerweise mehr oder weniger weiches Nachgeben am Ende einer passiven Bewegung; manche Gelenke und Segmente haben als passiv prüfbaren Bewegungsraum lediglich eine Federung – unter 5° Bewegung)
Fixierung 13, 224, 226 f.
(wird in zwei Bedeutungen benutzt: 1. diagnostischer Begriff, der eine Bewegungseinschränkung durch muskulären Hartspann kennzeichnet, schmerzhaft, Extremfall Zwangshaltung; 2. Methode, mit der bei der Untersuchung und Mobilisationsbehandlung ein Gelenkpartner unter Palpationskontrolle unbewegt gehalten wird, während der andere relativ dazu bewegt wird)
Flexion s. Anteflexion
Funktionsbewegung 3, 9 ff., 32
(aktive und passive anguläre Bewegung)
Funktionspathologie 1, 44, 49
(Funktionsstörungen mit Krankheitswert)
Funktionsstörung 1 f, 7 ff., 20, 23, 27, 30, 32, 34, 44, 49, 52 ff., 56, 212 f., 215, 217 ff., 222 f., 225, 227
(Veränderung der Funktion in einem Teil des Bewegungssystems, die mit pathologischen Phänomenen einhergeht)
–, der Muskulatur 1 f., 4
(Störung des Einzelmuskels z. B. Verspannung, Verkürzung oder der zentralen motorischen Steuerung, z. B. Dysbalance, Inkoordination)
–, des Bewegungssegmentes 10
(Blockierung, Hypermobilität)
–, des Gelenkes 1 ff., 226
(Blockierung, Hypermobilität)

G
Gegennutation 48 f., 74, 76, 84 f.
(Bewegung des Sakrums im Sakroiliakalgelenk in Extensionsrichtung)
Gelenkbehandlung 10, 12, 222 ff., 226
–, mobilisierende 10, 12, 222 ff., 226
(therapeutische Maßnahmen, die die Funktion eines reversibel bewegungseingeschränkten Gelenkes oder Bewegungssegmentes wiederherstellen; zwei Formen: Mobilisation i. e. S. und Manipulation)
Gelenkfunktion 3, 10, 218
(Verhalten der Gelenkpartner bei aktiver und passiver Bewegung des Gelenkes)
Gelenkfunktionsstörung s. Funktionsstörung des Gelenkes
Gelenkpartner 3, 9, 31, 49, 58
(die in einem Synovialgelenk zusammentreffenden Knochen)
Gelenkspiel 1, 3, 7, 9 f., 30, 32, 36, 51
(Gleitvorgänge der sich berührenden Gelenkflächen während der aktiven und passiven angulären Bewegungen, passiv als translatorische Verschiebungen oder separierende Traktionen nachahmbar)
Gewebsspannung 214

H
Haltezeit s. Relaxation, postisometrische
(Dauer der vorbereitenden Anspannungsphase bei Relaxationsmethoden)
Hexenschuß 226
Hypermobilität 9, 15, 23, 33, 223, 228
Hypotonien 213
–, reflektorisch entstandene 213

I
Inneres Organ 215
Interozeption s. Afferenz
Irradiation 16
(„Ausstrahlung" z. B. beim Schmerz: kontinuierliche Ausbreitung vom Entstehungsort in entfernte Regionen; wird ungenau synonym für „Übertragung" verwendet)

K
Kopfgelenk 14, 50, 148, 219
Kopflot 52 f.
(die vom Schwerpunkt des Kopfes ausgehende Schwerelinie, wird von Hinterkopfmitte bzw. vom äußeren Gehörgang ausgehend gefällt)
Krankheitszeichen 4, 12, 16, 21, 212, 213, 215 ff., 225
–, reflektorisch 213
–, reflektorisch-algetische 4, 12, 16, 21, 212, 215 ff., 225
(auch als Nozireaktion beschrieben; durch nozizeptive Reize hervorgerufene reflektorische Phänomene in der Körperdecke und im Bewegungssystem, betreffen die motorische und die autonome Efferenz, korrelieren mit subjektiv empfundener Schmerzintensität, bei segmentaler Anordnung als Pseudoradikulärsyndrom beschrieben)

L
Lasègue-Manöver 69
Lateroflexion 9, 12 f., 23, 31 ff., 36, 38, 59, 226
(Bewegung des Rumpfes oder eines Bewegungssegmentes um die sagittale Achse nach rechts oder links; Synonyme: Seitbeuge, Seitneige, Seitneigung)

M
Manipulation 12, 23, 32f.
(Form der mobilisierenden Gelenkbehandlung, bei der der Widerstand der Muskulatur an der Barriere durch hohe Geschwindigkeit des Behandlungsimpulses überwunden wird; löst ausgeprägte Reflexwirkungen aus)

Manuelle Medizin 2, 7
(*Oberbegriff für alle spezifischen Methoden der ärztlichen Befunderhebung, Diagnostik, Therapie, Rehabilitation und Prophylaxe von Funktionsstörungen des Bewegungssystems, einschließlich der differenzierenden Diagnostik, Indikationsstellung, Forschung, Aus-, Weiter- und Fortbildung von Ärzten und Physiotherapeuten auf diesem Gebiet; Synonyme: Funktionspathologie des Bewegungssystems, myoskeletale Medizin*)
Manuelle Therapie 225, 227 f.
(*unmittelbar therapiebezogene Befunderhebung und gezielte Behandlung von Funktionsstörungen des Bewegungssystems durch Physiotherapeuten*)
Maximalpunkt 16, 22, 33 f.
(*Stelle mit tastbar verspanntem Gewebe und maximaler Berührungs- und Druckempfindlichkeit, kann spontan schmerzhaft sein; Synonyme: Triggerpunkt, im Muskel Myogelose, Myalgiepunkt*)
Mobilisation 3, 13, 22, 28, 31 f., 35 f., 38
(*mobilisierende Gelenkbehandlung, die die Muskelspannung – Barriere – respektiert oder durch vorausgehende relaxierende Maßnahmen vermindert; die Methoden der M. sind technisch sehr variabel und anpassungsfähig*)
Motorische Steuerung 219
Muskelkoordination 219
Muskelrelaxation s. Relaxation
Muskelspannung, posturale 10
(*die bei aufrechter Körperhaltung höhere Spannung der Muskulatur im Vergleich zum bequemen Liegen*)
Muskelspannungsveränderung 4
Muskelverspannung 4, 11 ff., 50, 59, 63, 215, 217 f., 223, 226
(*tastbar umschriebene Spannungserhöhung von Faserbündeln in einem Muskel meistens in Zusammenhang mit einem maximal druckempfindlichen Bereich – Maximalpunkt, Triggerpunkt*)

N
Nozizeption s. Afferenz
Nutation 48 f., 74, 85 f.
(*Bewegung des Sakrums im Sakroiliakalgelenk in Flexionsrichtung*)

P
Partnerwirbel 9
(*die beiden benachbarten Wirbel eines Bewegungssegmentes*)
Patrick-Zeichen 67
Piloarrektorenreflexe 214
PIR s. Relaxation
(*postisometrische Relaxation*)
posturale Muskelspannung s. Muskelspannung
Pseudolasègue 69
Pseudoradikulärsyndrom 16

R
Radikulärsyndrom 16, 219
reflektorisch-algetische Krankheitszeichen s. Krankheitszeichen
Reflextherapie 12, 33
(*alle Behandlungsmethoden, die mit physiologischen Reizen Rezeptoren erreichen und dadurch Reaktionen mit therapeutischer Wirkung auslösen*)
Regionen 61
Relaxation 33f., 36f.
(*Entspannung: Methoden zur Entspannung eines Muskels, einer Muskelgruppe oder des ganzen Patienten*)
–, postisometrische (PIR) 33f., 36f.
(*willkürliche Entspannung nach – meist minimaler – Anspannung gegen einen isometrischen Widerstand*)
Retroflexion 9, 28, 34
(*Bewegung des Rumpfes um die quere Achse nach hinten; Synonyme: Rückbeuge, Reklination, Extension*)
Rotation 9, 34
(*Bewegung eines Gelenkes oder Bewegungssegmentes um die longitudinale Achse, Drehbewegung*)
Rückbeuge s. Retroflexion

S
Schiefhals 227
Schlüsselregion 17
(*Region der Wirbelsäule, die besonders häufig und intensiv Fernwirkungen (Verkettungen und therapeutische Einflüsse) erkennen läßt. Dazu gehören vor allem die Enden der Wirbelsäule*)
Schmerz 12, 15, 226 f.
(*Leitsymptom bei allen Funktionsstörungen der Gelenke und Muskeln*)
–, als Leitsymptom 222
–, somatischer 215
–, viszeraler 215
Segmenteinstellung 39
(*Technik zur Spannungseinstellung eines Bewegungssegmentes in einer bestimmten Bewegungsrichtung zum Zweck der Mobilisation*)
Seitneige s. Lateroflexion
Selbstübung 34, 224, 226
(*alle Formen häuslicher Übung des Patienten zu therapeutischen und prophylaktischen Zwecken*)
Selbstmobilisation 88
Spannung 8, 10 f., 13, 17, 20 ff., 29, 30 ff.
(*Oberbegriff für den Widerstand, den ein Gewebe dem palpierenden Finger oder dem Versuch der Dehnung entgegensetzt; Spannungspalpation ist am ruhenden Gewebe, am bewegten Gelenk – Bewegungssegment – und am Muskel während passiver Verlängerung zu Untersuchungszwecken möglich*)
Spannungsänderung 10, 20 ff., 27 f., 35

(Palpationsbefund, der die Änderung der Spannung im palpierten Gewebe während der Bewegung oder während der Ruhe in den Atemphasen zeigt)
Spannungsveränderungen 15
Spannungsverlauf 22, 30, 38 f.
(palpierbare Spannungsänderung des ruhenden Muskels im zeitlichen Ablauf, z. B. während einer Bewegung am Segment oder während der Atemphasen)
Spannungszeichen 212
steifer Hals 226
Steuerung 4
–, motorische 4
Strukturpathologie 1, 14
(Veränderungen in den strukturellen Bestandteilen des Körpers mit Krankheitswert, z. B. Frakturen, Entzündungen, Neoplasmen)
Synkinesen 28
(Begleitbewegungen, Mitbewegungen, coupled pattern)
Triggerpunkte 16

U
Übergang 146
–, zervikokranialer 146
Übergangsregion 8, 14, 17, 146
(Wirbelsegmente, in denen zwei verschiedene Funktionsmuster aneinandergrenzen; meistens auch anatomische Grenze zwischen beweglichen Wirbelsäulenabschnitten oder an deren Enden)
Untersuchung 3 f., 10 ff., 12, 21 ff., 27 ff., 30, 44, 212, 215, 217, 222, 226 ff.
–, der Wirbelsäule 7, 9, 10 ff., 20
(Untersuchung der verschiedenen Wirbelsäulenabschnitte nach morphologisch-strukturellen Fragestellungen – Strukturanalyse – oder funktionellen Gesichtspunkten – Funktionsanalyse; letztere umfaßt den orientierenden Untersuchungsgang – Screening – und die manualmedizinisch gezielte segmentale Untersuchung)

V
Verkettung 1, 9
(Kombination von Funktionsstörungen (artikulär wie muskulär), die klinisch so häufig zu beobachten ist, daß bei Nachweis der einen Störung die andere überprüft werden soll, damit von dorther provozierte Rezidive vermieden werden)
Verkettungssyndrom 16
(klinisches Bild, das auf der regelhaften Kombination – Verkettung – zweier Störungen beruht, z. B. innere Krankheit und zugeordnete Wirbelsäulenfunktionsstörung)
Verriegelung 28 f., 51
Verspannung 11
Vorlaufphänomen 49, 58
(muskulär verursachtes Hinweiszeichen bei orientierender Untersuchung, bei dem paarig korrespondierende Körperpunkte während einer aktiven symmetrischen Bewegung – Vorbeugung, Atmung – unterschiedlich schnellen Bewegungsbeginn oder unterschiedliche Endstellungen zeigen)
Vorspannung 9, 32 f., 35 f.
(vor der Mobilisationsbehandlung aufgesuchte Gewebsspannung um das Bewegungssegment kurz vor dem Ende der Bewegung in der Behandlungsrichtung)

W
Weggewinn 36 f., 59
(die durch eine relaxierende Maßnahme erreichte Spannungsminderung – Entspannungsgewinn – der Muskulatur vergrößert den Bewegungswinkel um einen zusätzlichen Betrag: wird zur Mobilisation genutzt)
Wirbelsäulenabschnitt 1, 7 ff., 12, 22 ff., 27 ff., 33, 44, 212, 217, 226
(die anatomisch definierten Teile der Wirbelsäule – HWS, BWS, LWS, Sakrum, Steißbein)
Wirbelsäulenregion 9, 28, 33, 218
(kleinere oder größere, funktionell zusammengehörige Anteile der Wirbelsäule, die nicht anatomisch definiert sind)
Wurzelsyndrom s. Radikulärsyndrom

Z
Zwangshaltungen 227

Physiotherapeutisches Rezeptierbuch

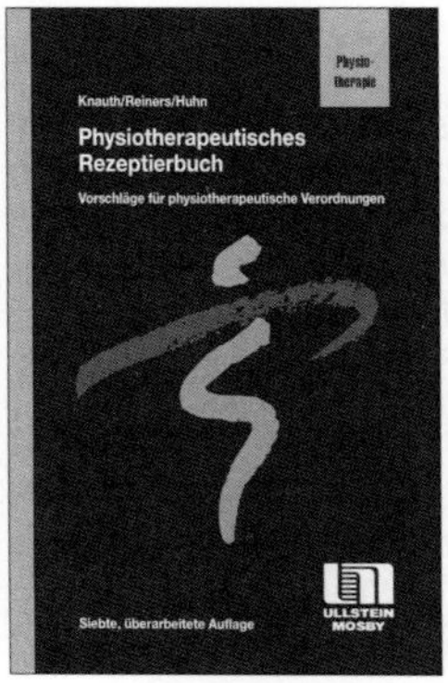

Knauth/Reiners/Huhn
Physiotherapeutisches Rezeptierbuch
Vorschläge für physiotherapeutische Verordnungen
Siebte, vollständig überarbeitete Auflage 1996
562 Seiten, 30 zweifarb. Abbildungen
Format 12.0 x 19.0 cm
Gebunden
ISBN 3-86126-533-8

Das Physiotherapeutische Rezeptierbuch von Knauth, Reiners und Huhn ist in seiner praxisorientierten Form seit langem ein unentbehrliches Standardwerk der physikalischen Therapie.

Viele, die physiotherapeutische Verfahren erfolgreich anwenden, haben dieses bewährte Handbuch schätzen gelernt. Die siebte, überarbeitete Auflage dokumentiert die Weiterentwicklung des Faches in den letzten Jahren.

Der methodische Teil, der die wichtigsten physiotherapeutischen Verfahren erklärt und nach Definition, Wirkungsweise, Indikationen, Kontraindikationen, Applikation und Dosierung geordnet ist, wurde präzisiert und aktualisiert. Der klinische Teil enthält eine große Zahl von Behandlungsvorschlägen und Rezepten, die alphabetisch nach den häufigsten in der medizinischen Praxis gestellten Diagnosen, Syndromen und Symptomen geordnet sind.

Die Autorinnen - die bekannte Krankengymnastin und Fachphysiotherapeutin Katharina Knauth, die Ärztin für Kinderheilkunde Dr. sc. med. Barbara Reiners sowie die Ärztin für Innere Medizin Dr. med. Renate Huhn - verfügen über langjährige Erfahrungen in der Physiotherapie. Sie haben die siebte Auflage dieses bewährten Standardwerks vollständig überarbeitet und aktualisiert.

Ullstein Mosby GmbH & Co. KG
Mainzer Straße 75
65189 Wiesbaden

ULLSTEIN
MOSBY

1 **Gelenkfunktionsstörungen und ihre Therapie**

2 **Grundlagen und Besonderheiten der Manuellen Therapie der Wirbelsäule**

3 **Untersuchungsprinzipien für die funktionsgestörte Wirbelsäule**

4 **Technische Regeln bei der Untersuchung und Behandlung von Funktionsstörungen**

5 **Übersichtsuntersuchung des Körperstammes**

6 **Untersuchung und Behandlung des Beckens und der Lendenwirbelsäule**

7 **Untersuchung und Behandlung des Thorax und der Brustwirbelsäule**

8 **Untersuchung und Behandlung der Halswirbelsäule und der Kopfgelenke**

9 **Untersuchung und Behandlung des Kiefergelenkes und seiner Muskeln**

10 **Reflektorische Krankheitszeichen (RAK) in Beziehung zu Funktionsstörungen der Wirbelsäule**

11 **Indikationen für die mobilisierende Behandlung an der Wirbelsäule**

12 **Sachwortverzeichnis**